# LE
# BÉRIBÉRI

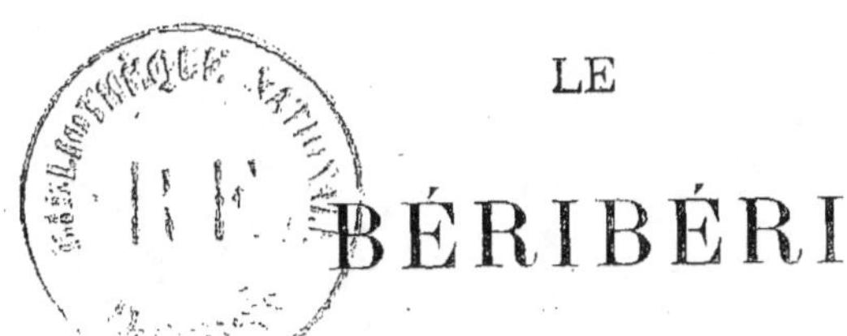

# LE
# BÉRIBÉRI

DÉFINITION. ÉTYMOLOGIE. HISTORIQUE. BACTÉRIOLOGIE
SYMPTOMATOLOGIE. PATHOGÉNIE
PATHOLOGIE EXPÉRIMENTALE. TRAITEMENT

———

*DEUX PLANCHES EN COULEURS ET 19 GRAVURES*
*NOMBREUX TABLEAUX*

PAR

## LE D^R H. VIVIAN DANGERFIELD
DE LA FACULTÉ DE MÉDECINE DE PARIS

PARIS

## A. MALOINE, ÉDITEUR
25-27, RUE DE L'ÉCOLE DE MÉDECINE, 25-27

—

1905

# LE BÉRIBÉRI

## I

## INTRODUCTION

Le but de ce livre est une mise à point nécessitée par l'extrême confusion qui règne sur le Béribéri.

Aujourd'hui encore, il est peu de médecins, même ceux des colonies, qui soient édifiés sur la nature de cette maladie.

Le Béribéri, en effet, remontant aux âges les plus reculés, deux siècles avant l'ère chrétienne, avait forcément été confondu avec d'autres maladies mal définies, par suite de l'insuffisance des moyens d'investigation mis à la disposition de ses premiers historiographes.

Aussi lorsqu'on veut étudier cette affection l'on ne peut qu'être frappé des divergences considérables qui existent entre les opinions des différents auteurs et observateurs qui ont décrit le mal, et de l'obscurité qui règne sur sa pathogénie et son étiologie.

Nous avons cherché à grouper toutes les opinions, à les classer suivant leur rang d'ancienneté, à mettre un peu d'ordre dans les idées et à élucider enfin ces deux points capitaux de la question : la genèse et le processus.

Nous apportons ici le résultat de nos recherches personnelles et le fruit de sept années d'expériences poursuivies sans interruption et consacrées presque exclusivement à l'étude du Béribéri.

Il était temps vraiment de faire sortir cette maladie du chaos
de la Pathologie Exotique, de la détacher des affections hétéro-
gènes avec lesquelles elle avait été confondue jusqu'ici ; et en
portant sur elle les lumières des connaissances médicales modernes, de lui assigner sa vraie place dans le cadre nosologique
des maladies tropicales !

II

## DÉFINITION. — ÉTYMOLOGIE. — SYNONIMIE

*Le Béribéri est une maladie tropicale, infectieuse, contagieuse et épidémique,* caractérisée parfois par la présence dans le sang de germes pathogènes appartenant à la famille des Coccaccées, le Micrococcus béribéricus (1).

Cliniquement la maladie revêt trois formes principales : la forme *œdémateuse* ou humide, la forme *paralytique* ou sèche, et la forme *mixte* tenant des deux.

Il existe tant de différences d'aspect entre les types extrêmes, c'est-à-dire entre un béribérique complètement enflé, œdématié, et un autre béribérique arrivé à l'état squelettique de la période finale de l'amyotrophie du *kakké*, que certains auteurs ont voulu en faire deux maladies distinctes. En réalité ces formes cliniques ne sont que des étapes du même processus morbide, et la forme *mixte* est la démonstration de leur *trait d'union*.

Les lésions révélées à l'autopsie prouvent jusqu'à l'évidence que ces types extrêmes ne doivent leurs différences qu'à la modalité de l'évolution du mal, et qu'ils relèvent tous de la même entité pathologique.

On a beaucoup insisté sur le caractère endémique du Béribéri. Cette particularité semble n'être que superficielle, car il n'est pas d'exemple que le Béribéri se soit montré endémique d'emblée.

1. Voir au chapitre de la Bactériologie.

Les cas isolés ou rares que l'on trouve dans certaines localités ne sont que des *reliquats* d'épidémies, de petits foyers mal éteints, qui sous l'influence de conditions générales favorables peuvent se développer et devenir le centre d'épidémies redoutables. Dans tous les cas ils ne dépendent pas *essentiellement* d'un groupement d'individus sous des influences de milieu indépendantes du climat, et ne peuvent raisonnablement être assimilés aux endémicités telles que le goître, la dysenterie et le crétinisme, ni rattachés aux endémicités dues à la malpropreté telles que la plique, et la phthiriase, ni à celles qui sont dues à l'alimentation, telles que la lathyrisme, l'ergotisme, le scorbut et la pellagre.

Cette notion d'épidémicité est de la première importance car elle doit jouer un rôle considérable dans l'étude du Béribéri, puisque c'est sur elle seulement qu'on peut fonder l'espoir de voir un jour cette maladie disparaître de la liste des fléaux de l'humanité.

Nous conservons à cette maladie le nom de Béribéri sous lequel elle a été le plus souvent décrite et qui sert à la désigner le plus usuellement. Le terme *Béribéri* vient du mot indohollandais *Béri* qui signifie *faible* et se rapporte à un des symptômes les plus importants de la maladie. La répétition du terme, Béri était destinée, dans l'esprit des premiers observateurs à donner une plus grande énergie à la désignation. Ils en ont donc fait Béribéri, faible-faible, c'est-à-dire excessivement faible.

On retrouve d'ailleurs encore dans certains pays, Maurice, Réunion, la locution « faille-faille » qui signifie en patois, très faible. Dans l'Inde, la maladie s'appelait Bharbari, œdème ; à Madras et en Arabie, Buhr Bari (asthme marin) dont les médecins anglais formèrent le mot Barbers, et les médecins français Barbiers. Au Japon, la maladie est connue sous le nom de *Kakké* qui veut dire (faiblesse ou pesanteur des jambes). En Cochinchine et Annam, c'est « *mal d'enflure* ». Aux Antilles, « *la maladie des sucreries* ». A Ceylan, *Bad Sickness* (mauvaise maladie). En Afrique, le Béribéri a été longtemps confondu avec

la maladie du sommeil et Horton, Biermer et Fayrer en ont fait
« *A sleeping Sickness* » ; ils l'ont aussi appelée « *Progressive
pernicious anemia* » (Anémie pernicieuse progressive) ; « *Acute
malarial œdema* » (Œdème malarienne aiguë). Rogers l'a
appelée « *Hydrops Asthmaticus* » ; Good « *Synclonus Beriberia* » ;
Carter « *Asthma Marinha* ». En Chine, où la maladie a été
connue et décrite le plus anciennement, on l'appelle Kioh-ki
ou Kiaoki (jambe malarienne). En Nouvelle-Guinée et en
Malaisie, *Pantyat-kit-Papoes, Pantyat-kit nilvé* ou *silvé, Binas,
Loempé, Molestia de Cristal*. Les appellations données au Béribéri sont aussi nombreuses que les langues des pays où a
régné cette maladie et presque aussi nombreuses que les
auteurs qui l'ont décrite ! Comme chacun avait voulu lui donner un nom se rattachant à l'une de ses nombreuses particularités de cause, d'origine ou de symptôme, on s'imagine à
quelle débauche de termes tout cela a abouti ; et c'est cette
confusion de termes, qui pour nous est une des raisons pour
laquelle l'étude de cette maladie a fait si peu de progrès.

Il est donc nécessaire, pour ne pas verser dans la même
ornière, de conserver à cette maladie son nom de Béribéri.

Pour se rendre compte d'où l'on en est de la question, les
définitions des auteurs les plus récents sont nécessaires ; voici
les principales :

*Corre*. — « Le Béribéri est caractérisé sous le rapport symptomatique, par la faiblesse, l'engourdissement et la raideur des
extrémités inférieures, certains troubles de la sensibilité, de la
gêne respiratoire, souvent aussi par de l'œdème ou une bouffisure
générale ; maladie à début brusque ou insidieux, à marche
rapide ou lente, sujette à rechute ou à récidive. »

*Roux*. — « Nous adopterons, avec quelques modifications, la
définition proposée par de Baelz. Le Béribéri est une affection
rarement aiguë, le plus généralement subaiguë ou chronique,
caractérisée par une grande faiblesse, de l'anasarque, des
épanchements séreux dans les cavités splanchniques et par des
troubles de la motilité, de la sensibilité, de la circulation et
des sécrétions. »

*De Brun.* — « Le Béribéri est une maladie probablement infectieuse, endémique dans certaines régions intertropicales, à marche rapide ou lente, caractérisée par une symptomatologie très variable, et dont les principaux éléments sont la raideur et l'engourdissement des extrémités inférieures, des troubles sensitifs, de la dyspnée et souvent aussi un œdème parfois irrégulier dans sa marche et dans ses localisations ; œdème susceptible de se généraliser rapidement. »

*Brault.* — « Le Béribéri, qui est probablement une maladie infectieuse, est loin d'être encore bien connue. » « C'est une affection protéiforme dont les symptômes cardinaux sont : la raideur et l'engourdissement des membres inférieurs, les troubles de la sensibilité et la dyspnée. »

*Le Dantec.* — « Le Béribéri est une maladie d'origine alimentaire caractérisée, au point de vue anatomique par l'existence de névrites périphériques, au point de vue clinique par des troubles de la sensibilité, de la motilité et de la trophicité. »

*D^r Preux.* — « Le Béribéri est une maladie infectieuse caractérisée par une polynévrite périphérique des troubles musculaires et des œdèmes. »

*D^r Kermorgant, inspecteur général.* — « Le Béribéri est une maladie à forme épidémique. Elle possède toutes les allures d'une névrite périphérique, atteignant à la fois les nerfs mixtes et le système sympathique, le pneumogastrique en particulier. Les troubles de la sensibilité peuvent se rattacher à des lésions médullaires. »

*D^r Bolton.* — « Le Béribéri est une maladie contagieuse et infectieuse dont le germe végétal ou animal peut rester à l'état latent pendant des mois, jusqu'à présentation de conditions favorables. Les germes prolifèrent et donnent naissance aux symptômes caractéristiques, faiblesse et engourdissement des membres inférieurs, de l'œdème et des troubles cardiaques. »

*Sir Patrick Manson.* — « Le Béribéri est une forme spécifique de polynévrite périphérique, survenant endémiquement ou épidémiquement dans la plupart des pays tropicaux et sub-tropicaux et aussi sous certaines conditions artificielles dans les pays tempérés. Ses principaux symptômes sont de l'œdème des jambes, des troubles de la motilité et de la sensibilité avec perte, en général, des réflexes profonds, etc. »

*D^r Hamilton Wright*. — « Le Béribéri est une maladie aiguë spécifique et infectieuse provenant d'un germe spécifique, qui pénètre dans l'économie par la bouche, se développe dans le tube digestif (estomac et duodénum), sécrète une toxine. Cette toxine absorbée agit par atrophie sur les terminaisons périphériques des neufs afférents ou efférents. »

*D^r H. E. Durham*. — « Le Béribéri serait une maladie contagieuse infectieuse et épidémique, caractérisée par l'absence ou l'exaltation du réflexe patellaire, une augmentation du réflexe musculaire direct, de la sensibilité inconstante des muscles du mollet, par des troubles cardiaques avec ou sans œdème, des troubles de la motilité et de la sensibilité. »

III

## HISTORIQUE

L'origine du Béribéri se perd dans la nuit des temps, il est donc très difficile sinon impossible de fixer l'époque de son apparition. Il est probable que cette maladie existait avant la découverte des îles de la Sonde où les premiers explorateurs la trouvèrent établie. C'est à eux que nous devons de posséder, en Europe, les premières descriptions. D'après Corre, ce serait de J. Bontius (1629) de Batavia et de J. Lind (1757) de l'Inde, que nous sont venues les premières monographies. — Le premier, dans un rapport médical adressé aux principaux marchands de Batavia, signale la maladie. « *Medici methodus medendi qua in Indiis orientalibus oportet uti in cura morborum illec vulgo ac populariter grassantium etc. — Caput I. De paralyseos quadam specie quam Indigenæ Beriberii vocant.* »

Les indigènes donc, avant Bontius, connaissaient une maladie à laquelle ils donnaient le nom de Béribéri.

Selon Maggowan, la Chine aurait été le berceau du Béribéri et, toujours d'après cet auteur, il aurait été décrit sous le nom de *Kioh-Ki* ou *Chiao-Kï*, qui signifie *jambe malarienne* dans le « Neiching » attribué à « Hwangti » Hien-Yuan et remonterait à plus de 2600 ans avant J.-C., ce qui fait que cette maladie aurait été connue il y a 4500 ans !

Sous la dynastie des « Hans », 206 avant J.-C.-25 A. D., le Béribéri aurait été désigné par l'expression de « Maladie du vent » ou « Maladie de l'air lourd » et depuis cette époque

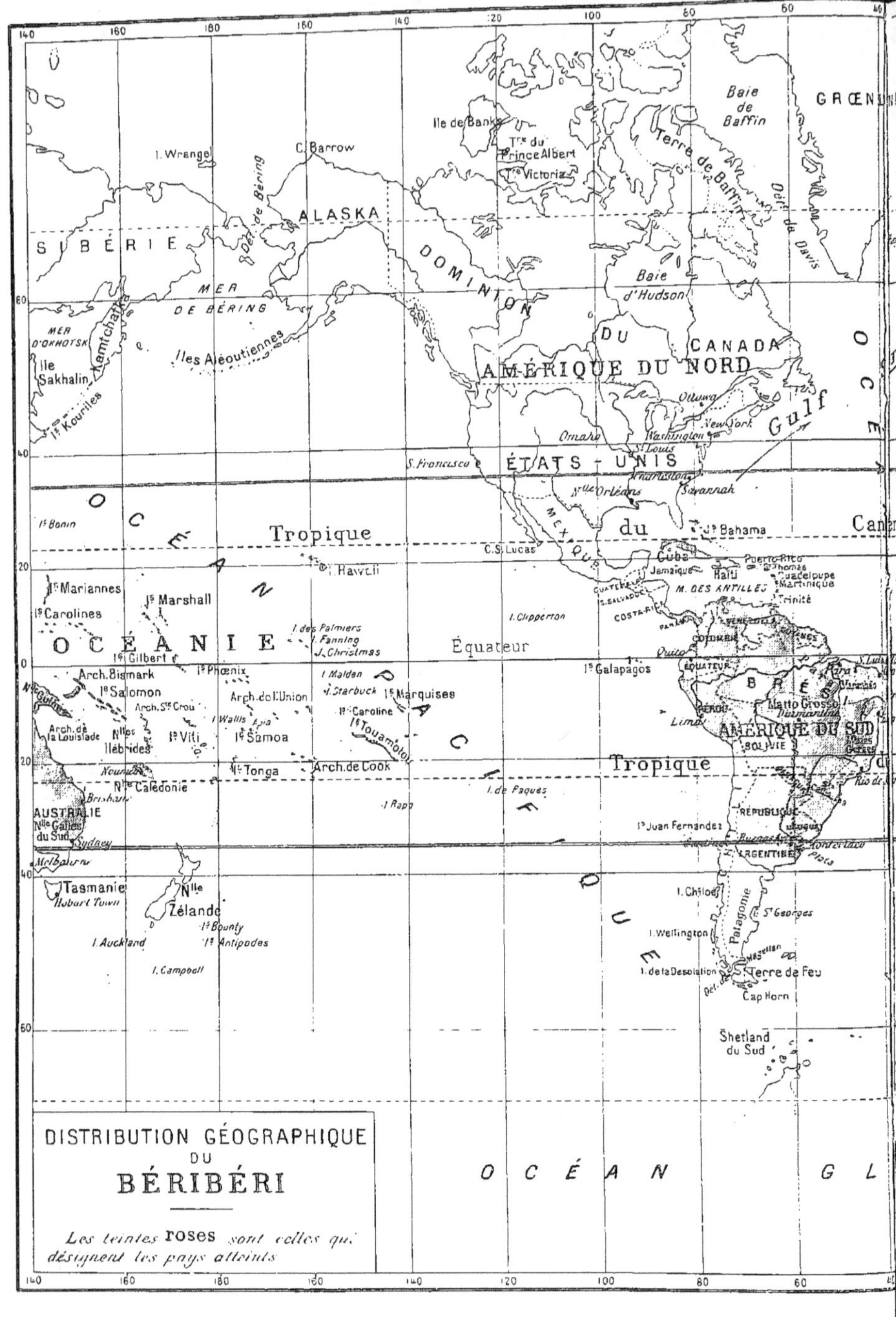


DISTRIBUTION GÉOGRAPHIQUE
DU
BÉRIBÉRI

*Les teintes* roses *sont celles qui désignent les pays atteints*

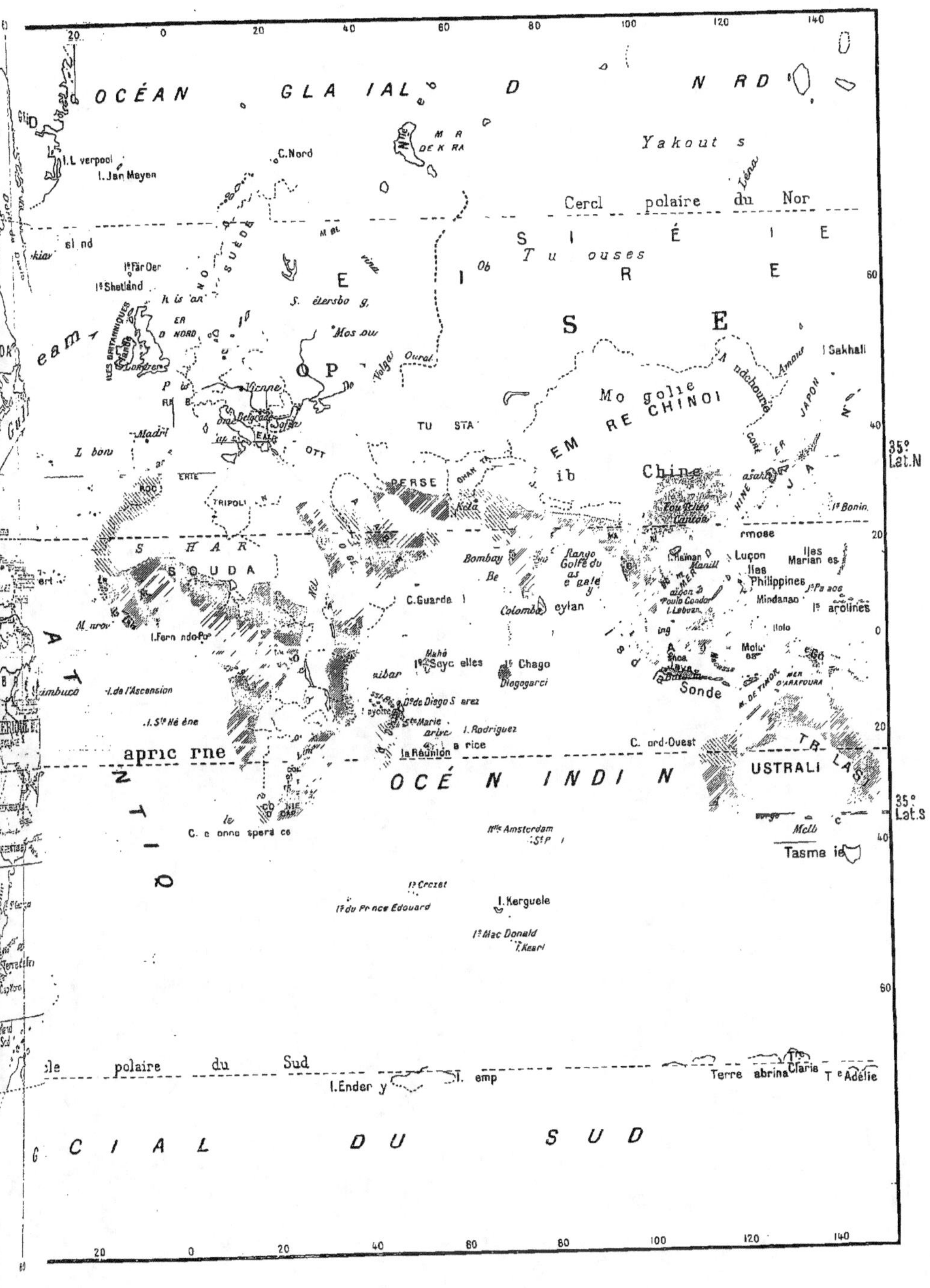

OCÉAN GLACIAL DU NORD
Yakoutes
Cercle polaire du Nord
SIBÉRIE
C.Nord
MER DE KARA
Iles Féroé
Iles Shetland
ILES BRITANNIQUES
Londres
EUROPE
Madrid
Vienne
Belgrade
Sofia
EMPIRE OTTOMAN
PERSE
Mongolie
EMPIRE CHINOIS
Chine
JAPON
I. Sakhaline
I. Bonin
SAHARA
SOUDAN
TRIPOLI
I. Fernando Po
C. Guardafui
Bombay
Golfe du Bengale
Colombo Ceylan
Hainan
Luçon
Manille
Iles Mariannes
Iles Philippines
Mindanao
Iles Carolines
Iolo
Saïgon
Poulo Condor
I. Labuan
Molucques
JAVA
Sonde
MER DE TIMOR
MER D'ARAFOURA
Huhé
Iles Seychelles
Iles Chagos
Diégogarcie
Zanzibar
I. de l'Ascension
I. Ste Hélène
D°de Diégo Suarez
Ste Marie
I. Maurice
I. Rodriguez
la Réunion
AFRIQUE
C. ord-Ouest
AUSTRALIE
TR LAS
Pernambuco
OCÉAN ATLANTIQUE
C. de Bonne espérance
OCÉAN INDIEN
35° Lat.N
35° Lat.S
Melbourne
Tasmanie
Iles Amsterdam
St P
I. Crozet
Iles du Prince Edouard
I. Kerguelen
I. Mac Donald
I. Keard
Shetland du Sud
Cercle polaire du Sud
I. Enderby
I. Kemp
Terre Sabrina
Clarie
T e Adélie
OCÉAN GLACIAL DU SUD
AMÉRIQUE

des descriptions en sont données dans les livres classiques chinois.

Le professeur Scheube, de Tokio, fait remonter le Béribéri à une époque moins reculée, sous la dénomination de Kakke, nom sous lequel il est encore aujourd'hui désigné au Japon. La première description du Béribéri aurait été donnée dans un livre chinois, le *Kinki* ou *Cassette d'or,* du II<sup>e</sup> siècle A. D. ou tout au moins, pense-t-il, que cette description ne remonte pas plus loin que l'an 330 avant J.-C.

Pour les auteurs japonais modernes, entre autres le baron Saneyoshi, le Béribéri aurait une origine bien moins ancienne, il aurait été signalé seulement environ 200 ans avant J.-C.

Ce renseignement, donné au cours du IX<sup>e</sup> Congrès international de médecine, ne fixe pas l'époque précise de la première description du mal.

Au cours de nos recherches à la Bibliothèque du British Muséum de Londres sur l'origine du Béribéri, nous devons à l'obligeance de M. Giles, un des aimables bibliothécaires pour les langues orientales, les renseignements suivants :

*Hien Yuan,* surnommé *Hwangti* ou « Empereur jaune » inventeur du cycle sexagénaire (1), aurait régné 2637 ans avant l'ère chrétienne. Il fait partie de la *période légendaire* de l'histoire de Chine. Il ne faut pas oublier que les premiers historiens de la Chine, tel Lin-gui, appartenaient eux, à la *période mythique,* et c'est Lin-gui qui le premier aurait inventé l'écriture par « nœuds de corde » plus ou moins gros pour rappeler les événements plus ou moins importants. Il aurait régné après Yuchan et avant Young-cheng, chacun 1800 années ? soit 3600 avant Fuh-hi, soit 6452 avant le Christ ! Il est douteux que ce soit par ce procédé primitif que l'existence du Béribéri en Chine ait été transmis aux générations suivantes.

Après Lin-gui, le premier des cinq grands gouverneurs, Fuh-hi invente les six classes de caractères écrits :

1° Caractères ressemblant à des objets ;

1. Dans la 61<sup>e</sup> année de son règne.

2° Caractères symboliques. Exemple : anneau, qui signifie pouvoir ;

3° Caractères désignant des objets ;

4° Caractères désignant des idées combinées (deux mots unis) ;

5° Caractères désignant les contraires et destinés à renverser les significations ;

6° Caractères unissant les sons aux objets.

Cette période correspond à la *période légendaire*, soit 2852 à 2355 avant l'ère chrétienne. Ce serait vers cette époque 2600 avant notre ère que le Kioh-Ki, nom primitif du Béribéri, aurait été décrit d'après Maggowan (1). Mais il est plus probable que ce soit par la voie de Shen-Nung ou « Prince des Céréales », appelé aussi le *père de la Médecine*, qui le premier donna des descriptions des maladies du peuple céleste et écrivit en l'année 702 avant le Christ la « pharmacopée chinoise », encore actuellement en usage.

Certains auteurs croient que les premières descriptions de la maladie nous viennent du grand philosophe chinois Kung-fu-tzé (Confusius), né le douzième mois dans l'Etat de Lu, département de Yen-chow, dans le Shuntung, auteur des cinq grandes annales compilées : la pêche, la chasse, la nourriture, etc., et qui écrivit, en l'an 481 avant notre ère, *Le livre le Printemps et l'Automne ;* modèle de livre classique. — *Préface des Classiques Historiques. — Le livre des* « *Odes* », encore actuellement admiré et le *Jih Classique* ou Livre des Métamorphoses, 551-478 avant l'ère chrétienne.

Pour la clarté de la chronologie nous divisons l'histoire du Béribéri en trois grandes périodes.

Première période. — *Des temps les plus reculés au XVII<sup>e</sup> siècle.*

L'on comprend que les documents de cette période soient fort rares, aussi ne cite-t-on que les renseignements suivants :

1. D'après Maggowau. *A history of China,* 1897.

**2600** ans Avant J.-C., le « Neiching », attribué à Hwangti. Jambe malarienne.

**702** Avant J.-C., Shen-Nung, père de la médecine chinoise.

**551-479** Avant J.-C., Annales compilées par Confusius.

**200** ans Avant J.-C., sous la Dynastie des Hans, maladie du vent ou maladie de l'air lourd.

**200** ans Après J.-C., *Kinki* ou *Cassette d'or*. Affection connue sous le nom de Kakké.

**300** ans Après J.-C., Scheube ne fait pas remonter plus loin les descriptions.


DEUXIÈME PÉRIODE. — *Du XVII⁰ au XX^e siècle.*


**1629**, Rapport médical de J. Bontius aux commerçants bataves.

**1735**, Paxmann, Observations.

**1745**, Lind, *On the diseases incidental to Europeans in hot climates.*

**1790**, N. Fontana, Des maladies qui attaquent les Européens dans les pays chauds et dans les longues navigations. Traduction italienne.

**1792**, J. Clark, *On the diseases which prevail in long voyages to hot climates and on those in the East Indies.*

Le xix^e siècle est beaucoup plus riche en travaux sur le Béribéri, nous n'indiquerons ici que les dates et les noms des auteurs renvoyant le lecteur à la bibliographie pour le détail des ouvrages :

**1804**, W. Hunter. — **1808**, Rogers. — **1822**, Davys. — **1822**, Marshall. — **1825**, Good. — **1831**, Hasper, Moritz. — **1832**, Roy, — **1832**, Scott. — **1835**, Malcomson, — **1835**, Bankier. — **1844**, Sigaud. — **1847**, Carter. — **1847**, Pruner. — **1852**, A. Collas. — **1853**, Friedmann. — **1853**, Vinson. — **1854**, Lindmann. — **1855**, Heymann. — **1856**, Morehead. — **1856**, Waring. — **1857**, Scheinder. — **1857**, Murhy. — **1858-59**, Pompe. — **1859**, Moëns. — **1859**, Oudenhowen.

1860, Bauër. — 1860, Hirsch. — 1860, Thepass. — 1861, Hartog. — 1861, Fossagrives. — 1861, Friedel. — 1862, Gisenger. — 1862, Mazé. — 1863, Need. — 1863, Walther. — 1864, Proeger. — 1864. Guy. — 1864, Overbeck. — 1865, Académie Royale des Sciences. — 1865, Dumont. — 1865, Plomb. — 1866, Da Silva Lima. — — 1867, Huillet. — 1867, Richaud. — 1868, Le Roy de Méricourt.

1870, Da Silva Lima, jusqu'en 1882. — 1871, Dechambre. — 1871, Nicolao. — 1872, Alvarenga. — 1872, Palasne-Champeaux. — 1872, Villoso. — 1872, Vergniaud. — 1873, François. — 1874, Azevedo. — 1874, Somerville. — 1875, Alvarenga. — 1875, Wernich. — 1876, Dorvan. — 1876, Hassimoto. — 1876, Hemury. — 1878. Anderson. — 1878, Bremaud. — 1878, Da Bocha. — 1878, Dounon. — 1878, Archives de Médecine navale. — 1878, Laboulbène. — 1879, Bacquié. — 1879, Schutte. — 1879, Slot. — 1879, Van der Meyer. — 1879, Gebel. — 1879, François. — 1879, Betholdi. — 1879. C. J. Van Stockum. — 1879, Neeb. — 1879, Schneider.

1880, Lovell. — 1880, Davidson (A). — 1880. Clarenc. — 1880, Godet. — 1880, Simmons. — 1880, Eldrigdge. — 1881, Ozegedo (Domato d'). — 1881, Fayrer. — 1881, Pellereau. — 1881, Tarissan. — 1882, Baëlz. — 1882, Ferris — 1882, Pacifio Pereira. — 1882, Scheube. — 1883, Remy. — 1883, Académie de médecine Paris. — 1883, Burel. — 1883, Durodié. — 1883. Lacerda (de). — 1883, Marie-Pierre. — 1883, Proust et Ballet. — 1883, Ridlez. — 1883, Ricklin. — 1883, Treille. — 1883, Dobleuve. — 1883, Philip. — 1884, Villette. — 1885, Mac Leod. — 1885, *Semaine médicale*. — 1886, Lane. — 1886, Beaucar. — 1887, Vineberg. — 1887, Corre (A.). — 1889, De Brun.

1890. J. Roux. — 1893, Giraud (A, M. R.). — 1894, Périot. — 1895, Rogès. — 1896, Van der Burg. — 1897, Chazarossiau. — 1898, Nepveu. — 1899, J. Martin. — 1899, Gower. — 1899, Pekelharing et Winkler. — 1899, Preux.

TROISIÈME PÉRIODE. — *Temps moderne*
*du commencement du XX⁰ siècle à ce jour*

L'historique du Béribéri à cette dernière étape commence au XIII⁰ Congrès International de Médecine tenu à Paris les 4, 6, 7 août 1900, au cours des discussions auxquelles prirent part MM. Fajardo de Rio-de-Janeiro, Cassagnon, Clarac, Nogué, Le Dantec, Kiket, Saneyoshi, l'étiologie et la nature infectieuse du Béribéri furent mises à l'ordre du jour. Les opinions restèrent partagées entre la théorie alimentaire et la théorie microbienne. Un fait restait acquis : que le Béribéri était une *polynévrite périphérique*. Puis successivement parurent les comptes rendus des Congrès de Bruxelles et de Liverpool, le *Précis de pathologie exotique* de Le Dantec, le *Traité pratique des maladies des pays chauds* de J. Brault, les *Instructions* de l'inspecteur Kermorgant, de nombreux rapports, notes, monographies, articles de journaux parmi lesquels il importe de citer le remarquable rapport de Hamilton, Wright, directeur du laboratoire de Singapoor, celui du D⁰ Vassal, directeur du laboratoire de bactériologie de la Réunion et du D⁰ Lafont son successeur ; le rapport consulaire de E. G. B. Massè C. M. G., celui du D⁰ Bolton sur l'épidémie de Diégo-Garcia en 1902, et les auteurs des notes et mémoires de MM. Merveilleux, Preux, Le Guen, Mougeot, Croisier, et en dernier lieu le récent et magnifique travail de sir Patrick Manson, *Tropical Diseases*, 1903. Enfin, le travail de Durham, Rapport de la Commission du Béribéri, publié le 27 février 1904.

IV

## DOMAINE GÉOGRAPHIQUE

Ce qui prouve que le Béribéri est une maladie essentiellement tropicale, c'est qu'on ne le rencontre que dans les pays chauds.

Ainsi que nous l'avons dit plus haut, il est de toute probabilité que son berceau a été la Chine, l'Inde et l'Indo-Chine :

De ces points, la maladie s'est répandue sur toute la zone tropicale.

En étudiant la carte ci-jointe, on pourra se rendre compte de l'étendue de son domaine. Sauf en deux points, au Nord du Japon et au Sud de l'Amérique, on peut constater que toute la zone comprise entre le 35° Lat. Nord et 35° Lat. Sud a été ou est encore visitée par le Béribéri. Cet immense parallélisme comprenant un bon tiers du globe terrestre donne une idée de l'importance de cette terrible maladie. Apte à se répandre de pays à pays, le Béribéri a gagné ensuite le Japon d'un côté et l'Arabie de l'autre, puis les archipels de la Malaisie, où actuellement encore elle fait de nombreuses victimes ; la Polynésie, la Micronésie, l'Australie où une épidémie éclata dernièrement sur les indigènes de la partie occidentale et sur les Chinois de la côte Est. Le Béribéri fait encore des ravages considérables parmi les populations des îles Fidji et Sandwich. Aux Nouvelles-Hébrides cette maladie est très commune. On l'a signalée depuis longtemps à San-Francisco. Aux grandes et petites Antilles, la maladie est fort répandue dans les « ateliers » des usines de sucrerie. En Amérique du Sud, et particulièrement au Brésil, de l'intérieur des terres, de Motto-Grosso au littoral, une épidémie a fait des milliers et des milliers de victimes, de l'Uruguay à la République Argentine, de la Bolivie à Pernambuco, le Béribéri n'a jamais cessé d'exercer ses ravages.

C'est à Bahia surtout que des épidémies très meurtrières ont été signalées.

L'Afrique presque entière est couverte de Béribériques. Au Sénégal, au Gabon, sur la Côte d'Or, la Côte d'Ivoire, le Haut-Congo, à l'intérieur des terres jusqu'au lac Nyassa, sur la Côte Mozambique, à Zanzibar, sur le littoral de la mer Rouge, on retrouve le Béribéri. Madagascar est un foyer de Béribéri.

Il y a quelques jours encore on signalait une épidémie sur les Chinois importés au Transvaal pour les travaux des mines. Cette question a été jugée si importante qu'elle a été portée aux tribunes des Chambres Anglaises. Les Seychelles et Maurice ont payé leur tribut à la maladie. A Diégo-Garcia, une petite épidémie a éclaté, il y a deux ans et le gouvernement de Maurice y a envoyé le docteur Bolton. A la Réunion, enfin, les prisonniers de guerre de la campagne de Madagascar nous ont apporté la terrible maladie et l'épidémie qui a éclaté en 1897 a fait un nombre considérable de victimes (1).

Le Béribéri n'existe pas en Europe parce que les germes de cette maladie ne peuvent s'y développer que dans des conditions particulières telles qu'elles ne peuvent se réaliser qu'artificiellement. Il faut lire les descriptions données sur les épidémies de pseudo Béribéri de Dublin, de Saint-Gemmes et de Tasculosa pour se rendre compte que ces épidémies n'ont jamais été de Béribéri.

Pendant l'épidémie de Saint-Gemmes on a principalement noté des troubles trophiques cutanés — érythèmes qui n'ont jamais existé dans le Béribéri.

Une particularité a dû frapper les observateurs. Tous les cas

1. Les principales Villes où il existe des foyers encore actifs de Béribéri sont : Tokio, Kioto, Pékin, Singapour, Madras, Bombay, Tamatave, Zanzibar, Dakar, Natal, Pernambuco, Bahia.

de cette maladie signalés en Europe et en Amérique du Nord ne sont survenus que dans des asiles d'aliénés, et ce n'est vraiment pas de la sorte que le Béribéri se propage d'habitude.

On peut donc dire que le domaine géographique du Béribéri forme une véritable ceinture autour du globe entre ses 35° latitude Nord et Sud.

V

## ÉTIOLOGIE

Le Béribéri étant une maladie épidémique d'une part, et d'autre part cette maladie n'étant pas spéciale à l'espèce humaine, puisque d'autres espèces animales peuvent en être atteintes, ainsi que le prouvent les résultats de l'expérimentation ; il convient de rechercher les causes du Béribéri ailleurs que chez l'homme exclusivement et de donner à l'étiologie de cette affection un développement plus considérable et plus en rapport avec nos connaissances actuelles des maladies épidémiques.

Nous étudierons donc de plus près l'entité morbide elle-même, et nous ne citerons les causes se rapportant aux malades que dans les limites de la réceptivité et pour mémoire.

Les causes du Béribéri appartiennent à deux classes distinctes :

1º Les causes qui se rapportent aux malades ;

2º Les causes qui se rapportent à la maladie.

### Causes qui se rapportent aux malades

Aussi longtemps qu'on avait cru que le Béribéri était une maladie particulière à l'homme, on s'était efforcé d'en rechercher les causes immédiates chez lui ; on avait donc attribué beaucoup trop d'importance à ces causes et la voie choisie ayant été mauvaise les résultats furent négatifs.

Ces causes jouent dans l'évolution du Béribéri le même rôle que dans les autres maladies contagieuses, infectieuses et épidémiques.

L'AGE. — Les auteurs citent, comme condition défavorable à la maladie, le jeune âge et la vieillesse, Simmons, Roux, etc. Pendant l'épidémie de 1897 à la Réunion nous avons au contraire été frappé du taux élevé de la mortalité chez les vieillards, surtout chez ceux atteints de lésions athéromateuses ou cardiaques. Rapidement chez eux la maladie prenait une mauvaise tournure dont l'issue fatale était presque toujours inévitable.

Le tribut payé à la maladie régnante par les enfants a été lourd. Ces derniers cependant réagissaient mieux que les vieillards et résistaient aux atteintes du mal. La mortalité chez eux est restée très faible. Les nourrissons allaités par des mères béribériques tombaient malades ; mais il suffisait de les sevrer pour voir presque aussitôt disparaître les symptômes du mal. En réalité, le rôle que joue l'*âge* dans la causalité du Béribéri est nul. On peut être pris par le Béribéri à tous les âges, du plus bas âge à l'extrême vieillesse.

LE SEXE. — Dans plusieurs statistiques de Béribéri, on peut voir le *sexe* prendre place comme facteur étiologique. Ici, comme pour toutes les autres causes de cette nature, il n'y a rien d'absolu ; et les auteurs eux-mêmes ne sont pas d'accord. Pour les uns, les femmes sont plus fréquemment atteintes — Ondenhowen, etc. —, pour les autres — S. Lima, et les statistiques du Japon — les femmes, au contraire, seraient moins sujettes. En outre, elles seraient plus aptes à prendre telle forme clinique plutôt que telle autre. Les femmes enceintes seraient plus particulièrement atteintes. Les chiffres variant d'un auteur à l'autre et d'un pays à un autre, ne donnent aucune indication sérieuse sur la valeur étiologique du sexe, de l'âge du sexe, et des conditions du sexe par rapport au Béribéri et à l'une ou plusieurs de ses formes.

Tous les observateurs ont été frappés de la gravité du Béribéri chez les femmes en état de gestation. Cette gravité est réelle et l'on comprend en quel état de réceptivité et d'infériorité réactionnelle se trouve la femme gravide devant l'invasion de cette maladie infectieuse.

Un point sur lequel il est bon d'insister, c'est celui des complications qu'apportent dans la parturition, d'une part des lésions nerveuses et cardiaques étendues et, d'autre part, la gêne mécanique des œdèmes souvent considérables des organes génitaux externes.

Nous avons vu, dans deux cas de dystocie, ces enflures de la vulve atteindre des proportions si considérables qu'elles étaient un obstacle à l'accouchement. Le calibre de l'orifice externe était réduit à la dimension d'une pièce de deux francs ! Il est inutile d'ajouter que la délivrance s'est faite au prix de désordres graves.

Sir Patrick Manson cite l'exemple d'une épidémie de Béribéri à Singapour. Dans une prison mixte d'hommes et de femmes, le côté des hommes fut décimé par le mal tandis qu'aucune femme n'en fut atteinte. Les deux classes de prisonniers avaient la même nourriture et buvaient la même eau. La seule raison de cette anomalie était non l'influence du sexe, mais une question d'hygiène. Le côté des hommes était humide ; et le côté des femmes était sec.

La Profession. — Les professions n'ont aucune influence sur le Béribéri. On a observé cette maladie dans toutes les professions et dans toutes les classes de la société. Les professions sédentaires seraient une cause prédisposante d'après certains auteurs. Ils donnent à l'appui de cette opinion le nombre élevé des prisonniers, des internés atteints par le Béribéri. Nous ne savons jusqu'à quel point cette assertion est exacte. Ne serait-il pas plus juste d'attribuer à l'agglomération, au milieu et aux conditions de manque d'hygiène la fréquence de ces cas, plutôt qu'à la profession ? Nous sommes tout portés à le croire. La richesse ou la pauvreté des malades joue un rôle bien plus grand dans le Béribéri, en ce qu'elles placent les malades dans de bonnes ou de mauvaises conditions pour se soigner, en exposant les pauvres aux atteintes du mal et en mettant les riches dans de meilleures conditions d'hygiène pour y résister. Mais ce sont là des considérations générales, applicables à toutes les autres maladies épidémiques, comme on le voit.

Conditions de réceptivité. — Toutes les causes débilitantes, les excès de toutes sortes, les veilles, les fatigues, le surmenage, les maladies antérieures ou concomitantes sont autant de causes qui ont une réelle influence sur la réceptivité du mal. En abaissant la puissance de résistance des individus, elles préparent ainsi le terrain pour l'ensemencement des germes. Ce sont surtout les faibles, les débilités et ceux dont l'économie est occupée à lutter contre une autre affection, qui paient le plus lourd tribut au Béribéri comme aux autres infections. Les chagrins, les préoccupations, les soucis, toutes les déperditions de force, les coïts répétés, le coït debout auquel certains auteurs ont fait jouer un rôle déterminant, la masturbation, les pollutions nocturnes, l'intempérance, sont autant de causes d'affaiblissement de l'énergie vitale qui facilitent l'invasion du Béribéri et augmentent les conditions de réceptivité.

L'Hérédité. — Le Béribéri n'est pas une maladie héréditaire. Comme dans toutes les infections, les enfants nés de parents béribériques sont débiles et délicats mais ne semblent présenter aucun symptôme de la maladie à la naissance. Il n'en est pas de même quelque temps après, car après une période variable entre huit jours à un mois, ils sont pris de vomissements, de nausées, de diarrhées, dépérissent et meurent si on ne les sépare pas de la mère malade.

Le lait des béribériques est pâle, très pauvre en sels et en matières grasses, mais reste stérile. Nous y avons trouvé quelquefois des bacilles du lait bleu, mais ce ne peut être là qu'une contamination accidentelle, les ensemencements sur les milieux appropriés ont donné des résultats négatifs.

Lorsque la question des *produits solubles bactériens* aura été élucidée complètement, on pourra vérifier l'hypothèse que nous admettons de la transmission par l'allaitement des toxines béribériques de la mère à l'enfant. On ne peut expliquer autrement les troubles digestifs si fréquents des nourrissons alimentés exclusivement au sein.

Les femmes peuvent contracter le Béribéri avant la gestation, pendant celle-ci ou au cours de la parturition. Dans les deux premiers cas, les avortements sont très fréquents ; et lorsque l'enfant arrive à son terme, son état dépend de l'âge de l'infection maternelle. Dans les cas de cachexie, l'enfant naît cachectique. Dans les cas d'infection aiguë, il est toujours plus ou moins intoxiqué.

Il serait intéressant de rechercher si le fœtus peut être infecté *in ovo*.

Les Races. — La distribution intertropicale du Béribéri est indépendante de la question de races. Cette maladie a été observée sur des individus de toutes les nations et de toutes les origines. Il nous est arrivé d'étudier la maladie simultanément sur quatre individus de provenances différentes, Indien, Malgache, Chinois et Arabe. Le fait que les races mongolique et nègre fournissent un nombre de victimes plus considérable que les races aryenne, finnique et allophyle, provient en grande partie de ce que le Béribéri sévit surtout en Afrique, dans l'Inde, en Chine et en Amérique, pays tropicaux où les races blanches sont en minorité, et aussi de ce que les Européens, dans les colonies et les pays où la maladie règne, se nourrissent et s'habillent mieux que les indigènes, habitent des maisons plus aérées, plus confortables, de ce qu'ils prennent plus de précautions, en un mot de ce qu'ils suivent une hygiène totalement inconnue des arborigènes et des gens de couleur.

On croyait même autrefois que l'Européen était à l'abri de cette maladie. Les Espagnols de l'Amérique du Sud, les Français de l'Indo-Chine et des colonies, les Anglais de l'armée des Indes, les Hollandais de la Malaisie, atteints par le mal, ont démontré qu'aucune race privilégiée n'était réfractaire au Béribéri et que la grande race caucasique et ses subdivisions aryenne, allophyle, sémitique et lybienne n'étaient pas indemnes.

Alimentation. — On a fait jouer un rôle considérable à l'alimentation dans l'étiologie du Béribéri. Van Leent, Christie et

Rogers ont été les propagateurs de cette théorie qui a eu de nombreux adeptes parmi lesquels on peut citer Prœger, Schutte, Hunter, Meiger, Richard, van Keppen, Richaud, Laurent, Guy, Nicholas, Le Roy de Méricourt, Wernick, Overbeck, Franket et le Dantec. On voit par cette nomenclature succinte combien cette théorie alimentaire avait rencontré de nombreux partisans parmi les médecins anglais, hollandais et français.

Il ne pouvait en être autrement.

Ces observateurs avaient été surtout frappés par la constance et la persistance des *troubles digestifs* dans le Bébibéri ; de là à conclure que l'origine du Béribéri était de nature alimentaire, il n'y a pas loin. Aujourd'hui encore un certain nombre, de plus en plus restreint, de médecins croient à l'importance, sinon capitale, du moins considérable de l'alimentation dans la genèse du Béribéri. Une étude plus approfondie de ces troubles digestifs, une observation plus attentive des faits et une analyse plus complète de ces symptômes mènent à la conviction que ces phénomènes ne dépendent pas de la nourriture à proprement parler, mais bien d'une infection par les voies digestives.

L'alimentation ne joue ici qu'un rôle tout à fait secondaire. Des exemples très nombreux existent, comme l'épidémie de Singapore, déjà citée, pendant laquelle, avec un régime alimentaire identique pour deux catégories d'individus, l'une fut décimée par le Béribéri et l'autre complètement épargnée.

Des faits évidents, dans lesquels l'alimentation ne pouvait jouer aucun rôle auraient dû faire planer un doute dans l'esprit des adeptes de la théorie alimentaire. Depuis des siècles et des siècles l'alimentation dans les pays tropicaux est demeurée la même. Le riz, l'eau, quelques légumes secs, d'holl (phaséolus), lentilles, pois, haricots secs, ou verts, brèdes, quelques poissons secs, morue, snook, bomblis, accommodés en kari, rougailles, etc., constituent toute la nourriture *habituelle* des pays chauds, et le Béribéri n'y apparaît qu'*incidemment*. Comment admettre dès lors, la nourriture n'ayant jamais varié, que ce soit elle la cause d'une maladie épidémique ?

Nous verrons plus loin que les aliments ne sont que le véhicule de la maladie, mais qu'ils ne peuvent par eux-mêmes la donner, ou en être la cause, par leur nature et leur composition intrinsèque.

Le Siège. — Les symptômes décrits par S. Lima, concordant avec ceux donnés par les médecins de l'Inde et de la Chine, du Japon et des Indes Néerlandaises, font voir que le siège de la maladie ne possède aucune influence sur la causalité du Béri-béri. Quelle que soit la porte d'entrée du mal, voie buccale, voie pulmonaire ou voie cutanée (plaie, blessure), etc., le siège importe peu et la maladie suit son cycle d'évolution suivant les conditions de milieu dans lequel elle se trouve.

Les tempéraments. — Quoiqu'on ait de nos jours des tendances à revenir à l'ancienne médecine humorale et aux tempéraments sanguins, lymphatiques, bilieux ou nerveux, nous demeurons convaincus qu'aucune de ces *conditions spéciales (?)* de l'économie ne joue un rôle dans la maladie qui nous occupe.

Les milieux ambiants. — Ni le *sol*, ni l'*air*, ni l'*eau* par eux-mêmes ne peuvent créer le Béribéri. La théorie de Jansen, reprise dernièrement sur l'habitat, extérieur au corps, du germe béribérique et l'action de ce miasme qui agirait sur l'économie à la manière d'une diastase, repose sur peu de preuves et n'est qu'une opinion hypothétique dérivée de l'ancienne croyance des Japonais et des Chinois à l'action d'un miasme tellurique, et que des médecins anglais Ewart, Hunter, Fayrer, Colhoun avaient en partie adoptée.

On n'est pas encore fixé sur la pathogénie intime et sur la composition de la toxine béribérique.

Les microcoques répandus dans le sol avec les matières fécales et les crachats des béribériques peuvent-ils distiller une toxine volatile analogue aux produits solubles volatils signalés par Gley et Charrin et ainsi que le pense sir Patrick Manson ? La chose est possible, mais la question demande à être plus complètement étudiée. Quoi qu'il en soit le sol par lui même, et quelle qu'en puisse être sa nature, calcaire, argileuse ou siliceuse, ne peut causer le Béribéri à lui seul. Il a besoin pour cela d'être contaminé.

Il en est absolument de même pour l'*air* et pour l'*eau* qu'elle soit dépourvue de sels ou qu'elle en contienne en plus ou moins grandes proportions.

Cependant les eaux pluviales sont sujettes à être contaminées au même titre et dans les mêmes conditions que la terre.

La dessiccation des crachats béribériques, et l'on sait que les peuples tropicaux chiquent beaucoup — bétel, tabac, coca — et salivent en conséquence, met en liberté les microcoques qui flottent dans l'air et le contaminent, ainsi que nous en avons eu la preuve, en analysant l'air des salles bondées de malades.

Nous croyons que la répugnante habitude, qu'ont les engagés (coolis liés par un contrat d'engagement pour l'exploitation des terres), de cracher le long des murs leur salive infectée de bétel et de germes, entre pour beaucoup dans la propagation de la maladie. Mais l'air par lui-même dépourvu de germe est impropre à créer le Béribéri. Le sol, l'eau et l'air sont donc des milieux de culture et des véhicules de mal, mais tout leur rôle s'arrête là.

Il se peut que les cocci du Béribéri aient une prédilection pour telle ou telle composition de sol, d'eau ou d'air, des recherches dans cette voie seraient intéressantes à faire, mais il est douteux cependant que la nature même du sol ait une influence sur la bactérie béribérique.

Climat (1). — On doit attacher une aussi grande importance à l'action du climat sur les malades atteints de Béribéri qu'à cette action dans le développement de la maladie. Il est certain qu'une température dysgénésique modifie profondément la nature du Béribéri, en même temps qu'elle influence en bien ou en mal le malade lui-même. Les températures très froides ou très chaudes sont contraires aux malades. L'action du climat dans le

---

1. Ainsi qu'on l'a vu sur la carte de la distribution du Béribéri, le climat préféré de la maladie est celui que Rochard a appelé *climat torride* et qui s'étend de l'*Équateur thermique* à la *ligne isothermique* de + 25° centigrade. Les climats *variables* sont plus nuisibles que les autres.

Béribéri est favorable ou défavorable à son évolution, mais n'est pas une action déterminante créatrice.

Dans les pays tropicaux où il existe deux saisons, froide et chaude, c'est au cours de cette dernière qu'éclate généralement le Béribéri, sous la forme épidémique générale ou locale. Dans ceux qui n'ont que deux saisons, sèche et pluvieuse (hiver et hivernage), mais où il fait chaud toute l'année, c'est pendant la saison pluvieuse que le Béribéri fait le plus de ravages.

### 2° Causes qui se rapportent à la maladie

Il en est une importante, capitale, déterminante, c'est l'INFECTION. Au chapitre de la bactériologie nous traiterons la question du microbe. Nous nous occuperons ici des causes favorables ou défavorables à la multiplication de ces germes et par suite à l'expansion de la maladie.

A n'envisager le Béribéri qu'au point de vue de l'infection et et de la contagion, il est certain, ainsi qu'une série d'expériences entreprises dans le but de vérifier l'action de la température sur les germes nous l'ont démontré, que la chaleur joue un rôle considérable dans l'évolution de cette maladie. L'action des autres agents physiques, tels la lumière, l'électricité, le magnétisme se fait de même sentir. Parmi toutes les causes qui apportent des modifications plus ou moins profondes dans le Béribéri en première ligne il faut citer le froid.

Le Béribéri ne peut exister dans les climats froids et cette maladie ne supporte même pas les climats tempérés. Une exposition de quelques heures à une température de 0° centigrade suffit pour détruire la vitalité des germes. Si le Béribéri a pu exister en Europe sur des indiens ou des coolis, c'est parce que ces hommes avaient créé autour d'eux un milieu ambiant, artificiel, identique à celui de leurs pays. Pour que les germes du Béribéri se développent il faut absolument de la chaleur, de l'humidité, peu de lumière et une faible tension électrique. Ces conditions sont énumérées suivant leur rang d'importance.

Les épidémies de Béribéri qui ont éclaté sur des navires éloignés de terre, et qui avaient quitté les ports depuis longtemps ; n'ont pu exister que par la réalisation de ce milieu ambiant artificiel, ainsi qu'on peut s'en convaincre, en visitant ces transports d'immigrants où certaines cabines et entrepont de navires réservés aux coolis ne sont que des taudis de puanteur et de malpropreté. L'on conçoit facilement que l'air, vicié par la respiration, les exhalaisons, les sueurs et les odeurs de toutes sortes, dans ces logements étroits où sont entassés, pêle-mêle, les coolis, s'échauffe par le calorique des corps et atteigne rapidement une température élevée, réalisant alors des conditions d'étuve éminemment favorable à l'entretien et au développement des germes béribériques. L'air confiné, vicié et contaminé de ces logis est en tous points semblable à l'atmosphère des pays chauds, que l'on trouve dans les salles d'hôpitaux et de dispensaires encombrés de malades.

Quelle que soit l'importance du milieu et des conditions ambiantes eugénésiques, il est indispensable, pour que le Béribéri éclate, que les germes de cette maladie soient présents.

La virulence de ces germes est d'une fragilité telle que l'économie en vient rapidement à bout, aussi est-il nécessaire qu'elle soit imprégnée, sursaturée, pour que les symptômes de l'intoxication éclatent. Cette répétition de l'infection, nécessaire à l'établissement de la maladie, est encore une des caractéristiques du Béribéri. Elle explique tous les cas de séjour parmi les béribériques non suivi de contamination. Elle est tellement apparente que certains auteurs ont été jusqu'à nier la qualité contagieuse de la maladie. Pourtant l'analyse de tous les cas, la nature épidémique même du mal prouve cette contagiosité du Béribéri. Quel que soit le contage, le plus généralement les aliments, l'air, l'eau ou le sol, par lequel la maladie s'est transmise, un béribérique est un véritable foyer qui n'épuise pas ses germes et les transmet par ses crachats, ses vomissements et ses fèces. La contagion paraît se faire indirectement à la manière de la variole et du typhus, mais il est des cas, que nous avons particulièrement étudiés dans cet ordre d'idées, où la contamination

semble s'être faite par le contact des muqueuses et des épidermes.
Il est bien difficile d'établir une limite entre le contage indirect
ou infectieux ou le contage direct puisqu'en somme les voies
d'absorption de l'économie sont des plus restreintes et que c'est
toujours par elles que ces sortes de maladies se contractent. La
propagation du Béribéri se fait généralement par infection.
Depuis longtemps déjà, certains observateurs avaient été frappés
de la facilité avec laquelle les blessés, les porteurs d'ulcères
tropicaux si nombreux dans les hôpitaux, tous les individus qui
présentaient une solution de continuité de la peau, c'est-à-dire
une porte ouverte à l'infection, contractaient le Béribéri, lorsqu'ils étaient placés dans des milieux de béribériques. Pendant
l'épidémie de 1897 à la Réunion, toutes nos opérations sanglantes étaient suivies d'infection béribérique plus ou moins
grave suivie quelquefois de mort.

Parmi les causes qui se rapportent à la maladie, il faut citer
pour épuiser la liste des facteurs la Saison et l'Encombrement.

Sous les tropiques, à de très rares exceptions, on ne distingue
que deux saisons, la saison pluvieuse et la saison sèche appelées
à la Réunion « hiver et hivernage ». La première coïncidant avec
les fortes chaleurs et la seconde correspondant à l'hiver des
pays tempérés.

C'est principalement pendant la saison chaude et pluvieuse,
c'est-à-dire pendant l'hivernage à la Réunion, que le Béribéri
a fait son apparition. Les chaleurs parfois excessives, jointes
à une humidité considérable, en déprimant les forces, abaissent
le vitalisme et prédisposent à l'invasion microbienne. Dans un
sol chauffé et imprégné d'humidité, dans une atmosphère saturée
de vapeurs d'eau rendue lourde par l'exhubérance des frondai-
sons, le germe du Béribéri trouve un milieu éminemment favorable à son développement

En dernier lieu, parmi toutes les conditions les plus favorables à la propagation et à l'évolution du Béribéri, il faut citer
l'Encombrement. Ce facteur, à lui seul, ne peut créer la maladie
bien entendu, mais aide puissamment à son développement.
C'est la raison pour laquelle on a rencontré le Béribéri surtout

dans des agglomérations d'hommes, telles que dans les prisons, les asiles, les hôpitaux, les dispensaires, les navires, les mines, les campements, les camps d'engagés ou de coolis et les casernes.

Il peut même arriver que l'encombrement, comme nous l'avons vu plus haut, crée un milieu artificiel spécial dans les pays les moins favorables à l'évolution du Béribéri, dans lequel les germes trouvent tous les éléments nécessaires à son déve-loppement et dans lequel, en conséquence, il vit et se multiplie à l'aise.

## VI

## BACTÉRIOLOGIE

Nous conserverons au cours de ce travail l'expression « micrococcus beribericus » pour désigner les cocci que nous avons constamment rencontrés chez les béribériques gravement atteints et au début de la maladie, et avec lesquels nous avons fait des expériences. Il est certain que ces germes jouent un rôle important dans la maladie et tout nous porte à croire que leur action est causative. Cependant, comme des recherches sont encore poursuivies, qui détermineront irrévocablement leur action étiologique, nous ne leur donnons cette appellation que pour bien les différencier des autres cocci. Ils forment, ainsi qu'on le verra plus loin, par leurs caractères propres et différentiels, une variété spéciale à laquelle le mot beribericus n'est conservé que pour en signaler l'origine — jusqu'à ce que leur action pathogénique soit définitivement prouvée et adoptée.

La découverte par l'une des trois grandes voies de la bactériothérapie, la sérothérapie et la toxithérapie, du traitement scientifique du Béribéri, conduira, nous en avons la conviction, à l'établissement de leur rôle déterminant dans l'infection béribérique.

La nature infectieuse du Béribéri remonte très loin, puisqu'elle était soupçonnée par les premiers observateurs chinois et japonais. Ils s'étaient aperçus de ses propriétés de transmissibilité et de sa contagiosité, mais toute leur perspicacité devait être déroutée par l'insuffisance des moyens d'investigations mis alors à leur disposition. L'histoire de l'infection du Béribéri remonte aux débuts de la médecine zymotique et aux immortelles découvertes du grand Pasteur.

La culbute définitive de la théorie de la végétation spontanée devait ouvrir une large voie aux chercheurs.

Depuis le travail de Rogers (1808) qui, le premier, donna une bonne description du Béribéri, les recherches bactériologiques ont été nombreuses. Il faut citer parmi les chercheurs en premier lieu, Ogota (1883), qui trouva à l'autopsie un bacille dans le système nerveux, dans les poumons, dans les muscles et dans le sang. Puis Lacenda décrivit les filaments trouvés par lui dans le sang et les moelles d'hommes et d'animaux malades pendant l'épizootie de Marajao. Il donne à ces filaments, qui présentent tous les caractères d'un mucor, à en juger par la figure qu'en donne Roux, p. 180 de son *Traité clinique des maladies des pays chauds*, le nom de Bacillus beribericus, alors même que ce germe n'offre aucun des caractères du genre Bacillus.

En 1886, Cornelissen et Sugenoya trouvèrent un bacille plus petit que celui du charbon avec lequel il aurait eu une grande analogie. Plus tard, Morelli et Musso trouvèrent des germes auxquels ils attribuèrent une action directe dans le Béribéri. En 1898, MM. Chantemesse, Ramon et Martin retrouvèrent dans l'épidémie de Saint-Gemmes un bacille tantôt à l'état de pureté, tantôt associé à des cocci.

En mars 1898, le professeur Nepveu, de Marseille, décrivit des streptobacilles avec endospores et trois sortes de bactéries à des étapes diverses d'évolution. Dans plusieurs cas de Béribéri, nous avons nous-mêmes retrouvé des bâtonnets semblables à ceux du professeur Nepveu, mais l'inconstance de ces germes qui ne se retrouvent pas dans tous les cas identiques malgré le même *modus operandi*, nous ont fait classer cette bactérie parmi toutes celles que nous avons trouvées au cours de nos longues années de recherches.

Dernièrement, en 1899 et 1900, Gloguer et Fajardo, de Rio-Janeiro, ont décrit des plasmodies analogues à celles du paludisme et que ce dernier aurait trouvé dans les capillaires du cerveau.

Malgré des recherches répétées nous n'avons jamais retrouvé ces plasmodies.

Il faut encore citer les granulations et les sarcines retrouvées au cours de l'épidémie de San Francisco (1881) à l'hôpital maritime de cette ville (An. report. of the supervising surgeon general of the marine hospital service of the U. S.).

Nous avons dans deux cas retrouvé des sarcines donnant sur agar-agar des cultures d'un beau jaune, mais ces bactéries ne se rencontrent qu'accidentellement. Pekelharing d'Atchni et Winkler, en 1889 (1), ont décrit des cocci qu'ils ont retrouvés chez les béribériques vivants et sur les cadavres. Les ensemencements auraient donné des cultures, lesquelles, inoculées aux animaux, auraient reproduit les symptômes de la maladie.

Comme on le voit, depuis les travaux d'Ogota, nombreuses ont été les espèces de bactéries trouvées dans le sang, dans les organes, les excréta et les aliments des béribériques. Cependant, au dernier congrès de Manchester (1902), sir Patrick Manson, malgré sa haute compétence et son grand savoir, n'arrivait pas encore à convaincre ses auditeurs de l'origine microbienne du Béribéri et le major Ross de Liverpool exposait que selon lui le Béribéri était dû à une intoxication arsénicale ! Pour notre part, dès le 1er mars 1898, pendant l'épidémie de Béribéri qui sévissait à la Réunion après la campagne de Madagascar, nous avons retrouvé les bacilles de Nepveu sous ses trois formes, ainsi que peut en faire foi la communication que nous en avons faite alors à tous les journaux de la colonie.

Nous comprenons facilement, par les difficultés que nous avons eu à surmonter, que les recherches antérieures aient donné des résultats si contradictoires. Au début, nous avouons n'avoir rien rencontré dans le sang des personnes atteintes de

1. Pekelharing et Winkler, « Onderzock naar der aarden de oorzaak der Béribéri », Utrecht (s. p., publication), 1889, analysé dans le *Centralb. f. Nervenkr*, 1889. Aussi *Weekblad f. Nederl. Genesk*, 1882, et *Deut. med. Worchenser*, 1888, n° 30.

Béribéri, parceque nous étions persuadés que s'il existait des germes dans ce liquide on devait les retrouver à tous les âges de la maladie et en suivant la technique opératoire ordinaire. Nous avons amélioré notre technique et recherché les germes à différentes périodes de l'affection. Au cours de ces recherches, dont nous donnons les résultats plus loin, nous avons accidentellement rencontré, en outre des streptobacilles de Nepveu, le mégatérium de Bary, le proteus vulgaris, le bacillus subtilis, le mesentericus vulgatus, des sarcines et des variétés sans nombre de moisissures, les penicillium glaucum, aspergillus niger et viridis et le mucor corymbyferum entre autres.

Il est évident que tout cela provenait de la contamination de nos cultures par des germes absolument indépendants de la maladie qui nous occupe ainsi que des recherches poussées plus loin nous en donnaient la preuve.

Dès la fin de l'année 1899, nous avions remarqué certains corps sphériques un peu plus gros que les cocci du pus, staphylocoques, streptocoques, et que nous retrouvions très souvent dans les examens directs. Les ensemencements cependant restaient stériles.

Occupés à poursuivre les recherches sur l'action de la bactérie de Nepveu, nous n'avions attaché aucune importance à ces microcoques. Bientôt nous acquiérions la preuve que la bactérie de Nepveu appartenait sans conteste à la flore tropicale, mais qu'elle n'avait aucune action pathogène et ne jouait aucun rôle, même celui d'association, dans le cas où le Béribéri aurait été une affection symbiotique.

Dans l'identification de ces nombreuses bactéries, nous nous sommes rendu compte de la nécessité des modifications qui doivent être apportées dans la technique bactériologique aux pays chauds.

C'est ainsi que la gélatine, si utile à la différenciation des espèces, se liquéfie à une température trop basse pour nos températures tropicales. Ce n'est qu'après mille tâtonnements que nous nous sommes arrêtés au milieu de choix pour la culture des cocci trouvé chez les béribériques.

Ce milieu n'est autre que le milieu de Jensen modifié. Nous donnons plus loin sa composition.

Pour l'examen bactériologique clinique du Béribéri, il suffit d'avoir à sa disposition un bon microscope, quelques matières colorantes, une étuve, un autoclave et quelques tubes de Jensen modifié, une lampe à alcool, des pipettes de Pasteur, quelques aiguilles de platine, des lames et des lamelles. En un mot un rudiment de laboratoire. Il est bien certain qu'avec un matériel pareil l'on ne peut pousser bien loin les investigations et entreprendre des recherches si complexes et si intéressantes sur les toxines et les produits solubles. Nous indiquons ici ce qui peut servir strictement à la *diagnose* du Béribéri. Nous décrirons au chapitre du diagnostic la technique de la recherche des cocci dans le sang, dans le liquide céphalo-rachidien, les humeurs et les excréta des béribériques.

<h3 style="text-align:center">Caractères morphologiques et physiologiques<br>du micrococcus beribericus</h3>

La bactérie du Béribéri appartient à la famille des *Coccacées* et au genre *Micrococcus*, Cohn et Hallier, dont elle constitue une variété distincte par :

1° Ses caractères morphologiques ;

2° Sa physiologie ;

3° Ses réactions chimiques et physiques.

<h3 style="text-align:center">1° Caractères morphologiques</h3>

La bactérie béribérique se présente sous la forme de cellules sphériques parfaitement rondes, isolées (fig. 1, type adulte, 3e stade de l'évolution). Cependant, cette forme varie suivant les étapes de l'évolution de la bactérie. Ces transformations ou stades sont au nombre de cinq.

1er stade : Schéma A, p. 37. Les éléments affectent, à un fort grossissement, 1500 diam. au minimum, l'aspect de deux demi-lunes accolées par leurs faces planes ;

3

2e stade : Les éléments doubles sont devenues sphériques mais se touchent encore par un point de leur circonférence d'où aspect diplococcique, Schéma B, p. 37 ;

3e stade : Etat adulte, fig. 1. Les éléments sont séparés, isolés, sphériques et virulents ;

4e stade : Formes âgées, et cocci morts. Agrégats. Aspect zoogléiques. Schéma D, p. 39 ;

5e stade ou période de reproduction. Déhiscence des spores. Schéma E, p. 39.

Les dimensions varient de 0 $\mu$. 2 à 1 $\mu$. 5, c'est-à-dire qu'il est très rare de trouver toutes les cellules d'égales dimensions. En général les cultures sur bouillon donnent des microcoques de dimensions très variables ; c'est même là une particularité de ces cocci.

Dans les cultures âgées et au moment de la mort, les cocci se groupent au hasard des rencontres et forment alors des agrégats, des agglomérations polymorphes d'aspects les plus bizarres et indescriptibles (Schéma D).

Il est exceptionnel de voir dans les cultures des chainettes de plus de quatre éléments. En examinant les vieilles cultures ou les cultures poussées sur milieux dysgénésiques à côté des cocci, on trouve des lambeaux de membranes, des débris d'enveloppes qui ne prennent pas les couleurs d'aniline ordinaires et qui ne sont autre chose que les restes de la Reproduction. (Schéma E, p. 39).

Cette Reproduction s'opère de la façon suivante : lorsqu'une cellule doit se multiplier, la partie périphérique se transforme et change de composition chimique ainsi qu'on peut le constater par ses réactions envers les couleurs basiques et acides. La partie centrale conserve ses mêmes propriétés, mais bientôt, suivant un plan, toujours le même, elle commence à subir cette transformation remarquée à la périphérie. En même temps que le sillon de division partant du pourtour gagne le centre, l'élément augmente de volume, et lorsque les deux extrémités du sillon de séparation se sont rencontrées, il est très rare que la membrane d'enveloppe n'ait pas éclaté sous la poussée excentrique de la croissance, de sorte qu'on retrouve à la fin de l'évolution deux éléments neufs comme représentés (fig. 5 A), et à côté, des débris hyalins, informes, de la cuticule d'enveloppe.

Quel que soit leur nombre, les cocci se divisent sur un seul plan, jamais sur deux ou trois. Les nouvelles cellules sont plan-convexes, jamais reniformes à la façon du gonocoque de Neisser, la capsule est extrêmement fine et ne rappelle en rien la capsule

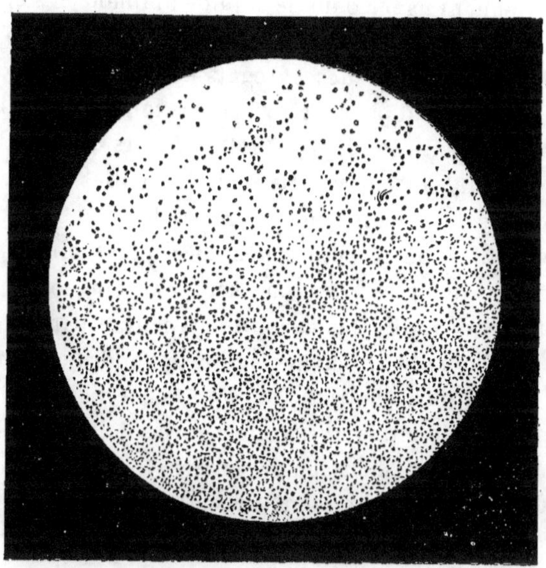

FIG. 1. — **Micrococcus Beribericus.** — Culture de 48 heures. Col. au bleu composé. — Grossissement 1000 diam. — Immersion Huile. — Troisième stade d'Evolution. — *Forme micrococcique.* Eléments adultes.

large et épaisse des pneumocoques de Fraenkel, de Talamon ou de Pasteur, (Micrococcus Pasteuri).

Il est une particularité qu'il importe de signaler, c'est la suivante : en examinant au microscope une parcelle de culture colerée soit au Ziehl soit au bleu composé, (1) on remarque que les cocci du centre de la préparation conservent leur individualité ; ils sont complètement libres les uns des autres et se meuvent à

(1) Voir plus loin la formule du Bleu composé, p. 41.

l'aise les uns sur les autres sans se coller; au contraire, ceux
de la périphérie, plus en contact avec le réactif colorant, perdent rapidement cette indépendance et s'accolent les uns aux
autres formant des agrégats plus vivement colorés et créant une
sorte de barrière à la pénétration du colorant. Cette barrière est
rompue par les courants provoqués par l'évaporation du liquide
au pourtour de la lamelle et de nouveaux cocci glissent par la
brèche, viennent nager dans le liquide ambiant et s'agglutinent
à leur tour tantôt les uns aux autres, tantôt aux cocci déjà agglu-
tinés. Ils forment alors des agrégats à ramifications dans tous
les sens et tranchent par leur vive coloration sur les débris d'enveloppes très peu colorées qui flottent épars dans le liquide.

En examinant au microscope de très vieilles cultures à côté
de ces débris de cuticule peu colorés par les réactifs et schéma-
tisés figure 5 B, on rencontre des cocci plus volumineux qu'à
l'ordinaire et qui présentent une sorte de point sombre central
figurant un noyau. Le pourtour de la cellule paraît moins imprégné que le milieu. Lorsque pour se rendre compte, on fait
mouvoir la vis micrométrique et rapprocher l'objectif, le pourtour de la cellule s'assombrit et le centre s'éclaire, de sorte que
si l'on abaisse et que l'on soulève alternativement la lentille, le
centre de la cellule et son pourtour sont alternativement clairs et
sombres. Ces cocci réfractent donc la lumière à la manière des
spores. Cette particularité jointe à celle des lambeaux de cuticule membraneux trouvés parmi les cocci nous porte à croire
que la bactérie du Béribéri se reproduirait par spores lorsqu'elle
se trouve dans des conditions dysgénésiques d'évolution.

Cela expliquerait la résistance qu'on éprouve à détruire par
la chaleur les très vieilles cultures; elles ne sont détruites
que par des acides minéraux forts ou des températures élevées
+ 134° à l'autoclave. Celles-ci, exposées à une température de
+ 100°, à la lumière et à la dessiccation, peuvent encore se
reproduire, mais cela après imbibition et un temps relativement
considérable, plusieurs semaines environ. Ces cellules réfringentes sont rares, mais on les retrouve dans les vieilles cultures à
côté d'autres formes involutives.

Parfois la déhiscence est incomplète en sorte que la membrane d'enveloppe reste attachée à l'un des cocci. Lorsque

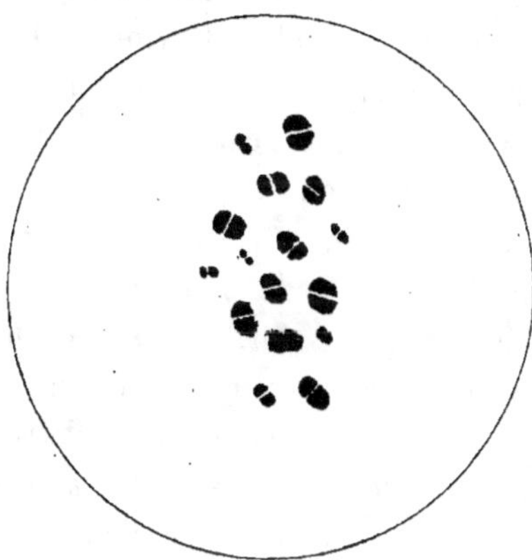

FIG. 2. — **Béribéri**. Schéma A. — Premier stade d'évolution. Spores. *Forme semilunaire* des éléments hémisphériques accolés par leurs faces planes.

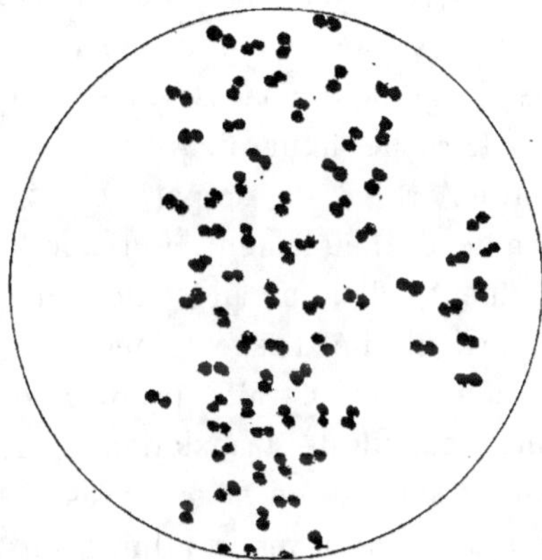

FIG. 3. — **Béribéri**. Schéma B. Eléments jeunes. — Deuxième stade d'évolution. *Forme diplococcique.* — Les cellules sont devenues sphériques mais se touchent encore par un point de leur circonférence.

ceux-ci s'agglutinent à d'autres cocci, on retrouve dans la masse zoogléique, ou sur son pourtour, cette même membrane hyaline à bords irréguliers, dentelés, la déhiscence ne se faisant ni par pyxide ni par anthère. Toutes ces particularités s'observent lorsqu'on examine à un très fort grossissement jamais inférieur à 1.000 diamètres une parcelle de culture déposée sur la lame, colorée par une goutte de Ziehl, de violet d'Erlich ou de bleu composé en solutions étendues et recouvertes d'une lamelle. Mais l'examen devra être rapide car en très peu de temps elles disparaissent. Elles sont la conséquence de l'action des colorants et de leur composition chimique sur les microcoques. Si l'on dilue la parcelle de culture dans un peu de bouillon ou de solution saline physiologique stérile, ces particularités existent en raison inverse du degré de concentration de la dilution.

La force agglutinative des cocci est loin d'être très grande, il suffit d'appuyer, au moyen d'une aiguille à dissection, sur la lamelle pour rompre l'homogénéité de l'agrégat et mettre les cocci en liberté.

Lorsqu'on étale une goutte de dilution de culture sur la lame avec la lamelle et que l'on dessèche cette goutte par un des procédés ordinaires, il arrive souvent que les microcoques s'accolent les uns aux autres par leur pourtour et sur un seul plan laissant entre eux de grands espaces vides, ce qui leur donne l'aspect d'alvéoles de ruche, figure 6, p. 41.

Ces lacunes sont un artifice de préparation et proviennent de la répartition inégale de l'étalement. Lorsque les cultures sont examinées directement, elles ne présentent que très acciden-tellement cette particularité d'aspect lacunaire ou alvéolaire. Le micrococcus du Béribéri paraît être doué de mouvements très lents. Le mouvement de translation s'effectue par une rotation de l'élément suivant un de ses axes lorsque la cellule est unique, et par ses deux axes combinés lorsque les cocci sont accouplés. Ce mouvement se distingue du mouvement observé et décrit en 1832 par le naturaliste anglais Robert Brown et qui porte son nom, par les différences suivantes.

Le mouvement Brownien est une trépidation sur place, mais jamais de translation. Or, les cocci possèdent cette faculté de se mouvoir d'un point à un autre.

Dans le mouvement Brownien, les particules sont agitées en

tremblement toujours dans le même sens. Dans le mouvement
du microcoque béribérique, cette trémulation se complique de

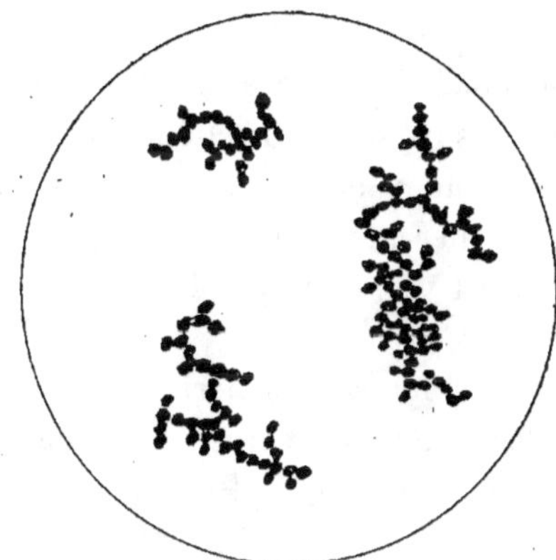

FIG. 4. — **Béribéri**. Schéma D. Eléments agglomérés. — Quatrième
stade d'évolution. *Forme zoogléique*. Agrégats des cultures vieilles
et des cellules âgées ou mortes.

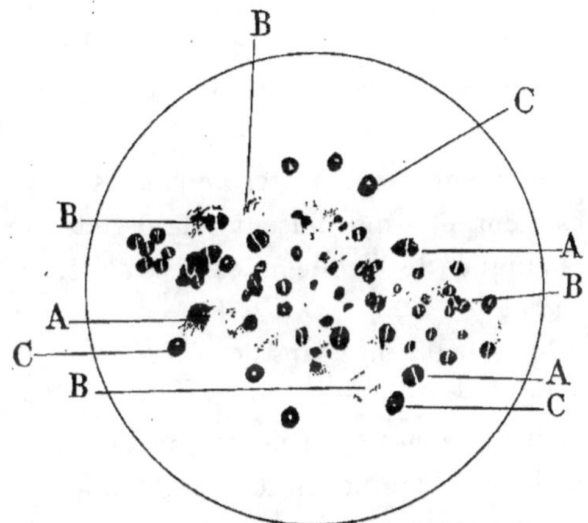



FIG. 5. — **Béribéri**. Schéma E. — Cinquième stade d'évolution.
*Forme genésique* ou période de reproduction par scissiparité et
déhiscence des spores. — A. Eléments en voie de division. se
colorent bien. — B. Cuticule périphérique ou membranes d'enveloppe, se colorent mal. — C. Spores.

rotation dans tous les sens. Cette rotation est surtout visible sur
les éléments accouplés qui présentent successivement au plan
focal de l'objectif plusieurs parties de leur configuration.

Enfin, dans le mouvement Brownien, la trépidation est continue et peut durer des années et des années, puisque Robin a pu le conserver de 1853 à 1877, c'est-à-dire pendant vingt-quatre années.

Les mouvements de la bactérie, au contraire, cessent en même temps que la vie. Ces particularités dénotent bien que le micrococcus est animé de mouvements sarcodiques ou amiboïdes, car malgré toutes nos recherches nous n'avons jamais pu rencontrer de cils vibratils. Il est vrai que la présence de ceux-ci ne serait pas concluante.

*Coloration.* — Le micrococcus beribericus se colore facilement par toutes les couleurs basiques d'aniline, mais il se *décolore* lentement par la méthode de Gram et Nicolle, par l'alcool absolu ou l'alcool acétone. Le Ziehl (1882), d'après Courmont, le colore bien à froid et à chaud.

| | |
|---|---|
| Fuchsine ou rubine . . . . . | 1 gramme |
| Phénol . . . . . . . . | 5 » |
| Alcool à 90° . . . . . . . | 10 » |

Attendre vingt-quatre heures, filtrer et mettre en flacon compte-gouttes.

Ce liquide malheureusement forme parfois des gouttelettes de substances colorantes qui nuisent à la netteté de l'examen. La thionine phéniquée de Nicolle lui est très supérieure et colore les cocci en violet.

| | |
|---|---|
| Solution saturée de thionine dans alcool à 50°. | 10 c. cubes |
| Eau phéniquée à 1 0/0 . . . . . . . | 100 » |

Cette solution à la longue forme malheureusement des cristaux de phénate de thionine en forme d'étoiles et de longues aiguillés. Il ne peut servir aux préparations de cultures à conserver.

Le violet d'Erlich :

| | |
|---|---|
| Solution alcoolique saturée de gentiane ou violet de méthyle. . . . . . | 5 c. cubes |
| Eau d'aniline. . . . . . . . | 100 » |

est excellent mais présente, lorsque la filtration n'est pas parfaite, les mêmes inconvénients que le Ziehl.

Nous préférons à tous ces colorants le bleu composé qui donne des teintes beaucoup plus fines et délimite nettement les contours des cocci. Sa formule est la suivante :

| | |
|---|---|
| Violet de gentiane. . . . | |
| Violet de méthyle BB . . . | Au 1 gramme |
| Violet dahlia . . . . . . | |
| Kristal violet . . . . . | |
| Vert de méthyle . . . . | 4 grammes |
| Alcool à 90°. . . . . . . | q. s. pour saturer |

A conserver dans un flacon compte-gouttes.

Lorsqu'on veut examiner une culture, on prend :

| | |
|---|---|
| Eau d'aniline. . . . . . . | 5 grammes |
| Eau distillée stérile . . . . . | 4    » |
| Teinture concentrée de vanille Bourbon . . . . . . . | 1    » |
| M. | |

et dans ce mélange on verse quelques gouttes du colorant jusqu'à intensité voulue. Filtrer sur papier Joseph.

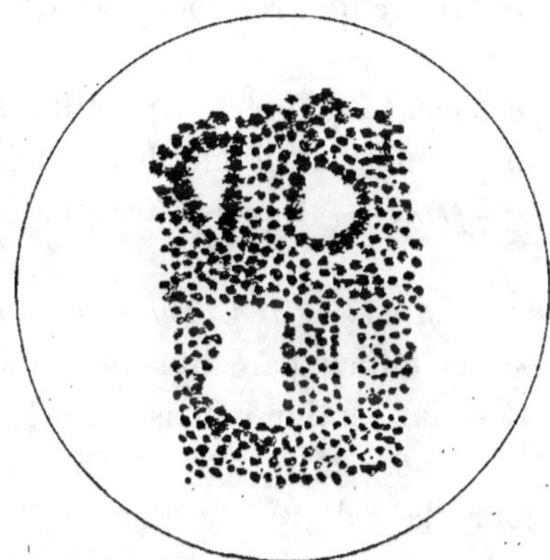

FIG. 6. — **Béribéri**. Schéma F. — *Aspect lacunaire* ou *alvéolaires* des cocci. Artifice ou accident de préparation.

Ce mélange, qui est d'un bleu magnifique, colore vivement les cocci et leur donne une teinte fine et délicate due au mordant spécial de la teinture de vanille. On peut remplacer l'eau d'aniline par une solution d'acide phénique à 5 0/0, mais la couleur n'est pas aussi belle.

## CARACTÈRES DES CULTURES

*Cultures sur milieux ordinaires.*— Le micrococcus beribericus vit sur la plupart des milieux habituels, mais ses cultures sont plus ou moins abondantes suivant les qualités nutritives de ces milieux.

α. Cultures sur bouillons. — *Sur bouillon simple.* — La bactérie vient mal, forme un très léger voile à la surface et encrasse les bords du liquide. Celui-ci n'est troublé qu'après 48 heures à l'étuve à + 37° et le trouble est insignifiant. Les cocci forment dans les vieilles cultures une couche mince blanchâtre au fond des ballons et forment des flocons dans le liquide par l'agitation ; mais le repos fait tomber les germes au fond. L'examen microscopique de ces cultures fait voir les formes dégénérées et une plus grande variété dans les dimensions des cocci et par suite un manque complet de régularité. A côté de cellules très petites à peine visibles ont rouve de gros cocci, ces derniers en nombre restreint.

*Sur bouillon fortement peptoné.*— Les cultures sont plus belles Il existe plus d'uniformité de volume des éléments.

*Sur bouillon glycériné.* — Il pousse très mal et donne des formes dégénérées.

β Cultures sur gélatine. — 1° *Culture en stries.* — La bactérie végète mal sur ce milieu par suite de sa basse température de fusion (+ 21° à + 22° centigr.), mais elle le liquéfie lentement. Cette digestion ne s'opère qu'à partir de 48 heures environ. Les deux premiers jours la culture est blanche faïencée, unie et plane des deux côtés de la strie d'ensemencement.

2° *Sur plaques.* — Les colonies sont blanches faïencées, peu élevées, très faiblement dentelées sur les bords pendant les premières heures à + 18-20° centigrades. Les bords, sur une très faible largeur, présentent une bande transparente et blanche différente de la coloration blanche, mate et faïencée des autres parties centrales de la colonie.

3° *En piqûre.* — Au début il se forme une colonie blanche

circulaire autour du point de piqûre et bientôt la gélatine commence à se liquéfier ; cette liquéfication n'est jamais poussée bien loin, aussitôt qu'elle a atteint une épaisseur de 2 ou 3 millimètres elle s'arrête. Les cultures offrent l'aspect d'une substance blanche dissoute dans un liquide trouble.

L'examen microscopique de ces cultures révèle les qualités morphologiques des vieilles cultures avec quelques diplocoques.

4° *Par effleurement.* — L'on se contente d'effleurer seulement la surface d'un tube de gélatine avec une aiguille de platine chargée de germes à ensemencer. Il pousse au point touché une petite colonie d'une blancheur éclatante qui liquéfie la gélatine lentement et produit après huit jours une petite cupule remplie de produits solubles et au milieu du liquide épais et gluant flottent les éléments de la petite colonie.

γ. CULTURES SUR GÉLOSE. — *Sur gélose simple.* — Le micrococque pousse assez bien aux températures avoisinantes de + 25° et atteint son maximum de développement vers + 37°, en strie il se forme des deux côtés de la ligne d'inoculation deux petites bandes d'une blancheur éclatante opaque vernissée, faïencée, qui pousse très rapidement. En quelques heures elle atteint son maximum de développement et la végétation est alors sensiblement ralentie. Dans les vieilles cultures, les bords sont festonnés, d'aspect plus transparent que les autres et toute la surface de la culture est uniformément plane sans bosselures, mamelons ou sillons longitudinaux. Ces caractères sont identiques sur ce milieu, quel que soit le procédé d'ensemencement.

*Sur gélose toursolée et faiblement acide.* — Les cultures en stries conservent leurs mêmes caractères de blancheur et d'opacité de faïence, mais le pourtour prend une teinte bleue due à la réaction alcaline des germes sur le milieu.

*Sur gélose glycérinée.* — Le micrococcus pousse très mal et les cultures font voir des cocci dégénérés et en formes évolutives.

δ. SUR LA GÉLATINE GÉLOSÉE (JENSEN), qui ne se dissout qu'à + 30° et qui est le milieu solide de choix aux tropiques. Les cultures poussent mieux que sur gélose. Ce milieu donne de belles cultures blanches, opaques, couleur faïence, crémeuse, *sans viscosité*, qui poussent rapidement et ne liquéfient pas le milieu.

ε. Sur Jensen modifié (fig. 7). — Si l'on ajoute au milieu précédent un peu d'eau rizée — riz blanc cuit à l'eau et au sel puis écrasé dans l'eau distillée stérile, le tout filtré — incorporé au Jensen au bain-marie, on obtient un milieu hautement nutritif pour les cocci du Béribéri. C'est ce milieu qui nous a donné les meilleurs résultats parmi tous les milieux solides employés et c'est celui que nous avons adopté définitivement pour nos recherches, aux colonies, des propriétés de la bactérie béribérique toutes les fois que nous avions besoin d'un milieu solide.

1° *En strie*. — Il se forme en quelques heures une bande blanche, opaque, luisante, crémeuse, faïencée, qui gagne rapidement la périphérie et pousse d'une façon continue à la température du laboratoire de St-Benoit, Réunion. En peu de jours la surface totale du flacon en est couverte, cette exhubérance est visible dans la figure 7 qui représente une culture de huit jours, on voit que la culture a gagné le pourtour du champ et forme un anneau frangé autour des trois zones de développement.

2° *Piqûre*. — L'ensemencement se fait toujours par strie médiane et par deux piqûres latérales on peut suivre alors simultanément le développement suivant les deux méthodes d'ensemencement. Autour des points de piqûre il se forme une croissance circulaire et sur le trajet de la strie une poussée longitudinale, qui affectent le même aspect et évoluent de la même manière ; bientôt ces trois colonies se rejoignent et la culture prend la forme d'un trèfle à quadruple pétales.

Il n'existe jamais de liquéfaction du milieu, même aux endroits piqués, mais le sillon de la strie et les parois de la loge laissée par la pénétration de l'aiguille de platine se tapissent d'une fine couche de culture. Ces cultures sont d'une belle venue.

3° *Par effleurement*. — Les colonies sont rondes, à surface plane, faiblement dentelées sur les bords, la prolifération est aussi intense et les cultures présentent les mêmes caractères microscopiques que par piqûre ou strie.

*L'examen microscopique* des cultures de **12** heures fait voir des cellules rondes sphériques, seules ou accouplées deux par deux sur un point de leur circonférence et toutes d'égale dimension, elles ont alors un diamètre de 1 μ. 2 à 1 μ. 5, jamais en éléments moniliformes.

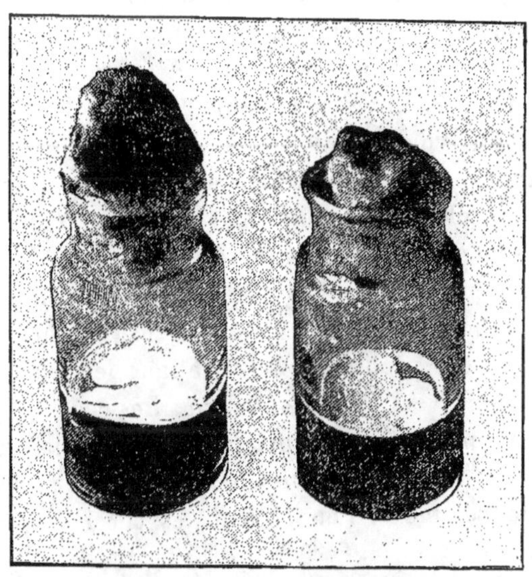

FIG. 7. — **Béribéri**. Culture de 8 jours sur gélogélatine rizée ou Jensen modifié. Colonie blanche, opaque, luisante, crémeuse et faïencée.

ζ. Sur serum liquide. — Sur ce milieu, les cultures sont fort belles. Rapidement le milieu s'épaissit, prend une teinte plus foncée et laisse voir un dépôt abondant, blanc non divisé, floconneux.

L'examen microscopique donne des cocci de dimensions variables et une grande quantité de particules très fines, à peine visibles à 1.500 diamètres, et qui paraissent animés d'un mouvement de translation rapide car on a les plus grandes difficultés à les maintenir dans le champ visuel par la platine mobile du microscope.

Sur sérum gélifié. — Les ensemencements par strie sur ce milieu donnent de belles cultures d'une blancheur éclatante qui tranchent sur le milieu plus pâle ; les cultures ne donnent pas à *l'examen microscopique* une bien grande régularité et uniformité dans le volume des bactéries.

η. SUR LIQUIDE PATHOLOGIQUE. — Les microcoques poussent d'une manière étonnante sur liquide ascitique ; en quelques heures le milieu est trouble et en **24** heures il se dépose au fond du ballon un épais sédiment floconneux de couleur blanche.

L'examen microscopique fait voir des cocci en tous points semblables à ceux cultivés sur sérum liquide, et présente une grande variété de volume.

θ. SUR BLANC D'ŒUF. — Les ensemencements donnent un résultat médiocre, les colonies viennent mal et les cocci des vieilles cultures présentent la forme dégénérée.

ι. SUR POMME DE TERRE. — Les ensemencements sur ce milieu donnent de belles colonies blanches faïencées visibles dès le troisième jour et la prolifération se continue les jours suivants et ne s'arrête que vers le dixième jour. Les cocci à l'examen microscopique présentent beaucoup d'homogénéité dans les premiers temps, mais en vieillissant, les cultures perdent cette uniformité de volume et l'on obtient des cocci de toutes les dimensions.

κ. SUR ARTICHAUD. — En strie sur fond d'artichaud les colonies prennent une teinte moins éclatante que sur pomme de terre et dès les premières heures, décomposent le milieu en lui donnant une magnifique couleur verte, localisée d'abord au pourtour de la strie, qui s'étend en surface et gagne la profondeur. En trois jours le milieu entier est devenu complètement vert. Alors les colonies tranchent par l'éclat de leur blancheur sur le fond vert sombre du milieu. Pour obtenir cette réaction, il est nécessaire d'employer de jeunes cultures pour semence.

λ. SUR CAROTTE. — Les bactéries poussent très mal sur carotte ; au bout de plusieurs semaines elles ont à peine progressé d'un demi-millimètre. A la loupe les colonies sont chétives, grêles, mal venues. L'examen microscopique présente un grand nombre de cocci en voie de scissiparité et de germes morts accolés en agrégats.

μ ν ξ o Sᴜʀ ɴᴀᴠᴇᴛ, ᴄʜᴏᴜx ᴇᴛ ғʀᴜɪᴛs ᴍᴜʀs ᴇᴛ ᴠᴇʀᴛs. — Les colonies viennent plus ou moins mal sur les fruits verts acides, les bactéries y meurent sans croître. Les milieux sucrés ne conviennent pas non plus.

π Sᴜʀ ʟᴀ ʀᴀᴄɪɴᴇ ᴅᴜ ᴍᴀɴɪᴏᴄ les microcoques poussent mal et dégénèrent.

ρ Sᴜʀ ʟᴇ ᴍɪʟɪᴇᴜ ᴅᴇ Sᴏʏᴋᴀ :

Riz en poudre . . . . . 10 grammes
Lait . . . . . . . . 15    »
Bouillon neutre . . . . . 5 c. c.

M. bien.

Les ensemencements sur ce milieu donnent de beaux résultats. La végétation est rapide et exubérante, les cocci sont presque aussi réguliers que sur le Jensen, du moins lorsqu'on les examine après 24 heures d'ensemencement par stries croisées. L'inter-section offre un point de prolifération tellement intense que la colonie prend l'aspect d'une étoile à quatre branches. Malheureusement l'opacité blanche du milieu gêne l'observation et c'est la raison pour laquelle nous lui préférons le Jensen modifié.

ς. Sᴜʀ ʟᴇ ʟᴀɪᴛ. — Le micrococcus béribéricus ne caille pas le lait. Il y pousse cependant assez bien puisqu'après trois jours, l'examen du liquide révèle un grand nombre de cocci, mais comme ceux du sérum liquide ils n'ont aucune régularité de dimension et varient de 0 μ.5 à 1 μ.

τ. Sᴜʀ ʟᴇ ʟᴀɪᴛ ᴛᴏᴜʀɴᴇsᴏʟᴇ́. — Le liquide conserve indéfiniment sa teinte bleutée et les cocci poussent identiquement de la même manière que sur le lait ordinaire sans addition de teinture de tournesol.

υ. Sᴜʀ ʟᴇ ʟɪǫᴜɪᴅᴇ ᴅᴇ Pᴀsᴛᴇᴜʀ (1). — Les cocci y poussent plus mal que sur le liquide de Mᴀʏᴇʀ et sur celui de Pᴀᴜʟɪɴ si favorable à la culture de l'aspergillus; un peu mieux sur le liquide d'Arnaud et Charrin, etc., que sur celui d'Ouchinsky. On peut dire en résumé que tous ces milieux chimiques ne conviennent pas à la culture du germe béribérique quelque favorables que soient les conditions dans lesquelles on se place.

1. Formule de 1859.

φ. Sur infusions végétales. — *Eau de foin.* — La valeur nutritive de ces milieux étant très faible, ils ne valent rien pour cultiver des microbes et celui du Béribéri ne fait pas exception à la règle. Même les *infusions de riz* sur lesquelles nous avions fondé quelque espoir, ne nous ont donné aucun résultat satisfaisant. Il en est de même de l'*eau de levure de bière.* L'*eau de fruits* obtenue par macération, ne nous a pas donné de meilleur résultat. Enfin, la *décoction de crottin d'herbivores* indiquée par J. Courmont doit être rangée dans la même catégorie que les décoctions et macérations et infusions précédentes.

χ. Il en est de même des vins blanc et rouge stérilisés à l'autoclave et filtrés. Dans ces deux derniers milieux, le Béribéri ne pousse pour ainsi dire pas.

ψ. Sur mie de pain et riz cuit. — La bactérie y pousse assez bien ; mais lorsque ces aliments sont imbibés de bouillon en très peu de temps les colonies paraissent et poussent abondamment.

L'examen microscopique révèle des cocci présentant les mêmes caractères que ceux venus sur bouillon ou sérum liquide.

ω. Sur urine. — Après avoir stérilisé un ballon d'urine normale à l'autoclave, si l'on ensemence ce milieu avec une parcelle de culture jeune sur Jensen modifié ou une goutte de culture de vingt-quatre heures sur bouillon, en très peu de temps le liquide se trouble, il se forme un dépôt abondant de microbes au fond du récipient et à la surface on observe une fine pellicule adhérente au verre. Le dépôt est d'une blancheur qui se distingue nettement du liquide jaune. Si l'on remue le ballon le dépôt se répand dans le liquide et lui communique une apparence laiteuse qui disparaît par le repos. Ces phénomènes s'observent après huit jours mais ne progressent plus après cette époque. L'examen des cocci au microscope fait voir une grande variété de dimensions dans leur volume, mais il n'existe pas de formes dégénérées. Dans les vieilles cultures, sur ce liquide les agrégats sont nombreux et volumineux.

### Résumé des caractères morphologiques

En résumé, par la forme et le volume les bactéries du Béribéri se rapportent aux caractères morphologiques des Coccacées et appartiennent au premier genre de Micrococcus (Cohn), c'est-à-dire se présentent sous la forme de cellules rondes isolées (forme ordinaire), réunies deux par deux, tantôt sur un point de leur circonférence, figure 3, tantôt par leur face plane, forme dégénérée involutive, figures 2 et 5, ou en zooglées lorsque les éléments sont morts, figure 4, ou présentent un aspect alvéolaire ou lacunaire, schéma E, par suite d'un artifice de préparation.

Ces différentes modifications d'aspect dépendent des conditions d'âge, de milieux et de technique, mais n'influent en rien les qualités propres et différentielles de l'espèce. Ce sont donc des états transitoires évolutifs pour la plupart, mais le type étalon reste le même ; celui représenté figure 1 forme micrococcique, éléments adultes et virulents (troisième stade de l'évolution).

Il existe donc cinq stades dans l'évolution de la bactérie du Béribéri :

1ᵉʳ stade : Forme hémisphérique ;
2ᵉ stade : Forme diplococcique ;
3ᵉ stade : Forme micrococcique (adulte) ;
4ᵉ stade : Forme zoogléique ;
5ᵉ stade : Forme genèsique (sporulation).

### 2° Physiologie

La bactérie du Béribéri est essentiellement *aérobie*, ainsi que le prouvent ses cultures par piqûre sur gélogélatine rizée. Les colonies n'ont aucune tendance à gagner l'épaisseur du milieu et tendent toujours, au contraire, à gagner la surface du milieu.

Lorsqu'on ensemence un flacon de Jensen recouvert d'huile d'olive stérilisée, les bactéries ne poussent pas ; même en se plaçant dans des conditions les plus favorables à leur prolifération.

Enfin dans les récipients pleins de gélogélatine rizée et fermés à la lampe ainsi que dans les récipients d'où l'on a fait le vide par aspiration, la bactérie ne pousse pas, même sur son milieu de choix et dans des tubes de Roux pour la culture des anaérobies sur milieu solide. Nous avons dit plus loin, page 43, que sur son milieu de choix le microcoque du Béribéri poussait avec une grande rapidité ; en quelques heures (douze à dix-huit heures), les colonies commencent à devenir apparentes.

*Première expérience sur les limites de températures eugenèsiques.* — Six tubes de gélogélatine rizée sont ensemencés avec une culture jeune de quarante-huit heures dans du bouillon, tubes stérilisés à l'autoclave à + 134° pendant vingt minutes puis essayés à l'étuve à + 37° pendant huit jours, reconnus absolument stériles. Deux tubes marqués A sont placés à la glacière à + 5° + 6°. Deux marqués B sont placés à la température du laboratoire + 25° + 30° et deux marqués C sont placés à l'étuve à + 37° centigrades.

Quarante-huit heures après, nous comparons les cultures, les ensemencements sur tubes A n'ont pas varié. Ceux des tubes B commencent à pousser. Ceux des tubes C donnent de belles cultures blanches de 1 millimètre d'épaisseur. Cette expérience répétée dix fois de suite nous a donné toujours les mêmes résultats. Les tubes A, après plusieurs semaines, n'avaient pas varié. Nous avons alors recherché les limites des températures mortelles.

Huit tubes numéros 1, 2, 3, 4, 5, 6, 7, 8, ensemencés après essai à l'étuve avec une culture jeune sur Jensen modifié, placés à une température de 0°, examinés successivement les 1er, 2e, 3e, 4e, 5e, 6e, 7e et 8e jours, après les vingt-quatre heures d'exposition du début, ont démontré que les réensemencements sur d'autres tubes marqués 1', 2', 3', 4', 5', 6', 7' et 8' et placés aussi à l'étuve, n'étaient plus fertiles. Ces tubes sont demeurés stériles même après un séjour prolongé à l'étuve. Il suffit donc d'une exposition de quelques heures à une température de 0° pour que les microcoques perdent leur vitalité. La chaleur (1)

—————

1. Il s'agit de cultures jeunes de 48 heures. Au contraire, les cul-

de même tue rapidement ; leur vitalité commence à être atteinte vers ─┼─ 50° ; et à 60°, pendant une minute, une jeune culture vivace perd toute faculté de se reproduire.

L'on sait que pour MM. Rodet et Courmont le pouvoir chromogène d'une culture peut varier dans des limites très étendues suivant certaines conditions et que « pour être très utile à la diagnose la couleur d'une culture ne peut à elle seule caractériser une espèce, on a voulu faire autant d'espèces de staphylocoques que de teintes de cultures (s. aureus, s. albus, s. citreus), pour nous l'espèce est unique et des mieux définies ». Cependant lorsqu'une même espèce présente toujours la même couleur sur quelque milieu qu'on la cultive et à quelque source qu'on la prenne, il demeure certain que cette couleur est un caractère propre à cette espèce. Il en est ainsi de l'espèce qui nous occupe, cet aspect blanc de faïence luisante et éclatante n'est pas à proprement parler une couleur, mais cette apparence, due probablement à une réfringence des germes qui leur donne cet éclat et cette blancheur liliale, est particulière au Béribéri.

La bactérie du Béribéri n'agit pas de la même manière sur tous les êtres qu'elle attaque. Quelques espèces animales paraissent même jouir d'une certaine immunité comme le lapin, le chat ; d'autres, au contraire, sont très sensibles à l'invasion de la bactérie, tels la poule et les pigeons. Lorsqu'on injecte à un animal d'expérience une culture virulente de staphylocoques pyogènes dans le tissu cellulaire sous-cutané, on obtient un abcès ou un phlegmon. L'inoculation d'une culture virulente de micrococoques B ne produit presqu'aucune réaction locale, le retentissement se fait plus loin. C'est dans le sang et dans les organes, que la bactérie placée dans de bonnes conditions de milieu et de température va croître.

Cette croissance est parfois rapide et parfois lente et correspond à la période d'incubation.

Dans les épidémies et dans des cas sporadiques graves, la

tures vieilles sporulées résistent à de hautes températures comme on l'a vu.

durée d'incubation est courte, elle est quelquefois de quelques heures dans les cas foudroyants.

La pullulation des germes se fait dans le sang et dans le tube digestif, mais quel que soit son chemin d'invasion les conséquences sont les mêmes et les symptômes semblables.

Les bactéries du Béribéri agissent sur l'économie et causent les désordres caractéristiques de la maladie par INTOXICATION.

Ces bactéries sécrètent une toxine soluble dont l'action sur l'homme est comparable à un empoisonnement chronique, comme celui de l'arsenic, du phosphore et de l'alcool.

Les expériences suivantes le prouvent :

A. Lorsque l'on fait filtrer une culture de Béribéri dans du bouillon, les bactéries restent sur le filtre et le bouillon plus ou moins décomposé passe. Ce liquide ensemencé sur tube de gélogélatine rizée ne donne aucune colonie. Si on l'injecte en quantité assez grande, en une fois ou en doses fractionnées, à plusieurs reprises, mais à des intervalles rapprochés, on produit, la mort si la dose est considérable ou des symptômes analogues à ceux obtenus en clinique.

Comme on le voit, on ne peut d'autant moins attribuer aux cocci ces troubles que l'examen direct microscopique du liquide filtré montre l'absence de tout germe.

La rapidité et l'intensité de l'action sont accrues par la trituration énergique des bactéries dans un bouillon avant la filtration.

B. Lorsqu'on cultive dans le péritoine du cobaye en sac de collodion une culture pure de Béribéri, l'animal meurt le huitième jour ; son sang pris au cœur après flambage de l'organe ne contient aucun germe ainsi que le prouvent les ensemencements avec ce liquide qui demeurent stériles et l'examen direct du sang. D'ailleurs, on ne trouve pas de germes même dans le péritoine et au pourtour de l'endroit où le sac a été logé.

Au contraire, si l'on inocule des cultures virulentes à des animaux sensibles, souris, rats, pigeons, poules, etc., par petites doses répétées jusqu'à obtention du résultat désiré, l'examen du sang du cœur recueilli, toujours dans des conditions aseptiques rigoureuses, contient de nombreux cocci qui présentent tous les caractères des bactéries du Béribéri.

Lorsqu'on fait ingérer aux poules des grains souillés avec des cultures jeunes de Béribéri ou qu'on injecte ces cultures dans l'œsophage des animaux, on obtient les mêmes résultats.

Mais pour obtenir la mort de cette dernière façon, il faut employer des quantités énormes. *Le micrococcus beribericus est donc aérobie et pathogène.*

### 3° **Réactions chimiques et physiques**

L'on se sert parfois en bactériologie de réactions chimiques très simples pour la diagnose des espèces. Ces réactions qui par elles-mêmes donnent de précieux renseignements mais ne suffiraient pas à identifier les bactéries.

Les cultures du microcoque béribérique sont alcalines — et cette alcalinité est constante — on sait que pour certaines bactéries cette alcalinité cesse vers le 12ᵉ jour pour reparaître ensuite. Un ballon de culture B en bouillon, dont on a analysé l'alcalinité tous les deux jours, pendant trois semaines, a toujours donné la réaction alcaline au papier tournesol rougi. Il en est de même des cultures sur les autres milieux.

Lorsqu'on ajoute à un bouillon de culture béribérique une solution de nitrate de potasse à 0,02 0/0 dans la proportion de 1 p. 10 de bouillon et qu'on ajoute ensuite quelques gouttes d'acide sulfurique pur, le liquide se colore en rose pâle. Ces cultures contiennent donc de l'*Indol.*

*La réaction du rouge choléra* n'existe pas dans les cultures de *Béribéri.*

*Le micrococcus B. n'est pas photogène,* c'est-à-dire qu'il ne produit pas de lueur phosphorescente dans l'obscurité.

L'*odeur* des cultures vieilles est fade, légère et spéciale. Elle rappelle celle qu'ont les malades atteints de Béribéri et les cadavres béribériques.

Au contraire du colibacille, la bactérie du Béribéri ne fait pas fermenter les bouillons glycosés, saccharosés, lactosés et

maltosés, et ne forme pas d'acide succinique, formique, lacti-
que et acétique. *Elle ne produit pas de gaz*, du moins nos
recherches dans ce sens sont demeurées négatives.

La bactérie du Béribéri ne donne pas la *réaction du diphény-
lamine* ou phénylaniline — ou bleu intense du ferment nitrique.

## Recherche des germes

Une des parties les plus importantes de la bactériologie du
Béribéri est la *recherche du micrococcus* Cette recherche s'opère
de trois manières :

I. La recherche de la bactérie à l'état de pureté sur l'homme
et l'animal.

II. La recherche de la bactérie, associée à d'autres microbes,
sur l'homme et sur l'animal.

III. Enfin la recherche de la bactérie dans les matières fécales, les vomissements et les crachats.

### I. — Recherche de la bactérie à l'état de pureté sur l'homme et sur l'animal.

Quel que soit le but proposé, recherches pour la diagnose
ou récolte pour les expériences du laboratoire, un principe
général que l'on doit avoir toujours présent à la mémoire, au
cours de ces recherches, c'est d'être d'une PROPRETÉ EXCESSIVE
et d'agir toujours suivant les règles d'une ASEPSIE ABSOLUE. Ce
sont là des conditions *indispensables* à la réussite des entreprises.

La technique opératoire variant suivant les cas, il est nécessaire de les traiter séparément.

Sur l'homme et l'animal vivants la recherche de la bactérie à
l'état de pureté peut se faire sur divers points. Il faudra les
chercher là où on peut les trouver généralement et se placer
dans les conditions voulues d'asepsie.

Cette asepsie devra être obtenue en procédant de la façon

suivante. Le champ opératoire et la main de l'opérateur devront être aseptisés par : 1° Un lavage général à l'eau chaude ;

2° Un brossage au savon noir avec une brosse dure jusqu'à propreté parfaite ;

3° Une friction au coton hydrophile imbibé d'alcool ;

4° Un lavage à l'éther sulfurique ;

5° Une nouvelle friction d'alcool ;

6° Un flambage de la région après dessiccation de l'alcool.

Ce dernier temps des préparatifs pourra se faire, pour le sujet en promenant trois ou quatre fois un tampon fixé au bout d'une pince et imbibé d'alcool enflammé, pour l'opérateur, en passant trois ou quatre fois ses mains dans la flamme d'une lampe à alcool.

7° Le trempage des mains dans une solution antiseptique et le maintien sur la peau du champ opératoire d'une compresse stérile ou d'une feuille de papier buvard stérile imprégnés d'une solution antiseptique forte. Les instruments qu'on emploiera : lancette, aiguilles, pipettes, seringue, etc., devront être rigoureusement stérilisés à l'autoclave à + 134° pendant vingt minutes.

Sur l'homme vivant. — Les sièges de prédilection chez l'homme sont par rang d'importance et de fréquence : 1° *le tube digestif*; 2° *le sang* ; 3° *le liquide céphalo-rachidien*.

1° La récolte des germes à l'état de pureté dans le *tube digestif* est impossible à réaliser directement, la bactérie béribérique étant toujours associée aux microbes ordinaires de ces endroits.

2° *Le sang* au contraire contient le plus souvent le micrococcus à l'état de pureté, aussi est-ce là qu'on devra le rechercher dans la pratique.

De nombreuses expériences nous ont conduit à la conclusion que la durée des germes dans le sang était en rapport avec l'*intensité* de l'infection et l'*âge* de l'infection. En règle générale, il ne faut rechercher les germes du Béribéri dans le sang que dès l'apparition des premiers symptômes et se dépêcher de faire des recherches, car la *phagocytose*, très active chez les béribériques, a vite raison de l'invasion microbienne. Il faut pour s'en rendre compte observer les leucocytes nucléaires, gorgés de bactéries, qui existent en si grand nombre dans le sang des malades.

Il faudra aussi user d'une technique spéciale. On sait combien sont rares les germes dans le sang en général et dans le sang périphérique en particulier. La technique opératoire suivante nous a toujours donné de bons résultats.

Dans le sang périphérique, puisque c'est là seul qu'on peut rechercher les germes ; il faut choisir ou la face dorsale des phalanges ou celle des orteils après stérilisation de l'endroit choisi.

α. Si c'est la main, *il faut faire imprimer au membre correspondant un violent mouvement de rotation sur l'axe de l'épaule jusqu'à sensation de complet engourdissement*, alors rapidement avec la lancette piquer entre la limite postérieure de l'ongle et le pli articulaire postérieur. Une simple pression sur le bord libre de l'ongle et la pulpe du doigt suffit à faire sourdre une goutte de sang.

Récolter immédiatement le liquide avec la pipette stérile pour l'ensemencement et préparer quelques plaques pour l'analyse directe.

β. Si c'est l'orteil qu'on a choisi, il ne faut pas oublier que la plupart des béribériques marchent les pieds nus, en conséquence ces parties sont toujours très sales. Il faudra donc insister sur le nettoyage. Nous avions pour habitude de faire prendre un bain de pied tiède et prolongé avant de procéder à la toilette aseptique préparatoire de l'orteil. Celle-ci faite, *il faut masser vigoureusement le membre, de la racine à l'extrémité, pendant quelques instants, avant de procéder* à la récolte.

On choisira la face dorsale du gros orteil comme lieu d'élection et on piquera entre le rebord de l'ongle et l'articulation. Quelques pressions successives sur l'orteil feront paraître une quantité de sang suffisante pour l'analyse directe et l'ensemencement sur gélogélatine rizée.

3° *Le liquide céphalo-rachidien.* — Dans son *Précis de pathologie exotique* au chapitre du traitement du Béribéri, M. le Dantec dit : « Nous croyons que la ponction lombaire ou la ponction lombo-sacrée peut rendre de grands services dans le traitement du Béribéri. Il y a en effet des indications formelles d'une intervention chirurgicale active ».

Nous avons donc essayé cette opération au double point de vue du traitement et des recherches de la bactérie dans le liquide céphalo-rachidien. Nous renvoyons le lecteur pour la technique opératoire de la ponction lombaire suivant les méthodes de Quincke, de Tuffier et de Chipault, aux ouvrages de ces auteurs. Nous avons adopté la méthode de Quincke comme étant la plus commode pour le repérage.

Le liquide céphalo-rachidien est loin de contenir toujours des germes. Dans une proportion de 60 0/0 des cas la bactérie fait défaut.

Lorsque le liquide commence à couler goutte à goutte par l'aiguille, on récolte ce liquide dans un récipient stérile ; avec toutes les précautions possibles, on ferme hermétiquement, puis on *centrifuge le liquide*. S'il existe des germes, ceux-ci sont projetés sur le fond et les parois du vase, d'où ils peuvent être puisés pour l'examen microscopique direct ou pour l'ensemencement. En général on ne les retrouve que dans les cas récents et dans les cas graves.

Sur le cadavre. — Dans le sang des cadavres les cocci sont rarement obtenus à l'état de pureté, cela provient de la rapidité avec laquelle la putréfaction se fait dans les pays chauds et le temps d'observation légale obligatoire.

Rapidement, après la mort, le corps est envahi par le proteus vulgaris accompagné du B. subtilis, B. mesentericus vulgatus, du bactérium thermo, des B. fluor. liquefians et putridus, du B. violaceus, etc., etc. On se trouve donc dans de bien mauvaises conditions pour récolter des germes purs. Si ces recherches doivent être faites, elles se feront de préférence dans le ventricule droit du cœur ou de l'oreillette du même côté, car nous avons remarqué que le sang de la grande circulation était toujours plus riche en cocci et plus virulent que celui de circulation pulmonaire. La récolte se fera dans ces cavités après une forte cautérisation au fer rouge des endroits où l'on doit plonger la pipette stérile.

L'analyse directe du sang soit par écrasement de la goutte entre la lamelle et la lame, ou mieux par étalement en répandant avec le bord de la lamelle, placée à angle sur la lame, le liquide sur une grande surface de la lame, fera voir des cocci avec leurs particularités propres. L'ensemencement se fera sur bouillon ou Jensen modifié, mais en milieux toujours essayés à l'avance par un séjour de 48 heures à l'étuve à + 37° ctg.

Sur les animaux vivants, la récolte se fera aux points d'élection ; dans la veine axillaire pour les poules et les pigeons, dans la veine marginale du lapin, dans la jugulaire, avec toutes les précautions pour éviter la pénétration de l'air et l'arrêt consécutif du cœur pour les grands animaux ; pour les petites espèces, il vaut mieux sacrifier l'animal et rechercher le sang directement dans le cœur.

La récolte des germes sur les animaux morts est sujette aux mêmes causes d'erreurs que sur les cadavres humains, qu'il nous suffise de citer pour mémoire : l'envahissement coli-bacillaire et de tous les microbes de l'intestin pendant l'agonie, suivant Bouchard, Charrin, Roger, les travaux de Wurtz et Herman, les expériences de Lesage, Marfan et Macaigne, celles de Charrin et Veillon sur l'invasion post-mortem du pneumocoque. Enfin Achard et Phulpin croient que c'est le saphylocoque blanc qui envahit le plus vite les organes des cadavres. Comme on le voit, il vaut mieux sacrifier l'animal pour éviter ces causes d'erreur. On tue le lapin en l'assommant. On tue les cobayes et les souris en les chloroformant. On tord le cou des poulets, on comprime le cœur des pigeons et l'on sectionne le bulbe des autres animaux pour les sacrifier. La récolte se fera même alors dans des conditions rigoureuses d'asepsie. Le sang récolté dans le ventricule droit ou l'oreillette droite sera examiné aussitôt et ensemencé sur milieu de choix.

## II. — Recherche de la bactérie du Béribéri associée à d'autres microbes sur l'homme et sur l'animal

Lorsque, pour une raison ou pour une autre. l'on ne peut rechercher la bactérie à l'état de pureté, on peut obtenir des cultures pures par un des procédés d'isolement décrits dans les *Traités et précis de bactériologie*, de Toinot et Masselin, de Macé, de Courmont, etc., etc.

On doit se rappeler que dès le mois de mai 1902, Hamilton Wright publiait un rapport de son enquête sur l'étiologie et la pathologie du Béribéri dans lequel il dévoilait le siège du Béribéri comme étant l'extrémité pylorique de l'estomac et le duodénum.

Dès l'année 1897, nous avions été frappés par la constance des troubles digestifs dans tous les cas de Béribéri se manifestant sous forme d'anorexie, de gastralgie, de vomissements, de nausées, de dyspepsie (surtout par rapport au volume des aliments), de la douleur épigastrique qu'éveillait la pression. Nous avons donc soigneusement étudié cette région chez le vivant et sur le cadavre. Plus tard nous avons tubé beaucoup de malades (avec le tube de Fauché ou celui de Debove) pour examiner le contenu stomacal. Dans la presque totalité des cas, nous avons retrouvé des cocci à l'examen direct et les ensemencements après alcalinisation du liquide sur Jensen modifié nous ont donné des résultats étonnants.

C'est donc à ce procédé qu'on aura recours de préférence dans la recherche des cocci en association sur le vivant. Les lésions anatomo-pathologiques du tube intestinal sont si caractéristiques que nous nous sommes demandés comment ils avaient pu échapper jusqu'ici à l'attention des observateurs.

Nous les décrirons plus loin. Ici nous conseillons de choisir le duodénum ou le jejunum comme endroit de choix pour la récolte nécropsique des germes béribériques associés à d'autres microbes. L'examen direct des frottis de la muqueuse révélera une quantité considérable de microcoques béribériques et les ensemencements seront d'une fertilité inouïe.

Nous insistons sur l'opportunité de procéder à ces recherches dès le début de la maladie, *pendant la période d'infection*. Plus tard, pendant la période de réparation, les germes sont bien moins nombreux.

On peut encore rechercher le Micrococcus B. en *râclant* avec une curette mousse stérile la *région pharyngienne* et en examinant au microscope et en ensemençant sur milieu de choix. Les résultats ici ne sont pas assez concluants et les aléas trop grands pour que nous préconisions cette manière de faire.

*Le toucher rectal profond après défécation*, pratiqué avec un doigt en caoutchouc stérile, nous a donné de bien meilleurs résultats, mais ici comme dans toutes les expériences de recherches d'associations microbiennes, il faut procéder à l'isolement des germes pour retrouver la bactérie B. avec ses caractères spéciaux.

Le rein filtre mal les germes du Béribéri, malgré des cathétérismes répétés ; nous avons rarement rencontré le micrococque dans la vessie. C'est dans cet organe qu'il faut aller chercher la bactérie lorsqu'on veut la trouver associée à un moins grand nombre de bactéries. Le canal de l'urèthre contient toujours des cocci, comme l'a prouvé Legrain, et souvent des gonocoques dans les urèthrites blennorrhagiques aiguës ou chroniques. Les germes sont rares dans les organes génitaux en général et dans les testicules en particulier.

Le sperme peut contenir des cocci (1).

Le liquide céphalo-rachidien contient aussi des associations microbiennes. A mesure que la maladie progresse, ils diminuent, disparaissent même complètement avant la fin des manifestations symptomatiques initiales.

Sur les animaux, on devra procéder de la même manière que sur l'homme, mais on sacrifiera les animaux de préférence pour la récolte des produits virulents.

(1) Par contamination dans le trajet de l'urèthre probablement.

### III. — Recherche de la bactérie du Béribéri dans les matières fécales, les urines, les vomissements et les crachats

Après avoir été édifiés complètement sur le siège de la maladie, nous avons cherché à nous rendre compte par quelles voies et de quelle manière elle pouvait se propager. Naturellement nos recherches ont porté d'abord sur les substances mises en contact avec le tube digestif et les substances qui pouvaient en provenir.

Nous avons donc analysé des crachats (1). Ceux-ci, à côté des nombreux cocci saprophytes de la bouche, contenaient souvent la bactérie spécifique ainsi que le démontraient l'examen direct des crachats, les ensemencements et les inoculations. Dans 90 0/0 des crachats récoltés le long des murs où étaient soignés des béribériques nous avons retrouvé des bactéries. Le bétel, que les Indiens chiquent, et qui leur donne la dégoûtante habitude de saliver et de cracher partout, principalement le long des murs, n'est pas un préservatif, puisque l'examen de ces crachats et leur ensemencement nous ont prouvé que la bactérie s'y trouvait, et souvent, à l'état de pureté.

C'est par les matières fécales que se propage le plus communément le Béribéri, c'est en effet dans les fèces qu'on retrouve, constamment, les germes spécifiques au début de la maladie.

Il est évident que la flore intestinale est si abondante qu'on ne peut prétendre retrouver le germe ici à l'état de pureté. Mais l'examen direct d'une parcelle de selles fait voir une quantité inouïe de microcoques, associés au bacterium coli, aux longues chaînes de la bactérie fécale, et à d'autres espèces, au milieu des produits non digérés ou désassimilés et les cellules épithéliales nombreuses du tube digestif.

Les ensemencements par dilution ou fragmentation sont

---

1. La recherche de la bactérie dans les crachats se fait *directement* par le procédé de coloration au Bleu composé ou *indirectement* après isolement et dissociation sur gélogélatine rizée. Les crachats frais donne des résultats plus constants.

toujours suivis d'une prolifération abondante des germes après dissociation.

On retrouve encore toujours la bactérie spécifique dans les vomissements du début de la maladie. Ici la technique est presque la même que pour la récolte des germes des selles. On stérilise un récipient (par lavage à l'eau chaude antiseptique et un flambage à l'alcool), dans lequel le malade vomit, puis qu'on referme hermétiquement et qu'on transporte au laboratoire pour l'examen direct.

Celui-ci montre une quantité de cocci isolés ou en agrégats au milieu des mucosités et de débris alimentaires, grains de riz, haricots, etc., non digérés.

Pour obtenir de bons résultats à l'ensemencement, il est nécessaire de neutraliser les vomissements lorsque ceux-ci sont acides.

On le fait avec une solution de carbonate sodique à 20 0/0.

Nos milieux sont souvent restés stériles faute d'avoir pris cette précaution. On sait en effet que la bactérie vit difficilement dans des milieux acides.

On retrouve encore quelquefois la bactérie béribérique dans les urines des malades; mais il faut recueillir les urines dans un flacon ou un ballon stérilisé et laisser le liquide 48 heures à 56 heures à l'étuve avant de l'examiner. Les cocci, rares dans l'urine, peuvent échapper à l'observation directe pratiquée aussitôt après récolte. Lorsqu'on désire éviter la contamination par les germes du canal, il faut aller chercher le liquide dans la vessie. Pour cela, nous procédons de la façon suivante, chez l'homme :

On fait un grand lavage du canal au moyen de la sonde uréthrale à double courant, un tampon ayant été placé au périnée sur lequel le malade appuie pour empêcher la pénétration du liquide dans la vessie. Une grosse sonde en caoutchouc (Nélatone) stérilisée à l'autoclave et ointe d'huile stérilisée, sert à aller chercher le liquide dans la vessie. Dès l'apparition du liquide, laisser passer quelques gouttes, puis recueillir le reste dans un récipient stérilisé qu'on placera ensuite à l'étuve à + 37° comme il vient de l'être dit.

La bactérie pousse assez bien sur l'urine alcaline, de sorte qu'on a plus de chance de la retrouver après prolifération qu'avant. Les ensemencements doivent se faire après isolement, car l'urine contient de nombreux microbes, le bacillus urcæ entre autres.

On retrouve encore la bactérie du Béribéri dans les mucosités vaginales. On peut même l'aller chercher dans le vagin avec le doigt de caoutchouc stérilisé. On l'y trouve associée au gonocoque de Neisser, au micrococcus subflavus Bumm (gros diplocoque blanc-jaune), au micrococ. lacteus faviformis, au microc. albicans amplus ; aux microc. pyogènes (albus, aureus et citreus), au streptocoque pyogènes et au coli bacille.

### Isolement des germes du Béribéri

Tous les procédés indiqués dans les travaux spéciaux conviennent. Nous indiquons celui auquel nous avons donné la préférence pour son côté pratique et les bons résultats qu'il nous a donnés.

Nous divisons les produits en deux catégories : 1° ceux qui contiennent le micrococcus à l'état presque pur ; et 2° ceux qui sont très contaminés.

1° Pour ceux qui contiennent peu d'éléments étrangers, nous nous contentons de diluer ces produits dans une faible quantité de bouillon peptoné stérile et essayé, puis d'ensemencer un flacon de Roux. Ces flacons sont tout ce qu'il y a de plus pratique pour la dissociation des bactéries et doit être préféré aux plaques de Koch, aux boîtes de Pétri et aux tubes de Roux et d'Esmach.

Ces flacons de Roux pour cultures en plaques doivent contenir juste une quantité suffisante de gélatine gélosée à 1 0/0 pour être répartie en couche mince. On stérilise à l'autoclave, on éprouve à l'étuve et au moment de s'en servir on fait fondre doucement le milieu au bain-marie à une température de + 40° pendant deux heures. Avec une pipette stérile on cueille par capillarité une goutte du bouillon et l'on ensemence. On laisse le flacon se refroidir après l'avoir agité pour bien mélanger le bouillon au milieu. On place le flacon à une température ne dépassant pas + 22°. Après 48 heures les colonies sont visibles, on prélève une parcelle des colonies blanches faïencées, on examine et si la culture est reconnue pure, on ensemence sur Jensen rizé.

2° Quand le micrococque est mêlé à une grande variété d'autres germes, nous procédons d'une autre manière. Nous faisons précéder l'opération qui vient d'être décrite d'une épuration préalable ; on dilue une parcelle de la récolte dans 1 cc. d'eau distillée stérile. On prend une goutte de cette solution qu'on mélange à 100 cc. d'eau stérile ; de ce mélange, on prend 1 cc. qu'on dissout dans 100 autres c. cubes de bouillon stérile et éprouvé. On agite fortement pour bien répartir la semence dans le bouillon. Au moyen d'un fil de platine stérilisé, trempé dans ce bouillon, on ensemence ensuite trois flacons (Roux) de gélose en promenant très légèrement l'aiguille sur la surface de la gélose de manière à former un quadrillage. On place les tubes à l'étuve à + 40°. Douze heures après, à coup sûr, l'un des trois flacons contient des colonies. On examine au microscope et si les cultures sont impures on procède comme au § 1ᵉʳ, c'est-à-dire comme pour les récoltes qui contiennent peu de germes étrangers.

### Inoculation

C'est une des parties les plus intéressantes et les plus délicates de la bactériologie. Pour la commodité de la description, nous diviserons ce chapitre en quatre parties :

I. — Du choix d'animal ;
II. — Des produits à inoculer ;
III. — Du choix de la place ;
IV. — De la technique opératoire.

### I. — Choix de l'animal

De nombreuses expériences nous ont démontré que la poule et le pigeon étaient les animaux de choix pour la sélection des germes, l'étude de la maladie et ses conséquences, enfin pour augmenter la virulence des bactéries.

Quand on voudra essayer la virulence des cultures, c'est sur la souris ou le rat que nous conseillons d'opérer, ces animaux étant moins sensibles au Béribéri que les poules et les pigeons.

Pour la différenciation nous conseillons le lapin si sensible au staphylocoque.

Pour la recherche de la virulence des toxines et des cultures intrapéritonéales en sac de collodion, nous employons le cobaye. Comme on le voit c'est sur la poule et le pigeon qu'on devra opérer le plus souvent.

Il importe que ces animaux soient jeunes et bien portants, qu'ils soient placés, avant les opérations, dans des conditions qui les mettent à l'abri des maladies  Les animaux inoculés devron-être mis dans une cage en fil de fer facile à désinfecter, mais assez grande pour qu'ils puissent s'y mouvoir à l'aise. Leur nourriture devra être bonne et distribuée *larga manu.*


## II. — Produits à inoculer

Les produits à inoculer sont de deux sortes : ceux des hommes et des animaux malades ou morts, c'est-à-dire des produits directs, et ceux du laboratoire-cultures sur divers milieux, germes virulents ou atténués. Quelle que soit l'origine des produits, il est meilleur de les rendre *liquides* soit en les triturant dans un mortier avec un peu d'eau ou de bouillon stériles, soit en dissolvant une parcelle dans un peu de bouillon.

Les crachats, les fèces, les vomissements doivent être dilués dans un peu d'eau distillée et stérile. Le liquide céphalo-rachidien, les liquides pathologiques (sérosités splanchniques) et le sang non caillé peuvent être inoculés directement. Les cultures sur Jensen rizée sur gélose et pomme de terre demandent à être dilués avant l'inoculation. Les cultures en bouillon chauffé à + 50° pour l'atténuation de la virulence, s'injectent directement.

### III. — Du choix de la place

La porte d'entrée du virus peut modifier profondément
l'évolution de la maladie chez l'animal. On sait en effet que le
vibrion septique est inoffensif dans le sang et mortel en inoculation sous-cutanée. Le staphylocoque pyogenes inoculé hypoder-
miquement produit un abcès ; en injection veineuse il produit
l'osteomyélite et la pyohémie, etc. (Chauveau, Arlonig, Courmont, etc.). Il est très important de choisir l'endroit où l'injection devra être poussée.

Les lieux d'élection pour le Béribéri sont les suivants :

Pour la souris et le rat, le péritoine et la racine de la queue ;

Pour le lapin, la veine marginale de l'oreille ;

Pour le chien, la veine saphène ;

Pour le cobaye, le tissu cellulaire sous-cutané, et le péritoine
pour les cultures en sac de collodion ;

Pour les poules et les pigeons, la région dorsale interscapulaire, voie hydodermique ; le péritoine, voie séreuse ; l'artère
axillaire, voie vasculaire.

### IV. — Technique opératoire

Quel que soit le but qu'on se propose d'atteindre, la technique opératoire est sensiblement la même dans tous les cas. Ce
qui doit présider à toute intervention c'est la notion principale
d'une *asepsie rigoureuse*. Les instruments employés seront stérilisés à l'autoclave à + 120° pendant 20 minutes. Les mains de
l'opérateur désinfectées comme il a été dit plus haut. L'endroit
choisi sera rendu le plus aseptique possible par l'enlèvement
des plumes et des poils avec les ciseaux courbes ; la partie
savonnée est lavée à l'eau chaude, ensuite tamponnée au coton
imbibé d'alcool, éthérisée, antiseptisée par un liquide fort (solution de sublimé à 2 0/00 ou formol à 2 0/00), application de
10 minutes au moins, faire un nouveau tamponnage à l'alcool et
recouvrir l'endroit d'un buvard antiseptique. Pour procéder plus

rapidement, on peut laver avec soin (eau chaude et savon) l'endroit à inoculer, appliquer un tampon de solution antiseptique forte et cautériser au fer rougé la peau dénudée. Cette dernière partie de la technique doit être délicatement faite au niveau des vaisseaux superficiels.

*La contention des animaux* au cours de l'inoculation est indispensable à la bonne réussite de l'opération. Il est facile de maintenir des souris en les prenant par la peau dorsale du cou entre le pouce et l'index de la main gauche et par la queue avec l'annulaire et le petit doigt de la même main, la main droite, libre, peut opérer. Mais il vaut mieux pour la commodité avoir recours à un aide dans toutes les opérations d'inoculation.

Certains animaux sont contenus difficilement tels le rat et le chat; pour cela on aura recours à l'éthérisation ou à l'ACE, mélange à parties égales d'alcool éthylique pur, d'éther sulfurique et de chloroforme anesthésique. L'insensibilité est rapidement obtenue et l'on opère avec aisance pendant la narcose.

L'appareil Latapie est un excellent dispositif pour la contention des petits animaux. Les pigeons, les poules maintenues entre les genoux et les mains d'un aide ne bougent pas. Il en est de même du lapin maintenu sur une table, par la tête et les reins, les quatre pattes recourbées en dessous. L'appareil de Czermak n'est pas mauvais.

Le dispositif le plus simple est le suivant : une planche de largeur et de longueur voulues percées de quatre séries de trous par lesquels on fait passer les liens qui doivent maintenir la tête, les membres et le corps de l'animal (schéma 8, page 69).

Les instruments nécessaires pour les inoculations sont : des seringues du modèle Strauss-Collin conviennent parfaitement, de contenance variable (25 c. c. et 2 c. cubes), suivant la quantité à inocul er, des pipettes, celles-ci de préférence à double ventre. On obtient ce résultat en chauffant la pointe effilée d'une pipette Pasteur au niveau du commencement de l'effilure et

_________________

1. Veine saphène du chien et artère axillaire des poules et des pigeons.

en étirant le verre à la sortie de la flamme. Cette seconde poche semble augmenter la capillarité.

Le procédé de Nocard et de Roux est préférable pour les inoculations intrapéritonéales. L'aiguille pointue ayant pénétré dans le péritoine pour éviter les blessures de la pointe aiguë, on glisse dans son intérieur une autre aiguille à pointe mousse, et c'est à travers celle ci qu'on pousse l'injection, les deux aiguilles sont retirées simultanément l'opération terminée. Un verre à réactif ordinaire recouvert d'un buvard, du fil et des aiguilles ou des épingles, une baguette en verre, le tout bien stérilisé.

Quand tout est prêt, on verse rapidement le liquide dans le verre à réactif. On le recouvre de son papier buvard et c'est à travers ce papier qu'on puise la semence à inoculer. Les injections doivent être poussées dans le sens du courant sanguin après dénudation de la veine.

On doit retirer le doigt qui comprime la veine pour la faire saillir, *avant* de retirer l'aiguille.

Une cautérisation au fer rouge termine toujours l'opération, sauf pour les laparatomies dont la ligne d'incision devra être recouverte d'un coton hydrophile imbibé de collodion élastique.

### Produits solubles et virulence

Nous savons, depuis les expériences de Chauveau et de Toussaint (1878-1886), que les microbes étant des êtres vivants, ils se nourrissent sur certains milieux en absorbant les aliments mis à leur disposition et en sécrétant des substances qui produisent sur ces milieux des réactions chimiques capables de modifier profondément leur nature et leur composition. En résumé, les bactéries assimilent les éléments nécessaires à leur protoplasma et éliminent des produits de désassimilation et de déchet. En favorisant leur vitalité par une nourriture adéquate et par une ambiance appropriée, on arrive à *exalter* leur action dans certaines limites. Au contraire, lorsqu'on les prive des principes alimentaires nécessaires à leur évolution, ou qu'on fasse agir

sur eux des agents physiques et chimiques qui modifient leur constitution, on *atténue* leur action. Certaines méthodes spéciales,
pour chaque cas particulier, conviennent à telle ou telle variété
de microbes. Quoi qu'il en soit, les *produits solubles* sont des
sécrétions ou des excrétions microbiennes, en tous cas des modifications profondes du milieu ? On est encore très peu fixé sur
leur nature mais leur action est mieux connue. L'action pathogène
du Béribéri paraît être due à la toxicité de ses produits solubles,
ainsi que semblent le prouver la nature des lésions anatomo-
pathologiques de l'homme et des animaux morts de Béribéri.

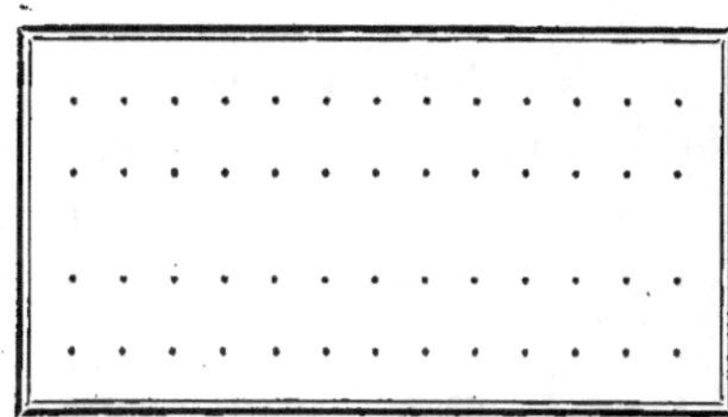

FIG 8. — Dispositif pour la contention des animaux en expérience.

Les procédés généraux employés pour l'*exaltation* de la virulence des germes sont applicables au Béribéri. Ce sont :

Le passage d'animal à animal ;

Le rajeunissement des cultures ;

La sélection des sujets vivaces ;

L'association microbienne.

Ces procédés, dus à Pasteur, Duclaux, Roux, Metchnikoff,
Arloing, Taurelli, Selimbeni, Truchot et Marmorek, nous ont
donné pour le Béribéri des résultats les plus variables.

*L'atténuation* de la virulence par le chauffage, la lumière
solaire, les courants électriques, continus et induits, certains
rayons décomposants actiniques, rouges, jaunes, verts, par les
milieux dysgénésiques, par la vieillesse, recherchée en vue de
l'Immunisation, demande à être encore bien étudiée pour ce qui
concerne le Béribéri. En principe, l'on peut établir que la virulence des germes dépend de la gravité et de la violence des
épidémies et par suite le micrococcus B. sera d'autant plus viru-

lent qu'on l'aura puisé à des sources virulentes. Cette virulence peut être perdue complètement ou partiellement ; lorsqu'elle n'est que faiblement atténuée ; on peut arriver à lui rendre son énergie primitive en la plaçant dans des conditions d'évolution eugenèsiques spéciales. Mais lorsque la virulence est abolie complètement nous ne sommes jamais parvenus à la lui restituer par n'importe quel procédé connu. La transmissibilité de la virulence et de l'atténuation est possible comme qualités physiologiques intrinsèques de l'espèce.

On sait que les produits solubles ont été classés en *toxiques, vaccinants* et *prédisposants.*

Les produits solubles du Béribéri appartiennent à cette dernière catégorie. Nous donnons le tableau suivant en faisant remarquer que cette classification est artificielle puisque l'une de ces qualités peut être unique ou associée à l'une des deux autres ou aux deux autres à la fois.

La méthode graphique appliquée à l'étude des toxines par Chauveau rendra de grands services dans les recherches de la toxine béribérique.

### Classification des produits solubles retirés des cultures pures

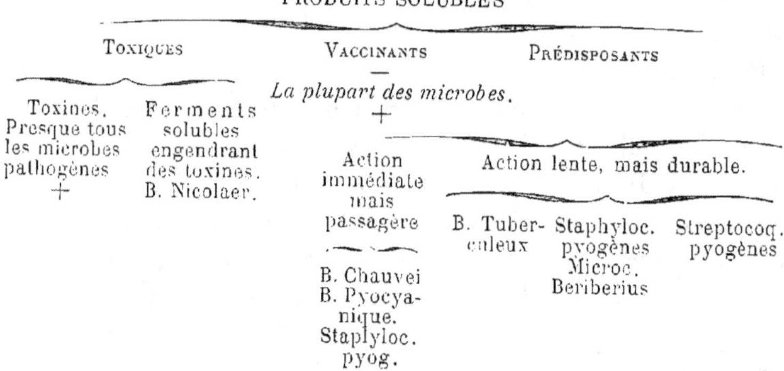


Par ce tableau on voit que presque tous les microbes (marqués d'une croix) produisent des produits solubles toxiques et vaccinants.

Certains, parmi eux, sécrètent des produits solubles (toxalbumines) qui modifient la réceptivité du terrain animal et les protège contre une infection ultérieure, les immunise en un mot.

### Immunisation

Cette propriété d'être *réfractaire* à une infection microbienne est *naturelle* ou *acquise*.

La première, très rare chez les animaux, ne se rencontre pas chez l'homme pour le Béribéri.

La seconde est l'effet de la vaccination, c'est en vaccinant qu'on confère l'immunité.

La toxine béribérique, qui paraît ressembler beaucoup aux produits solubles du staphylocoque pyogène par son action dégénérative sur les tissus humains, appartient très probablement à la catégorie des prédisposants ; ainsi que semblent le démontrer un grand nombre de faits. L'on sait en outre que l'action prédisposante, loin d'être antagoniste à l'action vaccinante, lui est souvent attachée et associée. On peut donc espérer qu'un jour les qualités vaccinantes des produits solubles ou toxines du Béribéri seront trouvées et que le vaccin de cette terrible maladie sera enfin découvert.

## DIAGNOSE DE L'ESPÈCE

La diagnose de l'espèce se fait :

1º PAR LES CARACTÈRES MORPHOLOGIQUES DES CELLULES ;

2º LES CARACTÈRES MACROSCOPIQUES DES CULTURES ;

3º PAR LES RÉACTIONS CHIMIQUES DES CULTURES ;

4º PAR LES PROPRIÉTÉS BIOLOGIQUES, INOCULATION AUX ANIMAUX.

## 1° **Caractères morphologiques des cellules**

*Bactéries rondes sphériques de 0 µ. 2 à 1 µ. 5 isolées, accolées deux par deux ou en chaînettes ne dépassant pas quatre éléments*

Les bactéries affectant cette forme sont des Coccacées, genre Micrococcus, parmi lesquels :

M. pyogenes aureus, Rosenbach.
M. pyogenes albus, staphylocoque blanc.
M. pyogenes citreus, Passet.
M. cereus albus, Passet.
M. cereus flavus, Passet.
M. viridis flavescens, Guttman.
M. clou de Biskra, Duclaux.
M. pyosepticus, Richet.
M. Pasteuri, Pneumocoque Fraenkel.
M. intracellularis méningitis, Weichselbaum.
M. gonorrheœ, Neisser.
M. jaune citron de Steinschneider.
M. jaune non liquéfiant de l'urèthre, Legrain.
M. citreus conglomératus, Bumm.
M. blanc jaunâtre de l'urèthre, Legrain.
M. ochroleucus, Prove.
M. lacteus faviformis, Bumm.
M. blanc grisâtre de l'urèthre.
M. blanc grisâtre de Steinschneider.
M. albicans amplus, Bumm.
M. blanc à colonies foliacées, Legrain.
M. orchitis, Eraud et Hugonnenq.
M. albicans tardissimus, Bumm.
M. hœmatodes, Babès.
M. decalvaus, Thin.
M. psittaci, Wolff.
M. mammite gangréneuse de la brebis, Nocard.
M. de la septicémie du lapin, Koch.

M. salivarius, Biondi.

M. salivarius pyogenes, Biondi.

M. des oreillons, Charrin, Capitan, Laveran et Catrin.

M. de la scarlatine, Power, Jameson et Edington

M. de la rougeole, Cornil et Babès.

M. de la rage, Pasteur, Gibier, Herman Fol, Babès, Mottet et Protopopoff.

M. prodigiosus, Ehrenberg.

M. fulvus, Cohn.

M. roseus, Flugge.

M. cinnabareus, Flugge.

M. aurantiacus, Schrœter.

M. luteus, Schrœter.

M. luteus, Adametz.

M. pyogenes bovis, Lucet.

M. flavus liquefians, Flugge.

M. flavus desidens, Flugge.

M. flavus tardigradus, Flugge.

M. diffluens, Schrœter.

M. versicolor, Flugge.

M. ureæ, Van Tieghem et Miquel.

M. aquatilis, Meade Bolton.

M. candicans, Flugge.

M. candidus, Cohn.

M. fevidosus, Adametz.

M. concentricus, Zimmerman.

M. rosettaceus, Zimmerman.

M. couleur crème, List.

M. radiatus, Flugge.

M. sornthalii, Adametz.

M. du lait amer, Conn.

M. beribericus.

M. de la peau, Bordini.

## 2º Caractères macroscopiques des cultures

*Microcoques donnant des cultures* BLANCHES *sur milieux ordinaires*

M. pyogènes, staphylocoque blanc.
M. clou de Biskra, Duclaux, Chantemesse.
M. pyosepticus, Richet.
M. pasteuri, Gamaleia, Frankæl, Ortmann et Santer, Picqué et Veillon, Foa, Netter, Vignol, Talamon et Roux.
M. gonorrheæ, Neisser.
M. blanc grisâtre de l'urèthre, Legrain.
M. blanc grisâtre de Steinschneider.
M. albicans amplus.
M. blanc à colonies foliacées.
M. orchitis.
M. albicans tardissimus.
M. decalvans.
M. de la mammite gangréneuse.
M. de la septicémie du lapin, Kock.
M. salivarius septicus, Biondi.
M. des oreillons, Charrin, Laveran.
M. ureœ.
M. aquatilis.
M. candidus.
M. fervidosus.
M. sornthalii.
M. du lait amer, Conn.
M. porcelainé de Bordini.
M. beribericus.

## 3º Par les réactions chimiques des cultures

Microcoques qui liquéfient la gélatine :
M. pyogènes albus.

M. du clou de Biskra, Duclaux.

M. pyosepticus de Richet.

M. gonorrheæ, Neisser.

M. blanc à colonies foliacées.

M. ochitis.

M. decalvans.

M. des oreillons.

M. du lait amer.

M. beribericus.

*Microcoques qui ne prennent pas le* GRAM :

M. gonorrheæ, Neisser.

M. d'Eraud et Hugonnenq.

M. des oreillons.

M. du lait amer.

M. beribericus.

### 4° **Par leurs propriétés biologiques, l'Inoculation aux animaux**

Microbes qui poussent abondamment sur pommes de terre :

M. gonorrheœ, ne pousse pas.

M. orchitis, pousse mal.

M. des ourles de Charrin, culture blanchâtre et peu apparente.

M. du lait amer, belle couleur blanche brillante, pousse mal.

M. beribericus, belle couleur blanche brillante, pousse abondamment.

Le microcoque B. se distingue en outre du gonocoque et de l'orchiocoque et des autres par leur habitat. M. gonorrheœ, pus blennorrhagique; orchiocoque, sérosité blennorrhagique. M. des oreillons, liquide de ponction de la parotide et du testicule. M. du lait amer, lait. Béribéri, tube digestif et sang.

Enfin, le M. du lait amer caille le lait et le M. du Béribéri ne le caille pas.

Le gonocoque ne parait pas présenter de propriétés pyogènes, mais donne la blennorrhagie en injection dans le canal de

Tableau Synoptique

| Habitat | Morphologie | Action | Limites des températures eugenèsiques et mortelles | Aérobie |
|---|---|---|---|---|
| Milieux épidémiques. Sol. Air. Eau. Contages. Crachats. Vomissements. Excréments. Milieux humains. Tube digestif — Estomac, Intestin grêle. | Cellules rondes sphériques de $0\,\mu,2$ à $1\,\mu,5$ isolées, accouplées ou en aggrégats, jamais de chaînettes de plus de 4 éléments. | Pathogène. Virulence très instable. | De $+\,22$ à $+\,45°$ ctg. Ne vit pas au-dessous de $-\,0°$ et au-dessus de $+\,100°$ centigrades. | Nettement Aérobie. |

Caractères principaux

| Bouillon peptoné | Bouillon glucosé | Boîtes de Roux | Gélatine | Gélose | Jensen rizé |
|---|---|---|---|---|---|
| Trouble léger. Voile très fin. Encrasse bords liquide. Dépôts crémeux non visqueux blancs. | Pousse très mal. Mêmes caractères, mais moins prononcés. | Cultures blanches éclatantes. Crémeuse faïencée. Bords festonnés. Coloration plus pâle. | Liquefie lentement. Commence le 4° jour seulement. Colore le liquide en blanc. | Pousse mal à $+18+20°$ cent. donne cellules petites et division par scissiparité. | Cultures blanches opaques faïences, crémeuses, abondantes, font foncer la couleur de la surface cultivée. |

Tableau S.

## Micrococcus Beribericus.

| Rapidité de la végétation | Odeur | Réaction Gram-Nicolle | Réaction de l'Indol — Rouge du Coléra | Réaction chimique |
|---|---|---|---|---|
| + 37° pousse rapidement sur gélose pendant 24 heures puis ralenti. Sur Jensen rizé, végétation plus continue. | Fade sans dégagement de gaz. | Prend difficilement le Gram. Se décolore lentement à l'alcool — acétone 1/3. | Présente la réaction de l'Indol dans cultures jeunes sur bouillon. — Présente pas réaction du Coléra-Roth. | Alcaline dans toutes ses cultures et à tous les instants de sa végétation. |

Caractères **cultures.**

| Pommes de terre | Carotte | Artichaut | Liquide patholique | Sérum gelifié | Luit |
|---|---|---|---|---|---|
| Belles cultures blanches opaques faïencées visibles dans les 48 heures mais épuisent rapid. qualités nutritives du milieu. | Végète et pousse mal. Donne cocci dégénérés. | Sur fonds d'artich. Pousse bien, donne une coloration verte très belle dès les premiers jours. | Pousse très bien sur liq. ascitique. Eléments vivaces et flocons blancs. | Belles cultures plus blanches que le milieu. | Pousse dans lait mais ne *caille pas*. |

l'urèthre. Bokai, Wertheim, Bumm, Bockart, Keifer, Finger cités par Macé.

On n'est pas fixé sur le rôle pathogène du M. orchitis et du M. des oreillons de Laveran et Catrin.

Le micrococcus du lait amer est un saprophyte.

Le micrococcus du Béribéri est pathogène.

Quel que soit le rôle que joue le Micrococcus Beribericus dans la maladie qui nous occupe, *rôle pathogène spécifique*, (comme tout semble le démontrer, la présence constante de ces bactéries au début de tous les cas, et pendant presque toute la durée des cas graves, ainsi que les nombreuses expériences qu'on lira plus loin), *rôle d'associé actif, symbiotique* ou *rôle de comparse*, indifférent par lui-même, mais indispensable à la genèse et à l'évolution du processus morbide (soit en préparant le terrain où le germe spécifique opérera, soit en exaltant les propriétés nocives de ce dernier), il possède au plus haut degré des *caractères propres* et *différentiels* qui en font une espèce à part, et qui ne permettent pas de le confondre avec d'autres germes similaires.

Ces particularités spéciales sont encore mises en lumière dans le tableau synoptique qui précède.

Pour conclure, en attendant que l'on soit fixé sur la valeur pathogénique de cette bactérie, il était indispensable, de la signaler, de la décrire et de lui donner son vrai rang dans la liste des membres de la grande famille des Coccacées.

## VII

## SYMPTOMATOLOGIE

La symptomatologie du Béribéri est sous la dépendance
directe du processus morbide, Nous distinguerons donc trois
périodes : 1° la période d'incubation ; 2° la période d'invasion ;
3° la période de réparation ou de mort.

### I. — Période d'incubation

Il existe malheureusement peu de prodromes dans le Béribéri
et les manifestations symptomatiques éclatent avec une brusque-
rie surprenante. On ne peut ainsi calculer la durée de la période
d'incubation. Les seules prodromes sont un commencement
d'*insensibilité* et *faiblesse* dans les membres inférieurs et une
*gêne* épigastrique. La faiblesse est compliquée d'apathie, de lan-
gueur, d'aversion pour tout effort, de répulsion pour le travail
et d'un malaise général. Elle peut d'emblée aller jusqu'à l'*abolition subite* de la motilité. La gêne épigastrique est compliquée
de lourdeur d'estomac, le malade dit « sentir son estomac », de
digestions lentes, difficiles et paresseuses, de dyspepsie avec
éructations, de l'inappétence, de l'anorexie, avec nausées, et
parfois de vomissements bilieux et alimentaires. Quelquefois il
existe au contraire de la boulimie, les individus se plaignent
d'avoir toujours faim et n'avoir pas assez à manger. Mais si l'on
vient à les écouter et à augmenter le volume de leur nourriture,
ceux-là mêmes qui demandaient un surcroît d'aliments se plaignent de les mal digérer et d'étouffer lorsqu'ils ont trop mangé.
A cette période il n'existe pas de douleur épigastrique ainsi
qu'on peut s'en convaincre par la palpation, la pression digitale

et la succussion. On trouve quelquefois l'estomac un peu dilaté, le rebord de la grande courbure atteint ou dépasse faiblement la ligne de Bouchard ; mais cela peut être imputé à la grande quantité de liquides qu'on absorbe, et du volume toujours considérable des aliments (une ou plusieurs assiétées de riz, kari, rougaille), qui constitue le régime alimentaire habituel des coloniaux. Ces prodromes d'insensibilité cutanée de la région prétibiale, de faiblesse et de gêne épigastrique sont quelquefois accompagnés de frisson, de courbature et de céphalalgie, mais ces derniers symptômes appartiennent manifestement au paludisme comme le démontre péremptoirement l'administration de la quinine qui les dissipe mais laisse intacts les premiers symptômes du Béribéri. Dans certains cas bénins toute l'histoire de l'attaque est décrite par ces phénomènes initiaux. Dans d'autres, cette triade du début se montre si faiblement en comparaison de la violence des symptômes de la période d'état qu'on peut être tenté de croire qu'elle n'a même pas existé. La durée de cette période d'incubation est impossible à fixer par suite de l'ignorance où l'on se trouve encore de la pathogénie vraie et du mécanisme de ces prodromes et du moment de l'infection.

Il n'existe pas à proprement parler de limite à cette période et cette division est purement artificielle, elle coïncide à peu près exactement à la période pendant laquelle les micrococcus peuvent être recherchés, avec des chances de succès, dans le sang périphérique.

La durée pendant laquelle les germes du Béribéri peuvent rester latents a été diversement calculée. Pour Baëlz, la longueur de l'*incubation* est énorme, elle dure des semaines et des mois.

Pour H. S. Durham, elle serait de seize jours au minimum, d'après une observation à l'Ile Xmas et sur un groupe d'individus qui avaient subi un examen médical (rudimentaire) à Singapour, examen destiné à choisir les émigrants et écarter les béribériques. De nos expériences il résulte que cette période est beaucoup plus courte lorsque l'infection se fait par la voie cutanée, piqûre, injections, plaies, traumatismes, etc., que par la

voie buccale, ingestion. Mais il demeure acquis que les germes
en dehors de l'économie, peuvent durer des années à l'état de
spores. Cette période latente ne peut raisonnablement être appelée période d'incubation.

### II. — Période d'invasion ou d'état

Cette période est caractérisée par une *faiblesse générale*,
symptôme dominant qui a donné le nom à la maladie et des
troubles qui dépendent des régions et des systèmes atteints.
Ce sont, par rang d'apparition et d'importance :

    α. *Des troubles digestifs ;*
    β. *Des troubles nerveux et musculaires ;*
    γ. *Des troubles trophiques ;*
    δ. *Des troubles circulatoires ;*
    ε. *Des troubles respiratoires ;*
    ζ. *Des troubles urinaires.*

α. LES TROUBLES DIGESTIFS de la période d'état sont des troubles
sécrétoires et des troubles musculaires.

Les aliments sont lentement digérés et stagnent parfois des
journées entières (on sait qu'à l'état normal ils ne doivent
séjourner dans l'estomac que deux ou trois heures) — le malade
est pris d'anorexie, d'appétit capricieux, de nausées, de vomissements, de *douleurs gastriques* parfois très violentes, exaspérées par la pression de la région pylorique. A l'état de vacuité,
on peut même percevoir, chez les individus à parois abdominales
souples, par la palpation, une augmentation de volume de l'organe. Cette palpation est toujours suivie d'une sensibilité de l'organe, pouvant aller jusqu'à la douleur intolérable. Il existe parfois de l'embarras gastrique et certainement de la gastrite occa-
sionnant des vomissements, du malaise général, rarement des
vertiges, de la pâleur spéciale, des flatulences, des tendances à la
syncope, des lipothymies, des éructations, des nausées et des
vomissements alimentaires et bilieux. Mais, phénomène particulier, ces troubles ne sont jamais accompagnés de réaction fébrile
violente. Les selles sont tantôt liquides et tantôt solides, la con-

stipation alterne avec des périodes de diarrhée. Il existe constamment des troubles intestinaux, ils simulent parfois une *attaque de dysenterie* bénigne, mais, alors que les selles dysentériques contiennent du sang, des grains riziformes et ont une odeur et un aspect spécial, dans l'entérite béribérique rien de tout cela. Il existe seulement de la diarrhée avec peu de desquammation épithéliale. Les selles sont rarement sanguinolentes  La paroi abdominale est tendue et il existe souvent du météorisme et du ballonnement. La pression abdominale est souvent douloureuse. Nous devons signaler le *dépouillement épithélial* de la langue qui prend alors l'aspect vernissé. L'ingestion des aliments est suivie de sensations diverses de froid, de douleurs sourdes et de brûlures. *Les vomissements* sont fréquents. « Le D$^r$ Clarenc, de Maurice, les a vus succéder à la disparition de l'œdème des membres inférieurs », dit Corre. Ils sont formés d'aliments plus ou moins digérés, de mucosités gastriques et quelquefois de bile et de sang. L'hématémèse est en général rare. — Après cette période de diarrhée et de constipation, celle-ci s'établit et devient opiniâtre. La coprostase se fait par parésie et inertie intestinale; elle est accompagnée de troubles nerveux et trophiques des muscles abdominaux. Le foie, la rate et le pancréas ne semblent pas atteints. « Ni symptôme d'aucune nature qui puisse se rattacher à ces organes », dit Rémy, au Japon.

En effet, leurs dimensions et leur fonctionnement paraissent normaux. Ces troubles digestifs appartiennent *en propre* au Béribéri. Leur variabilité d'importance et de nature, qui dépend des réactions et des dispositions individuelles, forment des types cliniques à divergences apparentes, mais qui peuvent tous être groupés sous la rubrique de troubles intestinaux du Béribéri. Ils sont sous la dépendance directe de l'infection bactérienne dont l'endroit de choix est l'extrémité pylorique de l'estomac et la première portion de l'intestin grêle.

β. Troubles nerveux et musculaires. — Les symptômes de cette période d'état du Béribéri sont très variables et en rapport avec les lésions des nerfs et de l'axe cérébro-spinal dépendantes de l'infection.

Les troubles cérébraux sont rares et correspondent à de l'infiltration séreuse de l'arachnoïde et de la pie mère et parfois
même à un certain degré de méningite. Il n'existe pas de localisation, en sorte que ces troubles appartiennent aux phénomènes
de l'idéation générale. Les facultés psychiques sont atténuées
ainsi que le prouvent certaines observations d'amnésie passagère et d'affaiblissement de l'intelligence (en dehors du peu de

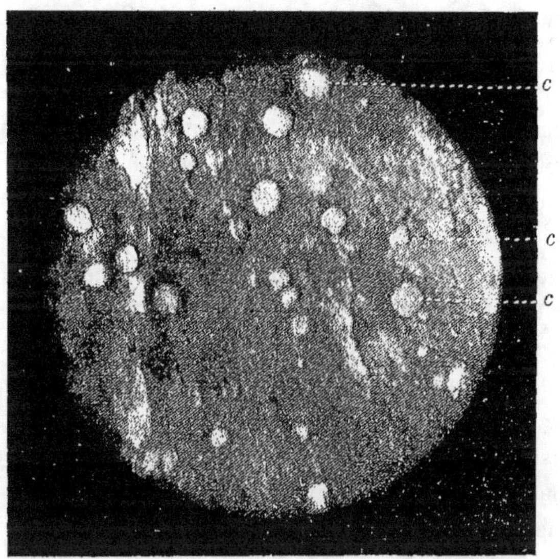


FIG. 9. — **Béribéri**. Moelle dorsale. — Grosisssement 135 diam.
Lésions de dégénérescence c. c. c. Corpuscules amylacés.

développement de l'intellect de la race et toutes choses étant
égales d'ailleurs). Par contre la volonté semble demeurer intacte.
La parole est lourde, empâtée, difficile, dénotant un trouble fonctionnel au centre de Broca (mais l'aphasie n'a jamais été rencontrée). L'émission des sons est parfois affaiblie par suite des
lésions des organes de la phonation, mais ceci est exceptionnel.
Il semble exister plutôt de la lourdeur de tête et parfois un commencement de délire dans les formes graves.

*L'abolition* ou *l'atténuation des réflexes*, plantaires, patellaires, crémastériens, abdominaux, sus et sous-épigastriques sont en rapport avec les lésions médullaires. Les diverses sensations de *picotements*, *toile d'araignée* sur les muqueuses, de *chaleur*, de *froid*, dépendent de la polynévrite des nerfs sensitifs, de même que l'analgésie, l'anesthésie, partielles, totales ou localisées, des téguments externes, reconnues par l'exploration, mécanique, calorique ou électrique de la peau et accusées par des malades. Les lésions de dégénérescence des nerfs moteurs entraînent la diminution ou l'abolition de la motilité. Cette *perte des mouvements*, qui est un des symptômes importants du Béribéri, a été bien étudiée par Malcomson et les médecins anglais. Elle débute par les membres inférieurs et est presque connexe des troubles de la sensibilité tactile, calorique et électrique. La maladie peut commencer par une simple attaque de parésie mais cette parésie aboutit souvent à la paraplégie totale.

La *douleur* qu'éprouvent les sujets à la pression des muscles malades indique des troubles de la sensibilité musculaire. On a signalé de l'hyperesthésie cutanée se traduisant par des sensations de *fourmillements* et de *brûlures* en même temps que des troubles de la sensibilité musculaire.

La transmission volontaire, instinctive ou reflexe des mouvements peut s'effectuer tant que les nerfs moteurs n'ont pas été profondément atteints par l'action destructive de la toxine béribérique.

La dégénérescence polynévritique précède toujours l'amyotrophie.

Cette amyotrophie se manifeste au début par de la *sensibilité musculaire diffuse* qui s'établit dans les muscles de la jambe, gastrocnémiens et soléaires, et dans les muscles péroniers latéraux et dans les extenseurs.

Il en résulte une plus ou moins grande difficulté dans la marche. La pointe du gros orteil est déviée en dedans, la face dorsale se renverse en dehors. Le malade pour marcher est obligé de soulever très haut la jambe et *steppe ;* ou encore « traine les pieds comme s'il marchait dans l'eau jusqu'aux genoux ». Cette difficulté de la marche atteint un paroxisme tel que les malades sont forcés de faire usage d'un bâton (voir *Tropical diseases* de Manson, pp. 305-307). Parfois les membres inférieurs, dans la station debout, dessinent une grande courbure à concavité antérieure, par suite du relâchement et de la parésie des extenseurs. Cette paralysie peut atteindre même les muscles de la jambe (*pattes béribériques*).

Dans les cas graves, on observe des troubles musculaires de toutes les parties du corps par envahissement successif du tronc, des membres supérieurs et de la face. A la main, la dégénérescence imprime un cachet spécial (*griffe béribérique*). A la face, exceptionnellement, la paralysie du masséter du releveur de l'aile du nez et de la lèvre supérieure donne à la physionomie une expression d'hébétude particulière (*faciès béribérique*).

γ. Les lésions des nerfs trophiques tiennent sous leur dépendance le fonctionnement des divers systèmes économiques.

Les *palpitations*, l'*angoisse précardiale*, la *constriction périthoracique* n'ont pas d'autres origines que des lésions des pneumogastriques. Les altérations des plexus solaires et du grand sympathique ont leur répercussion sur les sécrétions glandulaires, sur la tonicité des parois vasculaires et sur la trophicité des téguments externes. Les troubles secrétoires et trophiques de la peau sont excessivement rares dans le Béribéri, il ne nous a jamais été donné de les remarquer ; en revanche les troubles trophiques organiques sont constants.

δ. Troubles circulatoires. — Les *palpitations* sont presque de règle dans le Béribéri. L'examen du cœur révèle une augmentation du trapèze de matité de la région précordiale pouvant atteindre des proportions considérables non seulement par l'hypertrophie cardiaque mais encore par l'épanchement séreux du péricarde. L'inspection fait très souvent voir la pointe battre avec violence la paroi thoracique et ces battements avoir leur retentissement jusqu'au creux épigastrique sous forme d'*ondulations*. La pointe est fortement abaissée, l'on rencontre parfois du frémissement cataire à la palpation. Les troubles cardiaques révélés par l'auscultation du cœur, à la pointe et à la base, sont caractéristiques de la myocardite infectieuse avec ou sans lésions

valvulaires ; tumulte et irrégularité des bruits cardiaques. Dans
les cas intenses d'infection, on observe des symptômes d'insuffisance mitrale (par dégénérescences des muscles papillaires ?).
Le souffle présystolique, le ronflement dyastolique et le dédoublement du deuxième temps sont sous la dépendance d'une endocardite béribérique. La coïncidence des lésions valvulaires et
endocardiques avec les symptômes d'œdème et de dyspnée
font bien voir que ces derniers troubles sont sous la dépendance
des lésions cardiaques.

*L'œdème pulmonaire* que l'on retrouve dans le Béribéri indique que la grande comme la petite circulation paient leur tribut à
l'infection, mais la grande circulation est la première et la plus
fréquemment atteinte. Le grand nombre de cas où l'œdème
est le symptôme dominant en est la preuve. Cette fréquence de
l'œdème dans le Béribéri est si grande qu'on en fait actuellement encore une *forme* de la maladie. Ses caractères sont d'abord
insignifiants, cantonnés aux régions périmalléolaires et à la face
dorsale des pieds dans le tissu cellulaire sous-cutané. Il est
blanc, incolore, conserve longtemps l'empreinte digitale sous
forme de cupule à fond livide et à rebord non coloré. La sérosité de l'œdème est blanche, faiblement citrine, dépourvue
d'albumine et de fibrine, contient du NaCl mais pas d'urée et
d'acide urique, elle présente un caractère franchement alcalin:
centrifugée, elle ne présente pas d'éléments anatomiques. Cet
œdème localisé d'abord aux malléoles et jamais à la face primi-
mitivement comme dans le Brightisme et l'intoxication arsénicale, s'étend en hauteur et en profondeur. En hauteur il envahit
successivement les jambes, les genoux, les cuisses, les organes
génitaux externes qui prennent parfois des dimensions incroya-
bles, le bas-ventre, les fesses, l'abdomen, les membres supérieurs et enfin la face. Cette marche, envahissante en superficie,
s'accompagne d'infiltration des couches profondes; le tissu cellulaire sous-cutané, puis les loges musculaires et les gaines des
paquets vasculo-nerveux. Des cloisons musculaires, l'œdème
gagne le myolème et le névrilème et atteint parfois le périoste.
L'œdème des organes se traduit par des épanchements splan-

chniques, mais ni l'ascite, ni la sérosite péricardique, ni l'épanchement de la plèvre n'atteignent des proportions considérables
dans le Béribéri. L'œdème dans le Béribéri paraît dépendre des
troubles de la circulation sanguine, plus que de la circulation
lymphatique et de la dyscrasie sanguine, comme le démontre
l'absence d'hydrémie (numéraration des hématies) et le manque
de lésions lymphatiques. Il est difficile de dire si l'œdème du
Béribéri est un œdème actif ou sténique par augmentation de
la pression artérielle ou s'il est asthénique ou passif par réplé-
tion veineuse ; l'examen des artérioles dénote des lésions
endothéliales d'endartérite analogues à celles retrouvées dans
la paroi interne des veinules. L'altération des nerfs trophiques
vasculaires expliquerait par la compromission ou l'abolition de
la tonicité des parois vasculaires, la transudation du sérum sanguin. Cete origine nerveuse de l'œdème paraît être cutanée
lorsqu'on se trouve devant des *œdèmes localisés*, que l'on rencontre fréquemment dans le Béribéri; et qui surviennent sur
diverses parties des membres et du tronc, en dehors de tout
trouble asystolique, de toute inflammation curcumvoisine et de
toute altération hydrémique du sang, exagérant l'exosmose
capillaire. Les parties atteintes sont parfois tellement disten-
dues qu'il se forme des *vergetures*. La température d'un membre atteint est sensiblement plus basse que la température
normale. Il est impossible de fixer une limite à la durée des
œdèmes, ils paraissent et disparaissent au cours de la maladie
suivant l'évolution du processus morbide. Tantôt symétrique,
tantôt alterne. Parfois générale, parfois locale. L'œdème est
éminemment variable d'intensité, d'allure et de localisation et
nous pensons comme Roux et Malcomson qu'il est plutôt imputable à des actions vasomotrices dans la période de début.

Plus tard dans les formes chroniques et dans les cachexies, on
retrouve encore des œdèmes, mais ici le rôle dyscrasique du
sang paraît plus certain, leur siège de prédilection semble être
alors la partie dorsale des mains et des pieds, l'avant-bras et la
face. Nous devons citer pour mémoire la polysarcose béribérique de Meiger et autres qui n'est que de l'anasarque. Il ne faut pas

perdre de vue que souvent l'œdème dans le Béribéri masque les
troubles neuromusculaires profonds ; mais que c'est une mise
en scène parfois plus bruyante que dangereuse. La gravité de
l'œdème dans le Béribéri dépend plus de son intensité que de sa
qualité. Quoiqu'il n'atteigne en général de grandes proportions
que dans des cas extrêmement graves, il apporte souvent une gêne
mécanique dans le fonctionnement des organes. La pleurésie
béribérique existe mais exceptionnellement, l'épanchement
dans la séreuse se manifeste par des symptômes ressemblant à
tout épanchement pleural quelle qu'en soit la cause ; l'œdème
pulmonaire ou parenchymateux est rare.

Lorsque l'épanchement se fait dans le péricarde, les bruits
du cœur sont amortis. Lorsqu'il se fait dans le péritoine, on
perçoit le symptôme *de flot*. En général ces épanchements
séreux sont sous la dépendance directe de lésions cardiaques et
sont accompagnés des symptômes habituels à ces sortes de
manifestations. Ici, il faut remarquer, qu'en dehors des cas de
Béribéri compliqués de rhumatisme, on ne note jamais, parmi les
épanchements des séreuses, une augmentation de la synovie. Les
séreuses articulaires sont en général respectées, ainsi que la
tunique vaginale. Nous n'avons jamais rencontré d'hydrocèle
d'origine essentiellement béribérique.

La fréquence de la pulsation n'est pas en rapport avec l'absence de phénomènes pyrétiques (Voir fiche de temp., Obs. I).

Parmi les troubles de la circulation sanguine, il faut placer
les modifications du pouls et de la température, constantes dans
le Béribéri. Un fait a souvent frappé les observateurs ; le *pouls
paradoxal* du Béribéri. L'on trouve souvent dans les cas de palpitations violentes, un pouls petit, faible, qui n'est pas en rapport avec l'intensité des battements du cœur. Malcomson a
signalé ces particularités. Simmons a noté le battement de
l'aorte abdominale et du tronc cardiaque. La colorification est
généralement normale, dans les cas graves la température
tombe au-dessous de 37° (1). Nous ne parlons pas ici des compli-

_______________

1. Voir les tableaux et fiches de température.

cations de Malaria ou d'autres pyrexies. Cette hypothermie est d'un prognostic fâcheux lorsqu'elle persiste quelques jours. Cette anomalie d'une activité cardiaque intense, sans répercussion sur la température générale a été notée par tous les observateurs.

La circulation lymphatique est toujours respectée dans le Béribéri et il n'est pas d'exemple où une atteinte de ce système serait vraiment imputable au Béribéri. Les vaisseaux et les ganglions lymphatiques jouent un rôle tout à fait secondaire dans la maladie qui nous occupe.

ε. TROUBLES RESPIRATOIRES. — Les troubles de la respiration sont très fréquents dans le Béribéri. On observe de la gêne respiratoire, de la dyspnée, de l'orthopnée, du scodisme, de la matité aux bases variable suivant l'étendue de l'épanchement pleural, des râles fins sous-crépitants de l'œdème pulmonaire, la toux dans les cas de bronchite, l'expectoration n'est jamais sanglante ou sanguinolente, mais parfois très spumeuse et aérée. On a observé aussi des troubles de l'innervation pulmonaire se traduisant par de la dyspnée, avec sonorité exagérée et des crises de fausse angine de poitrine avec sensation d'angoisse précardiale.

La *ceinture béribérique*, les phénomènes de constriction périthoracique, de pesanteur sur la poitrine, de difficulté de la respiration, dépendent des lésions des nerfs pneumogastriques et diaphragmatiques. Les pleurodynies, les névralgies intercostales, les spasmes de la glotte et du diaphragme, des muscles intercostaux proviennent des polynévrites spéciales.

On a signalé encore de la dyspnée urémique dans les cas d'abolition de la fonction rénale. Tous ces symptômes ne sont que les manifestations de l'infection générale et le résultat des lésions occasionnées par le germe et ses toxines. Les perturbations apportées dans le fonctionnement physiologique de l'acte respiratoire sont si nombreuses et si variables qu'elles ne peuvent être que la conséquence de lésions importantes des différents rouages de ce mécanisme. Il ne faut pas oublier que les cocci retrouvés dans l'air et dans le sang ne sont en réalité séparés des acini que par la barrière de la surface respiratoire. Il est aujourd'hui reconnu que la voie respiratoire est une des grandes voies d'absorption et d'infection, et le réseau capillaire des parois alvéolaires du poumon, pourrait être le point de départ de la maladie, l'infection se faisant en même temps que l'hématose.

ζ. LES TROUBLES URINAIRES (1) sont constants dans le Béribéri, tous les auteurs les ont décrits. On a signalé la dysurie, la polakyurie, la polyurie, l'anurie, les douleurs des reins et des uretères, la paralysie de la vessie. L'hyperémie rénale fréquemment observée aux nécropsies dénote que le rein est atteint. On rencontre généralement une diminution, dans le volume des urines, pouvant aller jusqu'au dessous de 150 grammes (Corre) et de l'anurie même dans certains cas. Les cas de polyurie sont critiques et se rencontrent avec des œdèmes en voie de disparition, la densité est fortement accrue, elle atteint 1035. La réaction est généralement acide, sauf dans les cas chroniques. La composition chimique est peu modifiée ; mais une particularité doit être signalée que nous avons constamment rencontrée dans les cas observés ; la présence dans l'urine d'un corps faiblement réducteur qui n'est ni du glycose, ni de l'acide urique en excès ou des urates. On a signalé la présence de l'indican dans les urines. Ainsi que le fait justement remarquer Corre, « Lépine et le D<sup>r</sup> Guérin (com. orale), aux Antilles, Davidson à Maurice, sont peut-être les seuls médecins qui aient observé de l'albumine dans l'urine ». La recherche systématique, par nous, de l'albumine dans les urines de nombreux béribériques a toujours été négative. Tous les médecins de la Réunion que nous avons questionnés à ce sujet ont été unanimes à reconnaître que l'albuminurie n'existe pas dans le Béribéri. Nous avons toujours obtenu les mêmes résultats que les autres observateurs pour la teneur en urée, acide urique, phosphates et acide phosphorique, la légère augmentation de phosphates peut être attribuée au traitement par le phosphore et ses composés, administré aux malades. Les

_________

1. Voir les analyses aux observations.

autres modifications (bile, graisse, chyle, indican, cystine, indigo, etc.) signalées par Baëlz Scheube, Scheider, Malcomson, Alvarenga, etc., sont loin d'être constantes et pour notre part les résultats sont trop variables pour qu'on soit en droit d'en tirer une conclusion quelconque, sauf pour le corps réducteur dont nous ignorons la nature. Lorsqu'on traite une urine de béribérique par la liqueur de Fehling ou la solution de Barresville après défécation à l'acétate de plomb et au carbonate de soude pour enlever l'excès d'urates et d'acide urique et l'excès de plomb, on observe que la liqueur est précipitée et prend une teinte verte-jaunâtre indiquant un commencement de réduction cuprique. Cette réaction n'a été signalée par aucun auteur encore et mérite d'être étudiée plus complètement. Comme on le voit, les troubles urinaires ont été signalés par tous les observateurs mais varient suivant les cas et les épidémies. Ils se rencontrent à toutes les étapes de la maladie. L'on conçoit que le rein, qui est chargé du grand rôle de l'élimination des produits de déchet de l'organisme, soit un des premiers organes atteints.

L'influence du système nerveux central sur la fonction urinaire (piqûre du quatrième ventricule) et l'action vasomotrice des nerfs splanchniques, hyperémie rénale et polyurie expérimentale, peut expliquer, dans les cas de lésions de ces centres et des nerfs, les phénomènes qui viennent d'être signalés.

### III. — Période de réparation ou de mort

Quels que soient le nombre et la nature des symptômes, lorsque la période d'état ou de lutte de l'organisme contre l'invasion microbienne doit se terminer par la victoire de celui-ci, l'intensité des symptômes s'atténue graduellement mais la récupération des fonctions perdues ou simplement compromises est ordinairement assez lentement obtenue.

Dans les cas légers d'œdèmes comme dans les cas de paraplégie ou dans les cas mixtes, la rétrogradation et la disparition des symptômes ne suit pas le même ordre que leur apparition ni la marche inverse au mode d'envahissement.

Il n'existe pas de règle absolue dans ces cas. Une chose cependant est remarquable, c'est la rapidité du travail de réparation se traduisant par la récupération de fonctions abolies ou gravement compromises comme la motilité, la régularité dans la respiration et le bon fonctionnement du cœur. Il semble qu'aussitôt que l'économie s'est débarrassée des germes et de leurs produits solubles, les lésions causées par les uns et les autres sont amendées dans un laps de temps relativement court. Les réflexes de l'échelle médullaire sont successivement ou simultanément recouvrés. L'anesthésie cutanée disparaît graduellement et avec elle les troubles sensitivo-sensoriels et les troubles circulatoires.

Il est certain que le vitalisme ou énergie vitale, fortement ébranlée par une lutte souvent intense, subit une convalescence au cours de laquelle les malades sont toujours plus susceptibles de contracter d'autres maladies. Mais les affections intercurrentes n'impriment aucun cachet spécial à la marche vers la guérison du Béribéri. Elles la retarde ou l'arrête suivant les cas.

Les symptômes du Béribéri sont toujours influencés par les maladies intercurrentes si fréquentes dans cette affection. Le paludisme, la dysenterie et toutes les entités morbides de la pathologie exotique peuvent évoluer en même temps que le Béribéri sur un même sujet.

Il n'existe pas d'antagonisme à proprement parler entre le Béribéri et une autre affection tropicale.

La mort dans le Béribéri survient soit brusquement, soit lentement. Dans le premier cas, elle est la conséquence d'une embolie ou d'une syncope et peut survenir au moment où l'on s'y attend le moins, à toutes les étapes de la maladie. Au cours des épidémies, on est souvent frappé par la soudaineté de l'événement fatal. Au milieu de la nuit, le malade est brusquement tiré de son sommeil par une gêne respiratoire intense, il se lève, porte la main à la gorge, au cœur ou au flanc, pousse quelques cris gutturaux, inarticulés et tombe foudroyé.

Parfois la mort survient après une lutte très courte et quelques secousses convulsives. Parfois les malades s'endorment et la mort les surprend au cours de leur sommeil.

Lorsque la mort doit arriver lentement, c'est surtout par asphyxie que le malade succombe ; et l'agonie est parfois très longue.

On remarque alors, un affaiblissement graduel des pulsations, de la respiration et un abaissement de la température, la diminution des bruits cardiaques allant jusqu'à leur silence absolu et suivi de près par le relâchement des muscles de la nuque et de l'affaissement final de la tête sur le tronc.

On a signalé comme symptômes graves, l'anxiété précordiale intense, l'irrégularité, la faiblesse excessive et la fréquence du pouls, les bruits tumulteux du cœur et la tachycardie, l'abaissement continu de la température, la persistance des phénomènes asphyxiques, l'anurie fonctionnelle, les troubles nerveux bulbaires. Nous ajouterons les troubles réflexes de l'Argyl-Robertson et le signe de Kœrnig.

Il faut se rappeler que les Japonais ont donné leur triade symptomatique, *Shiyôshin* (palpitation, dyspnée et vomissements) comme modèle de la symptomatologie du (Kakké) Béribéri. Ils avaient donc depuis longtemps, remarqué les troubles d'innervation (du pneumogastrique) des trois grands organes : cœur, poumon, estomac.

La fréquence de l'inflammation de l'arrière-gorge a souvent été négligée dans les descriptions, elle existe pourtant réellement. Durham insiste sur l'exagération du réflexe patellaire. Cette exaltation est fréquente surtout au début de la forme paraplégique et va en décroissant jusqu'à l'abolition complète du Westphall. Le signe de Romberg fait constamment défaut ; et il n'y a pas de doute que la présence du signe de Kœrnig ne soit associée à une lésion des méninges.

# VIII

## PATHOGÉNIE

Les conditions productrices du Béribéri doivent être envisagées à deux points de vue. Celles qui président à l'apparition des symptômes de la maladie chez les sujets qui en sont atteints et celles qui appartiennent à la genèse des épidémies. Le dernier rapport du « Surgeon general » de l'armée des Etats-Unis pour l'année 1903, daté de Manille le 8 juin 1903, énumère six agents pathogéniques du Béribéri : « 1° le régime ; 2° l'impureté de l'eau ; 3° l'humidité de l'air ; 4° l'exposition au froid ; 5° les grandes oscillations de température ; 6° la malaria. » Il est plus qu'évident que ces facteurs, à eux seuls, ne peuvent engendrer le Béribéri. Ils ont existé et existent encore aujourd'hui dans des pays tropicaux où le Béribéri est inconnu , la cause réelle n'est donc pas là. L'expérience démontre, au contraire, que sous l'influence de ces conditions pathogéniques générales, le germe, lorsqu'il y a été déposé, se développe avec une grande rapidité, pénètre par les voies d'absorption habituelles chez l'homme, frappe un grand nombre d'entre eux simultanément ou successivement avec une violence proportionnée à la virulence de ces germes, et à la résistance des individus, et produit une mortalité parfois considérable.

L'origine paludéenne du Béribéri citée dans le rapport des Etats-Unis a été longtemps soutenue par certains médecins qui n'avaient pas songé que, d'une part, le Béribéri sévit dans des localités où le paludisme est ignoré et que, d'autre part, très nombreux sont les pays où le paludisme existe d'une manière constante et où le Béribéri n'a jamais été vu. Aujourd'hui qu'on est fixé sur la nature du parasite du paludisme, il est impossible de soutenir que le Béribéri soit une manifestation du paludisme.

La recherche de l'hématozoaire de Laveran dans les cas authentiques et exclusifs de Béribéri a toujours été négative. On sait, d'après les recherches de du Bois Saint-Séverin, que le moment le plus favorable pour retrouver l'hématozoaire est le moment qui précède immédiatement le *frisson initial de l'accès*. Or, dans le Béribéri, ce moment n'existe pas, le Béribéri vrai n'ayant pas de symptôme semblable.

Les corps amiboïdes, les corps en croissants et les corps flagellés, que l'on retrouve dans certains cas de Béribéri, appartiennent à une complication de cette maladie. La preuve en est que la quinine et l'arsenic agissent à la manière d'un réactif sur les symptômes paludéens, respectant l'intégralité des manifestations béribériques ; il n'existe donc aucun rapport de cause à effet, entre le paludisme et le Béribéri. Voici l'opinion de sir Patrick Manson à ce sujet en parlant des novices en médecine tropicale : « Je les ai vus appeler le Béribéri « une affection cardiaque », « une ataxie locomotrice », « un rhumatisme musculaire », « une atrophie musculaire progressive », « une paralysie spinale ascendante », et je les ai vus « over and over again » acculés à ce refuge de l'ignorance, la malaria, et l'appeler « rhumatisme malarienne » ou « paralysie paludéenne », ou encore, avec plus de pédantisme « paraplégie paludéenne » ou « névrite malarienne ».

L'apparition d'une épidémie de Béribéri en pleine mer, sur des navires ayant quitté le port depuis de longues semaines et parfois des mois, comme cela arrive sur les navires norvégiens qui doublent le cap de Bonne-Espérance après avoir été en Extrême-Orient, en dehors par conséquent de tout milieu paludéen, est une autre preuve que le Béribéri est tout à fait distinct du paludisme. Nous ne citons que pour mémoire la prétendue sensibilité des races aux deux maladies,

On a voulu faire jouer un rôle pathogénique aux vers intestinaux si fréquents dans les pays chauds, Giles, Walker, etc. Il suffit d'analyser les matières fécales d'un certain nombre d'individus non atteints de Béribéri pour se rendre compte que l'ankylostome duodénal, le tricocéphale dispar, l'ascaride lombricoïde sont les hôtes habituels de l'intestin dans les pays chauds ; à la Réunion, la commune du Bois-Blanc, avant l'adduction d'eau pure actuelle, fournissait des cas excessivement nombreux d'anémie ankylostomiasique bien avant l'apparition du Béribéri dans cette localité ; et l'on rencontre si fréquemment des ascarides chez les enfants à la Réunion qu'on pourrait presque dire que *tous* en sont atteints.

Nous avons, au cours de nos recherches sur le sang des béribériques, rencontré des filaires, surtout le perstans de Manson et la diurne ; la première reconnaissable à ses petites dimensions, 200 $\mu \times$ 4 à 5 $\mu$, et la seconde plus grande, 300 $\mu \times$ 7 $\mu$. Mais il est certain que ces parasites rencontrés incidemment dans le Béribéri ne sont pour rien dans sa pathogénie.

« L'origine alimentaire du Béribéri n'est plus soutenable aujourd'hui », dit l'inspecteur K/Morgant. Cette opinion est partagée par tous ceux qui ont fait du Béribéri une étude approfondie. Une analyse attentive des exemples donnés comme démonstratifs de l'origine alimentaire, telle l'épidémie du Parmentier, fait voir que si la nourriture joue un certain rôle dans le Béribéri, ce rôle est loin d'être celui de la cause déterminante. Il demeure évident que les 401 coolies que transportaient ce navire se nourrissaient des mêmes aliments, avaient la même ration ; si le Béribéri provenait exclusivement de la nourriture, tous ceux qui consommaient cette nourriture auraient dû être atteints. Or, nous trouvons que la maladie a frappé surtout ceux qui étaient empilés dans des dortoirs étroits, sales et nauséabonds, qui vivaient dans une atmosphère chaude et humide saturée d'odeurs humaines et de relents de toutes sortes, ainsi qu'une enquête personnelle à Maurice, où le navire avait relâché, nous en a donné la conviction.

La théorie alimentaire n'est souvent qu'une excuse et sert à cacher surtout la sordide malpropreté des navires d'émigrants. L'exemple cité par K/Morgant du transport de 800 coolies de la Guyane et des Antilles à l'Inde par le cap de Bonne-Espé-

rance, mérite d'être livré à la méditation des partisans de la
théorie alimentaire. Et combien d'autres faits démentent cette
pathogénie, le Béribéri survenant dans des pays où la nature de
l'alimentation n'avait été aucunement modifiée. Aussi pouvons-
nous affirmer, avec Durham, Wright, Manson, etc., etc., que le
Béribéri n'est pas une maladie d'origine alimentaire, et qu'il
faut chercher la pathogénie ailleurs que dans l'insuffisance
azotée du régime ou la mauvaise qualité ou valeur nutritive
des aliments, du riz, du poisson, l'insuffisance des matières

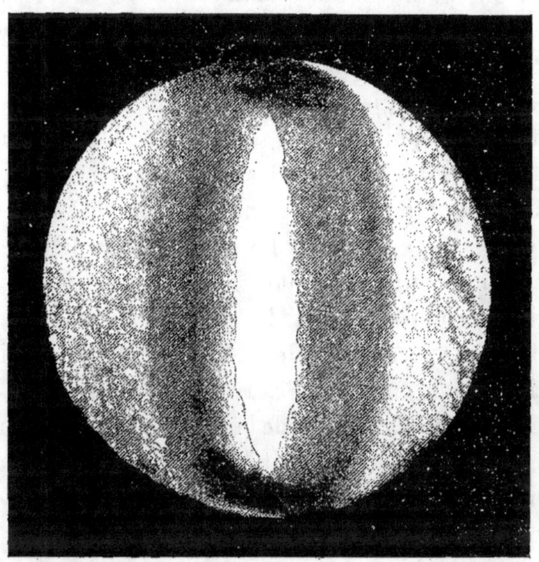

FIG. 10. — Béribéri. Artère coronaire du cœur montrant les lésions
considérables d'endartérite infectieuse béribérique de la tunique de
Bichat. Grossissement 135 diam.

grasses, de l'azote et de la graisse. Nous pensons, après une série
d'expériences poursuivies pendant deux années dans le but de
vérifier le rôle pathogénique de l'alimentation dans le Béribéri,
que ce rôle est tout à fait secondaire, comme on pourra s'en
rendre compte au chapitre des expériences.

Examinons maintenant l'action des microcoques trouvés chez

des béribériques à la première période de la maladie. La non-réussite des recherches de Simond à Poulo-Condore implique-t-elle que le Béribéri ne soit pas une maladie infectieuse et microbienne? Nous avons la conviction du contraire. Recherchés dans des conditions particulières de période et de technique opératoire, les microcoques décrits au chapitre de la bactériologie ont été toujours retrouvés. Les épreuves et les contre-épreuves, les résultats des expériences souvent vérifiés, examinés et contrôlés nous ont donné la certitude que ces microcoques jouent un rôle pathogénique dans le Béribéri. Leur action pathogène étudiée au jour de l'anatomie pathologique paraît être directe et indirecte. Elle paraît être directe dans les lésions de réaction de la tunique de Bichat, endothélium des artères, dans les embolies pulmonaires, cérébrales, dans les infarctus médullaires, dans les thromboses et leurs conséquences. Au contraire, l'action pathogénique semble être indirectement la conséquence d'une toxhémie dans les cas de dégénérescence des tissus du système neuro-musculaire, dans les lésions des plexus d'Auerbach et de Meissner, dans les plaques motrices de Doyère, dans les buissons terminaux de Kühne, dans la prolifération polynévritique de la gaine de Schawn et de Mortner. La dégénérescence granulo-graisseuses de la fibre cardiaque, qui aboutit à la faillite du cœur, paraît être bien plus la conséquence d'une intoxication infectieuse et la nécrose lente d'une action virulente qu'à l'action directe des microcoques rencontrés dans le torrent circulatoire. Les organes atteints de dégénérescence n'ont jamais montré de cocci malgré de nombreuses et patientes recherches.

La plupart des symptômes observés dans le Béribéri aigu et tous les symptômes rencontrés dans le Béribéri chronique sont le résultat de l'action désorganisante du virus ou de la toxine béribérique, le *résiduum béribérique*.

Pekelharing et Winkler, avant eux, Ogota et autres, on trencontré ces mêmes micro-organismes dans tous les cas avérés de Béribéri, dans les lieux infectés d'une manière intense. Les premiers auteurs attribuent l'arrêt du cœur à une névrite des plexus cardiaques; et l'œdème, au résultat combiné des lésions cardiaques et à l'action locale de la névrite des nerfs trophiques et vasomoteurs.

Cette théorie très séduisante paraît être contraire à certains faits tels que l'apparition des œdèmes légers périmalléolaires de la première période sans lésion cardiaque perceptible. Il est vrai qu'en général l'infiltration séreuse du tissu cellulaire est accompagnée de troubles cardiaques manifestes, à un âge plus avancé de la maladie. Quoi qu'il en soit, il reste à isoler la toxine et par une série d'expériences à démontrer la part qui revient à cette toxine dans la pathogénie du Béribéri.

Nous ne donnons que pour mémoire les théories autres que celle de l'*Infection* émises sur la pathogénie du Béribéri, on en trouvera la nomenclature un peu plus loin ; elles n'ont qu'une valeur spéculative et rien jusqu'ici n'est venu les confirmer. Quant à la propagation du Béribéri par les moustiques, punaises, etc., la question n'est pas encore résolue.

Théories émises au sujet de la pathogénie du Béribéri :

1º Théorie alimentaire : $\alpha$. Insuffisance d'azote ; $\beta$. Insuffisance de matières grasses ; $\gamma$. Uniformité de régime ; $\delta$. Nourriture malsaine ; $\varepsilon$. Régime alimentaire exclusif de riz et de poisson sec ; $\zeta$ Du riz et de ses variétés, riz de Siam, riz de Birmanie, riz de Cochinchine, Saïgon, riz de l'Inde, Mooghy, Bengal, Patna, Balam, Malgache; $\eta$. Riz décortiqué, le riz rouge non décortiqué ; $\theta$. Le poisson sec, le poisson salé, morue, snook, arabe, Bombay, etc. — Mura, Gelpke, Grimm, Takaki, Braddon, Eykmann, Grall, Meyer, Laurent, Le Dantec.

2º Théorie parasitaire : Ankylostome, trichocéphale, ascarides, microfilaires — Giles, Walker.

3º Théorie paludéenne : Hématozoaires. – Fajando, Glögner.

4º Théorie toxique : Arsenic, éthylisme. — Ross.

5º Théorie de la non-entité : Rhumatisme, lésions organiques, cœur et reins, syphilis, anémie pernicieuse. Schutte ; commentaires de Van Leent ; cachexie du sang nommée Béribéri ; anémie pernicieuse, Wernich ; ueber die Bezichungen zwischen sogenaunter pernicioses anämie und Beriberi krankeit, dans *Deutches Archiv fur klinische Med.*

6° Théorie de la propagation par les : *a*. Moustiques (culex pipiens) ; *b* Les cancrelats (blatta periplanata) ; *c*. Les blattes du riz (1) ; *d*. Les punaises (acanthia rotundata et lectularia) ; *e*. Les puces (pulex irritans) ; *f*. Les mouches (musca domestica).

7° La théorie de l'émanation. — Manson.

8° La théorie infectieuse : le Béribéri est une maladie microbienne. — Durham, H. Wright, Conelissen Sugenoya (1886), Janssen, Lacerda, Oudenhowen, Simmons, Baëlz, Scheube, Silva Lima, Pereira, Corre, de Brun, Chantemesse et Ramon, Pekelharnig, Winkler, Foy, Gerrard.

1. Dr hollandais Van der Scheer.

## IX

## DIAGNOSTIC ET CLINIQUE

Pour les besoins de la description on a divisé les malades en trois grandes catégories suivant les formes cliniques de la maladie : la forme hydropique, la forme paralytique et la forme mixte. Cette séparation est purement fictive et artificielle, et on le reconnaît aujourd'hui. S'il existe des béribériques enflés ou des béribériques secs, les uns et les autres sont atteints de Béribéri. Si rien ne ressemble moins à un béribérique émacié et rendu à l'état squelettique par une amyotrophie généralisée, qu'un béribérique enflé jusqu'à hyperdistention des téguments externes, il n'en demeure pas moins acquis que ces deux types, en apparence si opposés, ne sont en réalité que des modalités du même processus morbide. Suivant que l'infection portera sur le système neuro-musculaire et trophique on aura toute la gamme des béribériques secs et qu'elle porte sur les fonctions cardiaques et vasculaires on aura toute la série des béribériques œdématiés. Sir Patrick Manson, dans son récent manuel des maladies tropicales, nous a donné une si excellente description des formes cliniques du Béribéri que nous ne croyons pas pouvoir mieux faire que de renvoyer nos lecteurs à ces pages magistrales. Un point sur lequel il est bon d'insister, c'est celui de la transformation des cas. Cette mutation est fréquente ; tel béribérique qui était atteint d'œdèmes considérables peut rapidement, après une crise de diurèse et de diaphorèse ou de superpurgation, se transformer en un cas de Béribéri sec et inversement. La marche du Béribéri est fréquente en surprises, aussi est-il toujours bon de passer ses opinions sur l'état des malades au crible de la

plus grande circonspection, avant de les émettre. Nous avons
bien souvent eu de cruelles déceptions dans nos tentatives de
pronostic et l'évolution clinique du Béribéri est soumise à
tant de variations qu'il n'est pas possible de lui assigner une
règle quelconque. La clinique du Béribéri devra surtout se faire
par une connaissance approfondie des symptômes et les phénomènes observés au jour des connaissances actuelles de la bactériologie. Ces connaissances seules peuvent nous expliquer le
polymorphisme apparent des cas de Béribéri observés dans les
hôpitaux et la clientèle, les prisons, etc.

Le diagnostic du Béribéri n'est pas toujours des plus faciles ;
pour s'en convaincre, on n'a qu'à parcourir la littérature de cette
affection. Combien de maladies n'a-t-on pas rangées sous la
dénomination Béribéri ! Il est évident que pour s'entendre, il
faut parler la même langue et pour parler de la même maladie
il faut être convenu d'un même principe. Le diagnostic du
Béribéri doit donc être fait d'après certains symptômes et diffé-
rencié des autres maladies similaires. Les moyens de diagnostic
seront différents suivant qu'on voudra s'assurer de la nature
d'une épidémie ou distinguer un malade atteint de Béribéri
d'un autre malade quelconque. — La constance de certaines
manifestations cliniques (sensation de faiblesse générale, œdèmes ou paralysies) l'aspect spécial des malades, ce qui constitue
en somme le syndrome béribérique, assigne à cette maladie
une place distincte dans la nosologie des maladies tropicales.
On devra donc se baser sur la présence des symptômes décrits
plus haut, appartenant à l'entité morbide du Béribéri, pour
reconnaître qu'un malade est atteint ou non de cette maladie.
Il n'existe malheureusement pas de symptôme pathognomonique qui permette de déceler d'un coup cette maladie. En conséquence, l'étude attentive des manifestations, l'analyse des faits,
la recherche de symptômes reconnus appartenant au Béribéri,
pourront seuls fixer l'opinion sur la maladie. Nous résumons ici
les définitions des principaux auteurs pour bien spécifier quels
cas sont les cas de Béribéri et ce qu'il faut entendre par Béribéri.

Le Béribéri d'après les auteurs les plus récents serait une polynévrite périphérique dont les symptômes se manifestent cliniquement par des troubles de la *sensibilité*, de la *motilité*, de la
*trophicité*, de la *circulation* et des *sécrétions*. Au chapitre de la
symptomatologie nous avons décrit les caractères de chacune de
ces manifestations.

Si tous les auteurs actuellement sont d'accord sur la symptomatologie il n'en est pas de même de la nature propre du Béribéri. Avec raison les tendances actuelles sont en faveur de la
théorie infectieuse. Le diagnostic clinique des cas de Béribéri
se fera en s'inspirant des connaissances de la symptomatologie
contrôlée par la recherche de l'agent de l'infection ; la technique de ces recherches a été décrite au chapitre de la bactériologie, et par le diagnostic différentiel.

Le diagnostic du Béribéri sera donc symptomatique différentiel et bactériologique. En présence des cas typiques quelle
qu'en soit la forme clinique, hydropique, sèche ou mixte, rien
de plus aisé; mais dans les cas frustes et dans les cas compliqués il est difficile d'assigner au Béribéri sa part. Il est
des cas chroniques où la toxine béribérique a eu le temps,
d'imprégner pour ainsi dire tout l'organisme, de produire ses
lésions et d'imprimer aux tissus les lésions banales de dégénérescence granulo-graisseuse, amyloïde ou hyaline de toutes les
intoxications invétérées.

C'est alors qu'il semble parfois impossible, même avec l'assistance de l'anamnèse, de porter un diagnostic ferme ! Toutes
ces difficultés nous ont porté à rechercher un moyen pratique
et sûr, de déceler la maladie là où elle se trouverait cachée. soit
par le faible retentissement de ses désordres, soit par le fracas
d'une maladie intercurrente.

Au cours de nos recherches sur la vie du microcoque que nous
avions retrouvé constamment dans les cas aigus de Béribéri,
dans les cultures en cellules nous avons été frappés par cette
particularité que les cocci, sous l'influence de certaines causes,
se recherchaient et formaient de véritables agglomérations ou
agrégats. Cette particularité avait été remarquée aussi dans les

vieilles cultures. Les cocci morts, tout au moins ceux qui ne se
reproduisaient plus après ensemencement dans les milieux euge-
nésiques, s'agglutinaient et se groupaient pour former des
zooglées. Nous avons alors recherché si cette particularité s'ap-
pliquait aux seuls microcoques trouvés dans le Béribéri et si
cette attraction des germes les uns pour les autres existait en
dehors des éléments d'une même culture, c'est-à-dire si dans
un milieu liquide donné, contenant des microcoques, ces cocci
avaient le pouvoir d'en agglutiner d'autres en culture sur bouillon. Le résultat de nos recherches a toujours été affirmatif. Il
suffit pour cela que la *Culture Réactif* soit sur bouillon salé et
fortement peptoné  Nous avons été alors conduit à rechercher si
les cocci trouvés dans le sang des malades atteints de Béribéri
aigu jouissaient des mêmes propriétés. Dans tous les cas où des
cocci ont été trouvés dans le sang, l'agglutination des bactéries de
la culture réactive s'est faite. De là à rechercher si le sérum des
béribériques possédait, à lui seul, des propriétés d'agglutination,
il n'y a qu'un pas qui a été franchi dans une autre série de
recherches. Mais ici les résultats ont été si variables et si
inconstants qu'il ne nous est pas permis d'émettre une opinion.
Le sérum agglutinait parfois et dans d'autres cas on n'obte-
nait aucun résultat.

La contre expérience était intéressante à faire, à rechercher
si le sang des personnes éloignées des foyers de Béribéri et non
atteintes de Béribéri, possédaient la sero-réaction. Ici nous pou-
vons affirmer qu'elle n'existe pas.

En résumé, la recherche de l'agglutination doit être faite
comme bon élément de diagnostic. Elle devra se faire suivant la
méthode de Widal et Chantemesse. Le diagnostic différentiel du
Béribéri avec l'hydrorachis, l'hydromyélie, la myélite diffuse,
les myélites diverses systématisées, paralysie ascendante aiguë,
paralysie spinale aiguë de l'enfant, paralysie musculaire progressive, sclérose en plaques disséminées, les tabes spasmodique,
l'ataxie locomotrice de Duchenne, les névrites périphériques
multiples, la lèpre, le myxœdème, le rhumatisme, les affections
constitutionnelles et organiques des reins, du cœur, donnant lieu

à des hydropisies, les anémies plus ou moins pernicieuses ou graves, le scorbut, la cachexie gravidique, le lathyrisme, le paludisme, la maladie de Maurice, la dengne, le typhus, a été très bien fait par Corre.— Nous ajouterons à cette nomenclature certains types d'amyotrophies avec lesquels le Béribéri pourrait être confondu. Dans le Béribéri les dégénérescences musculaires s'observent des membres inférieurs aux membres supérieurs progressivement, mais à l'inverse du type Charchot-Marie, elles ne passent pas des pieds aux mains. En général, on pourrait être tenté, par l'allure du processus de dégénérescence, de conclure que les lésions seraient d'ordre amyotrophique, d'origine musculaire, si les désordres de l'axe cérébrospinal rencontrés au cours des nécropsies ne donnaient pas l'idée d'une infection plus générale ! Il résulte de la symptomatologie nerveuse si variée du Béribéri tant de points de grande ressemblance avec tel ou tel type d'affection médullaire ou myopathique ou nerveuse qu'il est nécessaire, pour le diagnostic différentiel, d'en signaler les particularités caractéristiques et les symptômes principaux appartenant à ces affections en propre et les distinguer de la maladie qui nous concerne. C'est ainsi que :

Dans la *maladie de Landry*, on observe une paralysie ascendante aiguë, accompagnée de fièvre, et l'apyrexie du Béribéri est typique. Il existe dans la paralysie de Landry des douleurs généralisées qu'on ne trouve pas dans le Béribéri.

La *motilité suppléée de Lëtievant* n'existe pas dans le Béribéri.

L'*Amyotrophie Leyden Mobius*, type d'amyotrophie progressive, d'origine myopathique, débute par les jambes puis atteint successivement les muscles des cuisses, ceux de la ceinture pelvienne et enfin les membres supérieurs pris à leurs racines. Ce type, à l'encontre du Béribéri, est *héréditaire* et *familial*.

La *maladie de Little* est une paraplégie ou une hémiplégie congénitale ou de la première enfance. Le Béribéri s'attaque de préférence à l'homme fait. Il n'existe pas dans cette dernière maladie de rigidité spasmodique, soit généralisée, soit localisée comme dans la première.

La *maladie de Friedreich*, ou ataxie héréditaire, est une mala-

die familiale qui diffère du Béribéri en ce qu'aucun exemple
d'hérédité n'a été donné et, pour notre part, nous n'en avons
jamais observé un cas.

L'*amyotrophie Aran Duchenne* diffère du Béribéri en ce que
ce type débute par les muscles de la main (Eminences thénar et
hyothénar et les muscles interosseux) puis gagne les muscles
de l'avant-bras, du bras, de l'épaule, puis la langue, les lèvres,
et les muscles du pharynx ; (à ces symptômes correspondent des
lésions des cornes antérieures de la moelle polyomyélite antérieure, tandis que dans le Béribéri ces troubles trophiques se
manifestent, au début, dans les membres inférieurs et plus particulièrement dans la masse musculaire des gastrocnémiens, soléaires ; et le groupe de Duchenne Erb n'est jamais atteint.

L'*amyotrophie de Vulpian*, type se rapprochant de la maladie
d'Aran Duchenne (polyomyélite des cornes antérieures), affecte
tout d'abord les muscles de la racine des membres. Dans le
Béribéri les muscles des deux extrémités des membres inférieurs
sont les premiers atteints.

L'*amyotrophie de Zimmerlin* est le type d'amyotrophie musculaire progressive d'origine myopathique. Cette maladie frappe
exclusivement le haut du corps (type scapulo huméral) et comme
le type d'Erb, respecte la face. Elle se distingue du Béribéri
qui commence par le bas du corps.

L'*amyotrophie Charcot-Marie* diffère de la paralysie du Béribéri en ce que les dégénérescences musculaires s'observent progressant des membres inférieurs aux membres supérieurs dans
cette dernière maladie et ne sautent pas des pieds aux mains.
Ces dernières ne sont atteintes que dans les formes très graves
ou ultimes du Béribéri.

L'*amyotrophie type Déjerine-Sottas* se différencie du Béribéri
par l'absence de changement dans le volume des principaux
troncs nerveux.

L'*amyotrophie type d'Eichort* se sépare du Béribéri en ce que,
dans ce type fémorotibial avec griffe plantaire, l'extension volontaire de la jambe sur la cuisse est impossible, tandis que ce

mouvement est possible dans le Béribéri, sauf dans les cas d'absolue paralysie.

L'*amyotrophie de Landouzy-Déjerine*, comme la maladie de Little, est une affection de l'enfance caractérisée par une atrophie musculaire à type facio-scapulo-huméral. Le Béribéri n'est ni une maladie particulière de l'enfance ni une atrophie musculaire ; il ne présente qu'exceptionnellement ce type.

L'*amyotrophie type d'Erb* se distingue du Béribéri par l'atrophie progressive musculaire de la ceinture scapulaire ou du « groupe Duchenne-Erb. », tardivement elle attaque les membres supérieurs, son apparition dans l'enfance et le fait qu'elle respecte toujours la face. Si dans le Béribéri ces symptômes peuvent exister, ils ne paraissent que dans les derniers jours de la maladie au milieu de tout un cortège de décrépitude et de déchéance organique. Le Béribéri attaque rarement les enfants.

Le *syndrome de Brown-Séquard* existe dans quelques cas extrêmement rares du Béribéri. Mais la paralysie du côté atteint et l'anesthésie du côté opposé n'est que transitoire dans le Béribéri. Nous n'avons jamais observé aux nécropsies les lésions unilatérales exclusives signalées par cet auteur.

La *paralysie de Klumpke* intéresse la neuvième paire cervicale et la première dorsale ainsi que les muscles thenar et hypothenar. Rarement quelques faisceaux fléchisseurs sont atteints. Cette maladie présente le type inférieur de la paralysie du plexus brachial. Il existe des troubles oculo-pupillaires quand le grand sympathique est atteint. Dans le Béribéri, la paralysie atteint au début les muscles des jambes et ce n'est que plus tard seulement que l'amyotrophie gagne les membres supérieurs, les muscles thenar et hypothenar et exceptionnellement la pupille.

La *maladie de Korsaker* est une psychose polynévritique. Dans la polynévrite béribérique il n'existe pas de psychose.

Le Béribéri se distingue encore de certaines maladies pour lesquelles on pourrait le prendre par certains signes particuliers non signalés encore par les auteurs.

Le *signe de Berger* (forme elliptique à grand diamètre transversal ou oblongue de la pupille) signalé comme fréquent dans le tabes dorsal en même temps que la couleur crayeuse de l'iris, n'existent jamais dans le Béribéri.

La *présence du signe de Babenger* fréquente dans certaines affections nerveuses, n'existe pas dans le Béribéri. Les excitations locales cutanées sont perçues dans le membre excité et non dans l'autre. Il n'existe donc pas d'allochirie.

Le *signe de Kœrnig.* que l'on rencontre si souvent dans les méningites, malgré nos recherches répétées nous a paru quelques fois absent.

Le *signe de Biernaki*, ou l'anesthésie du cubital fait constamment défaut dans le Béribéri.

La *respiration de Sheynes-Stokes* ne se trouve jamais dans le Béribéri type.

La *dyspnée de Kuswall* formée d'une inspiration profonde et d'une inspiration brève rencontrée dans le coma diabétique fait défaut dans les formes comateuses du Béribéri.

Horton a assimilé le Béribéri pour la première fois à la *maladie du sommeil* (1). Aujourd'hui la nature trypanosomique généralement acceptée de cette maladie l'en différencie du Béribéri et l'œdème des paupières et l'hébétude spéciale de la maladie du sommeil ne ressemblent en rien au gonflement de la face accompagné d'anasarque dans le Béribéri.

1. Dans l'Uganda, les D^rs Cook et Hodges et les Commissionnaires de la « Royal Society » ont trouvé la *filaria perstans* dans cette maladie ; comme Sthephen Makensie et surtout Sir Patrick Manson l'avaient retrouvée dans un cas d'*hypnosie* provenant d'un pays où le Nélavan était fréquent. La Commission Portugaise attribua la *léthargie des nègres* à un diplocoque et le D^r Castellani a trouvé, dans cette affection, une bactérie, un peu différente de celle de la Commission Portugaise. Ce n'est qu'en 1902 que Durton découvrit le trypanosome de la *maladie du sommeil*. Ce parasite fut ensuite observé par Castellani et Bruce et il fait l'objet, actuellement, d'études spéciales de la part du D^r Laveran à l'« Institut Pasteur de Paris », de Sir Patrick Manson et du D^r Low du « Tropical School of Medecine » de Londres. L'adynamie est le seul symptôme commun aux deux maladies qui se séparent sur tous les autres points de leurs symptomatologies. Le sommeil profond, irrésistible et mortel du *Sleeping Sickness* n'existe jamais dans le Béribéri.

X

## ÉPIDÉMIOLOGIE ET PROPHYLAXIE

La caractéristique d'une maladie épidémique est de :

1° Frapper un grand nombre d'individus à la fois ;

2° D'être susceptible, par sa nature, de se propager au loin.

Le Béribéri possède au plus haut degré ces deux qualités ; c'est donc une maladie épidémique.

Le Béribéri frappe un grand nombre d'individus à la fois, ainsi que le prouvent les épidémies qui ont éclaté sur divers points de son domaine géographique parmi lesquelles on cite : les épidémies de l'Inde en 1877, Bengale et environs de Calcutta. De Singapore en 1881. Ranjoon en 1885. Batavia en 1850. Détroit de Malacca en 1852, 1854. Florès en 1854. Dans le détroit de Banka en 1856, 1861, 1862, 1868. Golfe de Boni en 1859. Dans l'escadre des Indes Orientales en 1861. L'épidémie de la corvette « Erydice » en 1852. Celle de Maurice en 1812. L'épidémie violente de la Guadeloupe en 1859. Celle de San Francisco en 1881. Les épidémies de Ceara en 1858, 1861, A Bahia, grand foyer d'épidémies en 1861, 1863, 1864, d'où la maladie part et rayonne sur toutes les villes des environs. Les épidémies de la marine brésilienne en 1884. Les épidémies de la Réunion signalées par Vinson en 1805, 1821, 1828, 1847, 1864, et dernièrement en 1897. L'épidémie de Diégo-Garcia en 1901.

Dans la séance du 30 juillet 1902 de la British Médical Association, P.-H. Nightingale (Harrogate) a signalé l'épidémie de Bankok qui eut lieu vers le mois de janvier 1901.

W.-C. Proust de Sierra-Leone donne des détails sur l'épidémie qui a éclaté parmi 500 nègres venant de Panama.

Dans cette localité à plusieurs reprises des épidémies de Béribéri furent notées.

Gowers dans son *Manuel of the diseases of the nervous system*, 1892, cite l'épidémie de Manille qui eut lieu en 1880 et celle de la Nouvelle-Zélande en 1878.

Il faut encore signaler l'épidémie du séminaire annamite de Hué en 1883 décrite par Philip.

Dernièrement dans les Etats Malais (Malay states), 1903, 2.355 cas avec une mortalité de 217 ; sur l'île Christmas, 1901, 260 morts sur une petite population de 720 âmes !

La liste des épidémies de Béribéri est longue. Il faut, pour s'en rendre compte, lire les rapports de Hunter, de Marshall, le traité de Corre, etc., le nombre de ses victimes se chiffre par millions.

Pendant la dernière épidémie de La Réunion nous avons eu dans nos hôpitaux plus d'une centaine de cas simultanément.

Ce caractère d'épidémicité a été noté par tous les observateurs et même ceux qui pensent que cette maladie possède surtout des qualités endémiques sont forcés de convenir que dans certaines conditions elle éclate sous forme d'épidémie et fait de nombreuses victimes.

Le Béribéri, par sa nature, est susceptible de se propager au loin ainsi que le prouvent les cas de la Guadeloupe dont la terrible épidémie de 1859 fut causée par le navire « Stella » qui avait à bord des coolis atteints de Béribéri. C'est par un navire brésilien venant du Japon où la maladie sévissait sous le nom de Kakké, que San-Francisco doit l'épidémie de Béribéri de 1881.

Le Béribéri s'est propagé à la Nouvelle-Guinée par l'entremise du navire « Junon ». L'Australie a été infectée par les Chinois employés comme travailleurs des champs et importés par convois d'immigrants. Nous avons, nous-mêmes, assisté à l'éclosion de la dernière épidémie de Béribéri à La Réunion. Elle nous a été apportée de Madagascar par les prisonniers de guerre. C'est parmi eux qu'on a signalé à Saint-Denis les premiers cas de

Béribéri et de ce point la maladie a fait tache d'huile et a rapidement gagné les environs et finalement la colonie entière a été envahie. Les grandes épidémies de Bahia en 1860-1864, ont présenté le même caractère d'expansion. « De Bahia » dit l'enquête officielle « qui paraît être son centre, il passa aux autres villes circumvoisines : Saint-Amaro, Cachoeira, île Saint-Staparica, Feira, de Sant-Anna, Diamantina, Corralinho et autres points ; il se dirigea ensuite au Para, où il devint endémique, sur les rives de Rio-Anajas, passant finalement par Saint Louis-de-Maranhao où il régna d'abord épidémiquement et prit ensuite les caractères de l'endémicité. Les provinces du Ceara, du Rio Grande del Norte, d'Alagoas et de Sergipe, les villes de Larangeiras et d'Aracaju reçurent aussi la visite de cet hôte terrible. L'orbituaire de Pernambuco, à partir de 1871 jusqu'à aujourd'hui, contient dans sa statistique un contingent considérable de décès par Béribéri. Dans les provinces d'Espirito-Santo et de Sainte Catherine, à San-Amaro-de-Cubatâo et San-José l'affection parut et devint endémique. A Motto-Grosso, à Miranda jusqu'à Mariana, Diamantina et Seminario-do-Coraça, dans la province de Minas-Geraës, éclatèrent de grandes épidémies. La maladie portait des dénominations diverses. Des cas ont été observés à Rio même, soit nés sur place, soit importés. Plus récemment, de Lacerda en a rencontré à Campos, et R. de Moura, à Suhury. »

Ce rapport de Féris fait bien voir la nature épidémique du Béribéri qui prend naissance sur un point et gagne rapidement de proche en proche les localités circumvoisines avec cette particularité commune aux autres épidémies que la maladie semble épuiser ses aliments sur place, et va chercher ailleurs de nouvelles victimes laissant comme trace de son passage quelques points infectés où l'incendie couve sous la cendre.

Ces reliquats de grandes épidémies peuvent-ils constituer vraiment un caractère d'endémicité au sens propre du mot ? Nous ne le pensons pas, car les maladies vraiment endémiques sont celles qui règnent dans un groupe de population sous des influences locales, telluriques, météorologiques, d'habitat,

de coutumes, de mœurs, d'usages, qu'on ne peut assimiler aux
maladies épidémiques. A moins d'englober, en ce qui concerne
le Béribéri, tous les pays tropicaux dans un même cercle. Si la
chose, au point de vue scientifique, n'offre aucune difficulté, les
nombreux pays de la zone intertropicale placés dans les mêmes
limites géographiques jouissent à peu près du même climat et
sont soumis à peu près aux mêmes lois cosmiques ; au point de
vue *international*, et sous le rapport des relations de pays à pays,
il en est tout autrement. Toutes les colonies n'appartiennent
pas à une seule nation; elles possèdent chacune leurs lois auto-
nomes. Il en est de même des autres pays et leur gouvernement
métropolitain qui logiquement a le droit de se défendre
contre l'invasion d'une maladie contagieuse par des mesures pré-
ventives spéciales. Les pays chauds ou exotiques ne constituent
pas un tout homogène, une entité territoriale, une seule localité
pour qu'on puisse dire que le Béribéri est endémique aux pays
chauds. C'est une erreur profonde de croire que sous les tropiques, tous les pays ont la même flore, la même faune et les
mêmes maladies.

Ainsi, le Surra qui sévit actuellement à Maurice est inconnu à
La Réunion. La Pinta qui règne en Amérique est inconnue au
Japon. Le Mycétome ou pied de Madura qui fait des ravages
dans l'Inde est inconnu à Madagascar. Le Goundou ou Anakré de
l'Afrique n'a jamais existé en Chine et *tutti quanti*. Il est donc
impropre de dire que le Béribéri existe endémiquement dans les
pays chauds. Il existe, il est vrai, des cas sporadiques dans
certaines localités, mais ces cas ont toujours été précédés d'une
invasion épidémique. Nous avons la conviction que par des
mesures quarantenaires et prophylactiques adéquates on arrivera à arrêter la propagation du Béribéri et à éteindre sur place
les petits foyers. La chose nous paraît d'autant plus possible
qu'il faut un concours de circonstances nombreuses pour que la
maladie puisse évoluer et que les germes qui ont perdu, momentanément, leur virulence la récupèrent.

En outre de ces caractères d'épidémicité, le Béribéri offre
cette particularité d'être ambulatoire, c'est par le transport des

germes actifs et des spores, d'étape en étape, soit par les malades, soit par les vêtements souillés et les objets contaminés. Les coolies qui ont des habitudes de malpropreté invétérées, peuvent eux-mêmes transporter les germes de la contamination. Mais le plus souvent ces germes restent attachés aux vêtements souillés de matières fécales. Les asiatiques de cette catégorie ignorent complètement l'usage du papier hygiénique et des ablutions. Après la défécation les plus propres emploient des pierres ou des feuilles d'arbre, puis s'enroulent dans leur « langoutis ». Pour se faire une idée de la malpropreté répugnante et du rôle que ces vêtements souillés de matières fécales peuvent jouer dans la propagation de la maladie, il suffit de jeter les yeux sur les « capras » des coolies indiens.

Les Chinois ont la déplorable habitude de fumer leurs jardins potagers avec des matières fécales fraîches diluées dans un peu d'eau et d'urine et d'arroser leurs légumes avec ce mélange. Aussi dans toutes les épidémies de Béribéri peut-on remarquer que ce sont les Chinois qui paient le plus lourd tribut à la maladie.

Il ne faut pas chercher ailleurs la prétendue sensibilité de la race chinoise au Béribéri. Les bactéries encapsulées, les spores sont donc transportées d'un endroit contaminé dans une autre localité indemne (ou elle-même infectée). Ces germes importés dans la localité peuvent y séjourner longtemps sans manifester leur présence autrement que par quelques cas sporadiques, puis si aucune mesure n'est prise pour isoler ces cas, la maladie gagne de l'extension et l'épidémie éclate. Il ne faut donc jamais perdre de vue que tout béribérique est un foyer d'infection.

### Prophylaxie

Si le Béribéri avait été une maladie d'Europe, il y a longtemps qu'elle aurait été rayée de la liste des entités pathologiques. Sa transmissibilité est si fragile que les progrès de l'hygiène publique et privée en auraient eu vite raison.

Il en est malheureusement tout autrement sous les tropiques. La déclaration des cas, rendue obligatoire dans les colonies françaises par la loi de 1887 et 1892, n'est appliquée que d'une manière absolument insuffisante.

Il n'a jamais été question d'isoler les malades, quant aux désinfections elles sont dérisoires et se résument « à prendre des mesures de nature à calmer les inquiétudes du public » sans souci du véritable but à atteindre. Les quarantaines, comme celles qui sont appliquées dans la plupart des colonies, sont illusoires.

En un mot. rien n'a été fait sérieusement, jusqu'ici, pour combattre le Béribéri ; et c'est la raison pour laquelle on peut estimer à plusieurs centaines de mille les victimes qu'elle fait annuellement aujourd'hui encore.

En nous basant sur ces faits d'observation courante confirmée par des expériences réitérées de laboratoire, la perte rapide dé la virulence des germes, la limite restreinte de leur transmissibilité, nous affirmons qu'en suivant les règles de prophylaxie, on pourra certainement débarrasser les pays tropicaux de cette terrible maladie.

Les moyens prophylactiques à employer sont de deux sortes :

I. — **Les moyens immédiats.**

II. — **Les moyens éloignés.**

I. *Les moyens immédiats* comprennent l'application rigoureuse et sévère aux colonies et aux pays de protectorats, des mesures de la Conférence de Venise : 1° l'information officielle, 2° l'isolement effectif du ou des malades, 3° l'enquête obligatoire sur l'historique des cas, et 4° la désinfection complète de tous les objets souillés et contaminés.

II. *Les moyens éloignés* consistent à nettoyer, approprier, désinfecter les meubles et locaux qui pourraient avoir été contaminés; à prendre des mesures locales de salubrité ; à *incinérer les cadavres des béribériques* ; et à entreprendre de grands travaux d'assainissement, dans les localités où la maladie a régné.

### I. — Moyens immédiats

**1° *L'information officielle s'obtiendra :***

α. Par des personnes chargées exclusivement de surveiller les cas nouveaux et de les signaler à l'administration compétente ;

β. Par une récompense à donner à toute personne qui aura signalé un nouveau cas avéré ;

γ. Par l'obligation faite aux médecins, chirurgiens, officiers de santé, sage-femmes, pharmaciens, à toutes les personnes en un mot qui ont charge morale de protéger la santé publique, sous peine d'amendes, de déclarer sous pli cacheté, discrètement, aux pouvoirs publics, les cas observés dans leurs clientèles ;

δ. Par la création d'une brigade d'officiers de santé et de médecins sanitaires diplômés chargés du contrôle, de la surveillance des cas et de l'exécution des mesures de désinfection.

**2° *L'isolement des malades.*** — Tout malade reconnu atteint de Béribéri devra être immédiatement isolé dans un bâtiment spécialement affecté à cet usage ; et les personnes qui ont été en contact avec lui, mises en « quarantaine d'observation ».

L'isolement devra être individuel ou collectif, qu'il s'agisse des malades ou des personnes qui ont été en contact avec des malades. Le premier devoir des autorités sera de faire construire des baraquements ou camps de ségrégation où seront transférées immédiatement toutes les personnes reconnues malades de Béribéri et leur entourage.

Les premiers seront placés dans un local spécialement affecté à cette destination et séparés des personnes non atteintes. Ils ne pourront rejoindre ces dernières, à leur guérison, qu'après une désinfection sérieuse de leur personne et de leurs effets. Sous aucun prétexte, les personnes en quarantaine d'observation ne seront admises dans les hôpitaux des malades. Elles devront prendre de grandes mesures de précautions pendant leur séjour au camp de ségrégation, séjour qui ne devra pas être moins de

40 jours, se laver la bouche et les orifices naturels avec une solution antiseptique. Les hôpitaux des malades ne devront contenir qu'un nombre restreint de lits ; (les réinfections dans le Béribéri sont fréquentes et dangereuses). Le personnel du camp de ségrégation devra être spécial pour les malades et pour les personnes mises en quarantaine d'observation.

3° *L'enquête obligatoire sur l'historique des cas.* — L'historique de tous les cas sans exception devra être fait aussitôt la découverte de ces cas. Il devra être complet et renfermer toutes les indications sur la genèse et les lieux d'origine, tous les renseignements possibles sur le point de départ de l'épidémie et les conditions dans lesquelles la maladie tend à se propager.

Ces investigations sont de la plus haute importance parce qu'elles permettront, d'une part, d'enrayer la source d'invasion si elle était continue et de procéder vis-à-vis de cette source du mal de la même manière que pour toutes les autres sources de maladies transmissibles, c'est-à-dire contagieuses et infectieuses et épidémiques.

4° *La désinfection de toutes les objets souillés et contaminés.* — La désinfection devra être absolue et rigoureuse dans tous les cas bénins ou graves. Elle comprendra la désinfection des vêtements, effets, linges, objets de literie, tentures, les meubles, sols, maisons, appartements. Les latrines devront être l'objet d'une désinfection spéciale parce que les matières fécales des béribériques contiennent des cultures extrêmement virulentes et abondantes du microcoque béribérique. Il en est de même des murs et des parquets des salles ayant contenu des béribériques, contaminés par les crachats et les vomitures.

Nous empruntons au *Dictionnaire usuel des sciences médicales* (A.-J. Martin) les indications générales de désinfections applicables aux maladies infectieuses et transmissibles avec quelques modifications appropriées à la maladie qui nous occupe.

*Désinfection des ustensiles qui servent aux malades.* — Les tasses, bols, assiettes, cuillers, etc., dont les malades se sont servis seront rigoureusement nettoyés à l'eau bouillante, et l'on veillera à ce qu'ils ne soient pas utilisés par d'autres personnes. Les restes d'aliments laissés par les malades ne doivent jamais être consommés par les personnes en bonne santé.

*Désinfection des matières rendues par les malades.* — Les vomitures et les selles seront immédiatement mélangés à un verre d'une solution acidulée de sulfate de cuivre (eau, 100 grammes ; sulfate de cuivre, 2 gr. ; acide sulfurique ordinaire, 4 gr.), ou à du lait de chaux fraîchement préparé, puis jetés dans les cabinets.

Les vases où ces matières ont été reçues seront, en outre, rincés aussitôt ; d'abord avec un second verre de solution acidulée de sulfate de cuivre, puis avec une grande quantité d'eau ordinaire. A la campagne, les matières sont enfouies dans le sol, après désinfection, loin des cours d'eau, des sources ou des puits qui servent à l'alimentation ou à des usages domestiques.

Si les matières ont été répandues sur le parquet, elles seront absorbées par de la sciure de bois, que l'on fera brûler aussitôt. La tache sera lavée avec une éponge ou un torchon imprégné d'eau phéniquée à 4 0/0. Ces objets seront ensuite projetés dans un baquet d'eau phéniquée à 4 0/0. Si les matières ont souillé les draps de lit, des serviettes ou des mouchoirs, on plongera ces objets le plus tôt possible dans l'eau phéniquée et on les traitera comme les autres pièces de lingerie.

*Désinfection du linge dans le cours de la maladie.* — Le linge de corps, les serviettes, les mouchoirs, les draps de lit seront désinfectés dans la maison avant d'être soumis au blanchissage. Pour cela, aussitôt qu'ils auront cessé de servir, qu'ils soient souillés ou non, on commencera par les plonger pendant une demi-journée au moins dans un baquet ou cuveau (1) rempli d'eau phéniquée à 2 0/0 : on les sortira de ce liquide, on les tordra légèrement, puis on les maintiendra pendant vingt minutes ou une demi-heure dans l'eau réellement bouillante ; ensuite on les soumettra à la lessive sur place ou bien

---

1. Une lessiveuse ou une barrique à vin coupée en deux par le milieu, remplira bien les conditions requises.

on les livrera au blanchisseur. Il est très important de savoir que les matières quelconques rendues par le malade ne doivent jamais se déssécher sur les pièces de linge qui les ont reçues (si la chose est possible on remplacera très avantageusement l'ébullition dans l'eau par un passage à l'étuve à désinfection par la vapeur sous pression). La solution phéniquée ainsi employée sera versée dans les cabinets d'aisances, jamais dans les dégorgeoirs des cabinets de toilette ou des éviers. Les linges et autres objets de pansement de peu de valeur seront brûlés ; dans le cas contraire, ils seront désinfectés de la même manière que le linge de corps.

*Désinfection des habits, de la literie, des tapis et des tentures à la fin de la maladie.* — Les habits des malades et des gardes malades, la literie (couvertures, matelas, oreillers) et les tapis et rideaux de la pièce dans laquelle la maladie a évolué, seront enveloppés dans des draps humectés d'eau simple ou phéniquée et portés dans l'étuve à désinfection où ils subiront pendant quinze minutes l'action de la vapeur d'eau sous pression.

Ces objets ne seront remis en place qu'après la désinfection du logement. On traitera de la même manière les hardes et chiffons, gonis, capras, langoutis, alors même qu'ils devraient être donnés ou vendus.

A défaut d'étuve à vapeur sous pression, tous ces objets seront détruits ou lavés, comme au paragraphe précédent.

## II. — Les moyens éloignés

A ces moyens, il faut ajouter d'autres mesures indiquées par la nécessité de se mettre à l'abri d'une contamination. Ces mesures concerneront les locaux, le sol, les eaux et les personnes. Il est aujourd'hui reconnu qu'en dehors des conditions individuelles de réceptivité créées par un mauvais état de santé, l'insalubrité d'une ville ou d'un pays (provenant d'une hygiène publique défectueuse) joue un rôle considérable dans l'invasion et la marche d'une épidémie. Cela est surtout vrai pour le Béribéri.

Cette maladie frappe principalement les collectivités (fait qui a été constaté depuis longtemps) placées dans des conditions d'hygiène mauvaises. Ces mauvaises conditions aggravent ordinairement le caractère dangereux des épidémies en laissant subsister des petits foyers mal éteints. Aussi les principes d'hygiène devront-ils être plus rigoureusement suivis devant la menace d'une épidémie, surtout en ce qui concerne les agglomérations d'individus dans les camps, les casernes, les réunions publiques, les fêtes, les foires et les pèlerinages qui sont autant d'occasions de dissémination des germes.

Le service des eaux devra être très attentivement exercé. L'eau potable mise à l'abri de toute contamination et si l'origine en est incertaine avoir recours à des procédés de stérilisation par l'ébullition prolongée ou la filtration. Nous préférons, en ce qui concerne le Béribéri, cette dernière manière d'agir, l'ébullition étant insuffisante parfois à détruire les spores. Les eaux ménagères, les détritus, seront désinfectés régulièrement tous les jours au moyen d'une solution de sulfate de cuivre à 20 0/00 ou au crésyl. Le sol devra être débarrassé de toutes les ordures, des feuilles sèches et pourries, des petits dépotoirs que l'on trouve dans presque toutes les cours et habitations dans les colonies. Les latrines en plein air seront rigoureusement interdites, les mares devront être desséchées, les terrains humides si convenables aux germes du Béribéri seront drainés, toutes les immondices brûlées ou désinfectées à la chaux.

Les demeures seront l'objet de grands soins de propreté, les ateliers, les chantiers et les dortoirs surtout. Ce qu'il faudra éviter, c'est l'encombrement qui joue un rôle considérable dans le Béribéri. Enfin, dans les villes ou agglomérations d'individus, les canaux et les égouts seront l'objet tout spécial de la sollicitude administrative; et des mesures de sanitation prises pour éviter la malpropreté et l'entassement des immondices, en vue de l'assainissement des localités insalubres.

*Précaution à prendre pour l'entourage du malade.* — Les personnes qui soignent les malades doivent avoir des vêtements spéciaux qu'elles quitteront : 1° au moment de sortir dans la rue ; 2° pendant la durée des repas ; 3° lorsqu'elles doivent se trouver en contact avec les personnes bien portantes de la maison. Elles se laveront les mains, surtout avant le repas, avec du savon alcalin et une grande quantité d'eau, au besoin additionnée d'une solution de sulfate de cuivre ou de chlorure de chaux à 2 0/0, c'est-à-dire 20 grammes de ces substances dans un litre d'eau, ou de sublimé (1 gr.) additionné d'acide tartrique (5 gr.) pour un litre d'eau.

*Nettoyer, approprier, désinfecter les meubles et locaux qui pourraient avoir été contaminés. — Désinfection des meubles et de la chambre du malade.* — Cette opération comprend plusieurs temps qui seront toujours exécutés dans l'ordre suivant : 1° humecter uniformément le carrelage ou le parquet avec de l'eau ordinaire ; 2° essuyer soigneusement le plafond, les murs ou la tapisserie avec un linge légèrement humecté, afin d'entraîner et de fixer les poussières ; 3° imprégner fortement les meubles d'une minime valeur, tels que berceaux en bois et en fer, chaises ordinaires, etc., etc., avec une solution de sublimé à 1 p. 1.000 ; l'intérieur des tables de nuit devra toujours être traité ainsi ; 4° pour les meubles plus importants, tels que les lits et les sommiers, introduire de la solution de sublimé dans les joints comme s'il s'agissait de la destruction des punaises, et essuyer les surfaces cirées ou vernies avec un tampon imprégné d'huile de pétrole ; 5° battre, puis frotter avec une brosse trempée dans la solution de sublimé la surface des sièges garnis de tissus divers ; 6° laver et brosser le parquet ou le carrelage de la chambre, les boiseries ou les murailles, jusqu'à la hauteur de deux mètres avec le balai et des éponges enmanchées, trempés dans la solution de sublimé ; 7° deux heures après, au minimum, on procédera à un lavage abondant, à l'aide d'éponges emmanchées, mouillées cette fois avec une solution alcaline (eau, 1.000 gr. ; carbonate ou cristaux de soude du commerce, 10 gr.) ; en même temps on lavera largement, avec la solution alcaline, les meubles de peu de valeur qui ont été préalablement imprégnés avec la solution de sublimé ; on absorbera l'excès de liquide, on ventilera fortement afin d'avoir une dessication assez rapide des parois et du parquet de la chambre.

L'opération précédente donne une sécurité approximative. On obtient de meilleurs résultats en procédant à la désinfection des pièces à l'aide de fumigations à l'anhydride sulfureux. Pour cela, et avant la dessiccation, on dispose au miliéu de la chambre une bassine en faïence ou porcelaine (le soufre attaque le fer énergiquement quand il brûle) dans laquelle on place de la fleur de soufre à raison de 15 à 20 grammes par mètre cube de l'espace à désinfecter. Pour éviter le danger d'incendie, on place le récipient contenant le soufre au centre de bassines en fer ou de baquets contenant une couche de 5 à 6 centimètres d'eau. On bouche les ouvertures et l'on colle des bandes de papier sur toutes les fissures qui permettraient aux vapeurs de s'échapper. On enduit de graisse les objets en métal qui ne peuvent pas être lavés. On arrose le soufre d'un peu d'alcool et on l'enflamme. On ferme la porte de la pièce et l'on colle extérieurement des bandes de papier sur les joints. Le gaz anhydride sulfureux se dégage et on le maintient emprisonné pendant 24 heures. Le lendemain, la chambre est largement aérée ; on peut la réhabiter dès qu'on ne perçoit plus l'odeur d'acide sulfureux qui, d'ordinaire, cause des picotements aux yeux et à la gorge, c'est-à-dire 24 heures après le commencement de l'aération. Enfin, quand on le pourra, on fera bien de remplacer le papier de la tapisserie ou de faire, suivant le cas, badigeonner ou peindre les murs à nouveau.

Lorsque la localité possède un service public de désinfection, ces diverses opérations se trouvent très simplifiées ; on en charge des désinfecteurs spéciaux qui, après avoir fait des paquets de tous les objets qui peuvent être portés à l'établissement pour être passés par l'étuve à vapeur ou pour être lavés à l'aide de liquides antiseptiques, procèdent à la désinfection du logement lui-même. Dans ce cas, le meilleur procédé consiste dans les lavages et pulvérisations avec l'antiseptique le plus puissant et le plus pratique entre des mains spéciales exercées, c'est-à-dire la solution de sublimé à 1 p. 1.000 additionnée de

5 grammes d'acide tartrique et d'une goutte de solution alcooli-
sée de bleu croupier à l'état sec pour colorer le liquide.

Le règlement ci-après énumère et précise les principales opérations qui incombent à un service public de désinfection.

## Règlement

1° Objets directement apportés à l'établissement public de
désinfection par les particuliers.

Dans ce cas, l'établissement de désinfection ne peut recevoir
que des matelas, linges, effets et vêtements à usage, tentures,
tapis de petites dimensions, cuirs, fourrures, caoutchouc, étoffes et tissus de toutes sortes. Quant aux objets mobiliers proprement dits, ils ne peuvent être désinfectés qu'à domicile.

2° Objets qui ont été pris à domicile sur la demande des
particuliers ou des services administratifs (maires, commissaires
de police, etc.).

1° *Objets apportés pour être désinfectés à l'établissement.* —
Les objets apportés pour être désinfectés ne doivent être reçus
dans l'établissement que du côté des objets à désinfecter. L'employé placé dans cette partie de l'établissement fait deux parts
des objets :

**A.** Ceux qui doivent subir la désinfection à l'étuve et qu'il dispose dans des enveloppes affectées à cet usage, c'est-à-dire les
objets de literie, vêtements, effets à usage personnel, linge et
en général, tous les tissus et étoffes ;

**B.** Ceux qui doivent subir le lavage ou la pulvérisation à
l'aide de solutions antiseptiques, à savoir : les cuirs, chaussures, courroies, caoutchouc, bretelles, casquettes, chapeaux, car-
tons, malles, etc., les fourrures, les objets en bois collés.

La désinfection à l'étuve se pratique suivant les indications
fournies pour le maniement particulier de l'appareil, d'après le
tableau affiché auprès de chaque étuve.

Pour tous les objets qui ne peuvent passer à l'étuve et qui
sont énumérés ci-dessus, on peut se servir soit du lavage à
l'aide d'un pulvérisateur spécial, soit du lavage à la brosse, et,

dans les deux cas, à l'aide de la solution antiseptique suivante :

| | |
|---|---|
| Sublimé corrosif. . . . | 12 grammes |
| Chlorure de sodium . . . | 24 » |
| Eau distillée . . . . . | 200 » |

Pour 12 litres d'eau, soit pour une charge de pulvérisateur.

Un carnet à souche indiquera, sur la souche et la feuille qui en sera détachée pour être remise au dépositaire des objets : le nom et l'adresse de celui-ci, la désignation des objets, le jour du dépôt et de la remise. La délivrance des objets sera faite, dans le plus bref délai possible, sur remise de la feuille en question. Elle ne devra jamais être effectuée que dans le local destiné au dépôt des objets désinfectés.

Les voitures ayant servi au transport des dits objets ne pourront sortir de l'établissement qu'après avoir été nettoyées par le désinfecteur au moyen des pulvérisations ou lavage, en usage dans l'établissement.

2° *Objets à prendre ou désinfecter à domicile.* — Le service de la désinfection à domicile comporte :

**A.** Un personnel spécial ;

**B.** Un matériel approprié à la désinfection.

**A.** *Personnel.* — Le personnel se compose d'au moins deux hommes, dont l'un doit être habitué à la conduite des chevaux.

Ils portent un costume spécial, dit de *sortie*, soigneusement entretenu et permettant de reconnaître qu'ils font partie du service de la désinfection.

Cet uniforme est différent du costume de travail décrit ci-après.

**B.** *Matériel.* — Deux voitures spéciales seront affectées au transport du matériel pour la désinfection à domicile et des objets soumis ou à soumettre à la désinfection dans l'établissement.

Chacune de ces voitures sera peinte à l'extérieur d'une couleur différente afin de distinguer celle qui servira au transport des objets contaminés et celle qui sera destinée à reporter au domicile les objets désinfectés.

Au départ de la voiture, les désinfecteurs s'assureront qu'elle contient le matériel ci-après :

1° La pompe à pulvériser adoptée pour la désinfection (de 12 litres de capacité) et plusieurs flacons renfermant la solution indiquée ci-dessus.

Ces flacons, confiés aux soins et à la responsabilité des employés, ne devront jamais être remis par eux à qui que ce soit ;

2° Un sac en toile renfermant le costume de travail, soit pour chaque homme une culotte de toile, une blouse de toile ajustée au cou et aux poignets pour empêcher la blouse de flotter, un pantalon ou cotte de toile, des chaussures ;

3° Plusieurs enveloppes fermées par n'importe quel moyen, à l'exception des cordons de cuir. Ces enveloppes seront de formes différentes pour les matelas, les oreillers, les traversins, les édredons et les effets ; elles seront marquées au coton rouge de numéros ou de lettres de très gros caractères ; elles seront ouvertes avant leur entrée dans l'étuve ;

4° Des chiffons destinés à l'essuyage ;

5° Deux grosses éponges, une brosse à main, une brosse montée ;

6° Un sac à outils ;

7° Une échelle articulée et munie de tampons en caoutchouc.

**Technique de la désinfection.** — Les employés se rendront directement et sans retard au domicile qui leur a été indiqué par le directeur de l'établissement.

Dès leur arrivée au domicile, ils transporteront leur matériel auprès du logement à désinfecter et se revêteront du costume de travail avant d'y pénétrer.

Après avoir lavé avec le pulvérisateur la place destinée à recevoir leur matériel, ils déposent les toiles, enveloppes, sacs, bâches ou paniers, puis ils y placent, en les pliant soigneusement, tous les objets destinés à être portés à l'étuve (matelas, rideaux, couvertures, literie, vêtements, tissus et étoffes). Les paquets devront être hermétiquement clos. Puis, après avoir versé le contenu de l'un des flacons dans la pompe à pulvériser et avoir rempli d'eau celle-ci, ils projetteront un jet de liquide désinfectant pulvérisé sur les murs, le plafond, les boiseries, le parquet ou carrelage, les grands tapis conservés à domicile, les meubles et notamment les lits, l'intérieur de la table de nuit et tous autres objets laissés dans la pièce.

Aucune partie des pièces à désinfecter ni aucun des objets qu'elles renferment ne doivent être négligés. Les glaces et leurs cadres, les tableaux et objets d'art seront frottés avec des chiffons légèrement imbibés de la solution désinfectante ou lavés au pulvérisateur. S'il est nécessaire, les grands tapis et étoffes laissés à domicile en raison de leurs grandes dimensions seront décloués, et recevront sur les deux faces un jet prolongé de liquide désinfectant pulvérisé ; le parquet ou les murs qu'ils recouvraient seront également désinfectés.

Les vases et ustensiles ayant servi au malade, ainsi que les water-closets, les cabinets d'aisances et les tables de toilette seront lavés avec soins à l'aide de la solution désinfectante.

Lorsque ces diverses opérations seront terminées, les désinfecteurs devront enlever leurs costumes de travail et les mettre dans les sacs destinés à les porter à l'étuve de désinfection ; puis ils descendront les sacs renfermant les objets également destinés à l'étuve et chargeront le tout avec leur matériel dans la voiture.

Dès que la voiture chargée des objets à désinfecter arrivera à l'établissement, elle sera aussitôt débarrassée de ces objets ainsi que du matériel, et le tout devra être, dans le plus bref délai, désinfecté par le procédé indiqué ci-dessus. La voiture sera également lavée à grande eau avec la solution désinfectante.

*Précautions générales.* — Tous ceux qui seront chargés de la désinfection dans l'établissement porteront le costume de travail spécifié ci-dessus. Ils devront se débarrasser de leurs vêtements dans la pièce qui leur sert de vestiaire et y revêtir ce costume avant d'entrer dans les parties de l'établissement où se trouvent les objets à désinfecter.

Tous ces agents sans exception doivent laisser leur costume de travail lorsqu'ils ont terminé leur service ; ils sont tenus de se laver soigneusement la figure et les mains à l'eau chaude additionnée de la solution antiseptique indiquée plus haut, avant de retourner dans leurs logements ou dans l'établissement pour n'importe quel motif.

L'entrée des locaux affectés à la désinfection est formellement interdite à toute personne de l'établissement ou autre qui n'y est pas appelée par son service.

Les agents préposés au maniement des objets infectés ne doivent, sous aucun prétexte, avoir des rapports avec le chauffeur de l'étuve et ses aides pendant les diverses opérations de leur service.

Les personnes qui désirent utiliser le service de désinfection publique seront prévenues qu'il y a intérêt pour elles à en avertir le directeur de l'établissement, afin que les désinfecteurs spéciaux puissent être mis à leur disposition pour pratiquer la désinfection à leur domicile et faire désinfecter les objets qui doivent être portés à l'étuve.

Autrement, les personnes qui feraient porter par des étrangers à ce service ou qui porteraient elles-mêmes des objets à l'établissement, doivent prendre des précautions spéciales pour éviter toute contamination par ces objets, notamment pour la désinfection de leurs propres vêtements et le nettoyage de leurs mains et de leur figure.

En dehors de ces prescriptions générales applicables à toutes les maladies transmissibles, il en est de particulières au Béribéri.

Dans cette maladie, comme dans le choléra et la dothyenanterie, les germes sont contenus dans les déjections des malades. Pendant les épidémies de Béribéri il faudra donc tenir pour suspects les plantes potagères et les légumes cultivés sur des terres fertilisées au moyen d'excréments humains et se méfier plus particulièrement de la fumure spéciale employée par des jardiniers chinois.

Le Béribéri se transmet surtout par les aliments, d'où la nécessité de surveiller de près leur confection. On connaît l'habitude qu'ont les cuisiniers indigènes de triturer les aliments avec les mains, toujours chargés de germes, pour la confection des mets :

massalé, rougail, cymbales de mangues, boules de tamarin, wargum, etc.

En général, dans les colonies, les cuisines sont d'une simplicité primitive et d'une propreté la plupart du temps des plus douteuses. L'eau qui sert à cuire les aliments contient des germes, souvent en abondance, provenant des latrines à ciel ouvert et de l'entraînement de ces germes par les eaux pluviales. Il est de la plus grande importance de surveiller la propreté de la confection des mets et de les faire cuire longtemps et bouillir au moins pendant 20 minutes. Lorsqu'on aura à désinfecter une fosse dans laquelle des selles béribériques auront été vidées, il faudra employer de préférence le chlorure de chaux ou lait de chaux. On en répandra dans la fosse jusqu'à désodorisation et réaction alcaline au tournesol. On obtient du chlorure de chaux en faisant passer un courant de chlore sur de la chaux éteinte. L'action destructive des microorganismes par le chlore sera de la sorte utilisée. Le lait de chaux pourra aussi être employé, mais à l'état frais ; on le prépare de la façon suivante : on prend une quantité donnée de chaux de bonne qualité que l'on délaye graduellement dans une quantité égale d'eau. On peut encore employer la chaux vive qu'on éteint avec la moitié de son poids d'eau. Quand la délitescence est faite, on met la poudre dans un récipient bien fermé et dans un endroit sec.

Comme 1 kilo de chaux vive qui a absorbé environ 500 grammes d'eau, cube 2 l. 200, il suffit, pour avoir du lait de chaux, de verser les 4 l. 400 d'eau ordinaire, soit le double.

On peut conserver ce lait de chaux pendant quelques jours à la condition de le maintenir dans un vase bien bouché.

Il devra être strictement interdit aux coolies et aux indigènes d'aller à la garde-robe ailleurs que dans les latrines, de déposer des ordures le long des murs et autour des habitations. Les lieux d'aisances devront être lavés avec un faubert imbibé de solution antiseptique forte. Lorsqu'on n'est pas sûr de la qualité du lait de chaux qui doit servir, on doit l'essayer en l'ajoutant aux matières à désinfecter jusqu'à réaction alcaline, reconnue au papier tournesol.

Après la guérison des malades, il faut leur recommander de ne pas sortir sans avoir pris un grand bain et s'être bien savonné, mis du linge propre et s'être vêtus d'habits neufs ou désinfectés. Les cadavres des béribériques morts pendant la période d'invasion étant de véritables milieux de cultures pures et virulentes de Béribéri, nous recommandons leur INCINÉRATION comme seule mesure efficace de prophylaxie générale. Dans les endroits où l'incinération ne peut être faite, on doit placer le plus promptement possible les cadavres dans des cercueils étanches et bien clos, contenant du charbon ou de la sciure de bois, arrosés d'une solution d'acide phénique concentrée, et les enterrer immédiatement.

Il est indiqué d'entourer ces cadavres d'une sorte d'*aire antiseptique,* en répandant une solution acide désinfectante minérale forte, ou de la chaux vive, dans la fosse et sur la terre nouvellement remuée où l'inhumation a été faite.

En terminant ce chapitre de l'Épidémiologie, il est bon de se rappeler que le Béribéri est une maladie *contagieuse,* en voici quelques preuves entre mille.

Les personnes directement placées dans les milieux béribériques contractent la maladie, par exemple, les infirmiers : N..., R..., décédés. E. P., qui prend la place, est atteint à son tour. L'infirmier de B...-M... est forcé de quitter sa place atteint de paralysie ; à la R...-S...-P..., C... décédé par anasarque béribérique. L'infirmer actuel, A..., a lui-même une très forte attaque de Béribéri, forme œdémateuse. L'infirmier de l'établissement La R... G..., R..., contracte la maladie et en meurt.

Les personnes qui sont en contact avec ceux qui soignent les béribériques peuvent prendre la maladie. Exemple : Les familles d'infirmiers. N., dont trois membres sur quatre sont morts à un intervalle très court. L'infirmier P., contracte la maladie et la communique à sa mère qui en meurt. A... qui communique la maladie à son fils (1).

Les personnes qui travaillent dans des milieux infectés sont

---

1. Voir observations.

susceptibles de contracter la maladie. Le cas du D<sup>r</sup> Durham de la Commission du Béribéri de l'Ecole de médecine tropicale de Londres, qui est atteint de Béribéri après un mois de séjour dans l'île Christmas où il avait été étudier le Béribéri, en est un exemple frappant. Le cas de P. L., obser. 13, qui contracte le mal et en meurt. Observ. 14, 16, 19, 59, etc.

La contagion peut se faire de conjoint à conjoint. Observ. 31 et 70, 44, 42, etc.

La contagion peut se faire de membre à membre dans une famille. Exemple : N...-B....

Il est grand temps que l'alerte soit donnée, pour que tous ceux, sur qui pèse la lourde responsabilité des vies humaines, se réveillent de la torpeur où les avait plongés la fallacieuse sécurité des théories détestables, et entrent hardiment en lutte contre l'ennemi commun — le Béribéri — ennemi redoutable de l'humanité et de la civilisation aux pays du soleil.

XI

## ANATOMIE PATHOLOGIQUE

Pour la commodité de la description, les lésions anatomopa-
thologiques seront étudiées aux points de vue :

I. — Microscopique.

II. — Macroscopique.

La haute importance d'une étude microscopique des lésions
rencontrées dans le Béribéri, n'est plus à démontrer parce
qu'elle seule peut nous renseigner sur les transformations inti-
mes survenues dans les éléments cellulaires des tissus et sur la
nature de l'agent qui a provoqué ces métamorphoses. Les lésions
macroscopiques seront étudiées au cours des nécropsies.

### I. — Lésions microscopiques

α. Considérations générales.

β. Lésions particulières de chaque système.

α. *Considérations générales.* — Les lésions anatomo-pathologiques rencontrées dans le Béribéri appartiennent aux catégories des lésions de nutrition et lésions d'inflammation. Ces
phénomènes morbides sont sous la dépendance tantôt d'une
réaction occasionnée par la présence dans le sang et sur la
muqueuse du tube digestif de microcoques et tantôt par l'action
destructive chimique ou chimiobiologique d'une toxine sécrétée
par ces germes comme le démontrent les lésions de stéatose analogues à celles décrites dans les intoxications phosphorée,
éthylique et arsénicale. La recherche minutieuse des microcoques par tous les procédés de coloration connus, dans les lésions

dégénératives et dans leurs environs n'ont jamais été couronnés de succès. Leur présence au contraire sur la muqueuse intestinale, les phénomènes réactionnels inflammatoires observés à ce niveau, la découverte d'infactus pulmonaires, cérébraux et rénaux, les lésions d'endartérite par hypertrophie de la tunique de Bichat tout indique que ce sont là des *phénomènes locaux* d'inflammation et de nutrition dépendant de l'action directe des bactéries sur les tissus. Il en est de même des adhérences péricarditiques, pleurétiques et péritonéales, des exsudats pseudomembraneux des méninges, des exsudats séreux des cavités splanchniques. Au contraire, les dégénérescences granulo-graisseuses du myocarde, les corpuscules pseudo-amylacés de la moelle, les plaques hyalines des nerfs, les infiltrations colloïdes du tissu cellulaire perivasculaire et du myolème, les dégénérescences steatosiques du protoplasma des cellules organiques, appartiennent bien à l'action destructive *à distance* du poison béribérique sur les éléments histologiques. Le caractère intime des modifications démontrerait l'existence d'une sorte d'imbibition des éléments constitutifs primordiaux des tissus. La présence dans les artères de petits caillots de formation récente fait voir que les embolies qui en sont la conséquence donnent naissance à des infarctus et à la perte des fonctions normales des éléments cellulaires. Il est certain alors que ces cellules qui ne reçoivent plus l'afflux sanguin tout en restant le siège des échanges nutritifs secondaires, et continuant à vivre d'une manière végétative subissent des transformations régressives nécrobiotiques dont les plus remarquables sont : la nécrose de colliquation, et les dégénérescences granulo-graisseuse et colloïde. Les phénomènes de dénutrition par infactus provenant de la formation de petits caillots dans le sang doivent être placés à côté des lésions dégénératives observées dans des parties où, malgré les recherches les plus minutieuses, aucune embolie n'a pu être décelée. Il existe donc un processus de dégénérescence cellulaire indépendant de la régression nécrobiotique par infarctus.

La généralisation, l'étendue, la marche lente de ce processus

observées aussi bien chez des individus morts de Béribéri aigu
que chez ceux qui sont décédés de cachexie béribérique, démontrent la présence d'une toxine qui agirait par imbibition sur
les éléments cellulaires à la façon des intoxications par le
phosphore, l'alcool et l'arsenic (1). Les résultats sont semblables
quand on envisage les cellules atteintes de steatose par l'une de
ces intoxications et des cellules atteintes de dégénérescence
graisseuse par le Béribéri. La graisse se forme sur place par
transformation rétrograde des éléments qui cessent leurs fonctions et se mortifient. Les gouttelettes graisseuses fines, isolées,
intraprotoplasmiques et solubles dans l'éther, insolubles dans
l'acide acétique, colorées en noir par l'acide osmique, réfringentes à la lumière ; la fragmentation des noyaux de certaines
cellules du tissu conjonctif, la perte de la striation, la coagula-
tion et la disparition de fibres musculaires laissant leur myolè-
mes vides à la manière d'une alvéole de ruche vide, l'hypérémie
inflammatoire, l'hyperplasie cellulaire de la gaîne de Schawn,
la diapédèse, la formation d'exsudats, l'organisation de ces
exsudats, la formation intraparenchymateuse de noyaux pseudo-
amylacés médullaires, les scléroses, sont les principales lésions
anatomo pathologiques du Béribéri. Il ne faut pas perdre de
vue que les lésions nutritives paraissent dépendre beaucoup plus
de l'action d'une toxine c'est-à-dire d'une substance chimique ;
et que les troubles inflammatoires dépendent plus d'un agent
physique. La série des phénomènes inflammatoires sont analogues à ceux produits artificiellement par l'action d'un agent irritant physique ou chimique » (Cornil et Ranvier). On pourrait
ajouter quelquefois l'action combinée physico-chimique d'un
agent irritant. Quoi qu'il en soit, les caractères cliniques de
l'inflammation, — tumeur, chaleur, rougeur, douleur, - font
constamment défaut dans le Béribéri. Le processus inflammatoire
reste donc localisé aux organes et aux systèmes et le drame
se déroule au niveau des éléments constitutifs mêmes. La part

1. En modifiant probablement la composition chimique des éléments
primordiaux.

de l'inflammation se trouve ainsi réduite. Elle reste donc elle-même la conséquence de l'action irritante un agent chimique. Cet agent chimique est la diastase ou la TOXINE. BÉRIBÉRIQUE.

β. *Lésions particulières à chaque système et à chaque tissu.* — *Tissu conjonctif.* — Les troubles observés dans ce tissu varient suivant le degré de la maladie. Dans certains cas, l'œdème est partiel, l'infiltration séreuse et circonscrite, on retrouve les cellules et les fibres connectives presque intactes, elles sont dissociées par l'infiltration d'un liquide citrin séro-albumineux transparent coagulable contenant parfois des leuco-cytes et des hématies en très petit nombre, plus tard la sérosité transsudée dans les mailles du tissu conjonctif donne à celui-ci un aspect gélatiniforme et colloïde. Les cellules sont globu-leuses, le noyau est moins apparent et le protoplasma commence à subir des transformations, on y trouve des granulations fines, opaques, translucides et réfringentes, les premières plus facilement colorables par les couleurs nucléaires d'aniline et les autres non colorables. Enfin à une période ancienne dans la cachexie on trouve encore cette forme colloïde gélatineuse du tissu connectif, mais ici les noyaux des cellules sont divisés, fragmentés, l'infiltration graisseuse est plus considérable, l'élé-ment a atteint un state plus avancé de régression, le réticulum des fibres est lâche, mal limité, le picrocarmen ne donne aucun résultat satisfaisant et les préparations sont uniformément jau-nâtre avec quelques points rouges disséminés, reste de noyaux fragmentés. Les cellules adipeuses sont altérées, le contenu graisseux résorbé et remplacé par une sorte de substance albu-minoïde ; de plus on retrouve parfois des éléments histologiques qui paraissent être plutôt des hématies déformés et des globules blancs.

*Tissu musculaire.* — Les désordres histologiques musculaires sont à peu de chose près identiques chez des sujets morts de Béribéri sec, que chez ceux qui ont succombé à une attaque de Béribéri hydropique. L'intensité des lésions de dégénérescence paraît varier suivant l'âge de la maladie seulement.

Elle paraît débuter par une dégénérescence granuleuse, puisque les cubes musculaires durcis à l'alcool et passés à l'acide acétique donnent des préparations où l'on distingue plus nettement la striation transversale des muscles volontaires et du tissu cardiaque. Ces mêmes tissus observés sans passage à l'acide acétique font voir des masses opaques finement granulées, pointillées pour ainsi dire avec un myolème à cellules ordinaires. Au contraire, dans les cas anciens, les fibres musculaires sont atteintes de dégénérescence granulo-graisseuse, la prolifération des cellules connectives interfasciculaires et celle du myolème est notable et à un degré ultime (mort par cachexie), on ne retrouve plus que l'enveloppe connective des fibres disparues sous forme de loges vides, où, de çi de là, on retrouve encore de vagues débris de ce qui a été primitivement la fibre musculaire. La prolifération des noyaux du périmysium interne associée à cette dégénérescence des fibres sont l'indication péremptoire d'un processus de myosite accompagné de lésions destructives d'origine toxique et toxémique, liés aux empoisonnements et aux fièvres graves, cette myosite est donc secondaire, comme celle des autres maladies infectieuses, la fièvre typhoïde, la diphtéric, la septicémie puerpérale, l'infection purulente, toutes maladies microbiennes graves.

Les fibres musculaires lisses de l'intestin dissociées par la solution azotique au dixième ne sont atteintes que dans les cas de cachexie et encore ne le sont-elles que partiellement ainsi que le fait voir l'intégralité presque complète des longs noyaux longitudinaux apparents sous l'action de l'acide acétique. Cependant au niveau de la région pylorique, le nombre des cellules de Kolliker en voie de dégénérescence granulo-graisseuse est plus considérable qu'ailleurs, suivant les spécimens de tube digestif prélevés au cardia, au pylore, au duodénum, un peu avant la valvule iléo-cæcale et au colon transverse.

Le muscle cardiaque (voir figure 11, **Béribéri. Cœur.** page suivante 135), est un des premiers atteints, on observe ici un envahissement de la fibre musculaire par la graisse, le tissu myocardique commence par perdre sa fine striation, son parenchyme s'infiltre de granulations et de fines gouttelettes

graisseuses qui cachent de plus en plus la striation musculaire
et finit par transformer complètement la fibre en graisse. Alors
on voit sur des coupes, certaines parties qui sont respectées par
la nécrobiose, sous forme d'îlots, d'autres, où les fibres rami-
fiées sont en voie de dégénérescence granulo-graisseuse et enfin
un troisième stade final de transformation complète où l'on en

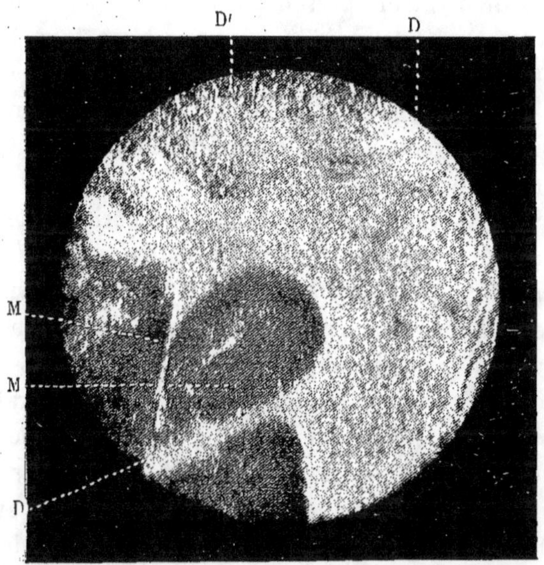


FIG. 11. — **Béribéri**. Cœur. Paroi antérieure du ventricule droit
atteint de dégénérescence granulo-graisseuse.— D. Muscle cardiaque sain. — D. Dégénérescence totale. — D' Dégénérescence
partielle.

retrouve plus d'élément musculaire du tout. La coloration
feuille morte, la friabilité excessive des fibres et leur mollesse
sont l'indice d'une myocardite infectieuse évidente.

Lorsqu'on prélève sur un individu mort de Béribéri paralytique un petit cube de muscle intercostal au niveau de la ligne
axillaire, si on laisse macérer ce cube dans une solution d'HCl
à 2 0/0 pendant 24 heures, puis dans une solution de chlorure
d'or au trentième pendant le même temps, en ayant soin de
perforer le cube en divers points pour mieux permettre la péné-

tration du réactif. Si l'on étale ensuite une partie de ce cube entre une lame et une lamelle, après une exposition de quelques heures à la lumière solaire, on remarque à la loupe que les filaments nerveux tiennent aux muscles par un renflement.

Examiné au microscope, ce renflement, qui constitue la plaque de Doyère, est constitué par de nombreux noyaux ovoïdes finement granulés, le myolème présente à ce niveau une prolifération nucléaire manifeste. qui se .continue avec la .gaîne de Schawn dont les noyaux eux-mêmes sont très abondants. Parfois la striation transversale sous-jacente est moins apparente par place par suite d'un commencement de dégénérescence granuleuse de la colonne musculaire.

*Tissu nerveux*. — Les lésions de l'infection béribérique atteignent leur maximum d'acuité dans le tissu nerveux. On sait que pour certains auteurs cette maladie était une polynévrite périphérique seulement, sans lésion médulaire. Or la toxine béribérique porte ses ravages sur tous les éléments du tissu nerveux, noble ou accessoire, les cellules nerveuses centrales de l'axe cérébro-spinal comme sur celles des ganglions nerveux, les fibres nerveuses, motrices, sensitives ou mixtes, jusqu'aux pinceaux terminaux et aux plaques de Doyère, le grand sympathique lui-même n'est pas respecté. La nature de ces lésions est nettement inflammatoire et dégénérative.

Les lésions inflammatoires se rencontrent surtout sur les trajets nerveux centripède, centrifuge ou sympathique.

Elle ne possède en rien les caractères de la dégénérescence Wallérienne (section expérimentale), le processus est plus général et plus étendu, il existe de la polynévrite parenchymateuse et insterstielle, comme il existe de la méningo-myélite diffuse. Aucune partie de la moelle n'est respectée, les cellules nerveuses sont envahies par la prolifération de la névroglie et subissent la dégénérescence granulo graisseuse (figures 12 et 9), sur toute l'étendue de l'axe médullaire, la transformation des éléments essentiels et accessoires en tissu de dégénérescence, corpuscules pseudo-amylacés, se rencontrent sur tous les points d'une même section de la moelle aussi bien sur les cordons antérieurs, latéraux, postérieurs, que sur les cornes antérieures et postérieures.

Elle attaque aussi bien la substance grise que la substance blanche, la dégénérescence est excentrique. D'un point quelconque initial le processus gagne et s'étend dans tous les sens ainsi qu'une série de coupes superposées le fait voir.

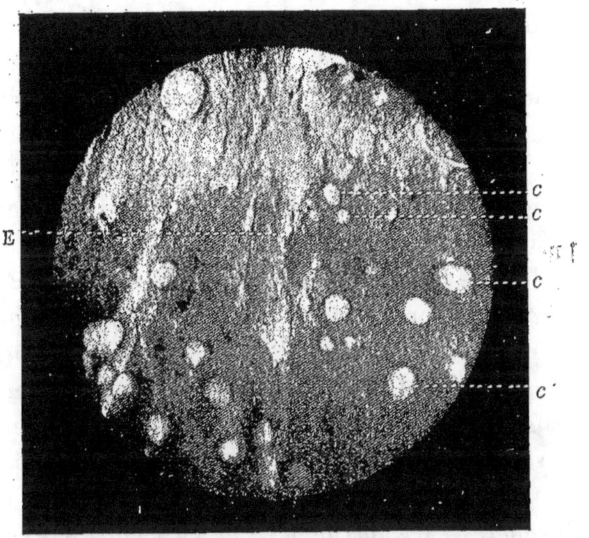


FIG. 12. — **Béribéri**. Moelle lombaire. — Grossissement 135 diam.
c. c. c. Lésions de myélite. Corpuscules amylacés. — E. Canal de
l'Ependyme.

Cette transformation sclérotique n'est pas limitée au renflement dorso-lombaire.

Cette multiplicité en foyers de dégénérescence rencontrés dans toute l'étendue de la moelle sans respect des systèmes, cordons, racines, moteurs ou sensitifs, ou des tissus névroglie, myélocytes, cellules multipolaires des cornes antérieures et prolongements de Deiters, fibres commissurales blanches antérieures, donne l'explication des troubles si variés de la sensibilité tactile, calorique, électrique et de la motilité paraplégies, paralysies observés au cours de la maladie.

Les lésions des nerfs sont de la même nature que celle de la moelle et appartiennent à des catégories de lésions de nutrition et lésions d'inflammation. Les premières sont caractérisées par la fragmentation de la gaine de myéline et son infiltration d'éléments amyloïdes, la destruction du cylindre axe et l'hyperplasie de la gaine de Shwan, la multiplication des noyaux de cette gaine. Les lésions inflammatoires sont caractérisées par une hypertrophie notable du volume de certains nerfs, par l'hyperhémie et la congestion parfois intense du névrilème. La dégénérescence pseudo-amylacée se forme par plaques le long du trajet des nerfs et intéressent leur intégralité sans distinction d'éléments (fig. 13).

La figure représente une partie du nerf sciatique d'un béribérique atteint de paraplégie et décédé par cachexie ; on remarquera que les lésions sont semblables à celles des figures 12 et 9. De même que des lésions de la myélite chronique ne sont pas constituées par du tissu scléreux d'origine névrologlitique, de même celle des nerfs n'est pas formée par du tissu cicatritiel. Ces lésions disséminées sur toute l'étendue des centres nerveux et des nerfs ne se colorent ni en jaune ni en rouge par le picro-carmen. Elles réfractent assez fortement la lumière. Elles diffèrent de la dégénérescence amyloïde vraie en ce qu'elles constituent des masses homogènes sans limites bien définies et sont dépourvues de couches concentriques autour d'un noyau central. Ces corpuscules amylacés reconnaissent pour origine une cause générale, l'infection — d'après Lauceraux. — Les plaques amylacées du Béribéri auraient donc aussi leur origine dans l'infection du système nerveux par la toxine béribérique. Cette dégénérescence amyloïde est accompagnée de dégénérescence granulograisseuse ainsi que le démontre le dépôt simultané de granulations protéiques et de fines gouttelettes graisseuses dans l'intérieur des cellules.

En résumé, le tissu nerveux, fibres et cellules comme le tissu musculaire, est profondément atteint par la toxine du Béribéri.

*Tissu séreux.* — De toutes les séreuses, splanchniques, articulaires ou tendineuses, c'est l'arachnoïde qui paie le tribut le plus lourd à l'infection béribérique. On sait que l'arachnoïde n'a ordinairement que des attaches très lâches, par ses adhérences filamenteuses, avec la pie-mère. Or, dans certains cas, cette adhérence est si intime que la pie-mère et l'arachnoïde ne forment qu'une seule membrane. Cette membrane, par places très vascularisée, très hyperhémiée, présente tous les caractères de l'inflammation sero-fibrineuse. Par endroits, les méninges : dure mère, pie-mère et arachnoïde sont elles-mêmes adhérentes au tissu médulaire ; il existe aussi des fausses membranes.

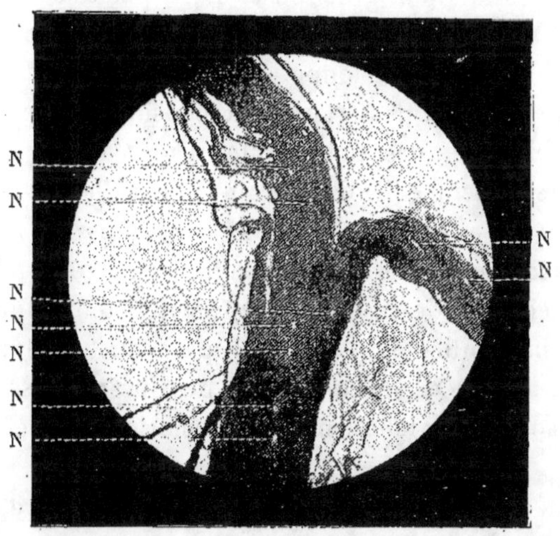


FIG. 13. — **Béribéri**. Nerf sciatique. — Grossissement 135 diam. Atteint de dégénérescence amyloïde. — N. N. N. noyaux de dégénérescence.

L'épanchement que l'on retrouve dans les autres cavités splanchniques est plutôt de nature hydropique qu'inflammatoire.

Les tissus *osseux*, *cartilagineux*, *élastique* et *tendineux* ne sont pas atteints par la toxine ou les bactéries, ou s'ils le sont c'est par répercussion de l'altération des qualités nutritives du sang, mais ces types hystologiques n'offrent pas de modifications appréciables, en général.

*Tissu muqueux*. — Le tissu dermopapillaire de la bouche du pharynx et de l'œsophage ne montre aucune altération notable,

sauf un peu d'hyperhémie œsophagienne et quelquefois de
desquammation épithéliale, buccale et pharyngienne. Mais les
lésions du tissu muqueux gastro-intestinal est remarquable à
tous les points de vue. Nous ne parlons ici que des caractères
hystologiques. La tunique muqueuse de l'estomac présente à sa
partie pylorique une zone sensiblement plus atteinte que le
cardia ; on y trouve un épithélium formé par une seule rangée
de cellules cylindriques ou coniques, par endroits très fortement
infiltrées de granulations graisseuses et par places ce revêtement
fait complètement défaut ; ce qu'on peut observer même à un
faible grossissement de la loupe. A côté des trous multiples des
glandes muqueuses et des glandes à pepsine, on remarque de
petites excoriations, des petites ulcérations de la dimension
d'un grain de millet à celle d'un grain de lentille ; la muqueuse
est rouge violacée, est très sensiblement épaissie. La couche
glandulo-vasculaire sous épithéliale présente elle-même des
fissures disséminées de-ci de-là, les petites glandes à mucus ont
un revêtement épithélial parfois si épais que la lumière du
canal en est oblitérée ; les glandes à pepsine paraissent moins
atteintes et conservent leurs cellules polyédriques et réfringentes
normales.

La couche du musculosa mucosæ même paraît être atteinte ;
on y rencontre de petits foyers hémorrhagiques et une infiltration de très fines gouttelettes graisseuses intra-fibrillaires ; la
tunique celluleuse elle-même est infiltrée, par places, d'une
substance colloïde gélatiniforme ; les autres parties, musculaire
et séreuse paraissent saines. Le plexus de Meissner, que l'on
retrouve dans la couche inférieure de la muqueuse, paraît beaucoup plus atteint que celui d'Auerbach, par la fragmentation
des fibres de Remark et par la prolifération des noyaux qui, par
endroits, semblent se toucher.

Le duodénum, du pylore à la portion jéjuno-iléale, est complètement tapissé des mêmes lésions d'escoriation, de petits foyers
hémorrhagiques, de desquammation épithéliale et de dégénérescence granulo-graisseuse observée dans l'estomac ; seule l'am-
poule de Water a un pourtour dépourvu de ces ulcérations super-

ficielles ; les valvules conniventes, les villosités des glandes de Brünner et de Lieberkuhn sont toutes atteintes plus ou moins profondément par cette inflammation typique ; cette gastro-duodénite dépasse la limite des vaisseaux mésentériques supérieurs et se continue sur la partie supérieure du jéjunum.

*Le sang.* — Depuis très longtemps les observateurs ont été frappés par les altérations du sang dans le Béribéri : Quinke, Davidson, Clarenc, Remy, Wernick, Burel, Pereira, Fajardo, Halliburton et Mott.

Ces altérations portent sur les hématies, les globules blancs, le sérum et la fibrine.

La forme des hématies, l'aspect de *fraises* des hématies, signalée pour la première fois par Wernick, se rencontre souvent. De fait, dans les cas d'intoxication grave et dans les cachexies, le volume et la forme des hématies sont notablement altérés. Ils perdent leur aspect discoïde de lentilles biconcaves et deviennent globuleux, sphériques et ovoïdes. Ils sont parfois crénelés, barbelés, hérissés de points, déformés, beaucoup plus petits qu'à l'état normal ; ou en rencontre de 1 à 6 μ. Ils restent parfois accolés en pile lorsque les lésions ne sont pas avancées, mais dès la période préanémique consécutive on peut remarquer une hypoglobulie pouvant tomber jusqu'à 1.200.000 globules rouges par millimètre cube. Les hématoblastes de Hayem ne se différencient de ces hématies atrophiées que par leur couleur plus accentuée, à volume égal. Cette différence peut n'être qu'apparente, car on sait que les hématoblastes, d'après Hayem et Pouchet, ne seraient autre chose que des hématies en voie d'évolution ? Il est difficile d'admettre sans preuve certaine que cette atrophie soit la conséquence d'une altération du stroma et de l'hémoglobine. La fonction de l'hémoglobine de fixer l'O. n'est en aucune façon atteinte et l'on peut facilement expliquer la coloration foncée du sang dans le Béribéri par les lésions d'œdèmes des acinipulmonaires et des infiltrations séreuses des bronchioles ; puisque, laissé à l'air, le sang reprend vite sa couleur rutilente. Si l'on rencontre parfois cette coloration du sang veineux (hémoglobine réduite et sang chargés d'acide carbonique combiné aux sels alcalins du sérum), cette altération est loin d'être constante, elle est le résultat des troubles de la fonction de l'hématose. On doit attacher une tout autre importance à l'aspect crénelé, hérissé de pointes que présente l'aspect des hématies récoltées chez des individus très gravement atteints. Nepveu a signalé cet aspect et nous l'avons remarqué coïncidant toujours avec la présence dans le sang du microcoque B. Cet aspect serait dû à la présence intra-globulaire des bactéries. Mais on explique alors difficilement ce fait que les cocci, qui prennent facilement les couleurs d'aniline, perdent cette propriété lorsqu'ils ont pénétré dans l'hématie. Il y a donc là un fait inexplicable. Il est à remarquer que cet aspect des hématies ne doit pas être confondu avec l'aspect crénelé et déformé des globules rouges desséchés, puisque cette apparence se rencontre chez des hématies flottant dans le liquide sérum. Il faut se rappeler ici que Wernich a voulu faire de l'aspect globulaire sphéroïdale des hématies et leur faible pouvoir cohésif un signe pathognomonique.

Les leucocytes jouent un rôle considérable dans le Béribéri. On sait que d'après la théorie de la phagocytose de Metchnikoff, c'est aux leucocytes qu'est dévolu le rôle d'épurer le sang, de débarrasser ce liquide des éléments étrangers pathogènes ou débris cellulaires qui s'y trouvent. Cette théorie trouve sa justification dans le cas présent; le rapport hématimétrique des globules blancs, normalement fixé à 1 pour 360 à 600 globules rouges, oscille beaucoup plus dans les limites inférieures de cette marge que dans la supérieure, chez le béribérique.

Sur plusieurs centaines d'analyses hématimétriques de Béribéri, nous avons constamment remarqué une corrélation directe entre l'augmentation des globules blancs et la teneur en bactéries dans le sang. Cette leucocytose est passagère, elle peut atteindre le chiffre de 250.000 par mil.c., ce qui ramène la proportion élémentaire à $1 \times 20$. Il est un fait sur lequel il importe d'insister: cette leucocytose évolue presque en même temps que la maladie, mais ne suit pas la proportion numérique des globules rouges et n'a probablement aucun rapport avec la diminution du chiffre des hématies. C'est ainsi que dans la moyenne des cas, la formule hématique oscille entre 3.000.000 et 4.000.000 globules rouges, alors que le nombre des leucocytes varie entre 250.000 et 10.000, soit un écart des plus considérables de 12/30 sur une moyenne physiologique de 1/360.

Les leucocytes sont mono et polynucléaires, eosinophiles et neutrophiles. Leur activité amiboïde est sensiblement accrue.

La fibrine du sang est notablement diminuée ainsi qu'on peut s'en convaincre en frottant le sang frais avec un pinceau ; par le peu de tendance à la formation d'un caillot du sang exposé à l'air à la température élevée des colonies et par la faible épaisseur de la couenne et la friabilité des caillots.

*Sérum.* — Dans le sérum des béribériques, à côté des éléments habituels, matières protéiques, sels et produits excrementiciels, tels que sérine, caséine et peptones (après ingestions d'aliments) graisse, glucose, urée, acide urique, créatine, créatinine, leucine, tyrosine, etc., on a signalé de la *choline* et de la *névrine* (Haliburton et Mott). Il faut ajouter la présence presque constante de la *cholestérine*, ce qui indiquerait que les phénomènes d'oxydation sont ralentis.

On sait que, d'après Flint, la cholestérine serait le produit de désassimilation de la substance cérébrale.

Il est plus que certain qu'à côté de ces corps, choline et névrine, auxquels on a voulu faire jouer un rôle actif dans la dégénérescence granulo-graisseuse et amylacée du Béribéri, rôle qui est loin d'avoir été démontré ; le sérum sain contient, tout au moins dans la phase aiguë, un agent spécial toxique, susceptible de produire la mort des éléments constitutifs des organes et des systèmes, en modifiant ou en altérant les échanges biochimiques de ces éléments primordiaux.

C'est dans cette voie que des recherches devront être entreprises avec tous les moyens que l'hématologie et la chimie biologique peuvent mettre à notre disposition.

Il est incontestable que la présence dans le sang d'une toxine béribérique peut seule expliquer les altérations profondes de nutrition et d'inflammation observées dans la composition intime des éléments primordiaux, cellules et fibres.

Ce qui rend cette vérité plus frappante encore, c'est la similitude de ces lésions et celles rencontrées dans d'autres infections microbiennes notoirement productrices de toxines !

*Lymphe.* — La lymphe ne paraît être aucunement modifiée dans le Béribéri. Il ne paraît pas que la lésion des vaisseaux lymphatiques, entamés par section, produise dans le Béribéri une lymphorrhagie particulière. Le peu de liquide récolté incidemment ne montre pas de modification apparente. Les leucocytes sont de dimensions variables, généralement globuleux ; mais cela provient probablement d'un défaut de technique opératoire ; on sait que les leucocytes morts prennent la forme spéroïdale ; la proportion de 6/000 de fibrine que contient normalement la lymphe ne paraît pas diminuée.

Ce qui est remarquable, c'est la réelle immunité du système externe lymphatique dans le Béribéri. Des cas d'infection par solution de continuité des téguments externes semblent démontrer ; ou que la pénétration des germes par la voie lymphatique se produit sans retentissement sur le système lymphatique luimême ; ou que cette pénétration s'effectue par la voie veineuse.

Il est certain que dans ces cas, le faible accroissement du volume des ganglions du ressort des vaisseaux de la localité blessée, l'absence d'inflammation ou d'hyperhémie réactionnelle de ces vaisseaux, ne sont pas en rapport avec l'intensité des manifestations générales de l'infection.

Les lymphangites et adénites observées dans certains cas, de Béribéri, excessivement rares (nous n'en avons pour notre part jamais rencontrées), ne sont pas sous la dépendance du processus béribérique et sont certainement dues à une infection secondaire différente.

*Sperme et sécrétion des glandes de Bartholin et Littre.* — Les troubles sexuels fréquents, anaphrodysie, spermatorrhée, priapisme, abolition de l'érection, troubles de la sensibilité vulvaire et perte du plaisir vénérien, observés au cours du Béribéri, n'ont aucun retentissement sur le sperme lui-même, les spermazotoaires ne paraissent aucunement influencés par la maladie, leur motilité et leur aspect restent normaux. De même, le liquide des glandes de Bartholin et de Littre, qui reste clair, hyalin, visqueux, filant et alcalin, comme à l'ordinaire. Les ensemencements de sperme sur milieu de choix, après lavage de l'urèthre et après miction préalables, sont restés stériles. Ceux du mucus vaginal et du liquide des glandes vulvo-vaginales ont donné des colonies de microcoques ordinaires.

### II. — Lésions macroscopiques

Ces lésions sont celles que l'on rencontre au cours des autopsies elles varient suivant les étapes de la maladie et la forme clinique des cas.

Rien ne ressemble moins en apparence à un cadavre de béribérique tuméfié par l'anasarque qu'un corps de béribérique desséché à l'état de squelette ; la seule différence pourtant est l'infiltration séreuse des téguments et des cavités splanchniques, mais les lésions inflammatoires restent les mêmes. Nous donnons ici la description d'une nécropsie d'un cas dans lequel les deux phénomènes d'épanchement et de paralysie étaient également combinés. Elle peut être considérée comme type des lésions macroscopiques.

Autopsie de R., observation XXI, faite le 11 février 1899, lendemain de la mort survenue après un mois de maladie.

*Examen extérieur.* — Face bouffie notamment dans les parties de tissu conjonctif lâche, paupières, tempes. Pas de liquide buccal, la cage thoracique est œdématiée et porte sur la région précordiale la trace de deux vésicatoires.

La sonorité du poumon droit est normale, à gauche la matité commence au deuxième espace intercostal gauche, les sonorités splénique et hépatique sont couvertes par le tympanisme abdominal, peu de fluctuations, aux membres supérieurs l'œdème n'existe que d'une façon superficielle. Au contraire aux membres inférieurs il est très apparent au niveau de la face interne des tibias. Sang noir liquide, peu de caillots mous.

La colonne vertébrale mise à nu ne présente au point de vue des muscles aucune lésion traumatique macroscopique, les vertèbres sont intacts, les épines vertébrales sans modification, les arcs vertébraux non plus, ni à droite ni à gauche. Les muscles de la région spinale postérieure présentent une légère teinte feuille morte, anémiée, les muscles grand dorsal, splénius, rhomboïde, le grand et petit oblique présentent la même couleur pâle. L'incision des lames et le soulèvement de la calotte postérieure laisse voir un canal rachidien infiltré. Il existe de l'hydrorachis. Les méninges par places sont épaissies, hyperhémiées. Le liquide sous arachnoïdien est abondant, clair et incolore, il jaillit à la section des adhérences, les racines postérieures et les *rami communiquantes* sont rouges par endroits et intacts par autres. La pie-mère adhère partiellement à la moelle, il existe de petits foyers hémorrhagiques, et des exsudats pseudo-membraneux sur divers points de la longueur de la moelle.

La peau présente une surcharge graisseuse des plus évidentes. Les espaces intercostaux ne sont pas bombés.

Les muscles intercostaux ont une teinte légèrement feuille morte. Le plastron sternal rejeté fait voir un péricarde dégénéré, infiltré de graisse, les insertions diaphragmatiques de même, le colon transverse refoule le diaphragme au-dessus de la sixième côte. Le lobe droit du poumon dépasse le bord sternal, à gauche fortement refoulé dans la cavité thoracique. Ouverture du péricarde, sérosité en très grande abondance, il n'existe aucune adhérence de péricardite. Les oreillettes sont vides et le cœur, mou, friable, dégénéré, couleur pâle feuille morte, augmenté de volume, repose aplati sur la voussure du diaphragme.

L'artère pulmonaire au niveau du croisement de la crosse aortique donne un caillot mou et de la dimension du calibre de l'artère.

A la partie supéro-externe de l'oreillette gauche il existe une adhérence considérable avec la séreuse. Toute la partie supérieure du cœur (le hyle de l'organe) comprenant les gros vaisseaux. les plexus glangliformes sont adhérentes à la plèvre au point que le médiostin ne forme qu'un magma d'anastomoses.

Dans la crosse de l'aorte, au milieu de l'émergence du tronc brachio-céphalique, nous avons trouvé un caillot organisé et fibrineux. Dans l'artère pulmonaire un autre caillot volumineux.

L'oreillette droite conserve approximativement les dimensions normales, mais en revanche l'oreillette gauche est réduite à l'état rudimentaire.

La face postérieure du cœur paraît fortement dégénérée, l'orifice de la veine cave inférieure est à peu près intacte, les valvules sigmoïdes, aortiques et pulmonaires fonctionnent très bien, il n'existe pas d'artériosclérose.

Le lobe gauche du poumon présente à la face antéro-externe des adhérences pleurales à partir du troisième espace intercostal jusqu'à la base.

Les poumons sont emphysémateux et infiltrés de sérosité citrine, ne montrent pas de pus. Les grosses bronches paraissent normales, les moyennes sont plus ou moins intactes, les toutes petites sont sensiblement infiltrées de sérosité.

Le foie déborde légèrement les fausses côtes, la vésicule biliaire est remplie de bile. Le ligament falsiforme est intact. La capsule de Glisson se déchire avec la plus grande facilité. Le tissu du foie est couleur muscade. La veine cave inférieure contient de nombreux caillots de petites dimensions. L'artère hépatique et les canaux cholédoque et cystique sont normaux. L'artère gastroépiploïque est légèrement indurée et augmentée de volume. Le lobe de Spigel est en bon état. Il n'existe presque plus de trace de la facette rénale, le foie pèse 1 kil. 500. Le rein droit est très mobile, congestionné, l'uretère du même côté est dégagé. La capsule surrénale ne tient pas. Les reins présentent une légère dégénérescence intéressant toute la partie corticale. Les étoiles de Vereyens, les tubuli contorti, les anses de Bellini et de Henle ne semblent présenter aucune modification appréciable. Le calice et le bassinet sont intacts. La capsule est légèrement adhérente. La rate est augmentée de volume et pèse 750 grammes environ. La vessie est normale. Il n'existe aucune tumeur dans le petit bassin, l'abdomen ou le thorax.

Les muqueuses buccale et linguale sont décolorées, l'arrière cavité de la bouche est de couleur foncée, l'œsophage ne présente rien de remarquable, l'estomac et le duodénum sectionnés entre deux ligatures s'extraient facilement sans adhérence. L'estomac ne contient que des mucosités et quelques débris d'aliments (riz et légumes, brèdes). La muqueuse présente manifestement, surtout au voisinage pylorique, des lésions de gastrite. La muqueuse est rouge par plaques, mamelonnée, excoriée par places, friable, les capillaires superficiels sont gorgés de sang. La muqueuse est sensiblement épaissie. Ces lésions dépassent l'orifice pylorique et se retrouvent dans le duodénum, la muqueuse est rouge, enflammée, hyperhémiée, tuméfiée, ramollie, couverte de mucosités visqueuses troubles. En râclant on enlève facilement l'épithélium de la muqueuse. Celle-ci est excoriée par places et présente de-ci de-là de petits foyers hémorrhagiques et des zones de desquamation. Les follicules clos et les plaques de Peyer ne sont ni ulcérés ni hypertrophiés. Pas de polypes, pas d'ankylostome ou d'ascarides, d'oxyures ou de tricocéphale, pas de speudo-membranes. La teinte rouge dépasse la partie supérieure du jéjunum. Le pancréas est normal. La vessie paraît normale et contient une urine trouble en petite quantité, les organes génitaux externes sont normaux. Pas d'épanchement dans la vaginale.

Le nerf sciatique, à partir du creux poplité, est rouge et augmenté de volume. L'incision des téguments au niveau de l'œdème montre une infiltration séreuse, les muscles de la jambe sont entourés d'un tissu de dégénérescence granulo-graisseuse et colloïde qui pénètre dans les corps musculaires. Les articulations des genoux et du coup de pied sont dépourvues de lésions, les séreuses sont normales. Il n'existe pas de varices, les artères ne sont pas atteintes de sclérose, les nerfs crural et fémoro-cutané ne paraissent pas altérés. La saphène interne et la fémorale sont légèrement dilatées. Il n'existe pas trace de lymphangite ou d'hypertrophie ganglionnaire. Le pneumogastrique et le phrénique sont rouges par place et inégalement.

*Le cerveau* (*figure 14*). — L'ouverture de la boite crânienne montre des méninges à des états différents d'inflammation et d'infiltration séreuse, la pie-mère est adhérente par places avec la couche corticale du cerveau, celui-ci est très mou et friable, gris, les vaisseaux de la pie-mère sont assez anémiés. Les hypertrophies et épaisissement des méninges sont inégalement et irrégulièrement disséminés, l'artère sylvienne n'est pas athéromateuse. Il existe des noyaux d'hémorrhagie sous-arachnoïdienne, et quelques capillaires sont tendues. Tout indique une méningo-encéphalite chronique diffuse analogue aux lésions médullaires, quoique d'intensité sensiblement moindre.

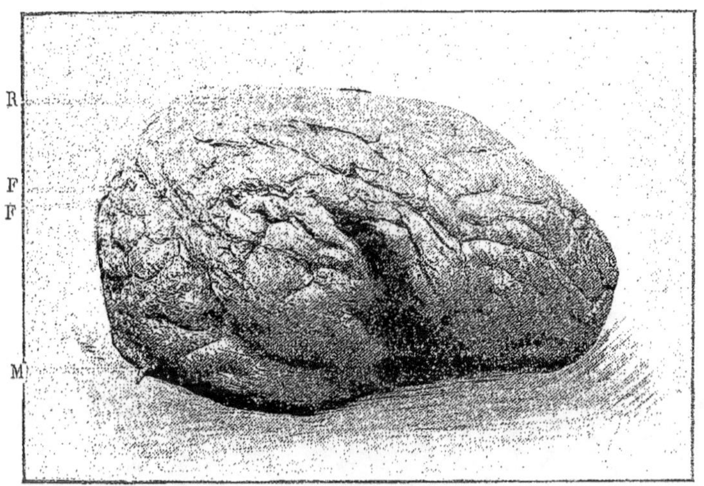

FIG. 14. — **Béribéri**. — Le cerveau atteint de Meningo-Eucéphalite diffuse avec foyers hémorrhagiques et des noyaux de dégénérescence. — M. Membranes adhérentes au cerveau (meningite). — R. Zone de ramolissement et de dégénérescence. — F. F. Foyers hémorrhagiques.

En résumé les caractères macroscopiques révèlent des lésions d'infection manifeste que l'on rencontre généralement chez des sujets atteints de maladies microbiennes.

Il faut rappeler ici que les lésions anatomo-pathologiques ont fait l'objet d'études sérieuses de la part des médecins hollandais depuis l'année 1878 ; Swaving et Oudenhowen ont signalé la forme polysarcique. Herzveld et Leuw, la raideur cadavé-

rique lente. Paeger, de même. Vermyne, la dégénérescence
constante des muscles du mollet. Bauer et Filet, les caillots
jaunâtres du cœur. Schneider, la dégénérescence athéromateuse de l'aorte. Noëb, les ecchymoses aortiques et périvascu-
laires pulmonaires. Mohnike, Mansvelt, Hartsfeld, les caillots
de la veine cave inférieure.

# XII

## PRONOSTIC. — DURÉE ET MARCHE

On verra au chapitre de la statistique que la durée de la maladie est excessivement variable. Les chiffres ne peuvent avoir une valeur qu'approximative, puisque l'étape qui sépare l'infection des premières manifestations est très mal limitée. On ne peut donc calculer qu'à partir des premiers symptômes. Dans la forme œdémateuse la durée moyenne, analysée d'après soixante-quinze cas, a été de vingt-neuf jours. Dans la forme sèche cette durée, basée sur une observation de quinze cas, s'est étendue à cent soixante et onze jours. Dans la forme mixte la durée de la maladie, étudiée d'après vingt-six cas, a fourni une moyenne de trente-neuf jours. Ces chiffres n'offrent qu'un intétêt approximatif comme nous venons de le dire. La marche du Béribéri peut être considérée comme rapidement fatale ou chronique. La durée de certains cas est pour ainsi dire illimitée. Les cas de paralysie résiduale qui peuplent les hôpitaux de campagne et les dispensaires des prisons sont là pour témoigner non pas de la longueur de la maladie à proprement parler, mais de la lenteur du travail de réparation. Le Béribéri attaque l'homme avec une grande violence, le plus souvent, mais si l'homme sort vainqueur de la lutte, il reste souvent débilité, affaibli, impotent pour de longs mois, quelquefois des années. Il finit généralement par succomber à une maladie intercurrente laquelle, profitant de la déchéance de l'organisme, de la cachexie postbéribérique, précipite les événements et conduit l'homme à la tombe. Le Béribéri n'est incompatible avec aucune autre maladie, comme les observations le démontrent. La marche du Béribéri n'est donc influencée en aucune façon par l'intercurrence d'une autre maladie dont l'évolution se fait parallèlement à la sienne. Les observations 23 et 72 feront voir qu'un béribérique, même atteint gravement, peut faire les frais d'une autre maladie grave, telle l'influenza, et que les manifestations du paludisme sont heureusement influencées par le traitement spécifique de la quinine, mais que le Béribéri inattaqué, poursuit son cours. Il reste cependant certain que ces complications entravent, pour une part difficile à fixer et à déterminer, la marche du Béribéri. Du début à sa fin, la marche du Béribéri est des plus capricieuse. Les rechutes et les récidives, qui sont si fréquentes chez les malades, sont-elles le fait d'une reprise de l'infection première, la recrudescence d'un foyer mal éteint, ou sont-elles la conséquence de nouvelles infections ? Il est impossible de le dire catégoriquement. L'exceptionnelle gravité des rechutes, amenant une mortalité considérable, ferait pencher l'opinion vers la seconde hypothèse. Les rechutes en effet sont surtout caractérisées par une reprise des symptômes primitifs, exaltés, auxquels se rajoutent quelquefois des symptômes qui n'avaient pas paru lors des atteintes antérieures. Il s'agirait donc bien alors de réinfection. Au contraire, lorsque le symptôme existant est aggravé par l'intercurrence d'une autre affection, l'exaltation est limitée aux symptômes primitifs. Mais ce phénomène est d'ordre général et existe dans toutes les autres affections, on voit que le Béribéri suit la règle. Quelle que soit la forme clinique, l'allure de la maladie est différente suivant que le but sera la guérison ou la mort. Dans le premier cas (nous écartons rigoureusement les rechutes, bien entendu) les troubles de la sensibilité, de la motilité, les troubles vasomoteurs et trophiques s'amendent mais en suivant une régression proportionnée à l'intensité et la gravité de l'attaque. Si l'attaque a été trop vive, la convalescence s'éternise ; la convalescence, au contraire, heureusement influencée par l'adjuvant thérapeutique est de courte durée, lorsque les lésions organiques et systématiques sont superficielles et facilement réparables. Lorsque la mort est le terme fatal, les incidents se succèdent, d'habitude, avec rapidité. L'œdème fait de rapides progrès, gagne les cuisses, le tronc, la tête ; le malade, effroyablement enflé, est méconnaissable. Les épanchements surviennent dans les cavités splanchniques. L'orthopnée s'accroît le cœur s'exalte, et le malade, les yeux exorbités par l'affre de la mort, après une agonie de quelques heures, meurt par asphyxie lente.

L'embolie peut quelquefois enlever les malades subitement.

Mais les cas de faillite du cœur sont de beaucoup les plus fréquents. Le cœur dégénéré, atrophié, épuisé, s'arrête avant que la respiration, elle, n'ait cessé.

Il n'est peut-être pas de maladie au monde où le pronostic soit plus aléatoire. Manson a déjà attiré l'attention des débutants aux tropiques sur cette particularité de prognose. Dans tous les cas de Béribéri, même dans ceux qui sont en apparence les plus légers, les plus bénins, nous conseillons de réserver le pronostic.

*La marche du Béribéri est fréquente en surprises.*

Il ne peut en être autrement dans une lutte où les deux facteurs principaux, l'intensité de l'infection, d'une part, et de l'autre, la force de résistance des individus, sont loin de pouvoir être établis sur des données certaines ; et sont par conséquent très variables ; l'on comprend qu'avec de telles données le problème reste difficile à solutionner.

Les cas en apparence les plus anodins peuvent se terminer brusquement par la mort.

Les cas les plus désespérés guérissent parfois comme par enchantement. Le pronostic devra toujours être passé au crible de la plus grande circonspection et rigoureusement réservé, en raison de l'insuffisance des moyens thérapeutiques et le caractère excessivement grave des lésions histologiques.

## XIII

### STATISTIQUE

La statistique de la mortalité dans le Béribéri a beaucoup varié suivant les auteurs et les épidémies, on peut même dire que les chiffres ont varié d'une localité à l'autre. Il est certain que les facteurs, qui jouent un rôle général dans l'évolution des épidémies pour imprimer à chacune d'elles un cachet particulier, *sa physionomie épidémique*, tels que les conditions météorologiques saisonnières, telluriques, etc. Ces facteurs ont la même importance considérable dans les épidémies de Béribéri.

Pour qu'une moyenne générale puisse être établie, nous donnons les statistiques des principaux écrivains du Béribéri en terminant par la nôtre.

Malgré l'application à la Réunion de la loi Chevandier (1) et l'obligation faite aux médecins de déclarer les maladies infectieuses et contagieuses parmi lesquelles l'administration a eu raison de faire figurer le Béribéri, les renseignements qui peuvent être obtenus par cette voie sont si sujets à caution que nous n'avons systématiquement mis en ligne de compte que des chiffres dont nous étions complètement sûrs. Si cette statistique partielle présente l'inconvénient inhérent aux calculs qui portent sur un nombre forcément limité, elle aura du moins cet avantage d'être sincère.

L'épidémie de Béribéri qui a éclaté à la Réunion après la campagne de Madagascar a présenté un tel caractère d'acuité que les personnes qui ont été épargnées forment l'infime minorité de la population.

1. Loi sur l'exercice de la médecine et annexes.

Nous restons persuadé que la léthalité dans cette épidémie s'est accrue de l'insuffisance attristante des moyens mis en avant pour la combattre, ajoutée à la grande misère des sujets atteints. Une dizaine seulement de personnes, appartenant à la classe aisée, ont été atteintes. Tous les autres cas appartiennent à la classe des petits colons et des engagés, c'est-à-dire à des individus ignorants, pour la plupart, des principes les plus élémentaires de l'hygiène. Ils vivent dans des cahutes, couvertes de paille de canne à sucre, de vétiver ou de vacoas, à un ou deux compartiments, dans lesquels ils font de la cuisine avec du bois, ce qui rend l'air de ces appartements parfaitement irrespirable ; ce qu'ils traduisent par le traditionnel boucanné par la fumée, d'où le terme « boucans » qui désigne certaines de ces demeures primitives. La Réunion ne possède pas de races autochtones, sa population est essentiellement formée d'immigrants de toutes provenances, de Hollandais, de Portugais, de Français, d'Anglais, pour l'élément Européen. Actuellement il n'existe pas de Hollandais et de Portugais, quelques très rares Anglais et surtout des Français, mais ces derniers ne forment que l'exception et leur proportion par rapport à la population générale est des plus minimes. Ce sont, pour la presque totalité, des fonctionnaires et font partie de la population flottante. La population fixe est composée surtout de créoles, descendants d'Européens, et des immigrants, venus d'Asie, d'Afrique, de Madagascar et des îles voisines. C'est aussi cette population qui a payé le plus lourd tribut à l'épidémie de 1897.

**Roux.** — Mortalité.
Chiffres fournis par Simmons, à Tokio :
1875 : sur 402 cas, 89 morts = 22,13 0/0.
1878 : sur 590 cas, 29 morts = 5 0/0.
Dans tout le Japon en 1875 : 17,65 0/0.
Au Brésil, Silva Lima cite une moyenne de 74,5 0/0 et 50,81 0/0 à Bahia, 13,50 0/0 à Rio-Janeiro, 15,1 0/0 à Calcutta (Macleoud) et 45 0/0 dans les faubourgs de la ville.
D'après Malcomson, 36,5 0/0 prisonniers, 13,9 0/0 chez les

cipayes, 26,2 0/0 chez les Européens, à Yeddo suivant Wernick, 15,5 0/0.

*Moyenne générale* : 27,92 0/0.

**Corre.** — 27,13 0/0, Européens, 269 cas, 73 décès, pourcentage 28,6.

15,97 0/0, Races de l'Inde, 1.991 cas, 318 décès, pourcentage 27,8.

41,86 0/0, Malais, 289 cas, 121 décès, pourcentage 40,9.
Indo-Chinois.

39,95 0/0, Cambodgiens et Annamites, 418 cas, 167 décès, pourcentage 39.

51,33 0/0, Chinois, 891 cas, 463 décès, pourcentage 51,9.

11,08 0/0, Japonais, 902 cas, 100 décès, pourcentage 12,4.
Brésiliens, 160 cas.

*Moyenne générale* : 37,46 0/0.

**De Brun.** = 20 0/0, 40 0/0, 50 0/0.

*Moyenne générale* : 40 0/0.

**Le Dantec.** — D'après Le Roy de Méricourt :
Européens, 215 cas, 56 décès, = 26,04 0/0.
Races colorées, 2.657 cas, 885 décès, = 31,05 0/0.
Américains, = 70 0/0.

*Moyenne générale* : 42,53 0/0.

**Manson.** — Maximum 30 0/0, minimum 5 0/0.

*Moyenne générale* : 17,5 0/0.

**A. Kermorgant**, Inspecteur général du Service de santé des Colonies françaises.

A Choquan, 1899, race colorée, 587 cas, 226 décès = 38,50 0/0. — En 1900, 410 cas, 135 décès = 32,92 0/0.

**Tableau I**

| Poulo Condore | 0/00 | 0/00 | Décès | |
|---|---|---|---|---|
| 1898. . . . . . . . | 582 cas | 491 morts | 0/0 84.1 | 84.36 |
| 1899. . . . . . . . | 532 — | 435 — | 0/0 81.5 | 81.76 |
| 1900. . . . . . . . | 391 — | 193 — | 0/0 48.8 | 49.36 |

Nous ferons remarquer que ces derniers chiffres représentent des *proportionnalités* non des *cas*.

*Moyenne générale* : **71,82 0/0.**

*Rapport du médecin en chef de l'armée de U. S. A.*, pour 1903 :

**Tableau II**

| Européens. . . . . . . . . . . | 23 cas | 2 décès | 0/0 = 8.69 |
|---|---|---|---|
| Races colorées. . . . . . . . . | 5 — | —1 — | 0/0 = 20 |
| Indigènes philippins . . . . . . | 598 — | 29 — | 0/0 = 4.84 |

*Moyenne générale* : **11,17 0/0.**

**Saneyoshi**, Inspecteur général du Service de santé de la marine japonaise.

**Tableau III**

| Années<br>1873 à 1883 | Effectif | Cas<br>de kakké | Pourcentage<br>de l'effectif | Décès<br>0/0 |
|---|---|---|---|---|
| Moyenne . . . . . . | 4.887 | 1.586 | 32.45 | ? |

Il est regrettable que le pourcentage de décès n'ait pas été donné au XIII<sup>e</sup> Congrès international de médecine, tenu à Paris, en 1900, dans la séance des 4, 6, 7 août, sur le Béribéri.

Nous reproduisons le très intéressant tableau du même auteur sur la répartition du Béribéri au Japon, pendant l'année 1884. (Voir tableau IV, page 158).

Trois localités, atteintes de Béribéri en 1882-1883, s'en sont débarrassées comme on le verra par les tableaux V et VI, page 159.

Depuis les grandes réformes appliquées aux armées japonaises de terre et de mer en 1884 et qui ne portèrent pas *exclusivement sur le régime alimentaire* mais bien sur *tous les autres chapitres de l'hygiène générale* de ces armées, le Béribéri diminua dans des proportions considérables sans jamais disparaître cependant ainsi qu'on le verra par le tableau VII, page 159.

**Tableau IV**

Année 1884.

| Noms des localités | Effectif | Morbidité | Pourcentage |
|---|---|---|---|
| Tokio | 10.000 | 5:533 | 50 89 |
| Sakura | 1.013 | 311 | 30 68 |
| Uteunomiya | 267 | 2 | 0 74 |
| Nagasaki | 537 | 260 | 48 37 |
| Shihata | 757 | 250 | 33 |
| Sendai | 2.066 | 487 | 23 61 |
| Homsri | 1.105 | 29 | 2 62 |
| Nagoya | 2.839 | 390 | 13 73 |
| Kanagama | 1.658 | 62 | 3 73 |
| Ozaka | 3.588 | 1.275 | 35 55 |
| Otsu | 1.317 | 103 | 7 81 |
| Iuschiami | 220 | 0 | 0 |
| Hunigi | 1.325 | 188 | 14 77 |
| Hiroshima | 2.251 | 12 | 0 53 |
| Marujame | 1.356 | 0 | 0 |
| Matsugama | 615 | 0 | 0 |
| Kumanaoto | 2.740 | 158 | 20 36 |
| Kokura | 1.570 | 104 | 6 62 |
| Fuknoka | 213 | 0 | 0 |
| Okinawa | 136 | 59 | 43 12 |

Il est à remarquer que le chiffre de la morbidité ne suit pas la marche proportionnellement ascendante des effectifs, qui ont atteint, on le sait aujourd'hui, plusieurs centaines de milliers

## Tableau V et VI

### Année 1882.

| Noms des localités | Effectifs | Morbidité | Pourcentage |
|---|---|---|---|
| Fukuoka. . . . . . . . . . | 572 | 119 | 20 78 |
| Matsuyama. . . . . . . . | 715 | 1 | 0 14 |
| Marujame. . . . . . . . . | 1.401 | 4 | 0 28 |

### Année 1883.

| Noms des localités | Effectifs | Morbidité | Pourcentage |
|---|---|---|---|
| Fukuoka . . . . . . . . . . | 492 | 52 | 10 56 |
| Matzuyama. . . . . . . . . | 702 | 10 | 1 42 |
| Marujame . . . . . . . . . | 457 | 0 | 0 |

## Tableau VII

| Années | Effectifs | Morbidité | Pourcentage |
|---|---|---|---|
| 1884 . . . . . . . . . . . | 5.638 | 718 | 12 74 |
| 1885 . . . . . . . . . . . | » | » | » |
| 1886 . . . . . . . . . . . | » | » | » |
| 1887 . . . . . . . . . . . | 9.106 | 0 | 0 |
| 1888 . . . . . . . . . . . | 9.184 | 0 | 0 |
| 1889 . . . . . . . . . . . | » | » | 0 |
| 1894 . . . . . . . . . . . | 11.003 | 29 | 0 26 |
| 1895 . . . . . . . . . . . | » | » | » |
| 1896 . . . . . . . . . . . | » | » | » |
| 1897 . . . . . . . . . . . | 14.964 | 22 | 0 14 |
| 1898 . . . . . . . . . . . | 18.426 | 16 | 0 08 |

d'hommes parmi lesquels le Béribéri fait encore de nombreuses victimes.

Il est très regrettable que le chiffre de la mortalité ait été systématiquement laissé de côté dans cette statistique ; il aurait renseigné sur le caractère d'acuité de la maladie au Japon, où elle règne depuis de nombreuses années. On sait que l'inspecteur, baron Saneyoshi, attribue la diminution du Béribéri dans les armées japonaises, au changement exclusif du régime.

Cette opinion est très vivement combattue par son collègue Yabe, médecin principal de la marine japonaise, qui croit à la nature infectieuse du Béribéri et qui attribue l'amélioration de la santé des troupes nipponnes aux améliorations considérables apportées sur tous les articles de l'hygiène de ces troupes.

Il appuie son opinion sur le caractère épidémique du Béribéri, primitivement localisé aux grands centres et les villes populeuses comme Tokio, Kioto ou les grandes villes maritimes comme Nagasaki et de là gagnant successivement toutes les autres régions de l'Empire.

*Rapport du D<sup>r</sup> Herbert E. Durham*, de la Commission du Béribéri de l'Ecole de médecine tropicale de Londres, 27,2, 1904.

### Tableau VIII

**Tableau de la mortalité du Béribéri dans les hôpitaux de l'Etat de Selangor, pendant la première moitié de l'année 1902.**

| Localités | Morbidité | Mortalité | Pourcentage |
|---|---|---|---|
| Kajang. . . . . . . . . . | 103 | 0 | 0 |
| Kualakubu. . . . . . . . . | 69 | 19 | 28 8 |
| Serendah. . . . . . . . . | 113 | 6 | 5 3 |
| Kuala Langat. . . . . . | 10 | 6 | 60 0 |
| Kuala Selangoi . . . . . . | 0 | 0 | 0 |
| | | Moyenne de pourcentage | 31 36 |

Cette moyenne est élevée à **71 0/0** dans une autre série de 14 cas donnée par le même auteur, cas observés à l'hôpital de Kuala Langat (Jugra).

Sur une population de 400 à 500 prisonniers, Durham donne les chiffres suivants qui abaissent la moyenne de pourcentage de la mortalité.

*Moyenne générale, 8,78 0/0.*

**Tableau IX**

| Admissions et Décès de Béribéri dans la prison de Padu de l'année 1895 à 1903 | | | | | | | | | | | | | | | | | |
| --- | --- | --- | --- | --- | --- | --- | --- | --- | --- | --- | --- | --- | --- | --- | --- | --- | --- |
| | 1895 | | 1896 | | 1897 | | 1898 | | 1899 | | 1900 | | 1901 | | 1902 | | 1903 | |
| | Cas | D. | Cas | D. | Cas | D. | Cas | D. | Cas | D. | Cas | D. | Cas | D. | Cas | D. | Cas | D. |
| Janv . | 1 | 0 | 29 | 3 | 31 | 8 | 4 | 0 | 22 | 2 | 12 | 0 | 20 | 0 | 68 | 4 | 22 | 1 |
| Févr . | 1 | 0 | 47 | 3 | 15 | 5 | 3 | 0 | 10 | 1 | 13 | 0 | 0 | 0 | 42 | 7 | » | » |
| Mars . | 1 | 0 | 43 | 0 | 24 | 3 | 2 | 0 | 9 | 0 | 15 | 1 | 49 | 1 | 62 | 3 | » | » |
| Avril . | 3 | 1 | 42 | 8 | 3 | 1 | 17 | 0 | 10 | 0 | 7 | 1 | 21 | 2 | 80 | 3 | » | » |
| Mai. . | 7 | 2 | 36 | 5 | 10 | 3 | 1 | 0 | 1 | 0 | 5 | 0 | 11 | 0 | 93 | 6 | » | » |
| Juin . | 0 | 1 | 39 | 3 | 17 | 1 | 1 | 0 | 0 | 0 | 3 | 0 | 15 | 1 | 83 | 5 | » | » |
| Juillet | 1 | 0 | 22 | 1 | 12 | 1 | 5 | 0 | 0 | 0 | 11 | 0 | 5 | 0 | 67 | 7 | » | » |
| Août . | 6 | 1 | 15 | 1 | 35 | 2 | 6 | 1 | 1 | 0 | 16 | 0 | 18 | 0 | 76 | 2 | » | » |
| Sept . | 51 | 14 | 50 | 8 | 35 | 6 | 1 | 0 | 2 | 0 | 20 | 2 | 12 | 0 | 131 | 7 | » | » |
| Oct. . | 38 | 7 | 45 | 2 | 35 | 8 | 1 | 0 | 11 | 4 | 17 | 0 | 11 | 1 | 99 | 5 | » | » |
| Nov. . | 21 | 6 | 65 | 3 | 51 | 16 | 10 | 0 | 3 | 0 | 21 | 1 | 16 | 0 | 35 | 2 | » | » |
| Déc. . | 28 | 2 | 45 | 5 | 7 | 0 | 22 | 1 | 4 | 0 | 38 | 2 | 18 | 0 | 55 | 3 | » | » |
| Total. | 158 | 34 | 478 | 42 | 275 | 54 | 73 | 2 | 73 | 7 | 180 | 7 | 205 | 5 | 891 | 55 | 22 | 1 |
| 0/0 | 22 66 | | | | | | | | | | | | | | | | | |

Le tableau suivant est instructif. Il montre le résultat du changement d'air. On sait que certains auteurs avaient fondé les plus grandes espérances sur l'action jugulante du déplacement dans le Béribéri, action si efficace d'après eux, qu'ils en ont fait les bases de la théorie dite du « Sol ». Ces chiffres sont la confirmation de ce que nous avons observé :

**Tableau X**

| N<sup>os</sup> | Durée du mal à l'admission au dire du malade | Localités où le mal a été contracté | Date d'entrée | Date du décès | Journées d'hôpital |
|---|---|---|---|---|---|
| 1 | 45 jours | Sepang | 12. 2.02 | 21. 1.02 | 9 |
| 2 | 20 jours | » | 16. 1.02 | 17. 1.02 | 1 |
| 3 | 15 jours | Sepang | 22. 1.02 | 14. 2.02 | 23 |
| 4 | 10 mois | Sepang | 22. 1.02 | 1. 3.02 | 38 |
| 5 | 25 jours | Sepang | 28. 1.02 | 18. 2.02 | 21 |
| 6 | 10 jours | Sepang | 28. 1.02 | — | 120 |
| 7 | 30 jours | Sepang | 11. 2.02 | — | 90 |
| 8 | 30 jours | Sepang | 26. 2.02 | — | 13 |
| 9 | 30 jours | Jugra | 1. 3.02 | — | 7 |
| 10 | 3 mois | Sepang | 20. 3.02 | 3. 4.02 | 14 |
| 11 | 16 jours | Sepang | 8.10.02 | 1.11.02 | 24 |
| 12 | 2 mois | Sepang | 14.10.02 | 24.11.02 | 31 |
| 13 | 1 mois | Sepang | 12.11.02 | 27.11.02 | 10 |
| 14 | 3 mois | Sepang | 29.12.02 | 29.11.02 | 19 |

Total des cas admis. . . . . . . . . . . 14

Total des décès . . . . . . . . . . . 10

Mortalité 0/0. . . . . . . . . . . . . . 71 0/0

Ces chiffres ont été donnés par le D<sup>r</sup> Watson. Tous les cas, sauf un, avaient été déplacés à plus de 40 miles de l'endroit où la maladie avait été contractée.

Plusieurs de nos malades expédiés en changement d'air à une altitude de 1.600 mètres n'en ont retiré aucun bénéfice, d'autres ont vu leur état s'aggraver, enfin d'autres y sont morts.

Sur une vingtaine de béribériques expédiés en changement d'air à une altitude moyenne de 400 mètres environ, les résultats ont été identiques.

Enfin, sur une autre bande de malades expédiés à plus de 40 kilomètres de l'endroit où la maladie avait été contractée, mais sur le littoral, presqu'au niveau de la mer, les résultats ont été les mêmes. Seuls ont bénéficié de ces changements, les cas bénins du début et les convalescents en bonne voie de guérison.

**Tableau XI**

| Lieu de contamination | Lieu de changement d'air | Altitude approximative | Morbidité | Mortalité | Pourcent. |
|---|---|---|---|---|---|
| St-Benoît . . | Hop. Flacourt. | Quelq. mètres | 10 | 3 | 30 |
| Ste-Anne. . . | Plaine des Cafre. | 1.600 mètres | 8 | 3 | 35 5 |
| Ste-Rose. . . | Pitou Galets. | 400 mètres | 19 | 6 | 31 57 |
| Total des cas : 37 ; Décès : 12 ; Pour 0/0 : 32 43 | | | | | |

Les Chinois dans cette épidémie ont payé un lourd tribut à la maladie, nous avons signalé plus loin la cause de cette léthalité. Sur certains établissements de sucrerie, plus de la moitié, 50 0/0 des effectifs a été fauchée par la maladie. A St-Benoît, sur un effectif de 90 hommes, plus du tiers a été atteint, avec 12 décès, 13 encore atteints et en traitement, 9 ont été exeatés presque complètement rétablis, ce qui donne un pourcentage de 37,7 0/0 de cas et une mortalité de 35,29 0/0, ce qui est très élevé, mais n'approche pas de la mortalité de 82 0/0 citée par Silva Lima.

Nous donnons ci-après la statistique des observations que nous avons prises au cours de la dernière épidémie ainsi que les annotations des cas remarquables, mais il est évident que ces annotations et ces observations n'ont formé qu'une faible partie

de la totalité des cas de Béribéri qui ont passé sous nos yeux.
Nous aurions été bien heureux de les apporter tous ici au lecteur,
mais nous en avons été empêché par le temps matériel qui nous
a fait défaut. Cette épidémie de Béribéri, dans ses grandes
lignes, a présenté un caractère de gravité tel que tous ou presque tous les habitants de la colonie en ont été frappés, à des
degrés d'intensité variables il est vrai, mais ceux qui ont été
épargnés forment l'infime minorité. On comprend que sur ces
milliers de cas notre attention n'ait pu être attirée que sur ceux
qui présentaient un côté intéressant et méritaient l'honneur de
figurer dans l'histoire déjà longue de cette terrible maladie.
Nous donnons donc le résumé des 255 cas remarqués, renvoyant le lecteur au chapitre des observations pour les détails.

## Statistique des observations.

| Nos d'observat. | Noms (1) | Age | Sexe | Nationalité | Formes | Durée et remarques |
|---|---|---|---|---|---|---|
| 1 | S. C. | 28 | m. | Indien. | Mixte. | 3 attaques 97.98.99 DCD. 13.6.99 |
| 2 | Y. | 28 | m. | Inhambane. | Oedem. | 4 attaq. 19 nov. 1897 à déc. 1903. |
| 3 | P. | 45 | f. | Ind. Madras. | Mixte. | 58 jours DCD. |
| 4 | M. I. | 32 | m. | Indien. | Oedem | 19.11.98 à 13.10.900. Nombr. rech. |
| 5 | Z. | 50 | m. | Malgache. | Oedem. | 1.1.98 à 27 1.901. Nombr. rech. |
| 6 | R. | 33 | m. | Indien. | Oedem. | 25.12,97 rech. 4.8.99. DCD 5.11.99 |
| 7 | A. | 30 | m. | Créole. | Mixte. | 11.10.97.17.11.97. 5 semaines. |
| 8 | M. X. | 73 | m. | Créole. | Mixte. | Deux mois. |
| 9 | E. | 25 | m. | Inhambane. | Oedem. | 1.11.98.3.8.99. 269 jours 3 rech. |
| 10 | L. P. | 19 | m. | Créole. | Oedem. | Rechutes. |
| 11 | E. | 56 | m. | Africain. | Sèche. | Plusieurs semaines. Guérison. |
| 12 | M. | 32 | m. | Indien. | Oedem. | Rechute. 7 jours DCD. |
| 13 | J. M. | 50 | m. | Créole. | Oedem | 20 jours. |
| 14 | T. P. L. | 33 | m. | Créole f. | Oedem. | Sept. 1898. DCD. 2 juillet 1901. |
| 15 | M. | 32 | m. | Créole f. | Oedem. | Quelques jours. |
| 16 | J. B. | 39 | m. | Créole. | Oedem. | Plusieurs mois. |
| 17 | Ed. L. | 30 | m. | Créole f. | Oedem. | Plusieurs semaines. |
| 18 | M. F. | 33 | f. | Créole f. | Mixte. | Plusieurs mois. |
| 19 | F. | 39 | m. | Créole. | Oedem | Plusieurs mois. |
| 20 | P. L. | 45 | m. | Créole. | Oedem. | Plusieurs mois. |
| 21 | P. | 53 | m. | Indien. | Oedem. | 30 jours. |
| 22 | X. | 60 | m | Calcutta. | Mixte. | Plusieurs mois. |
| 23 | S. | 43 | m. | Indien. | Oedem. | 28 août 1898-13 oct. 1900. Influenza |
| 24 | X. | 40 | m. | Malgache. | Mixte. | *Mai ou juin* 1897. 27.7.99. |
| 25 | M. | 50 | m. | Créole. | Oedem. | Plusieurs mois. |
| 26 | C. A. | 29 | f. | Créole. | Oedem. | Plusieurs semaines. |

(1) Les noms des malades ayant une importance secondaire, nous les avons désignés ici par des initiales.

## Statistique des observations (*suite*).

| Nos d'observat. | Noms | Age | Sexe | Nationalité | Formes | Durée et remarques |
|---|---|---|---|---|---|---|
| 27 | B. R. | 50 | m. | Créole f. | Oedem. | Plusieurs mois. |
| 28 | R. | 36 | m. | Créole. | Oedem. | Plusieurs mois. |
| 29 | C. | 60 | m. | Malgache. | Oedem. | Plusieurs semaines. |
| 30 | P. B. | 41 | f. | Créole. | Mixte. | Plusieurs semaines. |
| 31 | M. | 60 | m. | Créole. | Mixte. | Plusieurs semaines. |
| 32 | P. A. | 30 | m. | Créole f. | Mixte. | Plusieurs mois. |
| 33 | C. H. | 16 | f. | Créole f. | Oedem. | 7 sem. environ. DCD. 25.10.99. |
| 34 | C. S. | 45 | m. | Indien. | Mixte. | Plusieurs semaines. |
| 35 | S. P. | 35 | m. | Indien. | Sèche. | Plusieurs mois. |
| 36 | F. L. | 70 | m. | Créole. | Oedem. | Plusieurs mois. DCD. |
| 37 | A. E. | 60 | m. | Créole. | Oedem. | Plusieurs semaines. DCD. |
| 38 | M. S. | 30 | f. | Créole. | Oedem. | Plusieurs mois. |
| 39 | P. C. | 25 | f. | Créole. | Mixte. | Plusieurs mois. DCD. |
| 40 | J. B. D. | 55 | m. | Créole. | Mixte. | Plusieurs semaines. |
| 41 | F. D. | 27 | f. | Créole. | Mixte. | Six jours. |
| 42 | I. D. | 33 | f. | Créole. | Mixte. | Plusieurs mois. |
| 43 | N. M. J. | 42 | f. | Créole. | Mixte. | Plusieurs mois. |
| 44 | P. R. | 30 | f. | Créole. | Mixte. | Plusieurs mois. |
| 45 | A. B. | 24 | f. | Créole f. | Oedem. | Plusieurs mois. DCD. |
| 46 | S. C. B. | 7 | enf. | Créole f. | Oedem. | Plusieurs semaines. |
| 47 | A. C. | 37 | m. | Africain. | Oedem. | Plusieurs mois. |
| 48 | A. N. | 25 | m. | Créole. | Mixte. | Plusieurs semaines. |
| 49 | L. S. | 18 | f. | Créole. | Sèche. | Plusieurs semaines. |
| 50 | W. | 25 | m. | Indien. | Oedem. | Plusieurs mois. |
| 51 | J. L. R. | 66 | m. | Créole. | Oedem. | Plusieurs semaines. |
| 52 | L. B. | 34 | m. | Créole. | Oedem. | Deux mois. |
| 53 | P. C. L. | 56 | m. | Créole. | Oedem. | 180 jours. |
| 54 | M. V. | 46 | m. | Indien. | Oedem. | 12 jours. DCD. |

## Statistique des observations (*suite*).

| Nᵒˢ d'observat. | Noms | Age | Sexe | Nationalité | Formes | Durée et remarques |
|---|---|---|---|---|---|---|
| 55 | M. P. | 48 | f. | Créole. | Sèche. | Plusieurs mois. |
| 56 | M. | 38 | m. | Africain. | Mixte. | Une douzaine de jours. |
| 57 | P. | 50 | m. | Indien. | Mixte. | 40 jours. *Paludisme.* DCD. |
| 58 | M. X. | 40 | f. | Créole f. | Oedem. | Rechute 4 jours. DCD. |
| 59 | Fam. D. | 41 | m. | Créole f. | Oedem. | Quinze jours. DCD. |
| 60 | Fam. D. | 35 | f. | Créole f. | Oedem. | Plusieurs mois. |
| 61 | C. F. | 27 | m. | Créole né à Madagascar. | Oedem. | Plusieurs mois. |
| 62 | L. P. | 40 | f. | Créole. | Sèche. | Plusieurs mois. |
| 63 | I. F. | 55 | m. | Créole. | Sèche. | Plusieurs semaines. |
| 64 | A. L. | 29 | m. | Créole. | Mixte. | Plusieurs semaines. |
| 65 | J. J. M. | 60 | m. | Créole. | Oedem. | Plusieurs mois. |
| 66 | D. X. | 38 | f. | Créole. | Mixte. | Plusieurs semaines. |
| 67 | E. D. | 40 | m. | Créole. | Sèche. | Plusieurs mois. |
| 68 | D. M. | 48 | f. | Créole. | Sèche. | Dix-huit mois. |
| 69 | M. V. | 40 | m. | Indien. | Oedem. | Plusieurs mois. |
| 70 | D. | 35 | m. | Inhambane. | Sèche. | Plusieurs mois. DCD. |
| 71 | P. L. | 35 | f. | Créole f. | Mixte. | Plusieurs mois. |
| 72 | N. P. | 50 | m. | Indien. | Mixte. | Plus. rechut. *Paludisme.* DCD. |
| 73 | R. J. | 21 | m. | Indien. | Mixte. | Deux mois. |
| 74 | A. N. | 51 | f. | Créole. | Sèche. | Plusieurs mois. |
| 75 | A. | 26 | m. | Indien. | Sèche. | Plusieurs semaines. |
| 76 | P. P. | 49 | m. | Créole. | Mixte. | Plusieurs mois. |
| 77 | J. G. | 44 | m. | Malgache. | Oedem. | Plusieurs mois. *Ulcère tropical.* |
| 78 | L. R. | 51 | m. | Créole. | Oedem | Rechutes. DCD. |
| 79 | D. G. | 48 | m. | Créole f. | Mixte. | 1897 à 28.1.901. DCD. |
| 80 | J. G. B. | 32 | f. | Créole. | Sèche. | Plusieurs semaines. |
| 81 | P. D. | 42 | m. | Créole. | Mixte. | Plusieurs mois. |
| 82 | X. F. | 42 | m. | Créole. | Oedem | Plusieurs mois. DCD. |

## Statistique des observations (*suite*).

| No. d'observat. | Noms | Âge | Sexe | Nationalité | Formes | Durée et remarques |
|---|---|---|---|---|---|---|
| 83 | D. S. | 23 | f. | Créole. | Sèche. | Plusieurs mois. |
| 84 | A. Z. | 36 | m. | Créole. | Sèche. | Plusieurs semaines. |
| 85 | C. O. | 36 | m. | Créole. | Oedem. | Plusieurs mois. |
| 86 | T. M. | 28 | m. | Indien. | Mixte. | Plusieurs semaines. |
| 87 | T. C. | 16 | m. | Indien. | Sèche. | Plusieurs semaines. |
| 88 | C. | 36 | m. | Indien. | Oedem. | Rechute après 3 ans. |
| 89 | M. N. | 26 | m. | Créole. | Mixte. | Plusieurs semaines. Rechute. |
| 90 | R. L. | 30 | m. | Indien. | Mixte. | Dix-neuf jours. |
| 91 | S. A. | 54 | m. | Indien. | Mixte. | Plusieurs semaines. |
| 92 | A. S. | 25 | m. | Indien. | Mixte. | Vingt-cinq jours. |
| 93 | D. D. | 40 | m. | Créole. | Oedem. | Onze jours, rechute. |
| 94 | H. R. | 49 | m. | Créole. | Mixte. | Plusieurs semaines. Rechute. |
| 95 | I. | 35 | m. | Cafre. | Oedem. | Perdu de vue. |
| 96 | M. M. | 29 | m. | Comorien. | Mixte. | Trois semaines. |
| 97 | S. S. | 35 | m. | Indien. | Oedem. | Tuberculeux. — 24 jours. |
| 98 | S. | 80 | m. | Africain. | Oedem. | Complicat. — 11.6.01. 21.8.01. |
| 99 | M. | 30 | m. | Indien. | Oedem. | Syphilis. — 26 jours. |
| 100 | V. D. | 40 | m. | Indien. | Oedem. | Trois mois et demi. |
| 101 | C. V. | 19 | m. | Indien. | Sèche. | Plusieurs mois. |
| 102 | P. L. | 35 | m. | Créole. | Oedem. | Vingt-sept jours. |
| 103 | G. M. | 28 | f. | Créole. | Mixte. | Cinquante jours. |
| 104 | C. T. | 50 | f. | Créole. | Mixte. | Plusieurs semaines. |
| 105 | J. D. | 50 | m. | Créole. | Oedem. | Trois semaines. |
| 106 | J. V. | 42 | m. | Créole. | Oedem. | Plusieurs semaines. |
| 107 | M. F. H. | 45 | f. | Créole. | Mixte. | Quarante jours. |
| 108 | A. V. | 37 | m. | Créole. | Oedem. | Onze jours. |
| 109 | H. S. | 38 | f. | Africaine. | Mixte. | Trois semaines. |
| 110 | J. d'E. | 15 | m. | Créole f. | Sèche. | Dix-huit jours. DCD. |

## Statistique des observations (suite).

| Nos d'observat. | Noms | Age | Sexe | Nationalité | Formes | Durée et remarques |
|---|---|---|---|---|---|---|
| 111 | E. M. | 40 | m. | Africain. | Oedem. | Inf. après amputation. DCD. |
| 112 | M. | 35 | m. | Indien. | Mixte. | Trois semaines inf. DCD. |
| 113 | J. J. | 26 | m. | Indien. | Oedem. | Douze jours. DCD. |
| 114 | Fam. N. | 28-35 | 2 m. 1 f. | Créoles. | Oedem et mixte | Quelques semaines. 3 DCD. |
| 115 | L. | 40 | m. | Créole. | Oedem. | Dix-huit jours. DCD. |
| 116 | Fam. N. | 18-40 | 2 f. 1 m. | Créoles. | Oedem et mixte | Plusieurs mois. |
| 117 | C. K. | 32 | m. | Chinois. | Mixte. | 59 jours. Rechute. DCD. |
| 118 | V. P. | 36 | m. | — | Mixte. | 35 jours. |
| 119 | G. R. | 34 | m. | — | Sèche. | 28 jours. |
| 120 | K. L. | 22 | m. | — | Mixte. | 51 jours. |
| 121 | L. K. | 19 | m. | — | Oedem. | 80 jours. Rechute. DCD. |
| 122 | T. S. | 34 | m. | — | Oedem. | 65 jours. |
| 123 | F. S. | 39 | m. | — | Oedem. | 74 jours. |
| 124 | L. S. | 27 | m. | — | Mixte. | 10 jours. |
| 125 | K. J. | 28 | m. | — | Oedem. | 26 jours. |
| 126 | K. S. | 37 | m. | — | Mixte. | 34 jours. |
| 127 | K. O. | 40 | m. | — | Mixte. | 22 jours. |
| 128 | H. C. | 30 | m. | — | Oedem. | 28 jours. |
| 129 | P. N. | 33 | m. | — | Mixte. | 29 jours. |
| 130 | T. S. | 29 | m. | — | Mixte. | 44 jours. Ex. |
| 131 | C. L. | 32 | m. | — | Mixte. | 45 jours. Ex. |
| 132 | C. P. | 29 | m. | — | Oedem. | 15 jours. Rechutes. |
| 133 | C. S. | 30 | m. | — | Mixte. | 28 jours. |
| 134 | O. C. | 19 | m. | — | Oedem. | 87 jours. Plusieurs rechutes. |
| 135 | M. S. | 25 | m. | — | Mixte. | 14 jours. |
| 136 | K. H. | 24 | m. | — | Mixte. | 19 jours. |
| 137 | T. N. | 28 | m. | — | Sèche. | 48 jours. |

## Statistique des observations (*suite*).

| N<sup>os</sup> d'observat. | Noms | Age | Sexe | Nationalité | Formes | Durée et remarques |
|---|---|---|---|---|---|---|
| 138 | S . H . | 32 | m . | Chinois. | Mixte. | 39 jours. |
| 139 | N . C . | 34 | m . | Chinois. | Mixte. | 45 jours. |
| 140 | R . C . | 38 | m . | Indien. | Oedem. | Plus atteintes 1901 à 1903. |
| 141 | O . B . | 17 | f . | Créole. | Oedem. | Six semaines. |
| 142 | S . | 25 | m . | Chinois. | Mixte. | 18 jours. |
| 143 | M . W . | 30 | m . | Créole. | Mixte. | Plusieurs mois. |
| 144 | R . C . | 29 | m . | Indien. | Mixte. | Plus. rechutes 1899 à 1902. DCD. |
| 145 | H . S . | 23 | m . | Chinois. | Mixte. | Plus. rechutes 1901 à 1902. DCD. |
| 146 | M . L . | 30 | m . | Indien. | Mixte. | Plus. mois oct. 1903 à déc. 1903. |
| 147 | S . Y . | 34 | m . | Chinois. | Sèche. | Plusieurs semaines. |
| 148 | H . P . | 32 | m . | Chinois. | Mixte. | Plusieurs rechutes. |
| 149 | K . H . | 29 | m . | Chinois. | Oedem. | Plusieurs semaines. |
| 150 | H . S . | 34 | m . | Chinois. | Sèche. | Plusieurs mois. |
| 151 | H . K . | 31 | m . | Chinois. | Oedem. | Plusieurs mois. |

Totaux.

Cas observés : 151.  Mortalité : 29.  Pour 0/0 : 19,33.

## Statistique des cas de Béribéri annotés.

| Localités | Nos d'observat. | Noms | Age | Sexe | Nationalité | Formes | Durée et remarques |
|---|---|---|---|---|---|---|---|
| St-Benoît : | 1 | S. | 25 | m. | Africain. | Oedem. | 8 jours oed. pulm. DCD. |
| Oct. 1897 à Oct. 1902. | 2 | C. | 40 | m. | Makoa. | — | 61 jours. |
| | 3 | I. B. | 35 | m. | Comorien. | — | 14 jours. |
| | 4 | C. | 30 | m. | Comorien. | — | 14 jours. |
| | 5 | R. | 36 | m. | Malgache. | — | 18 jours. |
| | 6 | M. | 35 | m. | Inhambane. | — | 6 jours. |
| | 7 | A. C. | 40 | f. | Créole. | — | 37 jours. |
| | 8 | N. | 23 | m. | Comorien. | — | 10 jours. |
| | 9 | A. | 32 | m. | Quilimane. | — | 19 jours. |
| | 10 | M. | 25 | m. | Quilimane. | — | 18 jours. |
| | 11 | N. | 36 | m. | Inhambane. | — | 25 jours. |
| | 12 | F. | 36 | m. | Quilimane. | — | 33 jours. |
| | 13 | C. | 18 | m. | Indien. | — | 8 jours. |
| | 14 | V. S. | 32 | m. | Indien. | — | 13 jours. |
| | 15 | M.-L. | 36 | f. | Calcutta. | — | 15 jours. |
| | 16 | M. | 45 | f. | Créole. | — | 25 jours. |
| | 17 | M. | 22 | m. | Comorien. | — | 45 jours. |
| | 18 | S. S. | 35 | m. | Indien. | — | 25 jours. |
| | 19 | V. D. | 40 | m. | Indien. | — | 107 jours. |
| | 20 | P. M. | 54 | m. | Indien. | — | 77 j. guéri sans rechute. |
| Br. Mad. Oct. 1898 à Juillet 1901 | 21 | P. V. | 34 | m. | Indien. | — | 31 j. pet. poussées succes. |
| | 22 | C. S. | 48 | m. | Indien. | — | 20 j. non guéri, rech. fréq. |
| | 23 | V. V. | 32 | m. | Indien. | — | 19 j. actuellement guéri. |
| | 24 | I. | 60 | m. | Indien. | — | 73 j., pas guéri encore au 5.7.01. |
| | 25 | C. C. | 55 | m. | Indien. | — | 51 jours, 2 rechutes. |
| | 26 | V. C. | 35 | m. | Indien. | — | 19 jours, reste faiblesse. |
| | 27 | S. I. | 40 | m. | Indien. | — | 92 jours, reste encore athétosique. |
| | 28 | A. | 45 | m. | Indien. | — | 17 j. guéri sort hôpital. |

## Statistique des cas de Béribéri annotés (*suite*).

| Localités | N° d'observat. | Noms | Age | Sexe | Nationalité | Formes | Durée et remarques |
|---|---|---|---|---|---|---|---|
| R.S.P.... Mars 1898 à Mars 1901 | 29 | S. | 42 | m. | Indien. | Oedem. | 40 jours, guéri complic diarrhée. |
| | 30 | M. | 39 | m. | Indien. | Mixte. | 37 j., 3 rechutes. DCD. |
| | 31 | S. | 40 | m. | Indien. | Oedem. | 39 j., rechute. DCD. |
| | 32 | V. M. | 38 | m. | Indien. | Oedem. | 40 jours. Exeat. guéri et rechute. |
| | 33 | R. | 36 | m. | Malgache. | Oedem. | 14 j. Prison. de guerre. Exeat. |
| | 34 | C. | 60 | m. | Indien. | Oedem. | Rechute (infirmier).DCD. |
| | 35 | P. | 28 | f. | Indienne. | Oedem. | Plusieurs rechutes |
| | 36 | S. B. | 40 | m. | Indien. | Mixte. | 23 jours, rechute. DCD. |
| | 37 | C. | 41 | m. | Indien. | Oedem. | Cinq mois. |
| St-Benoît Oct. 1897 à Oct. 1902 | 38 | E. A. | 51 | m. | Créole. | Mixte. | Longtemps malade. |
| | 39 | D E.A. | 39 | f. | Créole. | Mixte. | Trois semaines. DCD. |
| | 40 | A. | 36 | f. | Indienne. | Mixte. | Six semaines. |
| | 41 | R. C. | 33 | m. | Créole. | Oedem. | Trois mois. |
| | 42 | M. | 23 | f. | Indienne. | Oedem. | 17 jours, couches. DCD. |
| | 43 | D.E.C. | 54 | f. | Créole. | Oedem. | Deux semaines. |
| | 44 | A. P. | 50 | m. | Indien. | Oedem. | 18 jours. |
| | 45 | V. M. | 36 | m. | Indien. | Mixte. | Plusieurs semaines. |
| | 46 | P. G. | 31 | m. | (Inf.) Créole. | Oedem. | 32 jours. |
| | 47 | P. M. | 52 | f. | Créole. | Oedem. | 15 jours. DCD. |
| | 48 | G. L. | 55 | m. | Créole. | Mixte. | Trois semaines. DCD. |
| | 49 | J.B.G. | 49 | m. | Créole. | Mixte. | Perdu de vue. |
| | 50 | R. | 50 | m. | Créole f. | Oedem. | Troubles cérébraux. |
| | 51 | D. E. | 38 | f. | Créole. | Sèche. | 18 mois, rechute. DCD. |
| | 52 | D. M. | 32 | m. | Créole. | Oedem. | 15 jours. DCD. |
| | 53 | A. | 17 | m. | Créole. | Oedem. | 16 jours. DCD. |
| | 54 | G. D. | 41 | m. | Créole. | Oedem. | Trois semaines. |

Totaux : 54 cas, 12 décès, 44 oed., 9 mixtes, 1 sèche au début, 44 m. 10 f.
Créoles : 15. Ind. : 26. Afric. : 7. Malgach. : 2. Comor. : 4. Total : 54.

**Statistique des cas de Béribéri annotés** (*suite*).

| Localités | N° d'observat. | Noms | Age | Sexe | Nationalité | Formes | Durée et remarques |
|---|---|---|---|---|---|---|---|
| Ste-Rose 3 Déc. 1897 à 25 Av. 1902 | 1 | P. S. | 35 | m. | Indien. | Oedem. | 18 jours, rechute 19 j. |
| | 2 | C. | 42 | m. | Indien. | Oedem. | 15 jours. |
| | 3 | B. | 37 | m. | Créole. | Oedem. | 16 jours. |
| | 4 | F. | 51 | m. | Africain. | Oedem. | 11 jours. DCD. |
| | 5 | V. E. | 38 | m. | Indien. | Oedem. | Plusieurs rechutes. DCD |
| | 6 | F. | 45 | m. | Créole. | Oedem. | 13 jours. |
| | 7 | E. | 38 | m. | Indien. | Oedem. | 18 jours. |
| | 8 | S. C. | 39 | m. | Indien. | Oedem. | Rechute. 3.10.98. |
| | 9 | P. | 49 | m. | Malgache. | Oedem. | (Asthme), rechute, 1898-1900. DCD. |
| | 10 | P. | 45 | m. | Indien. | Oedem. | Oct. 1898, plusieurs petites poussées. |
| | 11 | M. | 39 | m. | Africain. | Oedem. | 3 nov. 1897. Traitement par climat hautes Alt. |
| | 12 | R. | 32 | m. | Indien. | Oedem. | Plusieurs récidives. |
| | 13 | B. | 48 | m. | Créole. | Oedem. | 35 jours. |
| | 14 | M. C. | 35 | f. | Créole. | Mixte. | Trois semaines. |
| | 15 | R. S. | 38 | m. | Indien. | Oedem. | 19 jours. |
| | 16 | I. P. | 46 | m. | Africain. | Mixte. | 2 rechutes. DCD. |
| | 17 | V. T. | 28 | m. | Indien. | Oedem. | 18 jours. |
| | 18 | C. | 35 | m. | Indien. | Mixte. | 29 jours. |
| | 19 | I. | 40 | m. | Africain. | Oedem. | Trois semaines. |
| | 20 | R. | 39 | m. | Africain. | Mixte. | Plusieurs rechutes. |
| | 21 | V. A. | 65 | m. | Indien. | Oedem. | 18 jours. |
| | 22 | R. | 39 | m. | Créole. | Oedem. | Perdu de vue. |
| | 23 | L. J.B. | 29 | m. | Créole. | Oedem. | 28 oct. 1898. Plus. rech. |
| | 24 | S. M. | 42 | m. | Indien. | Oedem. | 10.1.98. |
| | 25 | P. | 40 | m. | Indien. | Mixte. | Janv. 1898. Plus. récid. |
| | 26 | R. | 46 | m. | Africain. | Oedem. | Janvier 1898. |
| | 27 | P. | 41 | m. | Indien. | Oedem. | Janvier 1898, 2 rechutes. |
| | 28 | A. | 42 | m. | Indien. | Oedem. | Janvier 1898. |

Statistique des cas de Béribéri annotés (*suite*).

| Localités | N° d'observat. | Noms | Age | Sexe | Nationalité | Forme | Durée et remarques |
|---|---|---|---|---|---|---|---|
| Ste-Rose 3 Déc. 1897 à 25 Av. 1902 | 29 | K. V. | 38 | m. | Indien. | Mixte. | Janvier 1898. |
| | 30 | M. S. | 39 | m. | Indien. | Oedem. | Février 1898. |
| | 31 | H.pèr. | 58 | m. | Créole. | Oedem. | Décembre 1900. |
| | 32 | H.fils. | 20 | m. | Créole. | Mixte. | Février 1898. |
| | 33 | R. M. | 38 | m. | Indien. | Mixte. | Février 1898. |
| | 34 | S. C. | 42 | m. | Indien. | Mixte. | Mars 1901. |

Total : 34 cas, 3 décès, 25 oedem, 9 mixte au début, 33 m., 1 f.

Créoles : 8. Indiens : 17. Africains : 7. Malgache : 1.

## Statistique des cas de Béribéri annotés *(suite)*.

*Chinois de l'établissement R.... G....*

| M° G° | Com. | Noms | Formes | Remarques | N°ˢ d'obs. |
|---|---|---|---|---|---|
| 343 | 50 | C. H. S. | Oedem. | Gravité moyenne. | 35 |
| 349 | 56 | H. T. S. | Oedem. | Plusieurs rechutes. | 36 |
| 327 | 25 | H. H. T. | Mixte. | Plusieurs semaines. DCD. | 37 |
| 348 | 55 | H. E. K. | Oedem. | Gravité moyenne. | 38 |
| 353 | 62 | H. C. T. | Mixte. | Paralysie résiduale. | 39 |
| 308 | 44 | H. K. S. | Oedem. | Très grave. | 40 |
| 310 | 42 | H. T. S. | Oedem. | Très grave. Plusieurs rechutes. DCD. | 41 |
| 347 | 54 | H. H. S. | Oedem. | Grave. | 42 |
| 322 | 30 | H. S. C. | Mixte. | Plusieurs semaines. | 43 |
| 341 | 48 | H. T. H. | Oedem. | Très grave. Oed. pulm. DCD. | 44 |
| 321 | 31 | H. T. H. | Oedem. | Grave. | 45 |
| 305 | 47 | H. H. S. | Oedem. | Plusieurs rechutes. | 46 |
| 345 | 52 | H. L. S. | Oedem. | Resté longtemps malade. | 47 |
| 328 | 24 | H. T. K. | Oedem. | Très grave, anasarque. DCD. | 48 |
| 340 | 12 | T. I. H. | Oedem. | Grave maladie continue. DCD. | 49 |
| 331 | 21 | T. S. T. | Mixte. | Paralysie résiduale, 8 mois guéri. | 50 |

Total : 16 cas, H. de 18 à 45 ans, 12 oedem, 4 mixte, 6 décès, Ste-Rose, 25 avril 1902.

Total des cas annotés.

Cas : 104.   Décès : 21.   Pourcentage : 20,19.

En résumé, nous étudierons la mortalité, la morbidité et le pourcentage de nos observations personnelles par rapport aux localités, à l'âge, au sexe, aux races et pays d'origine, aux formes, ainsi que la durée moyenne des diverses formes et leur pourcentage de mortalité.

## Tableau XII

Tableau montrant le contingent des cas fournis par les localités
suivantes :

| | | | |
|---|---|---|---|
| St-Benoît sur 255 . . . . . . . . | 120 | Pourcentage | 47,24 |
| Ste-Anne sur 255. . . . . . . . | 64 | Pourcentage | 25,20 |
| Ste-Rose sur 255. . . . . . . . | 70 | Pourcentage | 27,56 |

## Tableau XIII

Tableau montrant à quel âge le Béribéri fait le plus de victimes.

| Age | Nombre d'observat. | Morbidité | Mortalité | Pourcentage |
|---|---|---|---|---|
| De  1 à 20 ans . . . . . | 12 | 12 × 255 | 6 | 50 |
| De 20 à 40 ans . . . . . | 153 | 153 × 255 | 39 | 25,49 |
| De 40 à 80 ans . . . . . | 89 | 89 × 255 | 18 | 20,22 |

## Tableau XIV

Tableau montrant quel est le sexe qui est le plus frappé par la
maladie.

| Sexe | Nombre d'observat. | Morbidité | Mortalité | Pourcentage |
|---|---|---|---|---|
| Masculin . . . . . . . . | 209 | 209 × 255 | 49 | 23,44 |
| Féminin . . . . . . . . | 43 | 43 × 255 | 13 | 30,23 |
| Enfants impubères . . . | 2 | 2 × 255 | 1 | 50 |

Total : 255 cas.  Mortalité : 63.  Pourcentage : 24,80.

### Tableau XV

**Tableau montrant l'Évolution du Béribéri dans les différentes races.**

| Races | Nombre d'observations | Morbidité | Mortalité | Pourcentage |
|---|---|---|---|---|
| Créoles de couleur . . . | 83 | 83 $\times$ 337 | 15 | 18,07 |
| Créoles blancs . . . . . | 16 | 16 $\times$ 337 | 7 | 43,75 |
| Européens . . . . . . . | 2 | 2 $\times$ 337 | 0 | 0 |
| Africains . . . . . . . . | 22 | 22 $\times$ 337 | 5 | 22,72 |
| Malgaches . . . . . . . | 8 | 8 $\times$ 337 | 1 | 12,5 |
| Comoriens . . . . . . . | 5 | 5 $\times$ 337 | 1 | 20 |
| Indiens. . . . . . . . . | 75 | 75 $\times$ 337 | 16 | 21,33 |
| Chinois. . . . . . . . . | sur 126 effect. | 50 | 18 | 36 |

### Tableau XVI

**Tableau destiné à montrer les formes les plus fréquentes rencontrées dans le Béribéri, sur 255 cas.**

| Formes | Nombre d'observat. | Morbidité | Mortalité | Pourcentage |
|---|---|---|---|---|
| Oedémateuse . . . . . . | 255 | 153 | 30 | 19,60 |
| Sèche. . . . . . . . . . | 255 | 20 | 3 | 15 |
| Mixte. . . . . . . . . . | 255 | 81 | 20 | 28,39 |

### Tableau XVII

**Tableau appelé à faire voir la durée moyenne de la maladie dans les trois formes cliniques.**

| Formes | Nombre | Durée |
|---|---|---|
| Oedémateuse. | Sur 75 cas. | Moyenne 29 jours. |
| Sèche. | Sur 15 cas. | — 171 — |
| Mixte. | Sur 26 cas. | — 39 — |

*Conclusion :* La moyenne générale des auteurs, pour ce qui concerne la mortalité étant de 37.46 0/0.

Si nous y ajoutons notre moyenne générale qui est de 24.80 0/0 nous ramenons la moyenne des moyennes générales de la mortalité des cas de Béribéri observés et remarqués à ce jour au chiffre de 31.13 0/0.

# XIV

## TRAITEMENT

Le traitement du Béribéri n'est pas encore trouvé.

L'arsenal thérapeutique moderne, pourtant si perfectionné, ne fournit que des armes infidèles ou insuffisantes dans cette maladie.

Nous nous sommes adressés à toutes les branches de la thérapeutique sans avoir pu compter un seul succès réellement imputable à la médication instituée.

Les toniques, les fortifiants (1), les stimulants forment la base de la médication qui, ne pouvant s'adresser à la cause elle-même, se contente d'être symptomatique.

Dans les cas d'œdème, les purgatifs drastiques ont donné quelques résultats. Dans les cas d'exaltation cardiaque, la digitale, le strophantus, la convallamarine, et surtout la solution de Trinitrine sont indiqués.

Dans les œdèmes étendus, nous avons retiré quelque bien des fumigations et des diurétiques, mixture de Davidson-Clarenc. Le strophantus et la pilocarpine sont moins bons. La diurétine est un bon médicament mais il faut s'en défier en cas d'insuffisance rénale. Dans la forme sèche, on aura recours à la strychnine, les gouttes amères de Baumé, la teinture de noix vomique, l'ergotine, les feuilles fraîches d'Erytroxilon-Coca, les lécithines et leurs composés, les phosphures de zinc, le beurre

1. Pour quelques formules ordinairement employés, voir : Observations CII, CVII, etc.

phosphoré, l'huile de foie de morue, le pétrole dans quelques
cas a donné d'assez bons résultats. La ponction lombaire pratiquée comme traitement n'a jamais produit qu'une amélioration
passagère ; l'électricité dans les cas d'atrophie musculaire est
indiquée, courants faradiques et courants continus de 8 à
10 milli-ampères ; le massage, les douches, les frictions sèches
ou avec des liquides stimulants, vinaigre aromatique, embro-
cations, etc., etc., sont excellents.

L'extension forcée du rachis, la suspension, les bains électriques, les vaporisations, les inhalations, les fumigations émol-
lientes, aromatiques ou antiseptiques ont été employés sans
grand effet. Les teintures végétales, de Grindelia Robusta, de
Moringa, n'ont rien produit. Les antiseptiques connus ne comp-
tent pas beaucoup de succès à leur actif. Nous avons essayé le
charbon, le benzo-naphtol, le bétol, toute la série des salicy-
lates, le salol, le salicylate de magnésie, etc. Les cachets de
charbon de Belloc, de magnésie, de craie et de bicarbonate
nous ont donné d'assez bons résultats dans les cas si fréquents
de troubles digestifs. Les acides sont moins bons, semble-t-il,
tout au moins la solution chlorhydropepsique ; la pepsine-
Mialhe, les eupeptiques sont assez bons. On avait fondé le plus
grand espoir sur l'action curative du changement d'air et
l'orothérapie (voir à la statistique les résultats). On a vanté
l'action merveilleuse du phaseolus radiatus sur les poulets
atteints de polynévrite gallinarum. Nous l'avons donc essayé
sur l'homme mais sans plus de succès.

Le changement de régime lui-même, sur lequel ont insisté
les partisans de la théorie alimentaire, ne nous a jamais donné
les résultats auxquels on était en droit de s'attendre.

Le changement de régime, comprenant l'écartement systématique du riz et du poisson salé, n'a jamais été suivi de guérison
dans les cas graves pris même au début, et dans les cas bénins.
L'adjonction au pain et au vin d'une bonne quantité de
viande de bœuf ou de porc dans la ration journalière produit
dans le Béribéri identiquement le même résultat que dans
toutes les autres maladies débilitantes, le paludisme entre autres,

et là s'arrête l'action du changement de nourriture. De bons
soins intelligents d'un « nursing », bien compris, rendent des
services autrement précieux.

Quoi qu'il en soit, le traitement rationnel étiologique du
Béribéri est encore inconnu. Il sera découvert certainement le
jour où l'on pourra mettre en œuvre tous les moyens d'investigation mis à notre portée par les doctrines nouvelles de la
science moderne.

C'est dans la bactériothérapie, la sérothérapie ou la toxithérapie qu'il faut chercher le secret du remède de cette terrible
maladie, le fléau des tropiques, le Béribéri.

# PATHOLOGIE EXPÉRIMENTALE

*Posita causa, ponitur effectus*
*Sublata causa tollitur effectus*
*Variante causa. Variatur effectus.*

Il a été dit aux chapitres de la bactériologie et des observations, qu'on avait trouvé dans le sang des béribériques des cocci qui nous avaient paru avoir une relation de cause à effet dans la maladie qui nous occupe. Nous avons donc cherché à vérifier cette opinion par les données de la médecine expérimentale et les principes du déterminisme. Nous avons, en conséquence, tracé un plan de recherches divisé en trois parties.

Si le microcoque trouvé dans le Béribéri est l'agent réel, direct et exclusif de la maladie, logiquement par les méthodes de la médecine expérimentale et en vertu des principes de Stuart-Mill et de Claude Bernard, nous devions pouvoir :

1.º Produire l'affection elle-même, c'est-à-dire des symptômes et des lésions qui la caractérisent ;

2º Soustraire les sujets en expérience à la cause déterminante et les faire servir de points de comparaison — animaux témoins — puisqu'il ne nous était pas possible de soustraire la cause elle-même pour voir les effets disparaître ;

3º Varier dans des limites les plus étendues l'agent du mal par l'emploi de doses positives plus ou moins fortes, quantitativement et qualitativement pour en voir ses manifestations accroître ou décroître.

Il nous a donc fallu rechercher par les méthodes de *concordance*, de *différence* et de *variations concomitantes* le rôle pathogénique du micrococcus beribericus. Enfin ces résultats obtenus nous devions les contrôler, les vérifier, pour en établir les conclusions stables et définitives.

Il était de toute nécessité, avant d'entreprendre un effort aussi considérable, d'écarter de nos recherches toutes les causes accidentelles ou permanentes de nature à fausser les résultats de l'expérimentation ; d'éliminer tous les phénomènes qui auraient pu directement ou indirectement nuire ou favoriser dans un sens ou dans l'autre le rôle pathogénique de la bactérie ; et en dernier lieu, de nous placer dans des conditions d'expérimentation telles que toutes les causes d'erreurs étaient systématiquement éliminées.

Nous renvoyons le lecteur au chapitre de la bactériologie pour les conclusions techniques des recherches de la bactérie chez l'homme et les animaux ne réservant ici que la description des expériences.

### Expérience I

*S'assurer que les animaux sur lesquels on expérimentera l'action des cocci ne présentent aucune maladie dont les symptômes pourraient simuler ceux du Béribéri.*

Tous les animaux sont soumis à un régime alimentaire qu'ils continueront pendant le cours des expériences.

12 rats, 6 cobayes, 6 lapins, 6 poules, 2 pigeons sont mis :

Les rats dans des cages en fer-blanc et en fil de fer, numérotées de 1 à 12. *Exp. I.* Ils sont nourris au riz cuit. Abondamment pourvus de nourriture et d'eau. Le fond des cages est rempli de sciure de bois pour absorber les liquides répandus. Mis en observation 40 jours.

Six cobayes placés dans de grandes caisses de 1 m. 20 de long, 0,75 cm. de haut et 0,42 cm. de large avec un côté fermé par un treillis métallique pour l'aération. Le fond de ces cages est rempli de sciure de bois. Ces animaux sont nourris au fourrage vert, laiteron, feuilles de salade, de choux, et mis en quarantaine d'observation.

Six lapins adultes sont mis dans des cages identiques à celles des cobayes et nourris de la même manière.

Six poules placées deux par deux dans de grandes cages pour leur permettre de se mouvoir à l'aise, sont nourries au maïs et au grain pendant cette période d'observation de quarante jours.

Les deux pigeons sont mis dans une volière et nourris au grain et au maïs pendant quarante jours.

Tous ces animaux placés dans la vaste cour de notre laboratoire de Saint-Benoît sont sous couverture et mis à l'abri des intempéries, pluie et vent.

Un domestique chargé de les soigner prend la précaution tous les matins de changer les aliments et remplacer ceux de la veille par d'autres plus frais. L'eau qui sert à les désaltérer est filtrée et stérilisée.

Les sujets choisis jeunes, vivaces et forts ne paraissent atteints d'aucune maladie.

Nous avons au cours de ces recherches écarté des animaux suspects, présentant quelque tare, et ceux qui ne nous paraissaient pas convenables, tels le chien, le chat et le porc. Le premier et le dernier par leur évidente immunité à l'égard du Béribéri. Ces animaux qui mangent des excréments humains auraient immanquablement attrapé le Béribéri, s'ils avaient eu la moindre susceptibilité au mal. Or nous les avions souvent vus dévorer les matières fécales de béribériques (lesquelles, on l'a vu, sont de véritables colonies de micrococcus beribericus) sans en être le moindrement incommodés.

Le chat n'a pu être employé parce qu'il est d'un maniement trop difficile.

Les autres animaux étaient acclimatés, ils provenaient d'espèces nées à la Réunion et ils y étaient nés eux-mêmes. On se trouvait donc dans des conditions d'adaptation et d'acclimatement requises.

La quarantaine d'observation commencée le 10 septembre 1899 se termine le 20 octobre 1899. A la fin de cette expérience les animaux étaient identiquement dans le même état apparent de prospérité que le premier jour.

*Conclusion.* — Les animaux n'ayant présenté aucun signe de paralysie, d'enflure, de jettage de fièvre, de toux, d'insensibilité pendant ces quarante jours, jouissent d'une bonne santé (toutes choses égales d'ailleurs).

## Expérience II

*Etablir que ni l'habitat, ni la température, ni les saisons ne peuvent donner le Béribéri chez les animaux en expérience.*

Une couple de chaque espèce : lapin, cobaye, souris, rat, poulet et pigeon sont mis dans des cages comme celles décrites plus haut et devront passer une année entière en observation. Ces animaux marqués *Exp. II* sont mis à part.

Ils nous serviront aussi de « Standard » et de témoins dans des expériences suivantes faites sur des espèces analogues.

Ces six couples d'espèces différentes furent laissées dans la cour du laboratoire du 2 novembre 1899 au mois de novembre de l'année suivante. Voici les résultats :

4 novembre 1899. — Un des deux rats que nous avions mis dans une même cage (l'expérience devant durer une année entière nous voulions ménager nos moyens, les deux rats avaient été mis dans une seule cage) est trouvé mort le matin par la domestique du laboratoire. Les nombreuses blessures et traces de dents prouvent qu'il y avait eu bataille et que le plus faible avait succombé. Nous remplaçons le décédé par un autre rat.

5 novembre 1899. — Mort du deuxième rat dans les mêmes conditions. On isole alors les deux rats dans deux cages différentes portant l'une et l'autre l'étiquette *Exp. II.*

6 janvier 1900. — Le cobaye a eu deux petits que nous allons sevrer aussitôt que leur grosseur le permettra.

10 janvier 1900. — Un des petits cobayes est mort

Nous ne trouvons plus aucune annotation sur le cahier d'expérience où sont inscrits tous les incidents des expériences.

Le 2 novembre 1900, terme de l'expérience, les animaux ont vieilli mais ne présentent aucun signe de maladie.

*Conclusion.* — L'habitat, ni les saisons, ni la température par eux-mêmes ne peuvent donner le Béribéri.

### Expérience III

#### ALIMENTATION

*S'assurer si les animaux en expérience nourris au riz cuit et cru sont susceptibles de contracter une maladie semblable au Béribéri et plus particulièrement contrôler l'action pathogénique du riz dans la « polynevritis gallinorum ».*

Six cages sont préparées le 24 août 1900, marquées *Exp. III a*, c'est-à-dire animaux nourris au *riz cuit* et six autres cages marquées *Exp. III b*, c'est-à-dire animaux nourris au *riz cru*.

Dans chacune de ces cages l'on met un rat, une souris, une poule, un pigeon, un lapin et un cobaye. La nourriture devra exclusivement se composer de riz cuit et d'eau pour la série *a* et de riz cru et d'eau pour la série *b*.

Au début les lapins *Exp. III a* et *Exp. III b* ne paraissent pas s'accommoder de cette nourriture. Les aliments sont trouvés intacts le lendemain ; par principe, ils sont changés. Le surlendemain même résultat. Les autres animaux se font très bien à cette nourriture.

25 novembre 1900. — *Conclusion.* Les animaux parfaitement habitués ne paraissent nullement incommodés de cette nourriture exclusive au riz, cependant les rongeurs préfèrent le riz cru au riz cuit.

On nous avait certifié que les poulets nourris exclusivement au riz étaient en peu de temps atteints de troubles paralytiques et nerveux reconnus à l'examen histologique comme devant appartenir aux polynévrites.

Pour vérifier cette assertion nous avons fait l'expérience suivante, corollaire de l'expérience III sur l'alimentation.

## Expérience III *bis*

Six poulets, 3 coqs, et 3 poules sont mis en cages, n⁰ˢ 1, 2, 3, 4, 5, 6, *Expér. III bis*, et nourris exclusivement au riz et à l'eau de provenances diverses. Africain (Madagascar), Indien (Patna), Indo-Chinois (Saïgon), Birmanie (Rangoon), enfin du riz non décortiqué (riz rouge) et du riz bouilli à l'eau et au sel de cuisine, de la manière suivante :

Cage 1 poule, riz malgache ;

Cage 2 poule, riz indien ;

Cage 3 coq, riz saïgon ;

Cage 4 coq, riz rangoon ;

Cage 5 poule, ris non décortiqué ;

Cage 6 coq, riz cuit à l'eau et au sel.

L'expérience commença en même temps que pour les autres animaux, c'est-à-dire le 24 août 1900 et se poursuivit pendant trois mois, c'est-à-dire jusqu'en novembre 1900. Le 26 de ce mois les animaux ne présentent absolument aucun signe de maladie, pas de paralysie, insensibilité, essoufflement, palpitations, plumes hérissées, de toux, de diarrhée, en un mot sont dans un état de santé manifeste.

*Conclusion d'attente* — Les riz de Madagascar, Patna, Rangoon, Saïgon ne produisent pas, de même que le riz décortiqué et le riz cuit à l'eau et au sel, de troubles de paralysie chez les poulets.

## Expérience IV

### *Expérience de contrôle*

Sept poulets, n⁰ˢ 1, 2, 3, 4, 5, 6, 7, quatre poules et trois coqs sont soumis inversement au régime alimentaire exclusif du riz, c'est-à-dire les coqs mangeront ce que les poules ont mangé dans l'*Exp. III bis* et inversement.

Cage 1 coq, riz malgache ;

Cage 2 coq, riz patna ;

Cage 3 poule, riz saïgon ;

Cage 4 poule, riz rangoon ;

Cage 5 coq, riz non décortiqué ;

Cage 6 poule, riz cuit à l'eau et au sel.

Expérience commencée le 26 novembre 1900 se poursuit jusqu'en février 1901. A la date du 27 février 1901, les animaux après trois mois se trouvent absolument dans le même état qu'au premier jour de l'expérience.

*Conclusion*. — Le riz par lui-même ne donne pas de paralysie aux gallinacés.

### Expérience V

Certains auteurs ont attribué le Béribéri au poisson salé et au riz, nous avons voulu contrôler cette affirmation.

Quatre poules : 2 noires, 1 blanche et 1 grise, numérotées 1, 2. 3, 4, *Exp. V*, sont nourries les trois premières avec des petites boulettes de morue grillée, bouillie et crue ; la quatrième, une poule noire, sert de témoin. Cette expérience est faite du mois de mars 1901 au commencement d'avril. Les animaux supportent mal la morue au début et nous devons diminuer la portion de poisson salé et donner 2/3 riz, 1/3 poisson salé.

Le 10 avril les animaux un peu amaigris ne donnent aucun signe de paralysie, d'essoufflement, de palpitation d'insensibilité.

### Expérience V *bis*
*Même recherche sur les rongeurs.*

3 rats et 1 souris sont nourris pendant trois semaines au riz et poisson salé, grillé, et à l'eau. Aucune modification dans l'état des animaux à la fin de l'expérience.

*Conclusion générale des expériences préliminaires*. — Ni les conditions individuelles, ni les conditions extérieures de milieu ne peuvent par elles-mêmes produire des troubles pathologiques analogues à ceux du Béribéri sur les rongeurs (rats, souris, lapins, cobayes) et sur les poules et les pigeons.

## Expérience VI

### CONTAMINATION

*Le Béribéri est-il une maladie transmissible à d'autres espèces
animales que l'homme ?*

Pour résoudre ce problème il aurait été intéressant de
s'adresser à un spécimen d'espèces animales variées et expéri-
menter sur un type de l'un des embranchements de la zoolo-
gie : Vertébrés, Tuniciers, Mollusques, Arthropodes, Vers,
Cœlentérés, Echinodermes et Protozoaires.

Nous n'avons pas pu entreprendre de pareilles expériences
audessus de nos moyens d'action. Nous nous sommes adressés
aux animaux ordinaires des laboratoires nous réservant de
revenir plus tard à l'expérimentation sur les cercopithèques
que nous n'avons malheureusement pas pu nous procurer à la
Réunion. Nous avons, comme il a été dit plus haut, laissé de
côté les chiens, les chats et les porcs.

Les principales expériences ont en conséquence été faites sur
les mammifères et les oiseaux. Le lapin (Lepus caniculus) ; le
cobaye (Cavia cobaya ou Mus porcellus); le rat (Mus rattus) ;
la souris (Mus musculus) ; les poulets (Phasianus gallus) ; et les
pigeons (Columbia livia).

Nous avons cherché d'abord, *Exp. VI A*, à mettre en contact, à inoculer et à faire ingérer des produits pathologiques
*directement*.

## Expérience VI A

15 janvier 1902. — Une poule et un lapin, *Exp. VI A*, 1 et 2
sont : la poule déplumée sur toute la partie antérieure du corps
et sous les ailes ; le lapin, épilé sur toute la région thoraco-abdo-
minale, sont vigoureusement frottés avec des excréments béribériques.

Cette opération est répétée le 23 janvier 1902, le 31 janvier
1902 et le 8 février 1902, c'est-à-dire trois fois de suite à huit
jours d'intervalle.

*Résultat.* — Au bout du mois la poule était d'une maigreur extrême et le lapin était mort le trente-cinquième jour.

### Expérience VI B

16 janvier 1902. — Un cobaye et un pigeon sont inoculés avec une dissolution de crachats et de mucus de râclage de l'arrière-gorge enflammée d'un néo-béribérique dans de l'eau pure stérile. L'inoculation est faite au moyen d'une seringue de Collin de 10 cc. dans le péritoine pour le cobaye et dans le tissu cellulaire interscapulaire pour le pigeon.

20 janvier. — Le cobaye est mort dans la nuit et le pigeon présente une grosse tumeur douloureuse à l'endroit de la piqûre

31 janvier. — Le pigeon ne se tient plus sur ses jambes, est oppressé, le pincement des pattes ne provoque aucune réaction. Il ne prend plus de nourriture.

2 février. — Le pigeon meurt, dans la journée, étendu sur le côté.

### Expérience VI C

16 janvier 1902. — Deux rats marqués, *Exp. VI C*, 1 et 2, sont nourris avec des grains arrosés avec des produits de béribériques (vomissements muqueux et alimentaires).

Ces animaux présentent de la diarrhée les premiers jours et meurent fin de février de la même année.

Conclusion : Le Béribéri est directement transmissible de de l'homme aux animaux, par les produits pathologiques.

### Expérience VII

*Rechercher dans les produits pathologiques l'agent qui détermine ces manifestations morbides.*

### Expérience VII A

Faire des cultures avec des produits pathologiques humains et inoculer et faire ingérer ces cultures.

Une culture pure de cocci sur gélo-gélatine rizée, poussée à l'étuve à + 37°, de huit jours, est employée. Nous diluons cette culture dans du bouillon stérilisé et essayé.

10 cc. de la mixture sont divisés en deux part égales, la première destinée aux inoculations, la deuxième aux ingestions. Deux séries d'animaux sont marqués, *Exp. VII* A, 1, 2, 3, 4, 5, et *Exp. VII* A′, 1′, 2′, 3′, 4′, 5′ ; la première composée de un lapin, un rat, une souris, une poule et un pigeon, pour être inoculés ; la deuxième comprenant les mêmes animaux pour être infectés par ingestion.

## Expérience VII A

### INOCULATION

2 juin 1902. — Un lapin, *Exp. VII* A, 1. Inoc. 2 cc. bouillon contam.

Un rat, *Exp. VII* A, 2. Inoc. 1 cc. bouillon contam.

Une souris, *Exp. VII* A, 3. Inoc. 1 cc. bouillon contamin.

Une poule, *Exp. VII* A, 4. Inoc. 1 cc. bouillon contam.

Un pigeon, *Exp. VII* A, 5. Inoc. 1 cc. bouillon contam.

Tous ces animaux sont inoculés dans le tissu cellulaire sous-cutané.

## Expérience VII A′

### INGESTION

Les animaux marqués comme plus bas et mis dans des cages séparées de ceux de la série parallèle, sont nourris avec des aliments souillés avec le reste du bouillon contaminé.

Un lapin, *Exp. VII* A′, 1′. 2 cc. de bouillon contaminé sont projetés dans l'œsophage de l'animal au moyen d'une seringue.

Un rat, *Exp. VII* A′, 2′. Le riz qui doit servir à la nourriture est arrosé avec 1 cc. de bouillon contaminé.

Une souris, *Exp. VII* A′, 3′. Le riz qui doit servir à l'alimentation de la bête est arrosé avec 1 cc. de bouillon contaminé.

Une poule *Exp. VII* A′, 4′. Le bouillon contaminé est administré au moyen d'une seringuée de 1 cc. dans l'œsophage.

Un pigeon, *Exp. VII* A′, 5′. On fait avaler le bouillon contaminé, 1 cc., au moyen de la seringue.

8 juin 1902. — La souris, *Exp. VII* A, 3, meurt. Autopsiée immédiatement, on trouve de nombreux cocci dans le sang Ce liquide recueilli aseptiquement dans le ventricule du cœur suivant la méthode décrite au chapitre de la bactériologie est ensemencé sur gélogélatine rizée. Les animaux infectés par la voie stomacale sont atteints de diarrhée et paraissent malades, ils ne prennent aucune nourriture.

9 juin 1902. — Le rat, *Exp. VII* A, 2, est trouvé mort le matin. Nécropsie immédiate. Nombreux cocci dans le sang du cœur.

Ensem. six flacons Jensen mod. avec aiguille de platine et sang puisé avec même méthode que hier.

10 juin 1902. — Le rat, *Exp. VII* A′, 2′, et la souris *Exp. VII* A′, 3′, trouvés morts.

*Autopsies*. — Pas de germes dans le sang, muqueuses gastro-intestinales rouges et très enflammées.

Poules et pigeons sont manifestement malades. Ils ne prennent aucune nourriture, restent tassés dans un coin des cages et plumes hérissées. Les lapins paraissent ne rien avoir.

Les ensemencements sur gélogélatine rizée du sang de la souris, *Exp. VII* A, 3, sont fertiles, sur les bords de la strie et autour des points de piqûre, de petites colonies blanches, crémeuses, faïencées, luisantes, commencent à se faire voir. Exam. micros. révèle cocci sphériques, forme jeune, prennent pas le Gram.

11 juin 1902. — Etat stationnaire des animaux. Ensemencement des six tubes Jensen modié avec sang de rat *Exp. VII* A, 2, commencent à montrer de petites colonies blanches faïencées. Au microscope, cocci, forme jeune. Prend pas le Gram-Nicolle.

18 juin. — Poule, *Exp. VII* A, 4, meurt dans la journée d'hier et pigeon, *Exp. VII* A, 5, dans l'après-midi.

Nécropsies le matin. 18 juin, 9 heures A. M. — Poule : cœur pâle feuille morte, tous les autres organes sains, sauf cerveau qui est fortement congestionné et hyperémié, sang contient nombreux cocci, hématies déformées à très gros noyaux. Pigeon : cœur moins pâle, vaisseaux contiennent sang noir, nombreux cocci dans sang, du foie et de la rate.

20 juin. — Lapins ne présentent rien d'anormal. Le pigeon, *Exp. VII* A', 5', présente des troubles d'anesthésie Le pincement et la cautérisation des pattes ne sont suivis d'aucun mouvement. Les ailes sont pendantes, l'animal, chassé de son coin, se tient mal sur ses pattes, titube et s'accroupit. Il ne peut plus se percher.

La poule, *Exp. VII* A', 4', présente les mêmes caractères mais moins accentués. Anémie profonde des muqueuses péri-orbiculaires.

24 juin 1902. — Le pigeon meurt dans l'après-midi. Pas de germes dans le sang du cœur. Ensem. 4 flacons gélo-gélatine rizée marqués *Exp. VII* A', 5. Tout le tube intestinal est le siège d'une vive inflammation. Les autres organes paraissent sains, les nerfs des cuisses sont grossis et enflammés.

26 juin. — Le reste des animaux, lapins, *Exp. VII* A et A' et poule *Exp. VII* A', 4', sont encore vivants, mais la poule qui était visiblement atteinte il y a quelques jours paraît mieux aller. Elle prend plus de nourriture.

2 juillet 1902. — Les lapins sont toujours dans le même état, mais la poule va décidément mieux ; les ailes sont relevées, la marche n'est plus titubante, la diarrhée est arrêtée, la muqueuse oculaire est plus rouge. La sensibilité semble revenir aux pattes. Lorsque celles-ci sont pincées ou prises avec un bâton l'animal se défend et cherche à s'échapper.

*Conclusion.* — 7 animaux morts sur 10, du 2 juin au 2 juillet 1902. Infectés avec des germes extraits de produits pathologiques béribériques.

## Expérience VIII

### CONTRE EXPÉRIENCE

*Les produits pathologiques dépourvus de germes peuvent-ils donner le Béribéri ?*

Nous avons vu, *Exp. VI*, qu'une poule et un lapin avaient été frottés avec des matières stercorales de béribériques, qu'un cobaye et un pigeon avaient été inoculés avec des crachats et que deux rats avaient ingéré des vomitures de béribériques et que tous ces animaux avaient été malades et que presque tous en étaient morts.

Il était donc nécessaire d'en rechercher la cause. Les produits excrémentiels avaient-ils, seuls, intrinsèquement agi, ou étaient-ce les germes qu'ils contenaient qui avaient déterminé ces résultats.

L'*Exp. VII* démontre l'action des cocci.

Il est donc nécessaire de rechercher si ces excréta dépouvus de germes pouvaient donner les mêmes résultats.

Pour cela nous employons :

Une poule et un lapin, marqués *Exp. VIII* A, traités de la même façon que dans l'*Exp. VI*, seulement les matières fécales avaient été soumises à l'autoclave à $+134°$ à la vapeur sous pression pendant une heure. L'opération commencée le 4 juillet est répétée le 12 et le 20 du même mois.

Un cobaye et un pigeon, marqués *Exp. VIII* B, sont inoculés avec une solution stérilisée de crachats et de mucus de râclage de l'arrière-gorge, dans le péritoine pour le cobaye, et dans l'hypoderme interscapulaire pour le pigeon.

Deux rats, marqués *Exp. VIII* C, sont traités de la même manière que dans l'*Exp. VI* C, avec cette différence que les vomitures sont stérilisées avant d'être employées.

Cette expérience dure quarante-cinq jours au bout desquels les animaux sont en parfaite santé et ne paraissent aucunement indisposés.

*Conclusions.* — Les produits excrémentiels des béribériques sont toxiques.

Ces mêmes produits dépourvus de germes ne le sont pas.

Les cocci extraits de ces produits sont l'agent qui détermine ces manifestations morbides.

## Expérience IX

*Rechercher si les cocci trouvés dans le sang périphérique centrifugé produisent les mêmes effets que ceux trouvés dans les crachats, l'arrière-gorge, les vomissements et les matières stercorales.*

Sur le même malade atteint de Béribéri forme grave, nous récoltons :

Du sang périphérique centrifugé ;

Des crachats le matin au réveil ;

Des mucosités du pharynx ;

Des vomissements muqueux et glaireux ;

Des matières stercorales.

Avec ces produits on ensemence :

3 flacons, marqués *Exp. IX*, sang.

3 flacons, marqués *Exp. IX*, cra.

3 flacons, marqués *Exp. IX*, muc.

3 flacons, marqués *Exp. IX*, vom.

3 flacons, marqués *Exp. IX*, sterc.

Après traitement comme indiqué au chapitre bactériologie, isolement des germes du Béribéri, on obtient une culture pure de cocci provenant de : 1° sang ; 2° crachats ; 3° mucus ; 4° l'estomac ; 5" mat. féc.

C'est avec ces cultures pures diluées dans du bouillon stérile jusqu'à consistance épaisse, que nous inoculons la première série :

Un rat, marqué *Exp. IX*, 1° *a*, inoculé le 17 juin 1901 avec culture sang.

Un rat, marqué *Exp. IX*, 1° *b*, sert de témoin.

Un rat, marqué *Exp. IX*, 2° *a*, est inoculé le 17 juin 1901 avec culture pure de cocci provenant de crachats.

Un rat, marqué *Exp. IX*, 2° *b*, témoin.

Un rat, marqué *Exp. IX*, 3° *a*, est inoculé le même jour avec cultures cocci provenant du mucus du pharynx.

Un rat, marqué *Exp. IX*, 3° *b*, sert de témoin.

Un rat, marqué *Exp. IX*, 4° *a*, est inoculé avec une culture provenant de vomiture.

Un rat, marqué *Exp. IX*, 4° *b*, sert de témoin.

Un rat, marqué *Exp. IX*, 5° *a*, inoculé avec culture cocci provenant des matières fécales.

Un rat, marqué *Exp. IX* 5° *b*, sert de témoin.

Les inoculations sont faites dans le péritoine après anesthésie à l'A. C. E., 2 cc. de solution inoculés dans le péritoine de chaque animal le même jour. Tous les animaux et leurs témoins sont placés dans une même chambre, à la même température et nourris de la même manière.

Le 25 juin, le rat *Exp. IX*, 5° *a*, meurt.

Dans la soirée, le rat *Exp. IX*, 1° *a*, le suit.

Dans la journée du 27, le rat *Exp. IX*, 4° *a*, et dans la nuit du 28 au 29 juin, le rat *Exp. IX*, 2° *a*, et *Exp. IX*, 3° *a*, sont morts.

Les rats *Exp. IX*, 1° *b*, 2° *b*, 3° *b*, 4° *b*, 5° *b*, sont en bon état. Un mois après cette expérience tous ces rats sont dans le même état apparent de santé.


## Expérience IX (*deuxième série*)


Trois poulets (deux poules, 1 coq) un cobaye et un lapin sont inoculés avec les cultures de réensem :

Une poule, marquée *Exp. IX'* 1, cocci sang.

Une poule, marquée *Exp. IX'* 2, cocci cra.

Un coq, marqué *Exp. IX'* 3, cocci muc.

Un cobaye, marqué *Exp. IX'* 4, cocci vom.

Un lapin, marqué *Exp. IX'* 5, cocci sterc.

**22 juillet.** — Les animaux sont placés dans les mêmes conditions que pour la première série.

**23 août.** — Résultats variables.

L'animal, *Exp. IX′* 2, meurt le premier, puis viennent *Exp. IX′* 4, *Exp. IX′* 1 et *Exp. IX′* 3 à un ou deux jours d'intervalle ; le lapin, marqué *Exp. IX′* 5 paraît malade mais n'est pas mort.

*Conclusion.* — Les cocci trouvés dans tous les produits excrémentiels paraissent avoir les mêmes effets que ceux trouvés dans le sang périphérique centrifugé.

## Expérience X

*Rechercher quels sont les animaux les plus sensibles à la bactérie béribérique.*

**23 août 1902.** — Des cultures provenant du sang périphérique centrifugé de plusieurs Chinois atteints de Béribéri aigu au début, nous choisissons celle qui est la mieux venue et qui paraît la plus vivace pour culture type et nous inoculons, dans le tissu cellulaire sous-cutané :

Un lapin, marqué *Exp. X* 1, inoc. 2 cc.

Un cobaye, marqué *Exp. X* 2, inoc. 1 cc.

Un rat, marqué *Exp. X* 3, inoc. 1 cc.

Une souris, marquée *Exp. X* 4, inoc. 1 cc.

Une poule, marquée *Exp. X* 5, inoc. 2 cc.

Un pigeon, marqué *Exp. X* 6, inoc. 1 cc.

La poule et le lapin étant beaucoup plus gros que les autres animaux nous avons augmenté les doses afin d'égaliser les chances.

**25 août.** — La poule et le pigeon manifestent les premiers les atteintes du mal plus nettement.

La souris cependant refuse toute nourriture. Le pigeon est mort le **31** août suivi de près de la poule, 2 septembre.

L'examen du sang recueilli au cœur tout de suite après décès montre de nombreux cocci semblables à ceux inoculés.

**8 septembre.** — La souris est morte dans la nuit.

11 septembre. — Le rat meurt dans la matinée. Nécropsie immédiate ; découverte de nombreux cocci dans le sang du cœur. Ensemencement 3 flacons marqués, *Exp X*, sang rat.

13 septembre. — Le lapin paraît malade et prend moins de nourriture et le cobaye ne bouge pas de son coin.

15 septembre. — Cobaye mort. Les trois flacons, *Exp. X*, sang rat sont fertiles. Col. blanches faïencées, luisantes, opaques, crémeuses. Cocci presque à l'état de pureté, quelques rares bâtonnets, b. subtilis ou mésentéricus probablement.

25 septembre. — Le lapin est manifestement atteint de paraplégie. Il ne peut plus faire des sauts ; poussé, il tombe sur le flanc et se relève difficilement. Il peut cependant marcher en traînant l'arrière-train.

15 octobre. — La paralysie est complète, l'animal ne prend plus de nourriture.

22 octobre. — Le lapin, *Exp. X* 1, mort.

*Résumé.* — Inoculations hypodermiques pratiquées le 23 août 1902 :

Un lapin, 2 cc. D. C. D. 22 octobre 1902 = 60 jours.

Un cobaye, 1 cc. D. C. D. 15 septembre 1902 = 23 jours.

Une souris, 1 cc. D. C. D. 8 septembre 1902 = 16 jours.

Un rat, 1 cc D. C. D. 11 septembre 1902 = 19 jours.

Un pigeon, 1 cc. D. C. D. 31 août 1902 = 8 jours.

Une poule, 2 cc. D. C. D. 2 septembre 1902 = 10 jours

Par rang de décès : le pigeon meurt le premier : la poule la deuxième ; la souris la troisième ; le rat le quatrième ; le cobaye le cinquième et le lapin le dernier.

*Conclusion* — Toutes choses égales d'ailleurs, le pigeon et la poule sont plus sensibles que le lapin, le cobaye, le rat et la souris.

## Expérience X'

### CONTRE EXPÉRIENCE

30 octobre 1902. — Nouvelle série des mêmes espèces animales inoculées avec cultures atténuées par vieillesse et exposition à la lumière solaire pendant 48 heures.

Inoculation intrapéritonéale :

Un lapin, 2 cc. marqué *Exp. X'* 1.

Un cobaye, 1 cc. marqué *Exp. X'* 2.

Un rat, 1 cc. marqué *Exp. X'* 3.

Une souris, 1 cc. marquée *Exp. X'* 4.

Une poule, 2 cc. marquee *Exp. X'* 5.

Un pigeon, 1 cc. marqué *Exp. X'* 6.

Les animaux sont placés dans les mêmes conditions d'habitat et d'alimentation que le 23 août 1903, *Exp. X.*

8 novembre. — Le pigeon, *Exp. X'* 6, et la poule, *Exp. X'* 5, sont seuls à paraître se ressentir des inoculations, les muqueuses sont plus pâles, les plumes sont hérissées, les animaux mangent moins. Il existe un peu d'anesthésie des pattes. Celles-ci pincées vivement au moyen d'une longue pince à forci pressure, l'animal réagit très faiblement.

Les autres ne présentent aucune modification.

19 novembre. — Etat stationnaire des animaux. Il semblerait que le pigeon et la poule vont mieux. Ils mangent plus de nourriture affirme la domestique du laboratoire.

1er février 1903. — Tous les animaux paraissent en bon état. Le pigeon et la poule *Exp. X'* 5 et *Exp. X'* 6 sont complètement bien.

*Conclusion de la contre-épreuve.* — Les animaux les plus sensibles au micrococcus béribéricus sont le pigeon et la poule.

## Expérience XI

*Est-il possible de sélectionner les microcoques B associés à d'autres bactéries par le passage d'un animal de laboratoire et quel est l'animal de choix ?*

Nous avons vu par les expériences du 15 janvier 1902 et 16 janvier 1902, *Exp. VI a, VI b, VI c,* que les animaux pouvaient prendre *directement* la maladie des produits toxiques de béribériques et par l'expérience, que les cocci sélectionnés par les méthodes de laboratoire (cultures) produisaient les mêmes manifestations.

Il était intéressant de pouvoir sélectionner ces germes en vue de l'obtention d'une *culture type* par le passage des animaux, autrement dit par la méthode de la *sélection naturelle*.

### Expérience XI A

5 avril 1903. — Un lapin, un cobaye, un rat, une souris, un coq et un pigeon sont inoculés avec une dissolution dans de l'eau stérilisée de matières fécales de béribérique.

Cette dissolution est obtenue de la façon suivante : dans 20 cc. d'eau distillée stérile, salée à 7 0/00 ; on fait dissoudre environ 1 cc. de substance stercorale reconnue contenant une grande variété de bactéries au microscope. Cette solution examinée à nouveau montre des cocci associés aux autres bactéries fécales.

On inocule aux animaux :

Le lapin, marqué *Exp.* XI A 1 = 2 cc. solution.

La poule, marquée *Exp.* XI A 2 = 2 cc. solution.

Le pigeon, marqué *Exp.* XI A 3 = 1 cc. solution.

Le rat, marqué *Exp.* XI A 4 = 1 cc. solution.

La souris, marquée *Exp.* XI A 5 = 1 cc. solution.

Le cobaye, marqué *Exp.* XI A 6 = 1 cc. solution.

7 avril, après 48 heures. — Tous les animaux sont sacrifiés pour éviter les causes d'erreurs des examens post-mortem.

Avec toutes les précautions d'usage d'aseptie rigoureuse, on récolte le sang du cœur au moyen d'une pipette pasteur très effilée où le liquide pénètre par capillarité.

On prépare avec le sang trois plaques de chaque animal pour être examinées directement et on ensemence trois flacons marqués.

Poule, *Exp.* XI A 2, sang cœur.

Lapin, *Exp.* XI A 1          »

Rat, *Exp.* XI A 4          »

Pigeon, *Exp.* XI A 3          »

Souris, *Exp.* XI A 5          »

Cobaye, *Exp.* XI A 6          »

Les dix-huit flacons gélogélatine rizée sont placée à l'étuve à
+ 37°.

Les plaques devant être examinées sont marquées :

*Exp. XI* A 1, lapin (trois plaques).

*Exp. XI* A 2, poule          »

*Exp. XI* A 3, pigeon         »

*Exp. XI* A 4, rat            »

*Exp.* XI A 5, souris         »

*Exp. XI* A 6, cobaye         »

Toutes ces plaques présentent des cocci plus ou moins abon
dants, la poule et le pigeon en présentent le plus grand nombre. Ils sont libres dans le sang, parfois isolés, parfois groupés
deux par deux, jamais en agrégats.

Les plaques sont traitées par la solution hématolytique de
Vincent :

     Solution aqueuse de phénol à 5 0/0  . .     6 cc.

     Eau saturée de NaCl.  . . . . . . .    30 cc.

     Glycérine neutre . . . . . . . . .     30 cc.

Les lames desséchées à chaleur douce sont traitées par cette
solution qui dissout l'hémoglobine, on lave ensuite doucement
et on colore au bleu composé. Ces cocci retrouvés ne sont pas
isolés car nous avons rencontré des streptocoques des colibacil-
les et d'autres bactéries étrangères que nous n'avons pas identi-
fiées, entre autres une sorte de plasmodie endoglobulaire dans
le sang du pigeon.

Le 11 avril 1903 les flacons sont examinés. Tous ou presque
tous sont fertiles plus ou moins ; mais aucun des seize ne présente
de colonies blanches, crémeuses, faïencées, opaques, luisantes
de cocci à l'état de pureté. Les bactéries les plus communément
rencontrées en association avec les microcoques, sont le streptocoque et le colibacille.

Des trois flacons, *Exp.* XI A 1, deux demeurent stériles.

Des trois flacons, *Exp.* XI A 6, un reste stérile.

Les deux autres ont des colonies jaunes de streptocoques et
de staphylocoques dorés.

*Résumé.* — Après quarante-huit heures, les cocci provenant

des matières fécales passent dans le sang, mais ils ne passent
pas seuls. Le pigeon et la poule sont les animaux chez lesquels
le microcoque B pullule le plus aisément et le plus rapidement.

### Expérience XI B

Une poule, une souris et un rat marqués :
Poule, *Exp. XI* B 1 ;
Souris, *Exp. XI* B 2 ;
Rat, *Exp. XI* B 3 ;
sont inoculés, le 15 mai 1903, avec une solution de vomiture
béribérique reconnue contenant de nombreux cocci associés à
d'autres germes.

Le 17 mai 1903 les trois animaux sont sacrifiés, le sang
recueilli au cœur, examiné et ensemencé comme dans l'*Exp.*
*XI* A. Les résultats sont identiques.

Les bactéries en nombre plus ou moins petit passent dans le
sang avec d'autres bactéries.

### Expérience XI C

*Rechercher si la sélection peut être obtenue par la rapidité*
*de la propagation des microcoques dans le sang.*

19 mai 1903. — Six animaux : deux poules, un coq, deux
pigeons et un rat sont inoculés avec une solution de sang béribérique contenant beaucoup de cocci associés à des plasmodies
de Laveran et une bactérie en forme de bâtonnets épais et
courts, arrondis aux bouts de 1 à 2 $\mu$. ressemblant beaucoup au
colibacille ; le sang que nous n'avons pas pu obtenir en grande
quantité est dilué dans 10 cc. de sérum artificiel, stérilisé, et
injecté aux deux poules 2 cc. et aux autres 1 cc. L'injection est
poussée dans le tissu cellulaire sous-cutané.

Le lendemain 20 mai. — 24 heures après, le sang des poules,
du coq, et des pigeons pris à la veine axillaire montre la présence de cocci sans bâtonnets ; le sang pris à l'extrémité caudale
aseptisée suivant les règles voulues ne contient pas de cocci ni
de bâtonnets.

## Expérience XII A

*Quels sont les endroits de choix pour l'inoculation,*
*et les voies de pénétration les meilleures.*

29 mai 1903. — Trois poulets, deux poules et un coq de
même couvée, sont inoculés avec solution de culture pure de
cocci béribérique dans de l'eau distillée stérile.

Une poule, marquée *Exp. XII a*, 2 cc. voie hypodermique.

Une poule, marquée *Exp. XII b*, 2 cc. voie séreuse (péritoine).

Un coq, marqué *Exp. XII c*, 2 cc. voie veineuse.

Le surlendemain, 31 mai 1903, le coq, marqué *Exp. XII c*,
meurt. Autopsie : nombreux cocci dans le sang.

9 juin. — La poule grise, marquée *Exp. XII a*, meurt.

13 juin. — La poule noire, marquée *Exp. XII b*, est trouvée
morte le matin au réveil.

## Expérience XII B

18 juillet 1903. — Trois pigeons, marqués *Exp. XII*, B 1, 2,
3, sont inoculés avec solution de culture pure de cocci béribérique dans du bouillon stérilisé et essayé.

Pigeon, marqué *Exp. XII* B 1, 1 cc. voie hypodermique.

Pigeon, marqué *Exp. XII* B 2, 1 cc. voie séreuse.

Pigeon, marqué *Exp. XII* B 3, voie veineuse.

Les injections sont faites le matin vers 9 heures.

Le pigeon, *Exp. XII* B 3, est mort dans la nuit du 19 au 20 ;
le pigeon, *Exp. XII* B 2, le 22 et le pigeon *Exp. XII* B 1, huit
jours après (30 juillet 1903).

## Expériences miscellanées

29 octobre 1899. — Six flacons gélogélatine rizée ensem. avec
sang périphérique centrifugé de P. C., obser. XXXIX.

31 octobre. — Tous les six flacons sont fertiles :

Colonies blanches, faïencées, opaques, crémeuses, luisantes, formées de cocci qui prennent pas le Gram et ne caillent pas le lait.

1er novembre. — Culture inoculée à trois rats anesthésiés à l'A. C. E. :

N° 1 = 1 cc. racine de la queue.

N° 2 = 1 cc. inj. intrapéritonéale.

N° 3 = 1 cc. inj. intrapéritonéale.

Dans la journée du 3 au 4 novembre, c'est-à-dire cinquante-six heures après l'inoculation, n° 1 mort. Dans la soirée du 4 novembre le n° 3 expire et le n° 2 crève dans la matinée du 6 novembre.

*Résumé*. — Trois inoc., trois décès entre cinquante-six heures et cinq jours.

2 novembre 1899. — Sang périphérique centrifugé du malade F. D. Obs. XLI.

Ensem. 6 ballons de bouillon peptoné et phosphaté stériles et 6 flacons de gélogélatine rizée stériles et essayés.

2 cc. sang dilué dans 10 cc. sérum artificiel de Hayem, inoculation à :

Poule A = 1 cc. dans veine axillaire.

Poule B = 1 cc. dans péritoine.

7 novembre. — Poule A morte. Exam. post-mortem, nombreux cocci dans le cœur.

8 novembre. — Poule B morte. Nécropsie, inflammation péritoine, nombreux cocci dans sang et dans péritoine.

Ensem. 6 tubes Jensen modifié avec cocci béribérique.

12 novembre. — Colonies abondantes et pures.

Avec les cultures provenant du sang ensemencé le 2 novembre, diluées dans bouillon stérilisé et essayé = Inoculation 1 cc. dans le péritoine de :

Rat n° 1P, rat n° 2P, rat n° 3P.

Dans la nuit du 15 au 16 novembre, rat 2P mort. Du 16 au 17 novembre les rats nos 1P et 3P morts. Le rat 3P autopsié deux heures après décès, on retrouve nombreux cocci dans le sang du cœur, mêmes caractères physiques et microscopiques que cocci inoculés.

## Expérience. Virulence des cultures

21 mai 1902, matin. — Deux rats, marqués A et B.

Rat B, témoin.

Rat A, inoculation après chloroforme de culture de microcoques jeunes de 3 jours.

Région choisie, peau du flanc; outil, aiguille à vaccin chargée de culture.

Décès 29 mai 1902.

Autopsie même date.

Estomac plein, intestin pâle décoloré, foie normal d'aspect, rate hypertrophiée.

Cœur diastolé, caillots intraventriculaires.

Reins friables et augmentés de volume.

Cerveau mou, déchirable.

Poumon, indemne.

Les organes recueillis avec les plus grandes précautions aseptiques sont mis dans l'alcool pour être durcis et examinés ultérieurement.

L'examen microscopique du sang cueilli dans le ventricule droit révèle la présence de très nombreuses bactéries qui fourmillent dans le liquide.

Dans le foie, la rate, le poumon, le rein et l'intestin on retrouve les bactéries en nombre considérable, les organes en sont farcis.

4 juin. — Du Jensen modifié ensemencé (avec toutes les précautions aseptiques voulues) avec du sang recueilli dans le ventricule gauche, donne des cultures de microcoques identiques à ceux inoculés et présentent les mêmes caractères physiques et microscopiques.

Culture blanche, opaque, crémeuse, faïencée, ne liquéfiant pas le milieu.

Franchement aérobie, sans émission d'odeur, prend pas le Gram-Nicolle.

Rat α, injection sous-cutanée (avec aiguille à vaccin) de la

peau du dos, d'une culture de huit jours le lundi 19 mai 1902
après chloroforme.

Décès le 29 mai soir.

### Expérience sur contamination par ingestion

5 avril 1903. — Expérience sur les gallinacés.

Trois poules de la même couvée et âgées de quelques semaines sont mises dans une cage et alimentées au riz exclusivement.

5 avril. — On leur donne du riz cru sur lequel on répandra
une solution en bouillon de culture de Béribéri sur Jensen
modifié de 4 jours.

11 avril. — Aucun résultat appréciable.

1ᵉʳ mai. — Nouvelle expérience, on redonne du riz cru arrosé
de bouillon stérile contenant en dissolution des microcoques
venus sur milieu de Jensen modifié.

11 mai. — Une des trois poules semble manifestement malade
becquetant avec difficulté, les plumes hérissées et marche avec
difficulté. Aucune lésion de pépie au bec.

12 mai. — Les troubles de la marche s'accentuent.

13 mai. — La poule tient difficilement debout et les doigts
des pattes se soulèvent souvent comme pour chercher l'équilibre et sont agitées de trémulations.

14 mai. — La poule à chaque effort de marche tombe sur le
derrière et se tient debout avec la plus grande difficulté, la
poule becquette mais avale difficilement, pas de jettage rien au
rein.

15 mai. — Mort.

16 mai. — Autopsie : amaigrissement complet, les muscles
pectoraux sont réduits à l'état de fibres pâles, les muscles de la
cuisse sont décharnés ; aminci, filiforme, le cœur est en systole,
l'oreillette contient un caillot, les artères carotides sont vides, le
foie et la rate sont normaux, les reins *idem*, le gésier est pâle et
contient quelques grains de riz et quelques corps étrangers,
perles de verre, petits cailloux ; le cerveau est très mou, de la
consistance d'une crème épaisse et jaunâtre, les méninges sont

fortement hyperhémiées et adhérentes par place à la substance corticale du cerveau dont une partie suit l'enlèvement des feuillets séreux.

Examen du sang : globules rouges au protoplasma parfois dégénérés, les noyaux sont conservés et le plasma contient des microcoques en nombre considérable.

Ensem. de trois flacons avec sang recueilli dans l'oreillette et un flacon avec de la matière muqueuse trouvée au niveau du gésier.

16 mai. — Une seconde poule présente les mêmes phénomènes d'ataxie et de paralysie que la première poule.

18 mai. — Les trois flacons sont fertiles.

Colonies blanches, crémeuses, faïencées, luisantes, opaques.

### *Bactériologie*

15 octobre 1902. — Diplococcus trouvé chez quatre Chinois atteints de Béribéri. Cultures blanches, crémeuses et opaques. Colorés au bleu, se décolorent au Gram, poussent sur Jensen modifié.

### **Expérience**

Miscé au bouillon stérile injecté à trois rats :

Les deux premiers rats A et B avec aiguille à vaccin.

Le dernier rat C, 1 cc. de bouillon tenant en suspension des cocci venus sur flacon de gélogélatine rizée.

Ensem. deux ballons bouillons pour recherche de la réaction d'indol.

20 octobre. — Les trois rats A, B, C, morts.

Autopsie : C, nombreux cocci forme adulte, ayant perdu l'aspect diplococcique primitive.

Conclusion : l'évolution des cocci est indépendante du passage chez les animaux.

Dans la crainte de nous tromper sur la nature des troubles observés chez les animaux malades à la suite des expériences, nous les avons livrés à l'examen de MM. les vétérinaires du

gouvernement, Gauthier et de Saint-Cyr, qui nous ont répondu :
« Il y a donc aucun doute, pour mon collègue et pour moi,
que les animaux sur lesquels vous avez expérimenté soient
atteints de Béribéri ».

Toutes les expériences ultérieures faites en vue de rechercher
une culture « définitive » à virulence maxima déterminée,
commencées à la Réunion le 7 août 1903 jusqu'au 6 février
1904, n'ont pas donné de résultats suffisamment concluants
pour que nous puissions les transcrire ici. Il en est de même
des expériences faites à l'Institut Pasteur de Paris, sous l'habile
et aimable direction de M. le docteur Binot du laboratoire de
microbie technique.

Il résulte cependant de ces recherches, que ces mêmes bactéries qui nous avaient donné certains résultats aux colonies,
semblent agir différemment en France. Faut-il en accuser le
climat qui agirait sur ces bactéries, en atténuant, ou même
en détruisant la virulence des germes et en leur enlevant tout
pouvoir pathogène ; comme il agit merveilleusement sur les
malades béribériques en les guérissant rapidement ? Nous
serions porté à le croire ; après les précautions minutieuses qui
ont été prises pour transporter ces semences en Europe.

Après avoir poussé aussi loin nos recherches, nous avons le
bon espoir qu'il nous sera permis de continuer ces expériences,
d'en entreprendre de nouvelles sur les produits solubles micro-
biens, d'isoler la *toxine béribérique*, et de découvrir enfin la
solution définitive de ce problème troublant : la thérapeutique scientifique préventive et curative du Béribéri.

FIN

# INDEX BIBLIOGRAPHIQUE


Archives de médecine navale, 1878, Quelques réflexions sur le Béribéri, Francois.

Leçons sur un cas de Béribéri, p. 372-398, par Laboulbène.

Revue de thérapeutique médico-chirurgicale, soixante observations de Béribéri, Betoldi.

Archives de médecine navale, 1879, p. 121, 132, 190, 211.

Le Béribéri considéré comme anémie pernicieuse secondaire, thèse de Schutte.

Analyse et commentaire de Van Léent, note. Cachexie du sang nommée Béribéri.

Wernich. — Ueber die Begiehungen, etc., dans Deutchs Archiv. für klinische medicin.

A. Corre. — Traité clinique des maladies des pays chauds, 1887, p. 152 à 249 (une des meilleures bibliographies de la maladie).

De Brun. — Maladies des pays chauds, 1889, t. I, p. 155-181.

F. Roux. — Traité pratique des maladies des pays chauds, 1890, t. I, p. 574-647.

J. Brault. — Traité pratique des maladies des pays chauds et tropicaux, 1900, p. 88-94.

Le Dantec. — Précis de pathologie Exotique, 1900, p. 688-710.

Le Caducée, 1901, p. 117 ; 1902, p. 39 ; 102, 127, prof. Nepveu.

Monographies diverses, Clarenc, de Maurice, cité par Davidson.

Nepveu. — Nombreuses communications.

Gazette hebdomadaire, divers articles, 27 mars 1898.

Rapports officiels de Davidson.

Lovell. — Report on acute anemic dropsy appendix, n° 7, to minutes of Council, n° 26, of 1880, n° 191. Mauriturs Medical Department, 18 april 1880, signed Lovell. Chief Med. Officer.

Report of Dr S. Bolton, Sanitary Warden, on his visit to Diego-Garcia n° 1660, 1rst november 1901.

Diplomatic and Consular reports, june 1902, MAXSE.

Journal officiel de La Réunion, 30 oct. 1899, Dr PREUX.

Journal officiel de La Réunion, 14 juin 1901, Dr MERVEILLEUX.

Annexe aux Annales d'hygiène et de médecine coloniales, Ministère des colonies, 1903, A. KERMORGANT, chap. IV, Béribéri.

Rapports de l'épidémie de Sainte-Gemmes, 1897, avec la pseudo-pellagre de Billod et le Béribéri, J. MARTIN, thèse 1899.

Bulletin de l'Académie de médecine publié par JACCOUD et E. VALLIN, nº 39.

Séance du 2 décembre 1902, Dr MOUGEOT, monographie sur le Béribéri, 10.000 observations. Cochinchine.

Thèse d'Albert M.-R. GIRAUD, du Béribéri, 1894, Paris.

Revue critique de médecine et de chirurgie, 31 décembre 1902.

Semaine médicale, 1894, p. 227, 476-486.

Thèse de PERIOT, du Béribéri, 1895.

Thèse de ROGÈS, Contribution à l'étude du Béribéri, 1896, p. 516.

Béribéri dans l'armée des Indes néerlandaises orientales depuis 1873 jusqu'à 1899, par Dr VAN DER BURG.

Thèse CHASSANOGIAU, Du Béribéri à forme paralytique.

Semaine médicale, 1897, p. 471.

— 1898, p. 30 et 50.

— 1899, p. 151.

— 1900, p. 270.

XIIIᵉ Congrès international de médecine, Paris, 1900, séances des 4, 6, 7 août 1900 au Comptes rendus du Congrès

— Communication et discussion sur le Kakké par le Dr SANEYOSHI.

Semaine médicale, 17 juin 1903, nº 24, Influence du paludisme dans l'apparition du Béribéri.

Annales d'hygiène et de médecine coloniales, avril-mai-juin 1903.

Géographie médicale de La Réunion, par G. MERVEILLEUX, p. 220 à 232.

Etract from studies of Institute Oxford medical research. Federated Malay states (an inquiery into the etiology and bacteriology of Béribéri), par HAMILTON WRIGHT. Director of the Institute of Singapor, mai 1902.

Lancet, p. 393, Prophylaxis and treatment of Béribéri.

British Medical Association, séance du 30 juillet 1902.

Caducée, 17 octobre 1903, Recherches sur le poison du riz dans l'étiologie du Béribéri.

Archives de médecine navale, 1903, nº 3. VAN LEENT, Note sur une forme mixte et peu connue du Béribéri et de Scorbut avec quelques remarques sur la thérapeutique alimentaire.

1er mars 1903, Journal of tropical medecine, traitement du Béribéri avec l'arsenic dans l'hôpital du district à Sélangor.

Juin 1903, TIBERIO, Quelques cas de Béribéri observés sur le « Vulturno », à Zanzibar.

7 novembre 1903, Le Caducée, Nouveau traitement du Béribéri par le Dr GUÉRIN.

21 novembre 1903, Le Caducée, Deux cas de névrite périphérique occasionnés par le riz et simulant le Béribéri.

BAELTZ. — Tidjscher, V. Neder, Indre, 1887, p. 71.

WERNICH. — Virchows' arch. Bs. IXXI.

MIURA. — Virchows' arch. Bd. CXI et CXIV.

SEGUIN. — Phil. med. and surg. Nep., 1888.

STRIPTHORPE. — Australian medical journal, 1889.

F.-E. BRANCHT. — Samoa, 1903. Communication.

Bulletin médical, 10 janv. 1903, La statistique médicale de la marine.

Semaine médicale, 5 mars 1902, p. 79.

— 17 sept 1902, n° 38, p. 84.

The Journal of tropical medecine, 1er octobre 1902. Prophylaxis and treatment of Béribéri, MANSON.

Drs VASSAL et LAFFON, directeurs du laboratoire de Bactériologie de St-Denis. — Rapports.

ROST. — The cause of Béribéri in same, 15 oct. 1902.

SEMBILAN. — Singapoore Free Press, 1902, Bad rice and Béribéri.

E. SUSAMBATO. — Le Béribéri, in La Clinique med. stal., août 1902.

Medical Record, 15 november 1902, Etiology of Béribéri.

Congrès de l'Association médicale anglaise, Manchester, 29 juillet-1er août 1903, Rapports, Discussion de SIR PATRICK, MANSON, Ross et SAMBON.

Le Caducée, 7 mars 1903, Le Paddy (riz non décortiqué dans le Béribéri), PETIT.

— 20 juin 1903, n° 12, De l'emploi du Katjangidjo dans le Béribéri, HULSKOFF-POL.

SIR PATRICK MANSON. — Tropical diseases, 3e édition, 1903

The Journal of Hygiene, vol 4, n° 1.

January 1904, Notes on Béribéri in the Malay Peninsula and on Christmas Island (Indian Ocean). Béribéri (Commission of the London School of tropical Medecine), p. 112-155

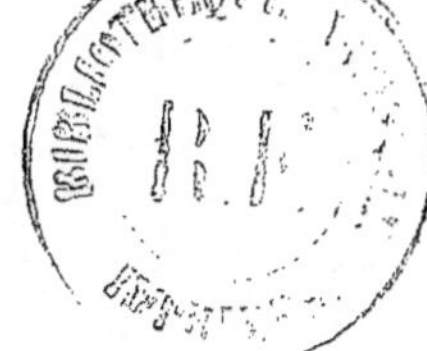

# OBSERVATIONS DE BÉRIBÉRI

## Prises pendant les années 1897 à 1904

## OBSERVATION I

### Béribéri forme mixte

10 décembre 1897.

S... C..., 28 ans environ, engagé à l'établissement B..., célibataire, déclare être malade depuis huit jours.

*Antécédents héréditaires.* — Mère morte âgée, fièvre ; père mort âgé, tétanos ; frère mort jeune, froid ; trois sœurs, une, partie dans l'Inde, deux mortes.

*Antécédents personnels.* — Toujours bien porté. N'a eu aucune affection du côté des poumons.

*Historique.* — Il y a un mois environ, il eut des accès paludéens francs. Il n'existait à ce moment aucune enflure des membres ou du corps. S'est aperçu de son mal par le plus grand hasard. Au moment de descendre d'une charrette, il sentit ses jambes fléchir et tomba. Très étonné, il voulut marcher, mais s'aperçut que ses jambes étaient faibles et lourdes. Les jours précédents, il n'avait eu *aucune fièvre*, aucune affection pouvant expliquer ces manifestations adynamiques. C'est un alcoolique prenant 1/4 de rhum deux fois par jour. Accuse aucune syphilis.

*Examen.* — Les poumons fonctionnent normalement, la température à peu près normale 37°5, pouls 118. Langue rosée, non pultacée, ne conserve pas l'empreinte des dents. Dentition de Parkinson, conjonctives non anémiées. Une lame de poumon recouvre la face antérieure du péricarde et donne une sonorité exagérée poussant vers la ligne axillaire. La pointe bat dans le septième espace intercostal gauche en dedans de la ligne mamelonnaire avec propagation du côté du creux épigrastrique. A l'auscultation, un léger souffle présystolique perceptible à la pointe, pas d'arythmie, pas de dédoublement des temps. Premier bruit fortement frappé à la base, au siège d'auscultation de l'artère pulmonaire, à l'orifice aortique synchronisme des valvules, claquement sonore mais sans souffle. Le foie. la rate, sont sains ; le tube digestif présente : à la gorge un peu d'inflammation, le pharynx est rouge, l'estomac légèrement dilaté est sensible à la pression, face bouffie surtout aux paupières, pas d'œdèmes du tronc, œdème des membres inférieurs très accentué à la partie prétibiale. Il déclare que cette

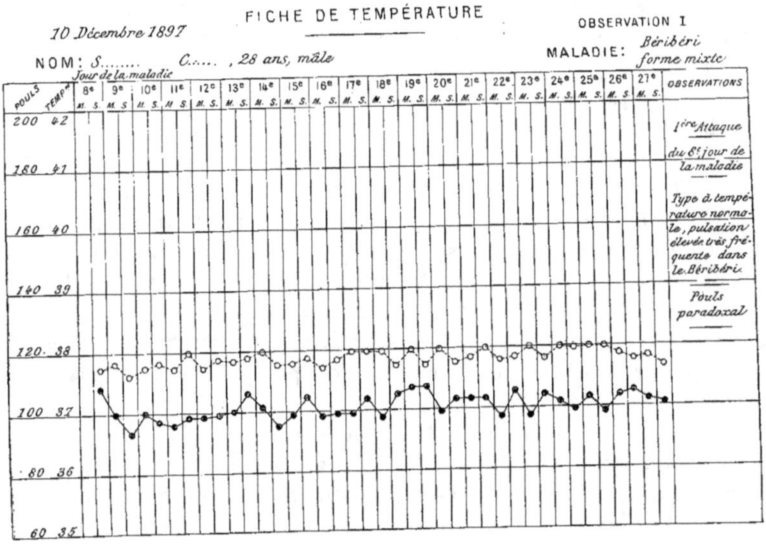
FICHE DE TEMPÉRATURE
10 Décembre 1897
OBSERVATION I
NOM : S........ C...... , 28 ans, mâle
MALADIE : Béribéri forme mixte
Jour de la maladie
POULS
TEMP.re
OBSERVATIONS
1ère Attaque du 8e jour de la maladie
Type à température normale, pulsation élevée très fréquente dans le Béribéri
Pouls paradoxal

FIG. 15.

enflure a débuté sur la face dorsale des pieds et autour des chevilles et que c'est graduellement qu'elle a gagné les jambes. Le patient se plaint d'anesthésie du tronc avec sensation de constriction à la ceinture. « La peau est morte » dit-il en pinçant sa peau. Les réflexes de Westphall sont diminués, ceux de Rosenmuller, d'Argyll Robertson sont intacts. La sensibilité générale est à peu près conservée. Les réactions faradiques des muscles sont atténuées. Le malade n'accuse aucune douleur, se plaint seulement d'une gêne dans la marche par suite des faiblesses. Pas de sommeil. Appétit capricieux. L'appétit génésique notablement diminué, cet homme qui est dans la force de l'âge affirme n'avoir eu aucun rapport sexuel depuis plus d'un mois.

Urines claires diminuées, pas de sucre ni d'albumine, décompose la liqueur cupropotassique après précipitation à l'acétate de plomb et au bicarbonate de soude et filtration. Examen : 2.600.000 H., 7.000 glob. blancs. Temp. normale.

Après un traitement de vingt jours, il est exeaté, n'ayant plus d'œdèmes et se sentant beaucoup plus fort.

En septembre 1898, il est repris de troubles de la motilité avec des œdèmes des deux jambes. Réflexes partiellement abolis (plantaire et patellaire) ; des troubles d'anesthésie cutanée prétibiale, de douleur à l'épigastre. Etat nauséeux et vomissements surtout l'après-midi ; essoufflements et palpitations. Traité par les drastiques et les toniques, il sort guéri.

Il rechute une deuxième fois au commencement du mois de juin 1899 et meurt le 13 juin 1899, après une agonie lente par asphyxie graduelle.


## OBSERVATION II

### Béribéri forme œdémateuse


Y..., âgé de 28 ans environ, Inhambane, dans le pays depuis huit ans ; épiderme de la plante des pieds et de la paume de la main desquammé et fissuré (crab).

S'est toujours plaint de vives douleurs dans le crâne (front).

Sujet lymphatique de taille au-dessus de la moyenne.

*Antécédents héréditaires.* — A laissé ses père et mère dans son pays, une sœur maladive.

*Antécédents personnels.* — S'est toujours bien porté ; s'est engagé pour venir travailler à Bourbon ; indemne de fièvre paludéenne jusqu'à l'année dernière ; a eu un seul accès de faible durée ; ne porte pas de cicatrices de syphilis et déclare n'avoir eu aucune affection vénérienne.

*Historique.* — Il y a quatre mois il s'est senti malade, à ce moment a souffert de l'estomac et une dyspepsie avec hypertrophie des glandes cervicales ; puis des douleurs dans le dos et le long des extenseurs ; sensation de brûlure à tout instant ; douleurs surtout sensibles aux mollets, myalgie profonde,

Epaississement des gastrocnemiens avec empâtement. Douleurs articulaires des genoux, sensibilité cutanée normale. Pas de vomissements, de diarrhée ou de constipation.

Palpitations dès le début, mise en observation le 19 novembre 1897 : à ce moment se plaint de grandes faiblesses dans les membres inférieurs, sensation de picotements, de lourdeurs, marche difficile et hésitante. Œdème très accentué des membres inférieurs jusqu'aux genoux, pas d'œdème de la face. Palpitations, souffle au premier temps, systole prolongée ; pas de frémissement cataire, sensibilité cutanée normale. Urine normale. Troubles de myocardite. Application de vésicatoires. Traitement de l'adynamie.

*Cœur.* — Etat actuel, hypertrophie cardiaque considérable. Matité du deuxième espace intercostal gauche à 0,02 cm. du sternum, au huitième. La pointe bat dans le septième espace gauche, à quatre travers de doigt de la ligne mamelonnaire. Frémissement cataire. Tachycardie. Peu d'épanchement.

Tous les autres organes intacts. Sensibilité, existe complète et parfaite sur tout le corps, sauf région prétibiale et périmalléolaire. Pas de paralysie, légère parésie et paraplégie. Réaction pupillaire intacte. Tous les réflexes existent, sauf le patellaire qui est fortement diminué.


## OBSERVATION III

### Béribéri forme mixte

18 février 1898.

Femme P..., 45 ans, Indienne, de Madras, quatre enfants, trois morts dysenterie et hématurie.

*Antécédents héréditaires* — Père, mère décédés, maladie inconnue.

*Antécédents personnels.* — N'a jamais été malade, réglée à 12 ans, pas de syphilis, tuberculose, lèpre et éthylisme.

*Historique.* — Maladie débuta insidieusement il y a quatre ou cinq semaines par des douleurs musculaires des jambes et cuisses, grande sensation de faiblesse rendant marche difficile, insensibilité partielle de la plante des pieds, picotement au bout des doigts, hypoesthésie des mains, œdèmes des jambes, vertiges et phosphènes.

*Etat actuel*. — Hypertrophie du cœur, systole prolongée, souffle au premier temps, pas de toux, sonorité pulmonaire normale, foie, rate, reins indemnes, infiltration séreuse des jambes, ne s'étend pas au-dessus des genoux. Pas d'albumine ni sucre dans les urines. Tous les réflexes existent normalement, sauf le plantaire et le Westphall, ce dernier presque aboli complètement. Rougeur de l'arrière-gorge. Sensibilité épigastrique à la pression, dyspepsie, règles normales.

Décédée après cinquante huit jours de maladie.


## OBSERVATION IV

### Béribéri forme hydropique

M. I..., Indien, âgé de 32 ans.

*Antécédents héréditaires*. — Fournit peu de renseignements.

*Antécédents personnels*. — Déclare avoir eu la blennorrhagie et des chancres mous. Pas de roséole, de douleurs ostéocopes, pas de chute de cheveux. A eu plusieurs atteintes de paludisme et l'influenza ; pas d'autres maladies.

*Historique*. — Début en novembre 1898 par faiblesse considérable dans les jambes, douleurs cutanées et musculaires, pas de palpitations, Quelques jours après, œdèmes paraissent aux deux jambes, pas de fièvre, se plaint de vertiges et de phosphènes.

*Examen*. — Sensibilité tactile, calorique, électrique, conservée, sauf aux extrémités des membres supérieurs et inférieurs, réflexe plantaire et rotuliens diminués, les autres conservés, pas de toux ; foie, rate, reins, vessie, organes génitaux indemnes. Douleurs diffuses estomac (pression profonde), appétit capricieux, langue normale, rougeur pharyngienne, analyse urine négative.

13 octobre 1900. — Le malade, après des périodes d'amélioration et de rechutes plus ou moins graves, rentre à l'hôpital pour une reprise générale des phénomènes béribériques compliqués de troubles dysentériformes.

*Examen*. — L'œdème est général mais plus accentué aux jambes, la face est bouffie. Le cœur bat violemment sans dérangements dans son rythme. Il n'existe pas de souffles extra-cardiaques. Le frémissement cataire est très léger ; mais le creux épigastrique est animé de mouvements ondulatoires isochrones à ceux du cœur. Les reflexes sont conservés mais affaiblis. Les muqueuses sont colorées. Le foie, la rate

et les reins sont normaux et fonctionnent bien Il n'y a ni sucre ni
albumine dans les urines, les selles contiennent une grande quantité
de coli, de bactéries fécales et des microcoques en abondance ; il
n'existe pas de fièvre. Nous soignons cette pseudo-dysenterie par des
lavements de Delioux, iodés. Le Simarouba, la chlorodyne, les antiseptiques intestinaux (Bétol, Benzonaphtol, salicylate de Bi, Lait).


## OBSERVATION V

### Béribéri forme œdémateuse

Z..., âgé environ 50 ans, origine malgache.

*Antécédents héréditaires* — Renseignements incomplets.

*Antécédents personnels.* — Rien à signaler. Pas de malaria.

*Historique.* — Début 1er janvier 1898, brusquement au réveil sent
jambes lourdes, œdème des 2 côtés (chevilles). Deux jours après
les douleurs apparaissent dans les muscles gastrocnémiens. Palpitations, pas de vertige pas de troubles sensoriels, quelques picotements et fourmillements, sensibilité générale intacte sauf diminution périmalléolaire double. Pas d'anesthésie péribuccale.

Réflexes patellaires affaiblis, les autres intacts. Cœur : frottements
péricardiques, systole prolongée souffle au premier temps. Analyse
urines, pas d'albumine.

27 juillet 1899. — Œdème disparu, léger trouble du cœur persiste.

27 janvier 1901. — A notre visite hebdomadaire à l'hôpital de la
Ravine le malade se présente avec tous les symptômes d'une rechute
caractéristique de Béribéri.

Il nous déclare alors que depuis le mois de septembre de l'année
dernière il avait ressenti les premières atteintes du mal, un léger
œdème aux 2 jambes avec un peu de gène respiratoire, d'essoufflements, de palpitations et de faiblesses ; et que depuis ce moment le
mal n'a fait que progresser c'est pourquoi il rentre à l'hôpital.

*Examen.* — Aspect triste, physionomie hébétée, peau chagrinée,
œdème mou blanc, incolore aux 2 jambes. Palpitations, cœur hypertrophié. Battements épigastriques. Matité précordiale accrue. Myocardite (sans rhumatisme).

Picotements aux mollets et aux doigts ; sensation de peau morte.
Violente constriction périthoracique. Faiblesse générale considérable, perte d'énergie volontaire et d'appétits sexuels. Pas de fièvre,
réflexes conservés sauf plantaire et Westphall tous organes semblent
intacts, urine normale, sans albumine Troubles dyspeptiques intenses.

Digestion lente difficile, éructations, nausées, pas de vomissements. langue saburrale, dépouillée, arrière-gorge rouge. Estomac peu dilaté mais très sensible à la pression profonde, garde-robe irrégulière et capricieuse. tantôt diarrhée tantôt constipation. Examen du sang. Hématies 3 200.000. Leucocytes 26.000. Nombreux polynucléaires, pas de plasmodies. Ensem. six flacons. Zaf Jensen rizé, 2 flacons fertiles après 72 heures. Cocci presque à l'état de pureté.

## OBSERVATION VI

### Béribéri forme œdémateuse

R..., âgé de 33 ans, Indien de Sinapatna. Arrivé dans le pays à l'âge de 21 ans.

*Antécédents héréditaires.* — Père et mère morts l'un d'accident l'autre d'hématemèse, un frère vivant.

*Antécédents personnels.* — Sujet au paludisme. Chaude pisse. Rhumatisme articulaire d'origine blennorrhagique probablement, car n'a eu qu'une seule attaque peu après la chaude pisse, pas de tub. Pas de syphilis. Pas de lèpre.

*Historique.* — Début avant le 25 décembre 1897 par des douleurs, des faiblesses dans les jambes, dans les deux mollets, quelque temps après à la suite d'un accès de fièvre les œdèmes paraissent, en même temps palpitations, vertiges, phosphènes sans troubles sensoriels.

*Examen.* — Sensibilité générale entière et intacte sauf quelques zones hypoesthésiques, prétibiale et malléolaire.

Sensibilité calorique, électrique *idem*. Réflexes conservés sauf le Westpha'l qui est sensiblement diminué, tous organes sains et paraissent fonctionner normalement, sauf estomac sensible à la pression et succussion. Miction normale défécation *idem*, urine sans albumine ni sucres, sommeil conservé, appétit capricieux, rougeurs diffuses du pharynx, 27 mai 1898.

Ram. Infirmier de l'hôpital de la Ravine Glissante appartenant à M. J. A. de V. Sainte-Rose, est un jeune Indien très intelligent et sobre occupé à donner des soins aux Béribériques depuis le début de l'épidémie sur l'établissement (10 décembre 1897) n'a jamais rien senti d'anormal avant le 23 décembre, a eu alors des douleurs et des enflures après une crise de paludisme mais 'infiltration si minime qu'il n'y attache pas d'importance n'étant nullement incommodé.

Après une période particulièrement pénible (l'hôpital étant bondé de malades) au cours de laquelle il eut à se multiplier pour faire face au surcroît de travail il commence à se plaindre de fatigue, de faiblesse, de palpitations, d'essoufflements légers, de lassitude générale et un peu d'insensibilité au bout des doigts et à la plante des pieds, nous ordonnons alors des toniques, fer, quina, amer.

Il se remet tant bien que mal après un repos de quelques jours et reprend son service à l'hôpital.

27 juillet 1899. — Il y a deux mois et demi a recommencé à avoir un peu de fièvre avec frissons mais sans élévation forte du thermomètre, après deux jours a eu un peu de transpiration, c'est alors que les enflures qui avaient complètement disparu firent leur réapparition. En même temps survinrent les palpitations et les essoufflements, dyspnée d'effort accompagnée de picotements au bout des doigts. La ceinture Béribérique ou constriction périthoracique fait son apparition pour la première fois, les faiblesses sont plus intenses que pour la première crise.

La marche jusqu'alors conservée devient hésitante, chancelante, faiblesse considérable des deux jambes.

*Examen.* — Sensibilité générale et spéciale intactes sauf un peu au devant des jambes où la perception mécanique est retardée, œdèmes considérables qui ont atteint la face.

La figure est bouffie surtout au pourtour des paupières. Le malade se plaint de rachialgie, points douloureux, régions dorsale et lombaire.

Le cœur tachycardique présente tous les symptômes d'un cœur affaibli et épuisé (Myocardite). Pas de souffles extracardiaques. Pas d'épanchement des viscères et des cavités splanchniques. Sommeil légèrement agité. Légère hallucination. Appétit nul, digestion difficile, selles normales et régulières malgré gastralgie. Rougeurs de la gorge, urine facile et normale, diminution considérable du sens génésique, le malade n'a pas eu d'érection depuis plusieurs semaines. Traitement au strophantus, frictions, massage, douches sur les jambes. Tisane diurétique en grande abondance, gouttes amères de Baumé, repos, régime alimentaire européen, purgatifs.

4 août 1899. — Commence à souffrir de la tête où des coups de marteaux l'empêchent de dormir, la bouffissure faciale est la même. Cependant, la face prend une expression de tristesse, les téguments sont pâles, légèrement infiltrés, les yeux sont larmoyants avec des sclérotiques faiblement œlematiées. La peau sur tout le corps prend la teinte cachectique, elle est frisée, chagrinée, infiltrée, avec hypothermie. Sa vue baisse, à un mètre cinquante ne distingue plus les objets faiblement éclairés, ceux qui sont bien au soleil paraissent confus et ennuagés. Pas de daltonisme.

FICHE DE TEMPÉRATURE
OBSERVATION VI
NOM: R......, 33 ans, mâle
Jour de la maladie.
MALADIE: Béribéri mixte
Cachexie
POULS
TEMP.
OBSERVATIONS
Température
dans
la forme
mixte
Décédé
Nécropsie

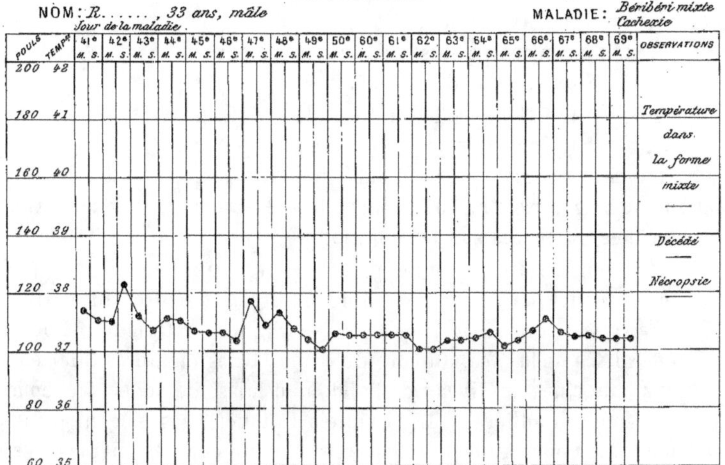

FIG. 16.

Matité précordiale augmente, pas de souffle aux orifices, un léger dédoublement du deuxième temps, la systole est plus marquée qu'avant et se répercute au creux épigastrique. L'appétit conservé, même il existe un peu de boulimie, soif normale, douleurs épigastriques notoires à la pression profonde, selles diarrhéiformes.

*Examen du sang.* — Plasmodies et cocci. Continuons le traitement cardiodynamique. Grandes altitudes.

20 octobre 1899. — Le malade qui a été évacué au Piton Galet à une altitude de plusieurs centaines de mètres pour suivre le traitement du changement d'air et orothérapique, ne va pas sensiblement mieux après un séjour de plus de deux mois.

Il se plaint toujours de grandes faiblesses, de picotements, de gêne respiratoire, marche avec la plus grande difficulté, présente de l'œdème des deux jambes.

De temps en temps il se sent avoir un peu de fièvre (voir température prise au 41ᵉ jour de la maladie).

2 novembre 1899. — Le mal fait de grands progrès, les forces diminuent. Analyse des urines : ni sucre ni albumine.

*Examen du sang.* — 2.100 000 hématies, 20.000 globules blancs ; quelques coccis. Ensemencement fertile, un sur six flacons. Colonies blanches, faïencées sur Jensen modifié.

6 novembre 1899. — Le malade après une agonie de quelques heures meurt par asphyxie le 5 novembre à 10 heures du matin.

*Nécropsie anatomo-pathologique.* — Signes extérieurs. Bouffissure généralisée de la face, du cou, du tronc et des membres inférieurs. La peau chagrinée au niveau de l'abdomen laisse détacher facilement un épiderme peu adhérent. Les lividités cadavériques siègent principalement aux endroits déclives, il existe au niveau des épaules des marbrures ecchymotiques, la putréfaction arrive rapidement, les muscles de la région dorso-lombaire ont une teinte de feuille morte dépourvue d'infiltration séreuse. Le rachis ouvert laisse voir une moelle en bouillie avec des méninges profondément altérées. Des traces d'hémorrhagie. Liquide céphalo rachidien, abondant et trouble. Il n'existe pas de lésions osseuses des vertèbres, à la partie inférieure du rachis s'écoule le liquide céphalo-rachidien. Toute la moelle présente des indices d'une inflammation considérable ainsi qu'une méningite étendue.

La pie-mère est hyperplasiée, hyperhémiée jusqu'au niveau de la première vertèbre lombaire.

Les rami-communicantes sont dégénérés, gris, ternes, hyperhémiés par place, la pie-mère et l'arachnoïde présentent de nombreuses altérations hyperplasiques d'origine inflammatoire et des pseudo-membranes.

La dure-mère est excessivement enflammée surtout au niveau du raphé-médian, les artères méningiennes sont hypertrophiées considérablement, la protubérance annulaire présente au niveau de ces membranes une très grande inflammation. Au niveau de la partie proéminente de la première circonvolution occipitale droite se présente une zone de dégénérescence et de ramollissement de la dimension d'une pièce de 0 fr. 50 (voir fig. 14). Il existe une grande quantité de sang caillé entre la pie-mère et la dure-mère. Les lobes frontaux sont conservés.

Dans le sillon de Sylvius il existe à gauche au niveau de la troisième frontale une zone de ramollissement n'intéressant que la partie la plus périphérique de la couronne rayonnante de Reil.

Il existe sur chaque côté du sillon médian sur le bord supéro-latéral des hémisphères une zone d'inflammation, comprenant plus de la moitié de la convexité de l'organe sans atteindre pourtant les parties latérales des pariétaux. Le cerveau est extrêmement mou, friable, présente un corps calleux, complètement dégénéré, les coupes de Vieussens pédiculo-frontales, frontales, pariétales et pariéto-péduculaires ainsi que les coupes intermédiaires montrent des lésions évidentes quoique légères, des corps striés, des couches optiques et des corps lenticulaires.

Il n'existe pas de matité exagérée à la base du cœur ; le foie déborde à peine les fausses-côtes, *la rate est normale,* il n'existe pas de ballonnement abdominal, les pectoraux, les splénius, les sterno-cléidomastoïdiens et les deltoïdes présentent tous la teinte feuille morte jaunâtre et sont plus ou moins atteints de dégénérescence granulo-graisseuse. Quelques cubes des intercostaux sont prélevés pour examen histologique ultérieur, le tissu cellulaire sous-cutané est infiltré de graisse et d'une substance colloïde. Les poumons sont le siège d'un œdème apparent. Il existe fort peu d'épanchement pleural. Les liquides de l'abdomen aussi ne sont pas en abondance. La bouche est normale sauf un peu d'inflammation rétro-pharyngienne et de trachomes.

L'estomac d'un volume à peu près normal présente tous les signes d'une violente inflammation surtout au voisinage du pylore et au commencement de l'intestin grêle.

Les reins sont petits et congestionnés, la capsule surrénale s'enlève facilement, l'organe est granuleux. Le foie, la rate sont presque tout à fait normaux et sans trace de dégénérescence.

Le pancréas sur une coupe du canal de Wirsung présente quelques noyaux d'inflammation. Le cœur excessivement hypertrophié présente une teinte feuille morte des plus caractéristiques. Surcharge et dégénérescence granulo-graisseuse. A l'ouverture du cœur gauche nous trouvons quelques caillots. Les piliers sont intacts, mais en revanche

la valvule auriculo-ventriculaire présente les traces d'une inflammation des plus évidentes tapissée de granulations rouges et hyperhémiée ; en effet, sur les deux lèvres de cette valvule ces granulations sont
nombreuses et l'extrémité libre, membraneuse, couverte de nodulations, épaissie par le processus phlegmasique. Du côté des valvules
sigmoïdes le processus inflammatoire est moins apparent, l'épreuve de
l'eau confirme leur bon fonctionnement. Cependant ici comme sur
l'oreillette gauche la substance de l'endocarde est friable. Ici les caillots sont nettement cruoriques. A la crosse il n'existe aucune lésion de
dégénérescence athéromateuse et l'élasticité des parois est intacte.

Le cœur droit a une paroi diminuée d'épaisseur chargée de dégénérescence graisseuse pâle, jaunâtre, teinte feuille morte, ici les colonnes
charnues ont subi comme le reste de l'organe la dégénérescence. La
valvule tricuspidienne comme le mitrale présente les mêmes lésions
d'endocardite végétante infectieuse mais l'endocarde présente ici son
maximum du processus inflammatoire. Nous observons dans l'oreillette droite au niveau de l'anneau de Vieussens de petites ulcérations
curvilignes intéressant non seulement la séreuse mais encore le myocarde. Les bords de la valvule sont enflammés, déchiquetés, présentent des nodulations scléreuses, d'autre part, des ecchymoses, des
érosions, des éraflures même où l'épithélium est absent. Dans le ventricule on trouve des caillots fibrineux. Les valvules sigmoïdes de
l'artère pulmonaire sont indemnes de toute lésion et l'artère elle-même
est intacte. Les organes génitaux ne sont le siège d'aucune lésion
macroscopique.

Les nerfs sciatiques, pneumogastriques, phréniques, optiques, cubitaux, sont manifestement le siège d'une névrite ; les ganglions cervicaux, soléaires, paraissent intacts. Les nerfs du plexus brachial et les
nerfs cruraux sont blancs, nacrés, sans trace d'inflammation.


## OBSERVATION VII

### Béribéri forme mixte

A..., âgé de 30 ans, journalier, né à la Réunion.

*Antécédents héréditaires.* — Mère morte en couches, père décédé de
maladie inconnue, frère mort d'une fluxion de poitrine, une sœur
encore vivante.

*Antécédents personnels.* — A souvent la fièvre. Malaria depuis l'âge
de 12 à 14 ans, pas d'autres maladies.

*Historique.* — Début brusque il y a 5 semaines par des lourdeurs de jambes, une faiblesse excessive, des vertiges et de l'œdème. Actuellement se plaint de palpitations, de gène respiratoire et de resserrement périthoracique, n'a pas eu de fièvre même au début de la maladie.

*Examen*. — Jambes œdématiées, œdème mou indolore sans érythème, pression des muscles du mollet faiblement douloureux, réflexes conservés sauf Westphall aboli, rachialgie, tachycardie, systole prolongée, battements épigastriques, souffle au premier temps, matité précordiale conservée, respiration normale, température 37°, pouls 98. Langue normale, pharynx légèrement rouge, estomac sensible à la pression, pas de dilatation, miction et défécation ordinaires, pas de troubles sensoriels, sensibilité générale tactile calorique conservée sauf à la région prétibiale où légèrement diminuée. Analyse d'urine, ni sucre, ni albumine.

17 novembre 1898.

## OBSERVATION VIII

### Béribéri forme mixte

M. X..., cultivateur, né à la Réunion (Piton Sainte-Rose), 73 ans.

*Antécédents héréditaires*. — Père et mère créoles décédés, ni frère, ni sœur.

*Antécédents personnels*. — A fait de grandes maladies, pas de paludisme, a eu de l'ankylostomiase et de la chloro-anémie consécutive, pas de syphilis, rhumatismes et d'autres maladies infectieuses.

*Historique*. — Début il y a 2 mois, sans fièvre, par des douleurs dans les 2 jambes puis commencent les œdèmes. 20 jours après l'apparition de ceux-ci, le malade commence à ressentir des palpitations, de l'essoufflement, des suffocations à l'effort, des jambes de plomb sans altération de la sensibilité, peu après, vertiges, phosphènes, légères insomnies, pas de troubles sensoriels, vision ouïe, olfaction, goût conservés, sens génésique notablement affaibli depuis le début de la maladie.

*État actuel*. — Sensibilité générale intacte, sauf au devant des jambes faiblement émoussée. Westphall affaibli. Plantaire de même, crémastérien de même. Pas d'anesthésie, buccale. Téguments pâles, anémiés chlorotiques, infiltration générale, appétit diminué *et craint de manger de peur d'étouffer*, dyspepsie douloureuse et gastralgie, selles variables, douleurs épigastriques manifestes à la pression pouvant aller jusqu'à la syncope.

*Examen*. — Poumon sain. Cœur, systole prolongée, souffles aux orifices, frémissement cataire tachycardie, température 36°8. Pouls 96. Miction bonne, abondante, urine sans sucre ni albumine.

Examen du sang : quelques plasmodies, nombreux cocci.

## OBSERVATION IX

### Béribéri forme œdémateuse

3 novembre 1898.

Elci..., 25 ans environ, inhanbane engagé à l'établissement R. G., pour cultiver la terre.

*Antécédents héréditaires*. — Père et mère existaient encore à son départ de l'Afrique remontant à une douzaine d'années, depuis sans nouvelles, pas de folie dans sa famille ni autre tare nerveuse.

*Antécédents personnels*. — A été atteint de mégalo-splénie paludéenne, et a dû rester 3 mois malade, a eu à plusieurs reprises des accidents malariques à la suite desquels la rate s'est de nouveau tuméfiée, n'a jamais eu d'accidents vénériens, ni de maladie de poitrine, ni de rhumatismes, se portait très bien depuis quelque temps, lorsque brusquement, avant-hier, c'est-à-dire le 1er novembre 1898, à 4 heures du matin au moment du réveil, l'homme n'ayant fait aucun extra la veille s'aperçoit que ses jambes sont faibles et enflées, la pression du doigt laisse un creux, empreinte difficile et lente à disparaître, cette pression est indolore, il en est de même de celle du mollet. Le matin même il s'aperçoit que son cœur battait plus violemment et cela au point de le gêner. Toute fatigue amenant rapidement l'essoufflement et les palpitations, le malade est incapable de travailler et conserve l'immobilité. Il dit avoir des jambes de plomb et ne pouvoir marcher qu'avec les plus grandes difficultés. Il n'existe aucun fourmillement, mais une excessive faiblesse au point de ne pouvoir *courir* sans tomber. Pouls petit, lent, irrégulier. Peu d'appétit. Langue légèrement saburrale, pharynx rouge avec granulations, estomac dilaté, douloureux à la pression, selles irrégulières, digestion lente, riz difficile à digérer en quantité.

*Examen*. — Sensibilité générale conservée, sauf au devant des jambes, du genoux à descendre, et au bout des doigts où la perception de la piqûre est retardée, réflexes plantaires, rotuliens, crémastériens, sus et sous abdominaux, à peu près conservés, pas de troubles sensoriels ; point douloureux au niveau des premières vertèbres lombaires.

29 juin 1899.

*Nouvel examen.* — Le malade guéri de sa première attaque a rechuté : il y a quelques jours les faiblesses sont revenues, avec elles l'insensibilité, la marche difficile.

Cœur, premier bruit toujours lent et prolongé, efforts systoliques, œdèmes disparaissent. 3 août 1899, les forces reviennent, l'appétit se relève, le malade même demande à aller travailler.


## OBSERVATION X

### Béribéri forme œdémateuse

3 novembre 1898.

L. P..., âgé de 19 ans cultivateur, célibataire.

*Antécédents héréditaires.* — Père encore vivant, malade d'angine de poitrine, mère vivante, deux frères vivants, *idem*, deux sœurs, tous en bonne santé.

*Antécédents personnels.* — N'a jamais eu de maladie infectieuse, a eu quelques petites atteintes de paludisme, a été malade l'année dernière d'une première attaque de Béribéri forme œdémateuse mais jusque-là n'avait jamais été malade à proprement parler. A continué à travailler malgré cette première atteinte et se livrait à un travail ne nécessitant aucun effort musculaire. Il y a une semaine les jambes recommencèrent à enfler sur la face dorsale du pied droit, l'enflure gagna la jambe jusqu'au genou, le pied et la jambe gauche furent atteints peu après. Les deux jambes gardent l'empreinte du doigt pendant longtemps, essoufflement, palpitations et nausées.

*État actuel.* — Figure légèrement bouffie principalement autour des paupières, langue excellente, gorge rouge. Estomac sensible selles, constipation, digestion ordinaire.

Pouls 90. Plein régulier. Poumon parfait état. Respiration bien égale et normale. Appareil urinaire normal, ni sucre, ni albumine, perte du Westphall, température, 37°. Foie, rate, reins normaux. Cœur, myocardite légère. Pointe bat dans le septième espace intercostal gauche.

27 juin 1899.

*Nouvel examen.* — Les faiblesses, les œdèmes ont disparu, les forces reviennent, le cœur ne démontre plus qu'un léger effort de systole avec prolongation du premier temps, le malade reprend son travail.

II

## OBSERVATION XI

### Béribéri forme paraplégique

27 octobre 1898.

Eth..., âgé de 56 ans. Africain, cultivateur célibataire.

*Antécédents héréditaires.* — Pas de tare nerveuse. Renseignements incomplets.

*Antécédents personnels.* — A eu la vérette et la rougeole dans l'enfance ; sauf cela pas d'autres maladies.

*Historique.* — A son réveil le matin cherche à se lever et retombe sur le lit, nouvel essai, nouvel insuccès, pas de fièvre, pas d'excès la veille, en pleine santé lorsque le mal le frappe, vivait avec camarade béribérique.

*Etat actuel.* — Malade maigre, figure hébétée, lèvre inférieure tombante, malade, impossible de marcher, température normale, Pouls ordinaire.

*Examen.* — Tous les réflexes abolis sauf l'Argyll Robertson. Le Kœrnig est manifeste, le malade ne peut étendre les jambes complètement lorsqu'il est assis. Rachialgie de toute la partie au dessous de la dixième vertèbre dorsale, sensibilité générale atténuée hypoesthésie et anesthésie des téguments externes jusqu'au-dessous de l'ombilic. Absence totale de toute manifestation fébrile, contraction musculaire électrique démontre dégénérescence. Anaphrodisie. Miction, défécation normales. Tonus des sphincters intact, douleurs épigastriques, constriction périthoracique, abolition de la marche sans incoordination.

*Cœur normal.* — Application journalière de courants induits, réapparition des mouvements abolis, flexion, extension, abduction, adduction rotation en dedans et en dehors. Force dynamométrique sensiblement accrue de 15 k. à 22 k. Cependant les masses musculaires restent atrophiées, ce qui fait paraître les articulations énormes, celles-ci non douloureuses, non enflammées, sans hydarthroses Ici les pieds sont légèrement émaciés, principalement autour des chevilles et sur la face dorsale des pieds. 7 novembre 1898. Il existe encore de la faiblesse du cœur, prolongation du premier temps, pas de vertiges, appétit capricieux, tous les organes intacts.

Après une anaphrodisie complète, les érections semblent revenir, les idées amoureuses de même, le sommeil est calme, pas d'hallucinations, les picotements et les engourdissements ont disparu. Nous continuons le traitement au phosphure de zinc, électricité.

27 juillet 1899. — Le malade qui se trouvait dans l'impossibilité absolue de marcher ou de faire le moindre mouvement par suite d'une paraplégie complète et absolue avec disparition du Westphall, diminution notable des perceptions sensitives, conservation des sens spéciaux, possédant une ceinture béribérique caractéristique, etc , ne souffre plus d'aucun trouble à la suite du traitement électrique et phosphoré et commence à marcher maintenant, la sensibilité générale est partiellement revenue mais le Westphall n'a pas reparu, l'appétit se relève, les digestions sont bonnes, la douleur épigastrique disparue, les selles se régularisent, les urines normales, les jambes cependant restent grêles mais les muscles atrophiés réagissent maintenant aux excitations mécaniques et électriques.


## OBSERVATION XII

### Béribéri forme œdémateuse

28 octobre 1898.

M... Indien, cultivateur, engagé à l'établissement R. G.

*Antécédents héréditaires.* — Père et mère décédés, ni frère ni sœur, pas d'éthylisme, et tares nerveuses.

*Antécédents personnels.* — Santé plutôt délicate dès l'enfance, a attrapé sa première chaude-pisse à 17 ans, a eu des chancres mous avec bubons. Accuse quelques accidents paludéens mais pas de maladies infectieuses.

*Historique.* — Au commencement de 1898 dit avoir attrapé la maladie avec un camarade avec lequel il couchait et qui était atteint d'hydropisie béribérique. Cette première manifestation, marquée seulement par des œdèmes, des faiblesses, des digestions difficiles, mais tout cela faiblement, se guérit rapidement. Le 15 octobre, réapparition des œdèmes, mais cette fois les troubles sont plus importants et compliqués de phénomènes sensitifs, sensoriels et paraplégiques, les faiblesses sont excessives, le corset de fer étreint le malade continuellement, les digestions sont très lentes mais il n'existe ni constipation ni diarrhée, de même qu'aucun phénomène de paralysie des sphincters.

La marche est extrêmement titubante sans incoordination, la confiance dans les forces musculaires des membres inférieurs très limitée.

Les réflexes patellaires, crémastériens et plantaires sont abolis complètement, la sensibilité générale est intacte partout sauf aux membres inférieurs où l'anesthésie est symétrique. Le signe de Romberg est absent, le signe de Koernig manifeste et suit la douleur rachidienne dorso-lombaire accusée par le malade et qu'exaspère la pression des apophyses épineuses (pas de mal de Pott).

Le faciès est inquiet, hébété, le malade fait la lippe. Il se plaint de vertiges, d'hallucinations et d'une diminution très notable de la vue depuis sa rechute. L'anaphrodisie est complète, plus de désirs amoureux et d'érections. Le cœur fonctionne plus régulièrement après quelques jours de digitale, mais la tachycardie myocarditique avait été très intense au début de la rechute.

30 octobre 1898. Malade ne se remet pas, l'essoufflement, les palpitations, les troubles dyspeptiques, les symptômes nerveux augmentent de plus en plus.

Examen du sang Pas d'hématozoaires, cocci en quantité innombrable, hématics déformées, crénelées. Grande variété de dimensions, 3 à 7 $\mu$. Hématimétrie 2.800.000 H , 21.000 leuc, Prédominance polynucléaire. Urine, ni sucre ni albumine, Réaction faiblement réductrice après précipitation par acétate de plomb et carbonate alcalin. Ponction lombaire, liquide trouble, contient grande quantité de cocci, leucocytes, hématies déformées. Traitement : injections de sérum artificiel, tonique fortifiant sans résultat, malade meurt dans la nuit du 2 au 3 novembre 1898, après agonie très courte.

## OBSERVATION XIII

### Béribéri forme œdémateuse

28 octobre 1898.

J. M..., âgé de plus de 50 ans, forgeron, né à la Réunion.

*Antécédents héréditaires.* — Père et mère morts à un âge avancé, un frère vivant et un frère mort de paludisme, pas de tares nerveuses

*Antécédents personnels.* – S'est toujours bien porté, n'a jamais été malade sauf de quelques petits accès de fièvre paludéenne de un ou deux jours, puis tout rentrait dans l'ordre. a eu la chaude-pisse en deux fois, a eu des spasmes musculaires et des douleurs rhumatoïdes sans épanchement synovial des articulations, accuse un chancre sans phénomène ultérieur.

*Historique.* — « Il y a quatorze jours, brusquement, après mon travail, le soir, j'ai senti que mes jambes n'allaient plus, que les jambes picotaient, étaient faibles, rendant difficiles et gauches les mouvements, il existait en outre une sensation de plénitude d'enflure, de gonflement, de tension extrêmement désagréable.

« Le matin, je n'avais rien trouvé et le soir, à 5 heures, les jambes étaient très enflées jusqu'aux graines.

« Le lendemain l'enflure monte et bientôt la figure fut prise, vous voyez maintenant tout est enflé. » Conclusion : apparition des œdèmes sans prodromes et en plein état de santé.

*Examen.* — La figure et tout le corps sont infiltrés et œdémateux. L'œdème aux jambes est blanc, mou et indolore sans érythème, la sensibilité générale est diminuée aux membres inférieurs, le Westphall est aboli, il n'existe pas de ceinture béribérique mais le malade se plaint d'une douleur lombaire qu'exaspère la pression au niveau des premières vertèbres ; les autres réflexes intacts ou légèrement affaiblis, pas de signe d'incoordination, de modification de l'Argyll-Robertson, de fulgurance, de signes de Romberg, en somme c'est un créole assez bien bâti, il accuse une sensation de gêne, de picotement, surtout dans les membres inférieurs, tous les organes sont sains et paraissent fonctionner physiologiquement sauf le cœur.

Ce dernier est largement descendu et bat dans le huitième espace intercostal en dehors de la ligne mamelonnaire, le trapèze de matité est élargi à la base. A l'auscultation on perçoit l'effort, un souffle très prolongé au premier temps, perceptible aux orifices. L'ondée sanguine est lancée mollement, bradycardie. Le malade se plaint de voir trouble et de sentir sa vue baisser depuis qu'il est atteint, tous les autres organes fonctionnent normalement, dit-il, sauf l'appétit qui n'est pas trop bon, un peu de douleur à l'estomac de temps en temps et un peu de diarrhée, le sommeil est normal, l'examen des urines ne relève ni sucre ni albumine, mais faiblement réductrice après traitement à l'acétate de plomb.


## OBSERVATION XIV

### Béribéri forme œdémateuse


Septembre 1898.

M. T. P. L..., âgé de 33 ans, domicilié à Sainte-Anne et employé.

*Antécédents héréditaires.* — Père vivant et bien portant, mère morte, à environ 30 ans, suites de couches pas de frères, deux sœurs en bonne santé aucune tare nerveuse ou rhumatismale.

*Antécédents personnels.* — Enfance superbe sans aucune maladie, adolescence de même, c'est à l'âge de 22 ans seulement qu'il eut un premier accès de fièvre paludéenne, puis est resté 4 ans sans en avoir. Ensuite a eu des accès sérieux, a eu la rougeole vers l'âge de 9 ans, mais guérit sans suites, pas de scarlatine ou de variole, pas de fièvre typhoïde ou de dysenterie, pas de blennorrhagie ou syphilis, en somme jouissait d'une santé florissante

*État actuel.* — Faiblesse générale, douleurs dans tout le corps surtout le soir en se couchant. Souffre principalement des jambes où il éprouve des fourmillements, des élancements dans les tibias et dans les muscles des mollets. Il existe peu d'œdème actuellement, mais le malade dit avoir eu des enflures très accentuées aux deux membres inférieurs qui étaient lisses, lourds, tuméfiés, mais sans chaleur ni rougeur, il n'existe aucune lésion organique, la sensibilité générale est intacte partout sauf une légère diminution aux membres inférieurs, tous les sens sont normaux, appétit relativement conservé, un peu capricieux cependant, digestion lente, un peu de lourdeur de l'estomac, mais selles normales, en un mot sensation de faiblesse générale et d'extrême déperdition de forces ; la dépense musculaire est rapidement suivie de faiblesse et la force se récupère lentement.

*Examen.* — Il n'existe qu'un faible ralentissement du cœur dont le rythme est normal et aux orifices duquel ne se perçoit aucun souffle ou dédoublement. Nuits agitées, insomnies, sans vertiges, idées délirantes ou hallucinations, après la sieste se réveille difficilement, soumis au traitement général, tonique, fortifiant antiseptiques intestinaux.

6 juillet 1901. — Sous l'action de la première médication instituée tous les sympômes d'adynamie et troubles trophiques s'amendèrent sans jamais pour cela disparaître complètement.

Cependant le malade put reprendre ses travaux sans être autrement incommodé par son mal. L'année suivante vers la même époque, il fut repris par les mêmes symptômes de faiblesses générales, de douleurs dans les mollets et le long des jambes, des genoux aux pieds, avec picotements, fourmillements dans les gastrocnémiens.

Cette fois, il éprouva quelques troubles, de la sensibilité générale se manifestant surtout aux mains où il éprouvait parfois des picotements et une anesthésie cutanée des deux mains rappelant l'impression de *peau morte*. La perception des objets par le toucher se faisait comme à travers des gants. L'examen du cœur et des autres organes ne révélait rien d'anormal. Aucun épanchement dans les cavités splanchniques. Il fut traité de la même manière que précédemment et une légère amélioration se manifesta. Quelque temps plus tard, nous fûmes appelé à lui donner des soins pour une gastro-entérite des plus violentes, compliquée de fistules à l'anus. L'examen des urines pratiqué alors révéla la présence de nombreux bacilles de Nepveu et de streptocoques dorés, facilement cultivés sur milieu gélo-gélatiné et peptoné. Après plus de quinze jours de maladie il se rétablit, mais reprit ses occupations sans attendre la guérison complète. Depuis cette époque, à presque toutes nos visites hebdomadaires il se plaignait de douleurs dans les mollets et dans les deux jambes avec courbatures, picotements. Lassitude et faiblesse générales. Epuisement rapide de l'énergie musculaire et même une certaine gêne dans la marche. Nous lui conseillâmes de se remettre au traitement de la Commission sur le Béribéri indiqué par le D$^r$ Davidson en son rapport. Il eut alors quelques accès de fièvre paludique marquée par les trois stades classiques, dont la quinine eut vite raison ; sa femme fut alors atteinte par le mal qui chez elle se manifesta sous la forme mixte avec prédominance des phénomènes paralytiques, abolition complète des réflexes (sauf le pupillaire), de la marche, etc. Il se fatigua beaucoup aux soins qu'il lui prodigua. Consulté alors, nous ordonnâmes un changement d'air dans les montagnes, le traitement climatérique des hautes altitudes ayant donné de bons résultats dans le cas de Béribéri, suivant de Brun, Roux, etc., etc. La femme se rendit alors à la plaine des Palmistes à l'altitude de 1.100 mètres et distant de plus de 30 kilomètres de l'endroit habité par le mari. Ce dernier obligé de faire ces courses à cheval une ou plusieurs fois par semaine en ressentit une telle fatigue qu'il rechuta et cette fois assez gravement. Les symptômes premiers se montrèrent avec plus d'intensité. On le resoumit au traitement Davidson. L'amélioration se fit sentir quand vers la fin de 1899 le mal reparut à nouveau. Et comme la femme elle-même n'était pas entièrement guérie, nous les dirigeâmes sur la plaine des Cafres à plus de 1.600 mètres d'altitude. Ils y firent un séjour de plus d'un mois et revinrent tous les deux en assez bonne santé. Dernièrement un incendie éclata sur la propriété, et notre client fit des efforts inouïs pour l'éteindre en compagnie des hommes de la propriété, le lendemain, il se mettait au lit se plaignant de douleurs généralisées, d'essoufflement, de palpitations avec réapparition des troubles béribériques, qui l'avaient incommodé précédemment. On nous fit appeler et nous constations une rechute sérieuse du mal avec épanchement péricardique. Nous ordonnâmes un premier vésicatoire sur la région précordiale, en même temps nous instituâmes un traitement général, tonique et évacuant qui amena une diminution sensible dans la quantité de liquide épanché. Nouvelle application de vésicatoires au-dessous du sein, disparition complète de l'épanchement, le lendemain, le malade est pris d'un violent accès de fièvre, la température s'élevant au-dessus de 40° centigrades, avec frissons céphalalgie et tous les symptômes d'une pyrexie intense en même temps que parurent des phénomènes de dilatation aiguë du cœur. L'auscultation révèle des souffles à tous les orifices ainsi qu'à la pointe. Les sigmoïdes n'empêchent pas plus le reflux du sang à l'aorte qu'à l'artère pulmonaire. Pouls de Corrhigan, double souffle crural de Durosier. En un mot un affolement complet du cœur. Le lendemain sa langue devint fortement saburrale et les troubles gastro-entériques parurent. Depuis ce moment, tous les moyens employés pour juguler le mal, restèrent infructueux et la maladie fit de rapides progrès. Le pouls qui la veille était bondissant dépressible et marquait 120, la température oscillant entre 36°5 et 37°, était tombé à 90 et pendant les dernières heures on pouvait suivre les progrès du mal par l'agitation extrême, mais sans délire du malade, par l'irrégularité de plus en plus grande du rythme cardiaque, par le nombre sans cesse décroissant des palpitations et le malade s'éteignit par asphyxie, le 2 juillet 1901.


## OBSERVATION XV

### Béribéri forme œdémateuse

23 novembre 1898

M.., âgé de 32 ans, propriétaire demeurant à St-Benoît.

*Antécédents héréditaires.* — Ni tares nerveuses ou rhumatismales, père mort de brightisme, enfance normale.

*Début de la maladie.* — Raconte qu'à la date du 19 novembre il s'est aperçu que les deux jambes étaient tuméfiées et laissaient une empreinte à la la pression du doigt, à ce moment il éprouvait une faiblesse considérable des extrémités inférieures, un malaise général, un manque de courage et de forces, sensation de cerveau vide avec difficultés à rassembler les idées, concentrer l'attention sur un travail continu, pas de picotements ni fourmillements aux doigts seulement grande lassitude et « sensation de quelqu'un qui est très fatigué » aucune lésion articulaire, toutes les fonctions de la vie sont normales sauf une légère diminution dans la quantité d'urine émise en 24 heures, mais la qualité et la composition restent normales.

*État actuel.* — Organe respiratoire. Il existe une petite zone de submatité à l'angle inférieur du scapulaire droit avec un léger essoufflement sans râle, égophonie ou pectoriloquie indiquant la trace d'une lésion cicatrisée, il n'existe nulle part ailleurs de lésions bacillaires. Estomac dilaté, appétit capricieux, selles normales avec un léger degré de ténesme, digestion lente, crises de gastralgie violentes, reins semblent normaux, foie normal, rate normale. Cœur, légère tachycardie, affai-

blissement du choc, pas de souffles, de miaulements, de frémissement
cataire, pas de dédoublement des bruits, ni souffle crural de Durozier, pas de raie méningitique, pas d'épanchement pleuro-cardiaque
matité légèrement accrue. Système neuro-musculaire : sensibilité générale intacte, sauf très légère diminution hypoesthésique des membres
inférieurs, excitations caloriques et électriques retardées dans les
mêmes zones, contractions volontaires, symétrique, mais diminuée,
phénomènes de contracture, sensation de plénitude dans les gastrocnémiens et soléaires, sensibles à la pression. Masse musculaire assez
dure sans fluctuations, Westphall aboli, Argyll Robertson intact, pas
Romberg ni Kœrnig, soumis au traitement tonique général, antiseptiques intestinaux, guérison rapide.


## OBSERVATION XVI

### Béribéri forme œdémateuse


Le T. J. B..., 39 ans. G. R..., charpentier, père et mère morts,
deux frères morts de fièvre, une sœur vivante, célibataire.

*Historique.* — « Il y a trois semaines le soir d'un règlement au sortir
du travail j'allais avec quelques amis prendre un verre de rhum à la
boutique et ne m'étais aperçu de rien, pas de fièvre, pas de malaise,
pas d'enflures, bon appétit, toutes les fonctions normales.

Le lendemain matin vers 7 heures je commençai à sentir ma
jambe lourde. Je regardai et je m'aperçus que les deux étaient enflées
surtout autour des chevilles et sur le dos des pieds et l'après-midi du
même jour j'éprouvai de fortes palpitations et une gêne dans la respiration après chaque effort. Depuis ce moment jusqu'à ce jour, les
enflures n'ont fait qu'augmenter et aussitôt qu'elles semblent légèrement baisser j'éprouve des étouffements ».

8 novembre 1898

*Etat actuel.* — Pas de fièvre, pouls 96, respiration normale, ne tousse
pas, ne crache pas, auscultation des poumons négative. Cœur, le
cœur bat dans le 7ᵉ espace sur la ligne mamelonnaire, il n'existe pas
de frémissement cataire mais tous les signes d'une myoendocardite
aigüe ; souffles aux orifices et léger dédoublement du 2ᵉ temps effort de
systole, ronflement dyastolique, matité précordiale accrue.

Tous les autres organes intacts, les deux jambes sont très œdématiées et l'empreinte digitale est lente à s'effacer. Toutes les fonctions
sont normales, sauf digestion difficile, le malade ne se plaint d'aucune
douleur, pas d'albumine. Examen sensitif ou sensoriel : sensibilité au

toucher parfaitement conservée sauf hypoesthésie partielle des régions prétibiales. Eprouve une grande sensation de faiblesse dans les jambes les jambes lourdes comme du plomb, picotements et élancements dans les jambes sur la peau et les muscles. Ces derniers sont sensibles, perte du Wespthall. Parti de la Ravine, guéri en avril 1899.

## OBSERVATION XVII

### Béribéri forme œdémateuse

M. Ed. L..., âgé de 30 ans, créole blanc de la Réunion, demeurant à Saint-Benoit, à une altitude de 150 mètres environ, célibataire.

*Antécédents héréditaires.* — Père et mère morts : père à 60 ans, de fièvre de Madagascar ; mère à 56 ans, d'une affection du foie ; deux frères et trois sœurs. Bonne santé.

*Antécédents personnels.* — Enfance délicate, sujet aux bronchites, a eu une fluxion de poitrine à l'âge de 14 ans. Est atteint de paludisme, forme chronique sans paroxysme. Adolescence normale, n'accuse aucune blennorrhagie ni syphilis. Constitution nerveuse, normale, n'a eu aucune maladie infectieuse.

*Etat actuel.* — Il raconte qu'à la date du 18 novembre après avoir été en contact journalier avec les béribériques de l'hôpital étant chargé de la surveillance et du contrôle des soins donnés à ceux-ci ; à la suite de grandes fatigues musculaires il s'est senti envahi par une lassitude générale dans tout le corps et principalement aux jambes, sans fièvre aucune, sans migraine, mais avec des maux et des courbatures de reins, le soir d'une journée particulièrement pénible l'hôpital étant bondé de béribériques. « Le soir, vers 9 heures 1/2 (en me déshabillant) je me suis demandé pourquoi j'avais cette faiblesse dans les jambes, c'est alors que je me suis aperçu qu'elles étaient enflées légèrement. En effet, à la pression du doigt tout le long de l'os de la jambe l'empreinte restait gravée. Les muscles du mollet étaient durs, sensibles et le siège d'engourdissement, de picotements et de lourdeur. Je n'éprouvais pas de palpitations à ce moment et toutes les fonctions de la vie se faisaient comme à l'ordinaire. Depuis cette époque jusqu'à ce jour les symptômes de faiblesse musculaire et de picotements se sont accrus légèrement et à eux se sont ajoutés un peu de respiration difficile et de gêne au devant du cœur, cette dernière surtout au point de nécessiter de temps en temps une inspiration profonde ». Aucune douleur morale ou physique, état mental déprimé avec somnolence, sans énergie, lent à l'effort, mais ni hallucination ni délire.

*Examen*. — Il n'existe aucune rougeur sur le corps qui est constitué normalement. Pas la moindre fièvre, le pouls très lent marque 72, les inspirations 26. Faciès amaigri sans bouffissures palpébrales. Langue légèrement saburrale. Muqueuse pharyngienne enflammée. Conjonctive légèrement ischémiée, artère temporale normale, accuse une grande tendance à la transpiration, chaleur cutanée normale, pas de raie méningitique ni de dermographie. Réflexe patellaire aboli, signe d'Argyll Robertson intact, pas de Romberg, incoordination, pas de signes de Kœrnig, absence du liseré de Burton, pas de triade de Hutchinson. Cœur, sans arythmie, un peu de bradycardic, souffle prolongé, occupant la systole entière et légèrement présystolique avec maximum d'intensité à la pointe. Au siège de l'aorte, claquement de sigmoïdes plus accentué, léger souffle diastolique à l'orifice pulmonaire, pas de dédoublements, pas de double souffle crural de Durozier, artères très légèrement athéromateuses. Appétit mauvais, digestion assez lente, douleurs épigastriques, exaspérées par la pression. Selles normales, pas de vomissements mais parfois état nauséeux.

Reins, urine normale, mais au début un peu de chylurie et des phénomènes de brûlement le long du canal, mais sans uréthrite spécifique ou autre. Tous ces symptômes ont disparu. Urine, ni sucre ni albumine. Système osseux et articulaire indemne, douleurs musculaires ont débuté en même temps que les enflures sans paroxysme, quelques picotements au niveau des articulations du poignet gauche et du doigt médius de la main droite, symptômes disparus aujourd'hui. Sensibilité des mollets à la pression. Sensibilité générale, intacte, sauf hyperesthésie tégumentaire, prétibiale, double, symétrique. Contraction musculaire conservée mais forces s'épuisent rapidement et chaque effort musculaire est suivi d'une grande déperdition d'énergie et une lente récupération. Tous les autres organes sont sains et fonctionnent régulièrement.


## OBSERVATION XVIII

### Béribéri forme mixte


Saint-Benoit, 17 juillet 1899.

Dame M. F..., âgée de 33 ans, couturière, née à la Réunion, est tombée malade de béribéri pour la première fois en mai 1897.

*Antécédents héréditaires*. — Mère existe en assez bonne santé ; père mort vieux à 67 ans, deux frères morts de béribéri, quatre sœurs dont il ne reste plus que trois, la dernière morte de béribéri, forme sèche ?

Les autres sœurs sont en bonne santé, l'une d'elles s'est mariée à
38 ans et a une santé superbe.

*Antécédents personnels*. — La malade a eu une jeunesse un peu souffreteuse, elle a eu des accidents strumeux ; la rougeole vers sa
dixième année et du paludisme dans sa prime jeunesse, n'a jamais
fait de grandes et longues maladies. A été réglée pour la première fois
à 14 ans dans d'excellentes conditions, sans troubles nerveux ni circulatoires.

Elle a eu son premier et unique enfant à l'âge de 21 ans ; des couches plutôt pénibles mais sans infection, paralysie consécutive ou
phlébite, a ressenti seulement une douleur du côté de la rate qu'elle
attribue à des accès paludéens qui avaient provoqué une mégalo-
splénie notable. N'a jamais eu de crises de nerfs mais une sœur de sa
mère sujette à des attaques de nerfs, est morte de fièvre. Depuis
ses couches elle n'a jamais été malade, n'a jamais présenté d'accidents
syphilitiques tels que chancres, roséole, maux de gorge, perte de
cheveux et maux d'yeux. Ne tousse point ni ne crache ; n'a jamais eu
d'hémoptysie ou d'hématémèse. Ses accès paludéens n'ont jamais
revêtu un caractère de régularité ou de malignité, les manifestations
intermittentes surviennent à des époques indéterminées et combattues
par la quinine, cèdent rapidement pour reparaître un peu plus tard.
La forme en est franche, l'accès débute par le frisson (capcap) et
survient ensuite le stade de chaleur et la crise se termine par une
sudation plus ou moins abondante.

Pas d'alcoolisme. La malade prend bien de temps en temps une
petite quantité de rhum ou d'eau de-vie mais jamais d'une façon régulière. Depuis les couches les menstrues étaient bien régulières, apparaissaient sans grandes douleurs sauf avec un peu de courbature des
lombes et du bas ventre. A certains moments elle avait quelques petites
pertes blanches prémonitoires mais n'a jamais eu de maladie de ce
côté. En somme, elle était en parfaite santé lorsqu'elle contracta la
maladie d'une de ses sœurs qui elle-même l'avait prise d'une voisine
atteinte de béribéri hydropique dont elle était morte. En mai 1897,
elle ressentit les premières atteintes du mal.

*Historique*. — Un jour qu'elle avait sur la tête un fardeau avec
lequel elle devait traverser un ruisseau elle se sentit subitement prise
de faiblesses inexplicables dans les deux jambes et une douleur qui la
fit trébucher et tomber, elle se maintint au moyen de son fardeau (une
charge de bois) jusqu'à l'arrivée des personnes accourues à ses cris.
Six mois après cet accident sans cause aucune elle ressentit une douleur du côté du cœur. Cette douleur disparut après quelques applications d'iode. Puis elle reparut de nouveau à l'épaule droite, deux à

trois mois après ces crises névralgiques apparurent dans les articulations des genoux, des chevilles, du coude, du poignet, des épaules, d'autres douleurs simultanées et aussi intenses les unes que les autres, il n'existait alors aucune rougeur ou gonflement articulaire sauf un peu d'infiltration au dos des pieds et autour des chevilles. Tout rentra dans l'ordre quand en mai 1897 elle nous fit appeler auprès d'elle pour des troubles d'anesthésie (sensations de chair et de peau mortes) une douleur épigastrique, de grandes faiblesses dans tout le corps, une insensibilité absolue des membres inférieurs.

Elle se plaignait alors de grandes faiblesses surtout aux jambes, rendant la marche hésitante et très pénible. Des fourmillements, des picotements siégeaient principalement dans les masses musculaires. Le phénomène de jambes de plomb et de ceinture béribérique était dés plus marqués.

*Examen.* — Tous les organes du corps paraissent fonctionner normalement sauf pour le système neuro-musculaire. Ici les sensations tactiles sont obtuses, la perception des excitations périphériques, mécaniques, caloriques, fortement retardée ; le réflexe de Westphall est légèrement exagéré ; l'Argyll Robertson est intact. Il n'existe pas d'incoordination. Le phénomène de jambes perdues ainsi que l'abolition de la transmission par les cordons postérieurs de la moelle n'existent pas de même que les signes de Romberg, de Kœrnig. Pas de pupilles crayeuses. La malade est soumise au traitement fortifiant : kina fer, glycéro-phosphate, massage, frictions, pointes de feu sur le rachis.

Elle se trouve mieux et peut reprendre ses travaux, marcher sans trop de fatigue et de difficulté quoique éprouvant toujours des faiblesses et conservant au bout des doigts des picotements, mais cela ne l'empêchait pas de faire des travaux de couture.

En 1898, au mois de mai, elle fit sa première rechûte dans les mêmes conditions que pour la première atteinte, seulement tous les symptômes étaient beaucoup plus accusés. La constriction périthoracique est intense ; les picotements et fourmillements dans les membres insupportables ; les retards de la perception ; les excitations caloriques, mécaniques, électriques des extrémités peu considérables. Toujours pas d'œdèmes.

La marche restait encore possible, mais le soir surtout, les jambes étaient lourdes et les pieds semblaient endurcis et pesants comme des boulets de plomb. Les pas hésitants, les jambes se dérobant brusquement, le corps fléchissait sur les membres inférieurs et les pieds retournés tout d'un coup ne supportaient plus le poids du corps d'où impossibilité de marcher sans le secours d'un appui. La sensibilité de la plante du pied restait conservée intégralement.

De chaque côté des épaules dans la région dorsale interscapulaire la malade accuse une sensation de pression « comme un poids de 50 kilog. qu'on pèserait sur les épaules ». Cette sensation est fugace et ne dure environ qu'une ou deux heures, elle est accompagnée d'une sensation « d'eau glacée » qui lui glisserait le long du dos, accompagnée aussi d'une douleur au niveau des lombes. La pression de cette région provoque ou exaspère cette douleur.

Nous la soumettons au même traitement que l'année précédente et trois mois après elle peut reprendre ses occupations, la guérison indique un retard d'un mois sur la précédente. Les picotements au bout des doigts ne disparaissent toujours pas.

Cette année 1899, en juin, elle nous fit appeler à nouveau parce qu'elle venait d'être reprise de son mal.

L'examen nous fit reconnaître les mêmes symptômes que ceux des deux premières atteintes mais encore plus accentués. C'est ainsi que la marche titubante, hésitante des premières fois a fait suite à une paralysie complète.

La marche est devenue impossible, les sensations tactiles, mécaniques, caloriques, électriques, presque abolies sur tout le corps et l'anesthésie tégumentaire des jambes est complète. Le phénomène de jambes de plomb avec picotements et fourmillements dans les muscles du mollet est augmenté et gagne les cuisses. Elle dit éprouver la sensation de jambes mortes. *Tout le corps semble dormir* dit-elle et j'ai autour de la taille un vrai corset de fer toujours resserré.

Je me fais l'effet d'un paquet ficelé. La constriction semble céder légèrement parfois pour reprendre de plus belle. Application de pointes de feu.

Cette fois les palpitations sont beaucoup plus fortes, l'appétit diminué dès le début fait complètement défaut. L'anorexie se complique de dyspepsie douloureuse et de gastralgie, les selles sont normales, les urines bonnes sans albumine ni sucre.

Hématimétrie : 3.100.000 H., 11.200 L. ; quelques cocci. Ensemencement sur gélogélatine rizée donne culture blanche faïencée.

17 juillet 1899. — La malade dit être dans le même état sauf une légère amélioration dans l'état général constitué par relèvement léger de l'appétit mais tous les autres symptômes persistent.

*Examen.* — Poumon : les poumons sont absolument intacts, aucun souffle anormal pathologique aux deux bases ou au sommet, pas de râles sibilants ou ronflants. Sonorité parfaitement normale des deux côtés, pas d'expectoration.

Cœur : matité précordiale intacte, la pointe bat dans le sixième espace avec un léger frémissement. Aucun souffle ou bruit anormal au siège d'auscultation de l'artère pulmonaire et aortique.

L'auscultation de la pointe ne donne aucun signe anormal à part un léger dédoublement du second temps ; ce que l'on remarque surtout c'est l'arythmie cardiaque et les palpitations.

Sensibilité douloureuse au creux épigastrique. Langue normale. Pharynx, muqueuse idem, primitivement rouge.

Rate normale, le foie de même. Pas de tumeurs abdominales, pas de météorisme ou tympanisme. Les règles sont régulières, les forces musculaires sont presque abolies également dans les deux mains. Dynamométrie : 10 droite, 9 gauche. Les perceptions tactiles sont conservées mais très notablement diminuées, les excitations mécaniques, caloriques, électriques, presque abolies surtout aux jambes où elles prennent jusqu'à six secondes pour être perçues. La sensibilité calorique aux membres supérieurs existe dans ces mêmes conditions.

Le Westphall a complètement disparu des deux côtés, il en est de même du plantaire, des sus et sous abdominaux, le ciliaire seul est conservé. La réaction électrique des muscles accuse une dégénérescence manifeste surtout des gastrocnémiens, soléaires, tibiaux et péroniers.

31 juillet 1901. — Après un traitement par les glycéro-phosphates, l'hydrothérapie, l'électricité et le massage, suivi assez longtemps la malade recouvre l'usage de ses jambes. Elle peut se lever, vaquer à ses occupations et entreprend même des courses assez longues de plusieurs kilomètres.

Il y a quinze jours, elle a été reprise d'une recrudescence de picotements et de fourmillements dans les doigts et les jambes et peu après la rechute se fait complète. La paraplégie est totale, elle se sent reprise des mêmes troubles que la première fois. A l'examen nous notons une paraplégie avec mollesse des muscles du mollet, abolition totale de tous les réflexes jusqu'au cou, cependant les signes de Kœrnig et de Romberg font défaut encore cette fois comme la première, son état se complique de fortes migraines et de maux de tête, apparaissant surtout à l'époque des menstrues, l'appétit se maintient, les digestions restent toujours un peu lentes mais les selles sont normales. Il n'existe, ni délire, ni hallucinations, ni phobies, le sommeil est un peu agité et depuis quelques jours elle a été prise d'accès paludéens, inconnus jusqu'alors. Urine sans sucre ni albumine. Nous recommençons la révulsion du rachis, des pilules au phosphure de zinc. Malade se guérit.

## OBSERVATION XIX

### Béribéri forme œdémateuse

F..., âgé de 39 ans, cultivateur, demeurant à la R....

*Antécédents héréditaires.* — Père mort à un certain âge de ???

Mère encore vivante, bien portante.

Frères : 6 frères, dont 1 est mort vers 7 ans, fièvre ; 5 travaillent sur différents établissements et sont en bonne santé.

Sœurs : 2 sœurs vivantes, en bonne santé, les deux ont eu des enfants en bonne santé et bien faits.

*Antécédents personnels.* — Etant enfant, a toujours souffert de coliques sèches, de flux de sang, jamais de fièvre paludéenne, pas de rougeole, de scarlatine, pas de scrofule ou de gourmes ; pas de toux, n'ayant jamais été même enrhumé.

Vers l'âge de sept ans a commencé à travailler comme domestique et vers cette époque n'a pas été malade.

Vers l'âge de 25 ans, a pris une femme en bonne santé, ne toussant pas, ne crachant ni sang, ni pus, n'a pas eu d'enfants. Déclare affirmativement n'avoir jamais été malade, souffrant ou même atteint d'indisposition. A eu une chaude-pisse il y a 3 ans, guérie complètement en peu de temps.

Il était plein de force et de santé quand, il y a environ 3 mois, il s'aperçut qu'il était enflé.

Cette enflure a débuté sans douleurs, sans souffrances ; brusquement un beau matin, il s'aperçut que ses jambes étaient enflées. L'appétit ordinaire, le sommeil bon, les forces conservées.

Ces enflures gagnèrent rapidement les cuisses et l'abdomen, conservant longtemps l'empreinte digitale. Les testicules et la verge avaient conservé leur état naturel. Les selles étaient bonnes. Les urines « comme par habitude ».

Malgré ces œdèmes, il continua son travail ne se sentant pas sérieusement atteint et conservant toutes ses forces. A la suite d'une purgation d'huile, les œdèmes disparurent comme par enchantement après avoir duré une quinzaine de jours. Il reprit alors plus activement son travail ; jouissant de toutes ses facultés physiques et morales. Cet état de choses dura environ un mois. Quand pour la première fois, il rechuta, dans des conditions absolument semblables à la première. Après s'être couché en bonne santé, il s'aperçut au réveil que les membres inférieurs étaient gonflés et le ventre enflé. Il continua néanmoins son travail, se rendant au champ de grand matin et avec difficulté. Il devait se reposer de la marche avant de se livrer au travail, parce qu'il se sentait fatigué, essoufflé avec des palpitations et des élancements dans le cœur. Les efforts devinrent de plus en plus pénibles et les sensations de faiblesse et d'essoufflement augmentèrent au point qu'il dut abandonner les travaux des champs pour des travaux plus faciles.

21 juin 1899. — Depuis cette rechute. Les œdèmes restèrent fixes avec tendance à l'augmentation. Elles conservaient longtemps la cupule imprimée par le doigt, n'étaient aucunement douloureuses, n'étaient accompagnées d'aucun phénomène nerveux. Picotement. Chatouillement ou engourdissement.

. Vers le 22 juin, l'œdème gagna le scrotum et le fourreau de la verge qui prirent de très grandes dimensions, le bas ventre et les flancs conservaient l'empreinte du doigt, au réveil la face était légèrement bouffie. Cette bouffissure fugace au début et siégeant principalement autour des paupières se fixa définitivement.

Les palpitations accrurent au point de provoquer une dyspnée cardiaque intense, avec élancements plus fréquents dans le cœur.

Les faiblesses devinrent plus fréquentes et plus tenaces, c'est ainsi que le malade déclare avoir perdu ses forces complètement. Sa marche devient lourde, pénible, hésitante faite d'efforts, le malade lève ses jambes, en bloc, alternativement et les pose lourdement à terre. Il ne peut plus s'accroupir pour satisfaire ses besoins naturels. Les nuits se passent dans l'insomnie, le malade ne pouvant s'allonger, même la tête haute sans éprouver des étouffements violents. *Depuis le début de la maladie, il n'a jamais eu de fièvre.* L'appétit a beaucoup diminué. Les digestions lentes et difficiles. Les urines normales, les selles régulières et bonnes. Pas d'excès de soif. Pas de ptyalisme, de crachements et autres troubles secrétoires apparents des muqueuses. Nous instituons le traitement général, fortifiants, reconstituants, digitale scille et toniques du cœur, révulsifs sur la région précordiale, frictions, massages, sudation.

19 juillet 1899.

*État actuel.* — Nous examinons le malade pour la quatrième fois. La face semble un peu moins bouffie, mais en revanche tout le reste du corps est considérablement œdématié, les jambes sont difformes et conservent une empreinte de plus d'un centimètre de profondeur!

Cet œdème est inégalement réparti. Ainsi la peau du bas ventre est plus tendue et plus lisse que celle du dos ; le fourreau de la verge et le scrotum sont extrêmement infiltrés (17 cm. 1/2 de tour sur 18 cm. de long à l'état flaccide). Les faiblesses sont considérables, la force musculaire (de très grande qu'elle était avant la maladie, le sujet ayant été un très robuste créole) a graduellement diminué et elle est maintenant presque nulle. Le malade dit éprouver le phénomène des jambes de plomb, des picotements, des tiraillements et même des élancements dans les parties enflées. Pas de vertiges, pas de délire, pas d'hallucinations. Examen du cœur nous révèle un léger souffle présystolique mais une systole longue et le choc du cœur se fait dans le septième espace, mais faiblement par suite d'un épanchement péricardique. L'espace de Traube a disparu complètement. Il n'existe pas de dédoublement et de souffle à l'aorte ou la pulmonaire. Bradycardie notable. La sensibilité intacte partout, atténuée aux jambes. Le Westphall et l'Argyl Robertson et le pharyngien sont affaiblis. La vue bonne. L'ouïe excellente, le goût et l'olfaction, le toucher de même. La quantité d'urine par 24 heures, 1125 et qualité normale. Traitement digitale, scille. Lactose, frictions. Huile de Pignon d'Inde. Fumigations et fortifiants.


## OBSERVATION XX

### Béribéri forme œdémateuse


P. L..., âgé de 45 ans, charpentier, célibataire, demeurant à Sainte-Anne

*Antécédents héréditaires.* — Père mort, âgé, de la fièvre paludéenne, mère vivante, âgée de plus de 60 ans, atteinte de rhumatisme ; a eu onze enfants.

Deux frères en bonne santé.

Sept sœurs, dont il ne reste que trois ; les autres sont mortes de maladies diverses. Malaria, dysenterie, accidents. Pas de crises de nerfs, pas de folie, pas de tuberculose.

*Antécédents personnels.* — Dans son enfance s'est toujours bien porté, n'a pas eu de rougeole, pas de gourme, pas de scrofule, de scarlatine ou autres affections. Vers l'âge de 18 ans, il fit sa première maladie. Il souffrit alors d'une crise de rhumatisme articulaire aiguë, localisé au genou droit, avec épanchement de la synovie. Cette crise dura soixante jours, après lesquels il se rétablit et put reprendre ses travaux. A 19 ans, il eut une blennorrhagie qui dura huit jours et disparut sans laisser de traces. Un mois après, il eut des végétations sur la verge, lesquelles, cautérisées, guérirent.

A l'âge de 23 ans, il fut repris de rhumatisme dans le genou droit, et dans les mêmes conditions. Cette crise dura environ trois mois puis diminua et le malade guérit. Depuis cette époque jusqu'à ce jour, il jouit d'une santé excellente, sa constitution est robuste et sa musculature est plutôt puissante ; taille 1 m. 80, périmètre thoracique 96 cm. 1/2.

Vers le 15 décembre l'année dernière, il eut une nouvelle poussée du côté du genou qui s'enfla et devint douloureux, sensible à la pression. Cette nouvelle crise de rhumatisme fut suivie d'autres plus ou moins longues et plus ou moins douloureuses. A la date du 26 mars, pour la première fois, il eut les deux jambes enflées. Cet œdème indolore, sans rougeur, commença par les malléoles et la face dorsale des pieds puis rapidement gagna les jambes. Il eut à ce moment une poussée d'asystolie nécessitant l'application d'un vésicatoire sur le cœur et l'emploi de la digitale. Les troubles cardiaques s'amendèrent et il ne resta qu'une légère enflure des jambes. Le malade se plaignit alors de sensations de picotement et d'engourdissement dans les muscles du mollet. Le matin au réveil la figure est bouffie, et cette bouffissure est plus apparente autour des paupières, sur les ailes du nez. La marche est pénible, les jambes sont lourdes (jambes de plomb), mais il n'existe aucune douleur. La marche est rapidement suivie d'essoufflement et de palpitations qui cessent après un repos de quelques instants. Il n'existe pas de vertiges, d'hallucinations. Le sommeil est excellent, l'appétit relativement conservé, mais le malade craint de beaucoup manger, par suite de suffocation, les digestions sont difficiles, les selles normales, les urines sont bonnes, il n'existe ni sucre ni albumine ; la quantité normale.

Déclare n'avoir jamais eu de chancre, tuberculose ou lèpre. Il ne s'enivre pas d'une manière régulière.

*Examen.* — Poumon intact.

*Cœur.* — Pointe bat dans le septième espace, en dedans de la ligne mamelonnaire. Léger frémissement cataire ; le premier bruit est prolongé et précédé d'un léger souffle. Il n'existe pas de ronflement diastolique ni de dédoublement du deuxième bruit. La matité précordiale est légèrement accrue. Les autres organes fonctionnent normalement. Il n'existe pas de troubles visuels (iritis rétinite et diplopie Daltonisme, etc.), auditifs, olfactifs, tactils ou gustatifs. Les perceptions périphériques sont naturelles. La réaction à la chaleur et au froid, mécanique et électrique, sont normales, les réflexes patellaire, pupillaire, crémastérien et pharyngien sont plus ou moins atteints.

On ne note aucun trouble sécrétoire apparent des muqueuses au cours de la maladie.

## OBSERVATION XXI

### Béribéri forme œdémateuse

P..., âgé de 53 ans, cultivateur, né dans l'Inde.

*Antécédents héréditaires.* — Sans père ni mère, un frère décédé de Malaria, pas de tares nerveuses, pas de tuberculose, pas de rhumatisme.

*Antécédents personnels.* — Homme de force au-dessus de la moyenne, bien constitué, n'a eu que quelques rares indispositions et quelques accidents de la prime jeunesse.

Aucune maladie infectieuse ou virulente, pas de diathèse.

*Historique.* — Est tombé malade le 10 janvier 1898, décédé le 10 février de la même année. En contact avec des camarades atteints d'enflures aux jambes, lorsque brusquement, après une journée où le travail aux champs avait été plus fatiguant qu'à l'ordinaire, il rentre, se sentant envahi par de grandes faiblesses, un malaise dans tout le corps et une lourdeur excessive des jambes. Les mollets étaient le siège de fourmillements, de picotements.

Examen du 17 janvier 1898. — Œdème des deux jambes remontant jusqu'aux genoux, œdème mou, dépressible, indolore, sans érythème cutané, siégeant symétriquement des deux côtés, la figure est normale, les muqueuses non anémiées.

L'examen du système neuro-musculaire fait voir que, sauf une insensibilité graduellement plus intense du haut des cuisses aux pieds, toutes les autres parties du corps conservent la sensibilité normale et réagissent aux excitations mécaniques, caloriques et électriques.

Des réflexes, le plantaire est affaibli, le rotulien très diminué, le crémastérien de même, mais les autres sont conservés. Il existe des picotements et de l'anesthésie cutanée au bout des doigts.

Il ne peut enfiler une aiguille, ne pouvant percevoir la consistance de l'aiguille « qui se perd dans ses doigts ». La marche est titubante, hésitante, mais sans steppage. Le malade se sert d'un bâton. La pression des muscles du mollet est légèrement douloureuse.

Le malade se plaint de palpitations, d'essoufflements et de lourdeurs d'estomac. Il accuse en outre une constriction de la cage thoracique.

L'examen du poumon ne dénote rien d'anormal dans le rythme, la sonorité, la régularité, l'intensité de l'acte respiratoire, aucun épanchement pleural, pas d'adhérence, pas de toux et d'expectoration.

Le cœur est manifestement atteint de myocardite et il existe un peu

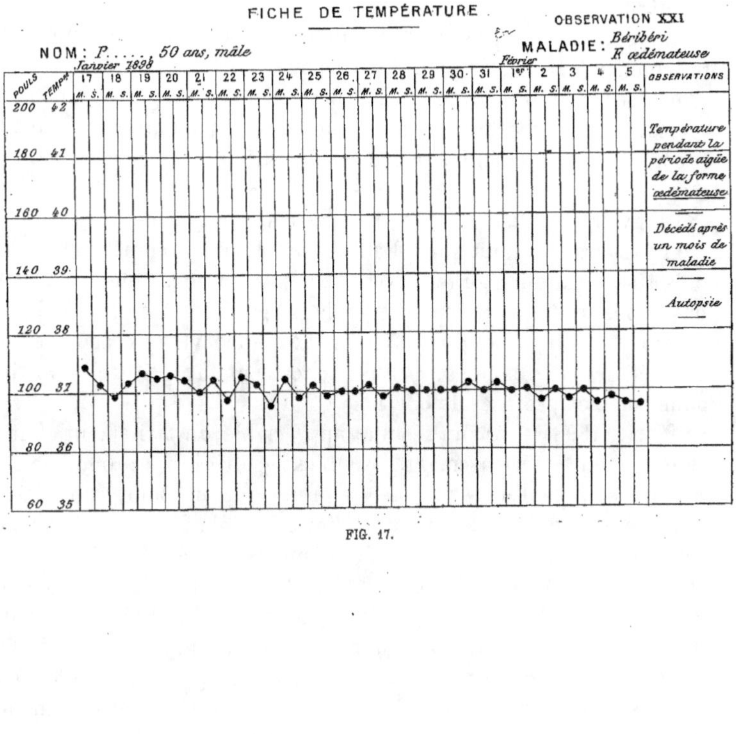
FICHE DE TEMPÉRATURE
OBSERVATION XXI
NOM : P...... 50 ans, mâle
MALADIE : Béribéri F œdémateuse
Janvier 1898
Février
POULS
TEMP.
OBSERVATIONS
Température pendant la période aigüe de la forme œdémateuse
Décédé après un mois de maladie
Autopsie
200 42
180 41
160 40
140 39
120 38
100 37
80 36
60 35

FIG. 17.

d'assourdissement des bruits et de l'élargissement du trapèze de
matité. Les bruits sont irréguliers avec faux-pas et arrêts. Le pouls
est irrégulier et dépressible. La respiration actuellement est haletante,
pas de matité pulmonaire ni de scodisme, mais des bulles fines aux
deux temps de la respiration disséminées en arrière, à droite et à
gauche. Pas de pleurodynie, constriction périthoracique, gêne précordiale. Langue normale, mais il existe une vive inflammation de la
muqueuse du pharynx qui est atteinte aussi de granulations. L'estomac légèrement dilaté est sensible à la pression. Pouls 92. Température 37°4. Pas de frissons. L'examen des autres organes ne révèle
rien de particulier. Nous administrons la quinine, les drastiques, les
diurétiques.

Analyse d'urine, ni sucre, ni albumine. Corps réducteur après
traitement à l'acétate de plomb et carbonate.

Analyse hématimétrique, 2.900.000 globules rouges, 18.000 leucocytes. Examen bactériologique, quelques corps amiboïdes, flagellés
et cocci. Ensemencement sur Jensen modifié donne colonie blanche,
faïencée.

24 janvier. — Etat aggravé, œdèmes considérablement augmentés,
malgré purgatif diurétique, diaphorèse et lait. Température 37°2.
Pouls 104. Bruits irréguliers avec faux pas du cœur plus manifeste.
Continuons traitement. Ponction lombaire méthode Chipault. Liquide
céphalo-rachidien trouble. Nombreux leucocytes, cocci, cellules
endothéliales à gros noyaux. Ensemencement sur gelo-gélatine rizée
donne colonies profuses de Cocci.

2 février 1898. — Aucun résultat appréciable du traitement, état du
malade empire sérieusement, troubles gastriques, pulmonaires et
cardiaques s'accentuent, malade ne prend aucune nourriture, atteint
de nausées et de vomissements biliaires et glaireux avec quelques
légers petits filaments sanguins. L'œdème est général, malade déme-
surément enflé reste couché sur son lit et peut à peine se remuer.
Température 36°9. Pouls 86, petit, misérable. Injection de caféine,
toniques. Les urines rares ne contiennent ni albumine, ni sucre. Voir
feuille température, le mal semble faire des progrès de plus en plus
marqués. Les forces baissent et le malade meurt le 9 février dans une
crise d'orthopnée intense et d'asphyxie après une agonie de quelques
heures (Aucun trouble sécrétoire au cours de la maladie). Nécropsie le
11 février à 10 heures du matin (Voir détails au chapitre de l'anatomie pathologique).

## OBSERVATION XXII

### Béribéri forme mixte

X..., agé de 60 ans, célibataire, cultivateur, Calcutta.

N'a jamais connu ni son père ni sa mère ; en bonne santé dans l'Inde quand il a quitté.

*Antécédents personnels.* — N'a jamais été malade sauf une chaude-pisse à l'âge de 20 ans, guérie. A eu quelques accès de fièvre paludéenne sans autres accidents ; est tombé malade en juin 1898, avec des œdèmes aux deux jambes, grandes faiblesses, troubles de motilité par faiblesse, pas de douleurs. Les organes en bonne condition, sauf le cœur qui présentait des phénomènes de myocardite, essoufflement d'effort ou de marche, pas de souffles, sauf un très léger présystolique, pas de dédoublement ou élargissement anormal, système sensitivo sensoriel intact, Wesphall aboli, autres reflexes conservés, les forces sont revenues. Il n'existe plus d'œdèmes, il souffre de petites céphalées qui ne l'empêchent pas de reprendre son travail.

## OBSERVATION XXIII

### Béribéri forme œdématense. Complication d'Influenza

28 août 1898

S..., âgé de 43 ans, né dans l'Inde. Marié et père de 2 enfants vivants en bonne santé, femme encore vivante.

*Antécédents héréditaires.* — A quitté ses père et mère dans l'Inde à l'âge de 25 ans, à ce moment ils étaient en parfaite santé. N'a plus entendu parler d'eux depuis : 3 sœurs dont une mariée et a un enfant. Un frère vivant au moment de son départ, pas de tares nerveuses à sa connaissance.

*Antécédents personnels.* — N'a jamais été malade dans l'Inde. Quelque temps après son arrivée dans le pays a pris une fluxion de poitrine dont il s'est guéri complètement, a eu en outre une chaude pisse avec des chancres mous et des bubons suppurés, pas de maux de gorge, pas de perte de cheveux, pas de roséole sur le corps. A eu de l'héméralopie pendant quelque temps, a eu quelques accès de fièvre sans y être sujet complètement.

*Historique.* — En mai 1898 il fut pris d'œdème aux deux jambes : mais l'enflure s'installa si insidieusement qu'il put continuer à travailler ne sentant aucune douleur et aucun malaise.

Tout ce qu'il éprouvait alors était une perte rapide et graduelle des forces qui l'obligea à entrer à l'hôpital. Questionné le 29 mai 1898 sur la date exacte du début de son mal il répond qu'il ne peut la fixer. Le malade paraît hébété et dit souffrir beaucoup de maux de tête. Les enflures siègent aux 2 jambes également. L'œdème est mou, blanc, indolore et garde l'empreinte du doigt pendant longtemps. Il existe des picotements dans les 2 mollets. Le malade dit éprouver une excessive faiblesse, un malaise général des envies de vomir, et des jambes tellement lourdes, qu'il éprouve de la gêne à marcher, les jambes sont lourdes comme « du plomb ». Il accuse de grandes douleurs dans les lombes et une sensation de constriction à la taille. Pas de vertiges, d'hallucinations, d'éblouissements. Pas de fièvre L'examen du cœur révèle une hypertrophie notable, la pointe est au septième espace, le premier temps est prolongé, souffle présystolique tachycardie sans dédoublement du deuxième temps. Réflexe Westphall légèrement accru, l'Argyll Robertson intact, le pharyngien *idem* (la muqueuse est rouge et enflammée). Le crémastérien intact. Sensibilité tactile, calorique, mécanique, électrique retardée et diffuse surtout au bout des doigts et des orteils, pas de signe de Romberg ou d'incoordination.

Analyse. Urine, ni sucre ni albumine.

Analyse du sang, leucocytémie. Cocci rares beaucoup de cellules de Hayem.

27 juillet 1899. — Soumis au traitement général, les œdèmes ont disparu, les forces revenues, il a repris le travail et ne dit éprouver qu'un peu de fatigue dans les lombes et un peu de douleur à la pression de cette région. Pas d'albumine pas de sucre, phosphates en excès.

4 août 1899. — Cet homme remis de cette atteinte avait repris son travail et disait ne plus éprouver aucun malaise lorsque avant-hier les enflures recommencèrent aux 2 jambes simultanément puis l'œdème gagna les cuisses, les organes génitaux, le ventre. Les palpitations recommencèrent. Plus de maux de tête, mais douleurs de reins légères. Pouls 78. Respiration 24. Température 36°8 Dynamomètre 32. Urine normale. Appétit capricieux. Digestion difficile parfois douloureuse, selles ordinaires. La faiblesse des membres recommence ainsi que les troubles de la motilité. Démarche hésitante, essoufflement rapide, sensation de fourmillement, picotements, engourdissements. Westphall aboli. Pharyngien et et crémastérien très diminués.

Œdème plus généralisé que les premières fois sans souci des parties déclives. Infiltration profonde des fesses et de tout le bas du corps, des aisselles aux orteils. Traitement drastique et tonique du cœur, charbon, magnésie, benzo-naphtol.

12 août 1899. — Grande amélioration, œdèmes disparaissent reste un peu d'essoufflement et de faiblesse.

20 août 1899. — Crise conjurée, convalescence.

25 septembre 1899. — Rechute très grave. Etat général déplorable.

26 octobre 1899. — Cachexie commence et le malade semble s'affaiblir, très enflé, ne bouge plus, injections, sérum artificiel, vaporisation, 4 cc. Gaube. Digitale caféine, fer.

Novembre 1899. — Les forces reviennent, le malade semble aller mieux la marche est plus facile, les enflures baissées, la digestion meilleure, moins de maux de tête, sommeil régulier.

23 septembre 1900. — Le malade est repris de Béribéri après une longue période de répit. Cette fois l'influenza vient compliquer malhéureusement la maladie, les œdèmes atteignent les genoux, l'insensibilité des extrémités est revenue, la fièvre est intense, température 41°. Malade tousse beaucoup et expectore des crachats sanguinolents, le cœur bat très violemment, l'état général décourageant, l'adynamie est grande, les 2 yeux sont atteints d'ophtalmie, et de kératite ulcéreuse.

Samedi 13 octobre 1900. — L'état du malade considérablement amélioré, lui permet de sortir de l'hôpital, il ne tousse plus, mange de bon appétit, mais a complètement perdu la vue, tous les symptômes de Béribéri ont disparu.

## OBSERVATION XXIV

### Béribéri forme mixte

X., agé de 40 ans, environ, malgache, célibataire, sans enfants, cultivateur.

*Antécédents héréditaires.* — A quitté ses père et mère qui eurent cinq enfants dont il est le dernier, tous sont en bonne santé.

*Antécédents personnels* — N'a jamais été malade. Il y a environ une dizaine d'années, il fut pris d'asthme à la suite d'une bronchite, depuis lors il est fréquemment atteint de crises d'asthme, mais jouit en somme d'une excellente santé dans l'intervalle des crises.

En mai-juin 1897 pour la première fois il s'aperçut que ses jambes étaient enflées, brusquement ; les enflures disparaissaient et recommençaient à la suite de la moindre fatigue ou excès de toute nature, les douleurs musculaires siégeant aux cuisses et aux mollets rendirent la marche pénible et chancelante ; les œdèmes se localisèrent aux deux jambes, à ce moment le cœur fut pris de palpitations augmentant considérablement la gêne respiratoire qu'il éprouvait parfois déjà du fait de son asthme. En ces moments il avait de fréquents vertiges. Il éprouva la ceinture béribérique « comment amarré la peau » la marche rendue difficile par une excessive faiblesse, chancelante, lourde, les picotements sont marqués aux membres inférieurs, sensibilité générale et spéciale sont à peu près en bon état sauf un léger retard dans les perceptions du tact ; les reflexes rotulien et plantaire sont atténués, le sommeil est bon, appétit absolument intact mais les digestions sont difficiles, les selles et urines sont normales.

27 juillet 99. — Traitement général et local ; les œdèmes ont disparu les forces reviennent ; le malade a repris le travail.


## OBSERVATION XXV

### Béribéri forme œdémateuse

9 décembre 1898.

M..., environ 50 ans, homme de cour, demeurant à Saint-Benoit et venu de l'île Maurice, le 1er décembre 1898,

*Antécédents héréditaires.* - Père vivant, mère morte âgée, 4 freres et 4 sœurs tous en bonne santé.

*Antécédents personnels.* — A eu du rhumatisme vers la vingtaine. A eu la rougeole étant enfant. Mais n'a pas eu d'autres maladies infectieuses.

*Début de la maladie.* — Il y a un an de cela. il a été pris d'accès de fièvre répétés à la suite desquels les jambes ont commencé à enfler par les chevilles et la face dorsales des pieds, les enflures ont disparu.

Il est venu à Bourbon où il n'a pas été malade, à son retour à Maurice, travaillant sur l'établissement « Réunion », aux Vacoas, dans un climat frais, il a été pris d'œdèmes.

Il restait debout aux travaux de vapeur des turbines de 3 heures du matin à 7 heures du soir.

Le malade attribue les œdèmes à l'excès de fatigue dans la station debout. Cette fois la maladie a débuté sans fièvre, a envahi d'abord les membres inférieurs, puis a gagné le tronc, puis la tête. L'œdème de la face est plus accentué le matin, au réveil, décroît le jour pour réapparaître dans la nuit, la marche des enflures du bas suit un ordre contraire.

Se plaint de vertiges, a eu des vomissements bilieux sans apparence de fièvre. Pas de douleurs de reins, pas de maux de tête, pas de douleur. Difficulté dans la marche, essoufflement rapide, arrive à l'orthopnée, pas de respiration de Scheyne Stokes. Absence du signe d'Argyll-Robertson. Le signe de Westphall absent aussi, pas de picotements mais une sensation de jambes de plomb rendait difficile l'accroupissement.

*Examen.* — Tous organes sont intacts sauf le cœur et le système neuromusculaire.

*Cœur.* — Hypertrophie du ventricule gauche dont la pointe bat dans le septième espace intercostal sur la ligne mamelonnaire.

Bruit de souffle à la pointe sans propagation vers l'aisselle, plus perceptible aux zones de l'aorte et de l'artère pulmonaire. Pas de dédoublement, mais bradycardie très accentuée, s'augmente après la marche au point de donner des palpitations.

*Système musculaire.* — Les sensations tactiles sont indemnes. Pas de psychoses.

Sommeil détruit par des démangeaisons de gale.

Toutes les fonctions sont normales (1).


## OBSERVATION XXVI

### Béribéri forme œdémateuse

Mme C. A..., âgée de 29 ans, demeurant au B.-P., déclare avoir été atteinte l'année dernière d'œdèmes aux jambes sans aucune manifestation fébrile.

Son état s'est amélioré et il y a à peu près deux mois elle a senti ses jambes gonfler.

*Etat actuel.* — Œdème considérable des deux jambes, au-dessous du genou surtout, sur la face dorsale des pieds et autour des malléoles, se plaint de contraction des muscles gastrocnémiens, augmentant depuis la maladie, se plaint d'essoufflement, de grandes faiblesses dans les jambes et de palpitations ardentes, au point d'empêcher la marche rapide, les marches forcées et les ascensions, rendant les efforts musculaires impossibles.

A eu des accès paludéens médiocrement intenses.

---

(1) Nous le soumettons à cette date au traitement suivant
1⁰ Réveiller la tonicité des muscles, cœur, par la digitale, aux membres par des frictions stimulantes et des fumigations suivies de massage;
2⁰ Faciliter l'élimination des toxines par des drastiques et des diurétiques;
3⁰ Antisepse intestinale.

*Examen des organes.* — Les poumons, sains, ainsi que les bronches, le foie, la rate. Le tube digestif assez bien, sauf une légère constipation. Le cœur présente à sa base un souffle au deuxième temps, un effort présystolique, il n'existe pas de bruit de rappel ou de caille ; pas de frémissement cataire. Les urines sont un peu chargées, mais sans sucre ni albumine.

Tous les organes des sens intacts, sauf une légère conjonctivite gauche.

## OBSERVATION XXVII

### Béribéri forme œdémateuse

M. B. R..., 50 ans, commerçant, créole de la Réunion, domicilié à P..., marié, sans enfants.

*Antécédents héréditaires* — Père mort à 37 ans, d'une maladie de la moëlle épinière, sobre. Mère existe encore, très sobre, 69 ans, en très bonne santé, n'a jamais eu de crises de nerfs et jouit de toutes ses facultés physiques et intellectuelles. Trois frères vivants (un mort en naissant). Le frère cadet urine difficilement ; n'a jamais eu grande maladie infectieuse. Six sœurs ; a perdu une sœur cadette à 23 ans, des suites d'une couche ; les autres sont en excellente santé et n'ont jamais eu de maladie grave à la connaissance de Mme B.

*Antécédents personnels.* — A eu une enfance relativement bonne, à l'âge de 6 mois a eu la varicelle, n'a pas eu de rougeole, pas de gourmes, pas d'affection de la poitrine ou des autres organes.

A l'âge de 17 ans, a été atteint d'une scarlatine (fièvre rouge) qui dura trois jours, sans discontinuer en apparence. Au moment de cet accident de sa jeunesse, il ne se souvient de rien, ayant, dit-il, été entre la vie et la mort pendant toute cette période ; c'était en 1866. Il n'y avait aucune épidémie régnante à ce moment. Il reprit rapidement le dessus et ne se ressentit en aucune façon de la crise par laquelle il venait de passer.

A eu à l'âge de 25 ans une blennorrhagie qui dura quinze jours et disparut sans laisser de traces.

A l'âge de 35 ans, il eut des enflures aux deux jambes, particulièrement dans les articulations et au genou surtout ; ces enflures passent après avoir pris un sirop dépuratif. Les autres articulations restèrent indemnes. Le malade ne se souvient pas d'avoir éprouvé des palpitations ou des troubles du côté du cœur. La vue est excellente et n'a pas souffert d'iritis ou d'irido-conjonctivite à ce moment. Tout rentra dans l'ordre et, si ce n'étaient quelques rares accès de fièvre paludéenne, notre malade aurait joui depuis cette époque d'une santé on ne peut meilleure, quand il y a trois ans des douleurs articulaires, suivies de gonflement des articulations et d'un affaiblissement de la vue vinrent troubler sa santé  A cette époque il s'aperçut d'un œdème assez accentué siégeant sur les chevilles, la face dorsale des pieds, les jambes, jusqu'au genou ; cette enflure indolore sans rougeur, siégeant des deux côtés ; le malade n'en aurait pas été autrement incommodé si la marche n'était devenue difficile (les jambes étant lourdes). Il n'éprouva alors que de grandes faiblesses ; questionné, il répond ne pas se souvenir d'avoir éprouvé la sensation de constriction autour du thorax et de l'abdomen (ceinture béribérique). Quelque temps avant l'apparition de ces œdèmes le malade dit avoir eu une nouvelle blennorrhagie qui dura environ deux mois, mais qui guérit ; cet œdème survint vers le mois de mai.

Il y a une dizaine d'années notre client fut atteint de nombreux boutons, localisés des genoux aux pieds et des coudes aux mains. Ces éruptions se présentaient sous formes de phlyctènes, petites au début et auréolées d'une zone inflammatoire, qui s'accrurent et atteignirent jusqu'à la dimension d'une pièce de cinq francs. Ces phlyctènes laissent des cicatrices indélébiles qu'on retrouve encore sur les endroits où elles ont siégé. Cette première attaque se déclara voilà trois ans, dura environ deux mois et, sous l'influence d'une bonne hygiène et d'une médication adéquate, ces enflures cessèrent et le malade put reprendre ses occupations.

A peu près vers le même mois, l'année suivante, en mai, il fut repris de nouveau par ces enflures qui se localisèrent identiquement aux jambes, comme l'année précédente, et ne furent suivies d'aucunes manifestations différentes, troubles de pesanteur, difficulté dans la marche, œdème indolore, sans rougeur et sans phénomène cutané ou nerveux.

Il se soigna comme pour la première fois et se rétablit au bout de deux mois. Pendant cette période il ne remarqua aucune tuméfaction douloureuse des articulations.

Cette année, vers le mois d'avril, il sentit des faiblesses dans les deux jambes, ces faiblesses étaient intermittentes. Après chaque fatigue, les faiblesses apparaissaient à nouveau. C'est alors que commencèrent les enflures. Au début, légères, insignifiantes, situées principalement aux extrémités, sur la face dorsale des pieds, autour des chevilles, elles disparaissaient pour apparaître à nouveau de plus en plus accentuées et gagnant en hauteur comme en profondeur. En même temps les forces diminuaient, la marche, qui était possible au début, devint de plus en plus pénible.

**24 juillet 1891.** — *Etat actuel.* — En ce moment les enflures ont gagné le haut des cuisses. Elles sont dures, conservent longtemps l'empreinte digitale, sont pâles, indolores, sensibles cependant à la pression.

*Troubles de la motilité.* — La marche est traînante, extrêmement pénible, suivie rapidement d'essoufflement et de grande lassitude. Le malade sent ses jambes lourdes comme du plomb et éprouve les plus grandes difficultés à les soulever pour marcher, il n'existe pas de *steppage* mais il est obligé de soulever alternativement chaque membre avec beaucoup de peine. Pour gravir une marche, perron ou escalier, il est forcé d'employer mille stratagèmes : se hisser, se cramponner ou se faire assister de quelqu'un. Parfois, brusquement, les jambes fléchissent et les pieds se retournent, le malade perd l'équilibre au point de tomber s'il n'était retenu. Ces troubles rendent la démarche hésitante, lourde et chancelante.

*Troubles de la sensibilité.* — La sensibilité tactile, calorique et électrique, est conservée quoique légèrement émoussée et retardée. La virilité est affaiblie. La vue et les autres organes sont bons. L'appétit est très capricieux.

Les digestions sont bonnes mais lentes, les selles sont normales. Les urines ne contiennent ni sucre ni albumine, mais une notable augmentation de phosphates ; le sommeil est très bon.

Le malade affirme n'avoir jamais eu de chancre ; n'avoir jamais craché de sang ni eu d'affection pulmonaire ; a eu à un moment donné un certain laisser-aller à l'alcool, absorbait des boissons alcooliques, maintenant prend régulièrement environ 60 grammes de rhum par jour.

*Examen des organes.* — Poumon parfait.

*Cœur.* — Matité accrue. Pas de voussure, léger frémissement, pointe bat dans le niveau de la septième côte, systole lente et prolongée, pas de souffles, pas de dédoublement, l'estomac légèrement dilaté sensible à la pression. Le foie ne déborde pas les fausses côtes et est en bon état, la rate est tout à fait normale, l'intestin fonctionne bien, la vessie est à peu près normale. Les articulations ne sont le siège d'aucune maladie, les réflexes sont conservés sauf le rotulien. Le patient parle, raisonne, écrit et chiffre bien, a conservé toute sa mémoire et sa lucidité d'esprit.

*Examen du sang.* — 3.000.000 H., 12.000 Leuc., cocci rares, nombreux hématoblastes.

## OBSERVATION XXVIII

### Béribéri forme œdémateuse

R..., employé au Crédit foncier, âgé de 36 ans, marié, père de famille, quatre enfants, né à Saint-Gilles (Réunion).

*Antécédents héréditaires.* — Père mort vers 45 ans de fièvres à Saïgon. Mère morte de fièvre paludéenne à 55 ans.

Frère : un vivant en bonne santé.

Sœurs : trois sœurs vivantes et en bonne santé en ce moment.

*Antécédents personnels.* — Dans l'enfance a eu des troubles de l'estomac et de l'intestin à la suite d'ingestion de mauvais aliments. Atrepsie ? Mais reprit le dessus jusqu'à l'âge de 17 ans ; allait à l'école distant à 18 kilomètres. En somme se portait très bien lorsqu'il fut atteint d'un froid. Toussait beaucoup mais ne crachait pas de sang. Traité habilement, il guérit en un mois. Depuis il ne ressent rien de cette maladie. Deux ans après, pour la première fois, il fut atteint de paludisme se présentant sous la forme d'accès francs, 3 stades, frissons, chaleur, transpiration, mais irréguliers et d'une durée de quatre à six heures.

Pendant cette période d'une durée de deux ans il n'eut à souffrir que de ces accès anémiants et débilitants sans accès pernicieux, jaune, ictérique, typhique, etc.

Il est resté cinq ans sans avoir la fièvre après le traitement quininé qu'il avait suivi. Pendant cette période de cinq années, les forces revinrent ainsi que l'appétit et le sommeil ; il se trouvait en bonne santé quand il fut pris de rougeole bénigne ayant duré huit jours. Guérit sans complication à 24 ans et recouvrit la santé.

Vers sa 26e année, il attrapa l'influenza qui sévissait sous forme d'épidémie en ce moment. Après une dizaine de jours de maladie il se leva et reprit son travail, quoique toussant et crachant toujours un peu. Ce n'est que beaucoup plus tard que ces symptômes disparurent.

Depuis ce moment, il se portait à merveille, travaillait courageusement et n'éprouvait aucun malaise provenant des maladies qu'il avait eues antérieurement. Ayant quitté Saint-Paul-les-Hauts où la santé lui était complètement revenue, il dut prendre du travail sur le littoral. Quatre mois après son arrivée il s'aperçut pour la première fois d'un peu d'enflure aux jambes et cela sans avertissement ; cette enflure augmenta progressivement sans fièvre et acquit de grandes dimensions, œdème blanc, mou, indolore ; des parties inférieures qu'il occupait primitivement, il s'éleva et gagna jusqu'aux cuisses,

A ce moment le malade éprouva quelques difficultés dans la marche par suite du volume énorme des membres inférieurs. A cette difficulté s'ajoutait des sensations de tension, de lourdeur. jambes de plomb et de faiblesses excessives. Malgré tous ces ennuis, il continua son travail mais dut bientôt l'interrompre devant l'aggravation graduelle mais incessante de ces symptômes Il se soigna, prit des purgations, se reposa. Après ces quinze jours de repos et de traitement, les enflures diminuèrent et les autres symptômes s'amendèrent. Il reprit son travail ; un mois après, tout recommença : œdèmes aux deux jambes, palpitations, faiblesse excessive, difficultés dans la marche. Il vit un médecin pour la deuxième fois qui lui déclara qu'il était atteint de Béribéri et le soumit au régime lacté absolu et institua une médication iodurée. Sous l'influence du traitement l'état s'améliora, mais il continuait son travail malgré ces troubles. Il partit pour les bains de mer ; à ce moment les gonflements disparurent, il restait cependant un peu d'essoufflement d'effort et un peu de faiblesse générale, mais toujours sans fièvre. A son retour. il resta six mois sans rien sentir. Vers le mois de juillet, après une semaine de travail pendant laquelle il n'éprouva aucun malaise, brusquement, le mal reparut avec tout son cortège d'ennuis : troubles de la sensibilité générale, de la motilité et de la trophicité. Attirant son attention sur les époques des rechutes, le malade avoue que c'est toujours pendant la saison froide que la maladie se fait. le plus sentir, c'est-à-dire pendant les mois d'avril, mai, octobre.

2 septembre 1899. — C'est alors qu'il vint nous trouver le 2 septembre 1899.

*Etat actuel.* — Figure fatiguée, traits tirés et yeux éteints avec blépharoptose ; pas d'anémie aux muqueuses conjonctivales et gingivales, rougeur de muqueuse rétropharyngienne. Taille moyenne.

Langue saburrale légèrement, pouls 95, température 37°1, respiration lente, pas de ptyalisme et autres troubles sécrétoires.

L'auscultation, la palpation, l'inspection et la percussion ne révèlent d'autres troubles que du côté du cœur (atteint de myocardite) et des systèmes de la locomotion et de la sensibilité. Les autres organes ont conservé leur complète intégralité et leur bon fonctionnement.

Au cœur, matité précordiale accrue, sa pointe bat dans le septième espace intercostal sur la ligne mamelonnaire, mais le choc est extrêmement violent et très visible à l'œil nu. On perçoit un frémissement cataire. A l'auscultation ici, à la pointe, la systole est prolongée sans ronflement, souffle présystolique, dédoublement. Au siège d'auscultation de l'aorte, aucun bruit anormal, sauf un peu dureté dans le claquement des sigmoïdes ; à l'artère pulmonaire, aucun souffle, sifflement ou dédoublement.

Les perceptions tactiles cutanées et muqueuses sont seules ralenties. Il n'existe aucun autre trouble de la sensibilité spéciale. Les sens ont conservé tout leur bon fonctionnement. La marche est lourde, pénible, fatiguante, avec essoufflement rapide. Tout effort musculaire est suivi de lassitude grande ; il n'existe pas de steppage et de titubation. La démarche est spéciale, le malade lève avec difficulté chaque membre alternativement et les repose lourdement sur le sol. Le réflexe patellaire existe mais affaibli ; pas d'incoordination, pas de trémulation épileptoïde, d'Argyll Robertson ; les réflexes du scrotum et du pharynx sont intacts.

Le malade se plaint en somme de troubles de la sensibilité générale tels que picotements, fourmillement, sensation de tension exagérée, un poids sur l'estomac, des sensations de constriction autour du corps, taille et thorax (sans éblouissements, vertiges, bourdonnements). Anesthésie, mais avec retard dans la perception du tact.

Des troubles de la motilité tels que : marche pénible, fatiguante, essoufflante, course absolument impossible, démarche lente, hésitante et lourde.

*Troubles trophiques.* — Œdèmes des deux membres jusqu'aux fesses, pas d'enflure faciale, localisés surtout aux dos des pieds et à la face antérieure des jambes, garde longtemps l'empreinte digitale et la cupule ischémique tranche par sa coloration blafarde sur les téguments environnants.

Analyse d'urines à faire.

Analyse microscopique du sang.

Soumis au traitement cardio-dynamique.

13 septembre 1899. — Le malade vient nous retrouver. Les œdèmes ont en partie disparu, mais reviennent néanmoins après chaque fatigue. La sensibilité générale tactile est bonne, mais le malade se plaint toujours de fourmillement dans les jambes, le ventre et les reins et de phénomène de contriction autour des reins. Pas de fièvre, l'appétit conservé quoique irrégulier, les selles normales, les urines sont sans sucre ni albumine, le sommeil est un peu agité (nous essayons le traitement par les grandes altitudes). Il existe toujours de la tachycardie et des palpitations.

18 septembre 1899. — Analyse du sang pris au bout d'un doigt ne révèle aucun caractère spécial microbien.

5 novembre 1899. — Après un séjour de quarante jours passé dans les montagnes où nous l'avions envoyé en changement d'air, il revient enchanté de son voyage. Tous les troubles qui l'importunaient au début ont graduellement disparu peu après son départ. La cein-

ture de fer qu'il avait autour du tronc a complètement disparu ; le sommeil et l'appétit sont revenus de même que les forces en général. Cependant, la cure n'est pas radicale, car il existe encore un peu d'œdèmes aux membres inférieurs. Il a repris son travail plein de courage et d'espoir.

*Analyse de ses urines.* — Négative sous le rapport du sucre et de l'albumine, réduit un peu la liqueur de Fehling après précipitation par l'acétate de plomb et filtration.


## OBSERVATION XXIX

### Béribéri forme œdémateuse


C..., âgé de 60 ans environ, malgache, habite le pays depuis long-temps.

*Antécédents héréditaires.* — Quatre frères, quatre sœurs en bonne santé. Père et mère vivants.

*Antécédents personnels.* — N'a eu que la vérette dans son enfance, depuis s'est toujours bien porté, sauf des accès paludéens modérés sans grandes crises pernicieuses.

Il y a un mois, pour la première fois, il remarqua de l'enflure aux jambes qui progressa lentement, gagna les cuisses. Cette enflure est accompagnée de douleurs musculaires. Se plaint de fortes palpitations ; le malade paraît hébété et répond difficilement aux questions qu'on lui pose.

*Examen.* — Langue saburrale, muqueuse pharyng. rouge. Conjonctives normales. Pouls 110. Respiration lente dyspnéique.

Tous les organes sont normaux et fonctionnent normalement, sauf l'estomac et le cœur, le système locomoteur et la sensibilité. Sa démarche est titubante, chancelante, hésitante, la course est impossible, la marche elle-même est horriblement fatigante.

*Cœur.* — Matité accrue, pointe bat avec violence dans le septième espace intercostal, un peu en dedans de la ligne mamelonnaire. Léger frémissement cataire, pas de dédoublement à la pointe, un souffle extra-cardiaque, les orifices pulmonaire et aortique sont indemnes de toute lésion.

Urines à analyser, pas de sucre ni d'albumine, excès de phosphates.

## OBSERVATION XXX

### Béribéri forme mixte

13 août 1899

Mme P, B..., née à Sainte-Anne, de père et mère créoles, âgée de 41 ans, couturière, demeurant au B.-C....

*Antécédents héréditaires.* — Père mort dans la cinquantaine, de fièvre paludéenne. Mère morte à 40 ans environ, de fièvre paludéenne, après une maladie de deux mois environ. Trois frères tous en bonne santé : un charpentier, un maréchal-ferrant et l'autre agriculteur. L'aîné a un ulcère de la jambe depuis longtemps mais travaille malgré cela. Le cadet tousse depuis longtemps mais n'a jamais craché de sang. Le dernier est atteint d'accès paludéens et d'un peu de dysentérie, mais cela ne l'empêche pas de vaquer à ses occupations. Pas de sœurs.

*Antécédents personnels.* — A sa connaissance, n'a souffert d'aucune maladie pendant son enfance.

Vers l'âge de 14 ans, elle fut atteinte d'une rougeole qui dura près d'un mois et demi environ, mais elle en guérit sans complications. Deux mois après, elle eut la varicelle, qui atteint tous les membres de sa famille. Cette maladie dura trois mois pendant lesquels elle fut bien soignée et elle en sortit sans rechute ni complications, sauf quelques cicatrices légères au front seulement. A été réglée à 13 ans et à cette époque a beaucoup souffert de coliques, la première fois seulement, puis les menstrues suivent leur cours normal et se régularisèrent définitivement.

Vers l'âge de 16 ans, elle fut prise de grandes douleurs persistantes au creux de l'estomac. Elle fut alimentée alors avec du bouillon, des œufs et du lait, les autres aliments n'étant point tolérés. Elle eut alors des faiblesses avec perte de connaissance, mais sans convulsions et sans boule hystérique. Elle ne toussait pas, ne crachait pas de sang et n'était pas surmenée par le travail. Traitée par l'huile de foie de morue elle se rétablit assez promptement. A 18 ans, elle se maria. De ce mariage naquirent six enfants, tous à termes. Elle eut une fausse-couche de 2 à 3 mois après le sixième enfant. De tous ses enfants, quatre sont morts de diverses maladies aiguës.

Le premier, à l'âge de 3 ans, de la fièvre paludéenne, le deuxième, de même, le troisième d'une fluxion de poitrine, le dernier, à l'âge de 12 ans 1/2, de la fièvre typhoïde. Les deux survivants sont en parfaite santé et ont toujours été bien portants. Après trois mois de mariage, elle fut atteinte de « Syringos », dysentérie aiguë qui dura trois mois, malgré tous les soins apportés à la combattre. Elle se rétablit sans rechute et sans traces. Depuis cette époque, malgré ses couches et son labeur continu, elle jouissait d'une santé en tous points excellente, lorsque, dans le courant du mois de mai de cette année, après un voyage d'une journée à la capitale, elle éprouva brusquement dans la jambe gauche une crampe extrêmement vive (comme si les chairs étaient broyées sur les os) d'une demi-heure de durée. Après la crampe la jambe devint lourde et la marche traînante et difficile. Elle rentra dans son foyer pour soigner quelques membres de sa famille, malades de Béribéri.

A cette époque, elle dit avoir, pour puiser un peu d'eau dans un canal, retiré ses chaussures et s'être mouillé les pieds qu'elle avait chauds, huit jours après, elle s'aperçut pour la première fois d'un peu d'enflure aux deux jambes, autour des chevilles. Cet œdème progressa lentement, mais d'une façon continue, et tout ce qu'elle fit pour s'en débarrasser échoua. Des chevilles l'infiltration gagna les mollets, la cuisse, le bas-ventre et le ventre, le thorax et la figure, ne respectant que les deux bras. C'est à ce moment qu'elle éprouva une sensation de resserrement, de constriction à la taille. Ce resserrement intermittent, revenant surtout après quelque fatigue, produisait quand il survenait une légère gêne dans la respiration. La caractéristique du mal, nous dit la malade, est un extrême sentiment de faiblesse dans les jambes, qui fait appréhender tout exercice de locomotion lorsque la malade se voit dans la nécessité de marcher (la course est absolument abolie) ; après quelques pas hésitants, ses jambes deviennent lourdes comme du plomb et il lui semble que la chair du mollet et des pieds est morte (elle ne sent pas ses jambes). Tous ces troubles de la sensibilité de la locomotion et de la nutrition s'aggravent de plus en plus, l'étouffement devint plus violent, les palpitations, faibles au début, s'accentuèrent et c'est au milieu d'une crise épouvantable d'angoisse et de défaillance qu'on nous fit appeler.

Nous trouvions la malade assise dans un fauteuil, les bras soutenus par des personnes amies, les yeux exorbités, la figure angoissée, les extrémités froides, tout le corps extrêmement tuméfié, sauf les membres supérieurs, la respiration haletante et très oppressée.

L'examen nous révéla les symptômes suivants :

Dyspnée intense, douloureuse suivant les insertions du diaphragme. L'auscultation du cœur nous fait constater un cœur affolé. Les mouvements sont si irréguliers, si fréquents qu'il est impossible de fixer les temps, le pouls extrêmement faible, petit et misérable, se percevait à peine aux radiales. Le choc du cœur, par contre, était très visible et relevait les téguments vers le sixième espace, un peu en dedans de

la ligne mamelonnaire. L'examen montrait une légère augmentation
de la matité précordiale. Les poumons étaient eux-mêmes le siège d'un
œdème marqué surtout aux bases. La malade, qui ne toussait jamais,
était prise en ce moment d'une petite toux sans expectoration. Les
autres organes étaient en bon état et fonctionnaient normalement.
Nous n'avons pas trouvé d'épanchement dans les séreuses du péricarde
de la plèvre et du péritoine. Cette crise d'asystolie fut énergiquement
combattue par des révulsifs des cardio dynamiques et des drastiques.
Sous l'influence de ce traitement, les troubles trophiques, sensitifs et
moteurs s'amendèrent et vingt-quatre heures après la malade put s'alimenter. Depuis lors, en continuant toujours cette médication, l'amélioration fit du progrès et huit jours après les enflures avaient complètement disparu, la respiration s'est régularisée et les palpitations avaient
cessé.

L'examen des urines au moment même de cette crise montra un
excès d'urée, mais sans aucune albumine ou sucre. Sa densité et son
volume restaient à peu près normaux.

Le 13 septembre 1899, c'est-à-dire un mois après cette crise d'asy-
tolie, la malade vient nous trouver. Elle se plaint encore de la sensation de constriction autour du corps, de la faiblesse des jambes, de
palpitations légères mais suivant toujours chaque effort musculaire,
les jambes sont bien désenflées, mais il reste des traces d'œdème surtout sur la face antérieure des tibias.

Il existe encore de la tachycardie mais les souffles ont disparu, le
premier temps est plus sourd que d'habitude et la matité précordiale
demeurée toujours un peu accrue. Au poumon plus d'œdème, la respiration est régulière, sans bruits pathologiques. Les autres organes
sont en bon état. Nous avons recueilli du sang pour en faire l'examen
microscopique.

En résumé, tous les symptômes suraigus du 14 août se sont amendés mais le mal n'est pas guéri. Urines à analyser.

Le 18 septembre 1899, l'analyse microscopique du sang ne révèle
aucun caractère particulier (sauf un peu de leucocytémie et des
hématoblastes). Le sang, cueilli à l'extrémité digitale après centrifugation, et traité par le Ziehl et le Khüne révèle quelques microorganismes (cocci).

Gram, néant (ne prend pas) ;

Erlich, colorés vivement ;

Violet de méthyle, colorés vivement ;

Vert de méthylène,          id.

Safranine,                  id.

Ensem. sur gélo-gélatine rizée donne quelques colonies faïencées
blanches, formées de coccis et de diplocoques.

Urines ne contiennent ni sucre ni albumine, mais réduisent faiblement la liqueur de Fehling après précipitation préalable des urates à l'acétate de plomb et au carbonate alcalin.

Remarqué aucun trouble des sécrétions pendant le cours de la maladie, du moins en ce qui concerne les sécrétions des muqueuses buccales, pituitaires et oculaires.


## OBSERVATION XXXI

### Béribéri forme mixte


M..., 60 ans, cultivateur, demeurant à l'îlette Chapelle.

*Antécédents héréditaires.* — Père, mort âgé ; mère encore vivante et bien portante ; pas de frères, une sœur en bonne santé.

*Antécédents personnels.* — N'a jamais fait de grandes maladies, a eu cependant à plusieurs reprises des accès de fièvre paludéenne, mais, combattus par la quinine, ces accès cèdent rapidement.

N'a jamais eu de syphilis, a eu une blennorrhagie à l'âge de 25 ans, mais traitée convenablement disparut au bout d'une dizaine de jours sans laisser de traces.

N'a jamais toussé ou craché du sang.

Cet homme s'est toujours bien porté jusqu'à cette année. Aux mois de février et mars de cette année il fut pris de dysenterie aiguë. Cette maladie dura trois mois mais il en guérit complètement. Une quinzaine de jours après la cessation de cette affection notre malade s'aperçut que ses jambes enflaient sans fièvre apparente, sans douleur, sans prodrome aucun. Un beau matin à son réveil il sentit ses jambes lourdes et les ayant regardées il remarqua qu'elles étaient enflées tout le long du genou aux pieds et des deux côtés simultanément. Il se purgea, prit des frictions et des diurétiques. Sous l'influence de ce traitement, les œdèmes disparurent mais il lui resta toujours une *grande faiblesse* dans les jambes avec un peu de lourdeur et de difficulté dans la marche. En outre de ces troubles le malade se plaint de ressentir des fourmillements, des picotements, une sensation pénible de gêne et de fardeau sur les épaules, la nuque, tout le dos jusqu'aux reins.

Ces sensations sont continues avec une légère rémission au milieu de la journée et au moment où le soleil chauffe le plus mais le soir ces impressions reprennent. Il accuse, en outre, une sensation de resserrement autour du tronc, principalement autour du thorax « on dirait que brusquement l'on me ficelle ». Mais cette impression est

fugace et ne dure pas même une demi-journée. A toutes les fois que
cette constriction survient le malade dit que la voix s'enroue et il
devient presque aphone sans que la langue s'alourdisse. Il n'a éprouvé
depuis le commencement de sa maladie qu'un peu de vertiges. Le système digestif fonctionne à merveille L'appétit est tellement bon que
le malade s'efforce de se modérer Ses selles régulières, normales.

Dès le début de la maladie, mais quelques jours après l'apparition
des œdèmes, le malade s'aperçut que le cœur lui battait violemment.
Mais ces palpitations étaient accusées après chaque effort et chaque
fatigue ; les palpitations ne s'arrêtèrent jamais. C'est alors que, fatigué par ces troubles qui l'empêchent de dormir il vient nous trouver
le 1er octobre 1899.

*Examen.* — Aspect. Paraît être âgé de plus de 60 ans, est atteint de
danse saint Guy :

Poumon, rien.

Foie, rien.

Rate, très légèrement hypertrophiée.

Reins, urines à analyser.

Tube digestif, normal.

Cerveau, rien.

Sensibilité générale, intacte, spéciale, bonne.

Sa vue un peu affaiblie se ressent surtout des crises, de palpitations
provoquées par la marche et l'effort.

*Cœur.* — Pas de souffles aux orifices ; le premier temps prolongé,
pointe bat avec violence dans le septième espace légèrement en
dehors de la ligne, pas d'arythmie, pas de dédoublement, pas de faux
pas, pas de frémissement cataire.

Pouls : 94 ; température : 37°2 ; respiration : 52. Forces diminuées.
Soumis au traitement cardio-dynamique.

Urines : ni sucre ni albumine.


## OBSERVATION XXXII

### Béribéri forme mixte


P... A..., 30 ans, cultivateur, demeurant à La R... S... R...,
marié, une fille.

*Antécédents héréditaires.* — Père décédé vers 45 ans d'un froid après
15 jours de maladie, toussait et crachait du sang, ne toussait pas
avant sa dernière maladie ; mère vivante, 66 ans, en bonne santé, a

eu 14 enfants dont 12 morts et deux vivants ; un frère malade de béribéri.

*Antécédents personnels*. — A eu une enfance bonne, n'a jamais eu de maladie infectieuse. Pas de syphilis, pas de blennorrhagie. En somme, n'a eu avant son attaque de béribéri que quelques accès de fièvre paludéenne. Il y a douze ans pour la première fois il eut des accès francs, formes tierce et octane. Après quelques purgations ces accès cessèrent après une durée de 5 à 6 mois. Depuis cette époque jusqu'à nos jours, n'a eu que quelques petites menaces de fièvre sans caractère bien défini.

*Historique*. — Il peut y avoir deux mois il s'aperçut qu'il était malade et ne pouvait plus travailler parce qu'il étouffait. L'appétit était conservé, dit il, mais il n'osait manger de crainte d'étouffer. Un matin, sans manifestation fébrile, sans avertissement ou prodromes, il s'aperçut que les deux jambes étaient enflées, du genou aux pieds. C'est sur la partie moyenne du tibia et sur sa face antéro-interne que ces enflures étaient le plus apparentes. Ces œdèmes étaient non douloureux, blancs, conservaient très longtemps l'empreinte des doigts. Il n'existait aucun autre trouble trophique, pas de phlyctènes, pas de rougeurs et pas de plaies. En même temps qu'il s'apercevait de l'apparition de ces œdèmes, c'est-à-dire au mois d'août dernier, il remarqua que le cœur battait souvent avec violence. La marche par suite de *grandes faiblesses* dans les jambes était très pénible et toujours suivie d'une augmentation dans les battements du cœur. Ces phénomènes augmentèrent lentement mais d'une manière continue, sans aucune rémission ou amélioration la plus passagère. En résumé, la marche lente seule était possible (la course et le saut rendus impossibles par une extrême faiblesse des membres inférieurs). Souvent le malade chancelait aussitôt que ses pieds rencontraient le moindre obstacle. Il avait l'impression de jambes de plomb et parfois sans cause déterminante appréciable les pieds se retournaient brusquement et le malade sentaient ses jambes se dérober sous lui. Pour éviter une chute il s'accrochait aux murs, aux tables, à un appui quelconque.

Pendant cette période le malade n'accuse aucune autre manifestation. Sommeil assez bon. Appétit conservé. Selles normales Urines faciles et sans dépôt ; il continua son travail malgré les palpitations, les faiblesses des jambes et les enflures.

Il y a un mois, un matin à son réveil, il ressentit une constriction autour du tronc « comme une sangle qui lui serrait la taille ». Cette sensation de resserrement sans accompagnement de picotements existe tout autour du corps, des reins, elle passe au dessus des os iliaques, contourne l'épine antérieure et supérieure de l'os iliaque, suit une ligne descendante parallèle au pli de l'aîne et vient aboutir au-dessus du pubis avec une ligne semblable dirigée dans le même sens et du côté opposé. Cette sensation existe autour du thorax aussi et le malade éprouve parfois un phénomène d'une large ceinture lui pressant tout le tronc. Cette constriction d'égale intensité ne lui laisse aucun répit. Le malade accuse aussi une diminution dans l'acuité visuelle.

*Examen du 5 octobre 1899. Appareil digestif.* — La langue est bonne, la bouche assez saine, l'appétit anormal, les digestions difficiles, les selles ordinaires avec un peu de constipation.

*Appareil respiratoire. Inspection.* — Pas de voussures, pas de tumeur, pas de rougeur, pas de respiration intercostale.

*Palpation.* — Rien d'anormal.

*Percussion.* — Sonorité parfaite.

*Auscultation.* — Murmure vésiculaire physiologique, normal, sans symptômes de lésion, râle, souffle, etc. 22 inspiration *légèrement gênée*.

*Rate.* — Légèrement augmentée de volume et un peu sensible à la pression.

*Foie.* — Absolument normal, ne déborde pas les fausses-côtes.

*Appareil génito-urinaire.* — Les urines sont fréquentes mais non abondantes à chaque émission, ni précédées ni suivies d'hématurie, claires. Le malade dit souffrir des reins par moments, mais la pression des lombes est indolore. Le malade accuse une sensible diminution dans le nombre des érections et la fréquence et l'intensité des appétits génésiques.

*Cœur.* — Pointe bat avec violence et nettement dans le septième espace intercostal gauche à un demi centimètre en dedans de la ligne mamelonnaire. La matité est considérablement augmentée et l'espace semi-lunaire de Traübé est en partie effacé. Il existe un léger frémissement cataire et le cœur bat avec une violence extrême.

Le premier temps est prolongé mais il n'existe aucun souffle, ni dédoublement, ni faux pas. Le claquement des sigmoïdes est synchrone. La systole semble d'effort, la contraction ventriculaire est brusque au début et dure un peu plus que normalement, le pouls long avec affaissement rapide, marque 90 à la minute ; température 38°.

*Sensibilité.* - Générale, absolument atteinte ; le malade accuse avec retard les perceptions tactiles, mécaniques. Il ne distingue pas nettement une goutte d'eau froide d'une goutte de liquide chaud.

*Réflexes.* — Pharyngé, normal.

*Argyll Robertson.* — Existe.

*Testiculaire.* — Normal.

*Westphall.* — Sérieusement diminué.

*Sommeil*. — Manque de sommeil, mais quand il dort il n'a pas de cauchemars, pas d'hallucinations sensorielles. Raisonne bien et raconte d'une manière intelligible tout ce qu'il éprouve. Urines à examiner.

Soumis au traitement cardio-dynamique.

11 octobre 1899. — Nous revoyons le malade dont l'état de santé sous l'influence du traitement est sensiblement amélioré ; les œdèmes ont disparu aux jambes et le cœur bat avec moins de violence.

Urines contiennent ni sucre ni albumine, mais un léger excès de phosphates de chaux et de magnésie, précipités par la chaleur et dissous par quelques gouttes d'acide acétique.

Voir plaque pour bactéries.

26 octobre 1899.

Etat général plus mauvais, le malade ne veut pas faire de change-ment d'air. Craintes sérieuses.


## OBSERVATION XXXIII

### Béribéri forme œdémateuse


C .. H..., âgée de 16 ans, couturière, demeurant à S .. F..., non mariée.

*Antécédents héréditaires*. — Père mort à 67 ans de malaria.

Mère vivante en bonne santé, sauf un peu de paludisme.

Sœurs : trois dont deux mortes de malaria et une vivante maladive, souffre constamment de maux d'oreilles.

Frères : cinq, quatre morts de fièvres et un vivant, marié sans enfants, se porterait très bien s'il n'avait de temps en temps des dou-leurs de fièvre.

*Antécédents personnels*. — Rien à noter dans son enfance, dentition normale sans complication.

Dans sa jeunesse a eu, à l'âge de cinq ans, une crise de nerfs qui faillit l'emporter ; c'est à partir de ce moment qu'elle eut quelques accès de fièvre paludéenne sans accidents graves. Elle fut réglée à l'âge de quinze ans et les premières menstrues se montrèrent sans troubles.

En somme, elle jouissait d'une bonne santé lorsqu'elle tomba malade de Béribéri.

*Historique*. — Vers la fin du mois d'août 1899, elle fut prise sans avertissement de douleurs dans les jambes. Ces douleurs siégeaient principalement au niveau des groupes musculaires et s'accompagnaient de picotements dans les extrémités des orteils et d'une sensation vague de faiblesse dans les deux jambes simultanément. Malgré ces troubles dont l'intensité était constante, elle n'interrompit pas ses travaux de couture et continua à vaquer aux soins de la maison. Cette période dura environ quinze jours, mais le mal alla en progressant : les douleurs devinrent plus vives, siégeaient toujours aux mollets, dans les muscles antéro-externes de la jambe. Les picotements plus tenaces et la faiblesse devint telle que toute fatigue était suivie d'une longue période d'affaissement. La marche, de difficile qu'elle était au début, hésitante, traînante (les jambes s'alourdissant de jour en jour) devint impossible et la malade dut s'aliter. C'est alors que les enflures commencèrent ; au début, les œdèmes occupaient le pourtour des chevilles et le dos des pieds, mais ils gagnèrent rapidement la jambe, la cuisse, les fesses, le tronc et la figure. Elle se plaignait de gêne au creux de l'estomac s'irradiant le long des côtes. Elle avait l'impression d'un corset très fortement serré au point de gêner la respiration ; les palpitations se firent sentir faiblement d'abord, mais augmentèrent rapidement et elle dit avoir éprouvé des phénomènes d'angoisse telle qu'elle croyait en mourir. C'est alors qu'on nous fit appeler.

*Etat actuel.* — La malade est une jeune fille de taille moyenne, la figure manifestement œdématiée. La tuméfaction était plus apparente autour des paupières.

Les jambes étaient énormes, l'œdème s'étendait sur une grande superficie, œdème blanc livide sans érythème d'aucune sorte, sans pointillé hémorrhagique, sans vésicules ou autres lésions trophiques. Le doigt s'enfonçait à plus d'un centimètre dans les tissus infiltrés et non résistants ; la trace de l'empreinte est très longue à s'effacer et il reste une plaque complètement blanche à la place du doigt lorsque la cupule s'est effacée. Cette enflure est surtout notable sur la face antéro-interne de la jambe et n'est pas douloureuse.

La malade accuse des sensations de faiblesse considérable des jambes avec sensation de lourdeur et de tension (jambes de plomb), des fourmillements et des picotements très désagréables dans les muscles et dans les orteils. Ces picotements, elle les ressent aux doigts des deux mains qui sont devenus d'une grande faiblesse. Elle peut à peine saisir un objet, ayant toutes les difficultés à fermer la main. Elle ne tousse pas, n'a jamais craché le sang, n'a pas eu d'hémorrhagie d'aucune sorte, elle avait un assez bon appétit et digérait facilement ses aliments, les selles étaient normales mais le mal a fait de grands progrès depuis peu, l'appétit a diminué, les digestions sont difficiles et les selles irrégulières, les mictions sont normales.

*Examen. Poumon.* — En parfait état de fonctionnement. Nous ne trouvons aucun souffle, aucun bruit anormal ou pathologique.

*Cœur.* - La pointe est abaissée, le choc contre la cage thoracique
est d'une violence telle qu'il en ébranle les parois jusqu'au creux
épigastrique qui semble animé de battements rythmiques. Il n'existe
pas de circulation collatérale et les jugulaires sont inapparentes ; on
perçoit à la palpation des battements violents et répétés, il n'existe
pas de frémissement. Le premier bruit est prolongé mais non dédou-
blé, le petit silence n'offre aucun souffle ainsi que le grand silence. Le
second bruit est peut-être un peu plus sourd qu'en général. On ne trouve
aux orifices pulmonaire et aortique aucun bruit anormal. Il n'existe
pas de faux pas ou d'arrêt du cœur, le rythme est régulier mais précipité seulement.

Le pouls est agité et plein, 120, mais il n'existe pas de fièvre ; le
thermomètre marque 37°1.

Le *système digestif* était intact et fonctionnait à merveille, mais
depuis peu l'appétit se fait capricieux et les digestions très lentes.

Le *foie* a ses dimensions normales.

La *rate* est légèrement hypertrophiée mais ne cause aucune gêne à
la malade et elle n'est pas douloureuse au toucher.

La *vessie* fonctionne bien et la malade dit éprouver parfois une
douleur sourde dans les reins, surtout au moment où elle éprouve la
sensation de cuirasse d'une façon plus intense.

*Système nerveux.* — Physique normal, la malade dort bien. n'est pas
agitée, parle et raisonne bien, n'a aucune incohérence et n'éprouve
pas d'hallucinations sensorielles.

La sensibilité générale est assez conservée, mais peut-être existe-
t-il un léger retard dans la perception des impressions mécaniques
et caloriques périphériques, surtout au niveau des membres inférieurs, mais il n'existe pas de zones hystérogènes d'anesthésie ou
d'hyperalgie cutanée. Les sens : vue, goût, ouïe, odorat sont normaux ; le sens du tact est affaibli ; c'est ainsi que la malade affirme
qu'il lui semble qu'elle touche les objets à travers un gant. Les
menstrues sont régulières mais moins abondantes qu'avant la maladie.

*Urines à analyser.* — Il n'existe pas d'albumine et de sucre, mais une
quantité énorme de phosphates précipités par la chaleur et que l'acide
acétique dissout. Analyse microscopique à faire.

28 septembre 1899. — Nous soumettons la malade au traitement
tonique cardio-dynamique avec purgatifs.

Le frère vient nous apporter un flacon d'urine sur notre demande
et nous donne des nouvelles de la malade. Dans les premiers jours
du traitement, une amélioration sensible dans l'état général s'était
manifestée, mais elle dut suspendre le traitement par suite de l'appa-

rition des règles. Aujourd'hui, les enflures ont diminué, le sommeil est irrégulier, l'appétit est capricieux, les digestions sont difficiles. Tout le corps est paralysé, elle est couchée sur son lit et ne peut faire aucun mouvement sans le secours de quelqu'un. La fièvre a paru pour la première fois depuis sa maladie. Elle a eu un accès qui a duré douze heures et deux jours après, c'est-à dire hier, elle a eu un nouvel accès. Nous ajoutons à la médication la quinine.

Examen microscopique du sang périphérique centrifugé montre quantité considérable de cocci. Urines sans sucre ni albumine.

Décédée le 25 octobre 1899 par asystolie


## OBSERVATION XXXIV

### Béribéri forme mixte


C.. S..., indien, 45 ans, agriculteur, marié, quatre enfants vivants, deux morts de fièvre

*Antécédents héréditaires.* — Père mort dans l'Inde.

Mère encore vivante; pas de sœurs et trois frères en bonne santé.

*Antécédents personnels.* — A eu une bonne enfance, a été vacciné, n'a jamais eu de fièvres éruptives. A l'âge de trente ans, il a eu des accès de fièvre qui durèrent six à huit jours et disparurent pour ne plus revenir qu'il y a un mois environ. Cet accès dura un ou deux jours et se dissipa sous l'action de la quinine.

A eu une blennorrhagie il y a longtemps mais certifie n'avoir eu jamais de chancre induré ou d'accidents syphilitiques. N'a jamais toussé ou craché du sang.

*Historique de la maladie.* — En pleine santé, sans avertissement, il est pris pour la première fois au mois de juillet de l'année dernière d'un œdème symétrique aux deux jambes suivi de grande faiblesse dans les muscles de ces membres, sans zones d'hyper ou d'hypo-esthésie. Les muscles sont durs, contracturés, surtout aux jambes et les pectoraux participent un peu à cette sorte de tétanisation par-tielle et indépendante de la volonté.

*Troubles de la motilité.* — Le malade marche lourdement en sou-levant alternativement chaque membre, et cela avec un effort visible. Pas de steppage. parfois un peu de titubation que le malade explique par la *faiblesse des jambes* ; la cheville brusquement parfois se retourne, le malade chancelle et tomberait infailliblement s'il ne rétablissait son équilibre en s'accrochant au premier objet à portée de ses mains.

Tous les organes, sauf le cœur, sont en bon état et fonctionnent très bien.

*Cœur. Inspection.* — La pointe bat sur la ligne mamelonnaire avec propagation vers l'épigastre où les battements sont très visibles.

*Palpation.* — On sent le choc de la pointe mais aucun frémissement cataire.

*Percussion.* — Matité à peu près normale, peut-être un léger crochet du côté droit du quadrilatère.

*Auscultation.* — Rythme régulier sans dédoublement aux orifices, mais un léger souffle au siège de l'aorte. La systole est plus longue et plus forte qu'à l'ordinaire, elle empiète sur le grand silence ; pas de lésions auriculo-ventriculaires perceptibles.

*Reins et foie*, comme il est dit plus haut, sont normaux.

*Urines.* — Pas de sucre, pas d'albumine.

Analyse microscopique à faire.

Difficulté dans la marche et essoufflement rapide, crises de palpitations, sensation de constriction autour du tronc avec picotements, fourmillements aux extrémités des membres. Traité pour le Béribéri à ce moment, son état s'améliora sensiblement et il put reprendre ses occupations.

Depuis cette époque, il n'éprouva aucun trouble et se trouvait en bonne santé. Ce n'est que dans le mois de juillet 1899, c'est-à-dire une année après sa première attaque, qu'il ressentit à nouveau des picotements dans les jambes et dans les mains, puis graduellement tous les autres symptômes reparurent : fatigue rapide, faiblesse extrême, palpitations, enflure des membres. Cet œdème, primitivement localisé aux chevilles et à la face dorsale des pieds, s'éleva et gagna rapidement les cuisses, le ventre, les fesses, les avant-bras et la figure où la bouffissure est surtout apparente autour des paupières.

Ces manifestations recommencèrent comme pour la première fois sans fièvre.

14 octobre 1899.

*Etat actuel.* — Le malade présente actuellement les symptômes suivants :

*Troubles trophiques.* — La face, les avant-bras, les fesses, cuisses et jambes sont le siège d'une infiltration surtout manifeste sur la face antéro-interne des jambes où le doigt laisse une empreinte de près d'un centimètre de profondeur. Cette cupule est très lente à s'effacer et lorsque les téguments ont repris leur niveau à la place où le doigt s'est enfoncé, on voit une tache pâle livide qui tranche par sa coloration sur les tissus environnants de teinte noire.

Le malade dit que tout son corps est le siège de picotement (comme des aiguilles), de fourmillements et d'engourdissement. Il n'existe pas d'érythème, d'inflammation des téguments externes.

*Examen du système nerveux.* — Tous les réflexes sont intacts, le Westphall est légèrement diminué.

La sensibilité tactile périphérique est conservée mais affaiblie.


## OBSERVATION XXXV

### Béribéri forme sèche


S. P..., environ 35 ans, Indien célibataire, engagé comme culti-vateur à S... R....

*Antécédents héréditaires.* — A laissé son père dans l'Inde en bonne santé ; mère dans l'Inde, il l'a quittée comme son père. A eu quatre frères dont deux morts et deux vivants ; a eu deux sœurs, mortes dans l'Inde.

*Antécédents personnels.* — N'a jamais été souffrant dans son enfance. Il a quitté son pays, malade, vers l'âge de 15 ans, et, avant cette époque, il affirme n'avoir jamais éprouvé la plus petite indiposi-tion.

Ce n'est que dix ans après son arrivée dans la colonie qu'il fut atteint de fièvre paludéenne. Cette maladie n'a jamais pris chez lui un caractère de gravité. Il n'a jamais eu d'accès pernicieux, fréquents pourtant dans les localités où il servait. Chez lui, la malaria se présentait sous forme d'accès intermittents caractérisés par ses trois stades : frisson, chaleur, sueur, mais, sous l'influence du traitement à la quinine et aux évacuants ces accès cèdent avec la plus grande facilité.

Il y a un an, il eut des chancres mous avec retentissement gan-glionnaire de l'aine, terminé par suppuration.

A toutes les questions que nous lui posons sur la possibilité d'une inoculation syphilitique, il oppose les plus formelles dénégations. Il ne tousse pas, n'a jamais craché de sang. En même temps qu'il avait des bubons, il fut pris de dysentérie aiguë. Cette dernière maladie disparut sans laisser de traces, après une période de traitement de deux mois.

*Historique.* — Depuis quelque temps il s'apercevait qu'après chaque période de fatigue les jambes s'enflaient, principalement sur la face dorsale des pieds et autour des chevilles, mais ces œdèmes, fugaces au début, disparaissent après un peu de repos et reparaissent ensuite. Les enflures étaient accompagnées de picotements dans les masses musculaires du mollet, d'une fatigue rapide survenant après le moindre effort ou le plus petit travail, mais aucun autre trouble sérieux ne l'empêchait de continuer de vaquer à ses travaux. C'est la semaine dernière seulement que les œdèmes se fixèrent et envahirent progressivement les membres inférieurs, le tronc et la figure. En même temps la marche devint très pénible, l'essoufflement apparut avec des troubles de palpitations et de gêne respiratoire. Les sensations de picotement, d'engourdissement, s'étendirent aux doigts et une sensation d'extrême faiblesse, rendant tout travail impossible, le fit entrer à l'hôpital le samedi 14 octobre 1899.

Le jeudi suivant, malgré le traitement tonique et reconstituant suivi de l'administration de diurétique, scille, digitale, notre malade ne sent aucune amélioration dans son état.

*État actuel* — La face est bouffie, pâle et fatiguée, les œdèmes sont plus apparents autour des paupières et aux joues. Les téguments du tronc sont légèrement infiltrés mais aux jambes l'enflure est considérable surtout à la face interne des tibias. Là le doigt marque une empreinte de plus d'un centimètre de profondeur, cette cupule s'efface très lentement et laisse à sa place, lorsque les téguments ont repris leur niveau, une tache blanche, pâle, livide, qui dure encore quelques instants. Ces enflures sont indolores et ne sont pas accompagnées d'érythème, de plaie, de phlyctènes, de vésicules ou de rougeurs, en un mot par aucun trouble trophique de la peau, la sensibilité générale tactile et calorique est absolument indemne, il n'existe aucune zone d'hyperesthésie ou d'anesthésie cutanée. Les nerfs cubitaux ne sont pas hypertrophiés. Les réflexes patellaires sont légèrement diminués, l'Argyll Robertson, le pharyngien, le crémastérien sont conservés. Avec les picotements le malade éprouve des phénomènes de constriction et de resserrement autour du tronc, mais pas d'hallucinations sensorielles.

*Examen.* — Poumon intact

*Cœur.* — Pointe bat dans le septième espace sur la ligne du mamelon, choc violent et répercussion au creux épigastrique qui est animé de battements rythmiques. Palpation : pas de frémissement mais choc de la pointe très violent. Sonorité normale, la base est cependant un peu élargie.

*Auscultation.* — Premier temps à la pointe battu avec force, un léger souffle à la fin de ce temps et empiétant sur le grand silence. Pas d'autres troubles, pas de dédoublement, de souffles aux orifices artériels, pas de faux pas, mais tachycardie.

Température : 37°, pouls 110, plein, sans dépression de Corrhigan,

*Appareil digestif.* - Langue bonne, appétit tout à fait conservé. digestions faciles, selles régulières et normales.

Foie normal, ainsi que les autres organes abdominaux, sauf la rate qui est légèrement augmentée de volume.

*Appareil urinaire.* — Urine facile avec sensation de lourdeur aux lombes mais pas de douleur à proprement parler. Urines à analyser.

*Appareil de la locomotion.* — La marche est lente, les jambes se lèvent avec effort, mais sans steppage et sans incoordination. Les faiblesses sont telles dans les muscles que parfois le malade chancelle, les pieds fléchissant brusquement sous les jambes, et il se retient aux meubles pour ne pas tomber. Les muscles sont très durs au toucher et réagissent à la volonté.

Sommeil bon, pas de troubles psychiques, intelligence normale, pas de fièvre.

13 octobre 1900. — Depuis plusieurs semaines le malade se plaint de grandes faiblesses dans les membres, surtout les inférieurs, en même temps qu'une sensation de gêne épigastrique et de resserrement à la ceinture, autour du rebord des fausses côtes. Il éprouve aussi des palpitations qui surviennent après chaque effort musculaire. La marche surtout devient difficile, à notre demande s'il constate la résistance du sol, il répond affirmativement. Il n'a pas éprouvé de fulgurances, toutes les fonctions organiques sont normales, sauf l'appétit qui a légèrement diminué. Cependant le malade affirme ne pas oser manger beaucoup de peur d'étouffer, car les digestions sont toujours accompagnées de gêne et ballonnement. Il ne rend pas de gaz. Il n'existe pas de borborygmes. Ces troubles sont allés en augmentant et aujourd'hui il est obligé de se servir d'un bâton pour marcher. La marche est difficile, le malade soulève la jambe avec difficulté puis pose le pied à terre sans steppage, mais aussitôt qu'il veut s'appuyer sur cette jambe pour avancer l'autre, il s'appuie sur le bâton et même alors, le membre trahissant sa volonté, se replie brusquement et le malade tomberait s'il ne se cramponnait au bâton et aux objets environnants.

*Examen.* — Le réflexe patellaire est presque aboli de même que le réflexe pharyngien. Le crémastérien et l'abdominal sont très affaiblis, seule la pupille conserve sa réaction à l'accommodation et à la lumière. Argyll Robertson. Elle est claire et non crayeuse. Il n'existe pas d'incoordination, la sensibilité générale, tactile, calorique et électrique est à peu près bonne. La vue, l'ouïe, le goût, l'olfaction et le toucher sont conservés. Pour ce dernier, une légère diminution dans sa finesse. Le malade dit ne plus aussi bien sentir ses doigts où siègent quelques picotements.

Il n'existe aucun trouble mental, mais le malade est inquiet de son état ; on constate la perte presque totale des désirs vénériens et les érections sont rares et fugaces.

Traitement : sirop d'Easton, vésicatoire sur le rachis, frictions stimulantes et massages des membres.

Pas d'anémie  Pouls 102 ; température 37°1.

9 novembre 1900. — A notre visite. nous trouvons l'homme complètement paraplégique, il ne peut plus se tenir debout, encore moins marcher ou courir ; il se traîne sur les mains et les fesses et peut encore marcher à quatre pattes. Aux membres supérieurs la paralysie des muscles est moins apparente, cependant à la face dorsale des mains on peut remarquer un commencement de dégénérescence des muscles interosseux, à défaut de la griffe.

Les œdèmes se sont généralisés, la face est bouffie et le cuir chevelu cependant n'est pas infiltré, mais tous les autres téguments externes le sont. Pas de fièvre. Pouls petit, fuyant. Cœur hypertrophié. Battements épigastriques, réflexes patellaire et cutané abolis. Réaction d'accommodation subite. Agitation, pas d'appétit et manque de sommeil, selles normales, urines de même. Tous les autres organes, sauf le cœur, sont sains et fonctionnent normalement.

Crises de dyspnée assez fréquentes sans épanchement pleural ou d'œdème pulmonaire.

Soumis au régime gras et mixture de Davidson. Durée plusieurs mois.


## OBSERVATION XXXVI

### Béribéri forme œdémateuse

F... L..., âgé de 70 ans, cultivateur, demeurant à l'Ilette de Bethléem, marié sans enfant.

*Antécédents héréditaires*. — Mère et père morts, la première de variole pendant une épidémie et le dernier de vieillesse.

Un frère mort d'un froid, un autre de pleurésie, un vivant encore en bonne santé. Pas de sœurs.

*Antécédents personnels*. — A eu une enfance souffreteuse, a eu la rougeole, la varicelle, la scarlatine à cette époque. Pendant l'adolescence a eu des accès de fièvre paludéenne qui ont duré près de deux mois, puis il eut une bonne période de santé jusqu'à l'âge de trente ans. Il eut alors une blennorrhagie qui dura près de six mois

malgré tout ce qu'il fit, dit-il. Il eut deux ans après une nouvelle
chaude pisse qui dura autant que la première. Mais il n'eut jamais
de chancres, mous ou indurés, pas de maux de gorge ou de bouche, pas
de rougeurs sur la peau, pas de chutes de cheveux, pas de troubles
des yeux.

Depuis cette seconde atteinte de gonocoques il se porta bien jusqu'en septembre de l'année dernière.

A ce moment il s'aperçut de la diminution dans les forces de ses
jambes accompagnée d'une sensation de tension des membres et
d'enflures siégeant au niveau des chevilles, de la face dorsale des
pieds. Ces œdèmes augmentaient surtout au matin après les premières marches et diminuait la nuit au repos. Il n'éprouva pas de
palpitations au début même du mal. Cependant bientôt à mesure que
s'accentuaient et les enflures et les faiblesses des membres, il
éprouva un peu d'essoufflement à la suite d'un surcroît de fatigues
et alors apparurent les palpitations. Ces troubles du cœur survenaient
après chaque effort, chaque fatigue, chaque émotion, produisant une
sorte de gêne, de poids sur la poitrine avec sensation de resserrement
autour du corps. Il éprouva alors des picotements, des engourdissements dans les jambes, mais ces phénomènes ne sont pas constants
et surviennent et disparaissent brusquement. Il n'eut pas d'autres
troubles, se fit soigner et se rétablit. Cette première atteinte de
Béribéri s'était déclarée sans fièvre et sans prodromes. Cette année,
vers le mois de septembre, il fut repris par le mal dans des circonstances identiques à la première fois et les troubles survinrent à peu
près dans le même ordre et la même progression.

*Etat actuel.* — *Troubles trophiques.* — La figure du malade est
pâle et bouffie, les yeux sont ternes et les joues tombantes sont infiltrées. Les œdèmes siègent sur tout le corps principalement aux
jambes où l'empreinte du doigt est plus profonde et plus difficile
à s'effacer, il laisse après lui une tache livide et blanche lorsque les
téguments ont repris leur niveau. Cet œdème est pâle et indolore.
Dans les parties où le tissu cellulaire est lâche, l'infiltration leur
donne parfois des dimensions énormes. C'est ainsi qu'au scrotum
et à la verge cette augmentation de volume atteint un tel point
qu'elle gêne les mouvements de la marche. Il n'existe aucune rougeur, aucun autre trouble trophique externe.

*Troubles de la motilité.* — Le malade accuse une diminution très
grande de ses forces et cela surtout aux jambes Sa marche est
devenue difficile, fatigante, suivie rapidement de lassitude et
d'essoufflement, sans douleur. Après chaque effort et chaque marche
un peu prolongée, le malade est obligé de s'arrêter et de se reposer.

Cette excessive rapidité avec laquelle ses forces s'épuisent le fait parfois rester de longues heures dans l'inaction ou hésiter à entreprendre de longs parcours à pieds. La démarche est lente, traînante, calculée, et les jambes se lèvent alternativement avec effort (sensation de jambes en plomb). Il n'existe pas de steppage ou d'incoordination, de phénomènes saltatoires. La course est maintenant impossible.

*Troubles de la sensibilité.* — La sensibilité générale tactile et calorique est intégralement conservée sans retard dans la perception des excitations nerveuses périphériques et sans zone d'hyper ou d'hypoesthésie. Les phénomènes de picotements ou d'élancements sont fugaces et surviennent brusquement pour disparaître aussitôt. La vue est diminuée de même. L'ouïe est bien conservé comme les autres sens spéciaux, sauf le sens génital qui accuse une grande diminution dans la fréquence et la durée des érections.

Examen des organes :

*Appareil circulatoire.* — Temp : 37°1. Pouls fréquent. 128 puls, un peu défaillant, il n'existe pas d'artério-sclérose.

*Cœur.* — Pointe bat au niveau de la 7e côte et le choc de la pointe produit un ébranlement qui s'étend au creux épigastrique qui semble animé de mouvements rythmiques synchrones à ceux du cœur. Il n'existe pas de frémissements.

*Auscultation* : à la pointe un renforcement systolique avec prolongement de ce temps, mais sans souffle ou dédoublement ou faux pas. Les autres sièges d'auscultation n'indiquent rien d'anormal sauf une très grande fréquence des bruits physiologiques ; la percussion indique une faible diminution de la base de la matité précordiale.

Tous les autres organes, *poumons, foie, estomac, reins,* fonctionnent bien et ont conservé leurs dimensions ordinaires. La rate seule est un peu hypertrophiée.

Les mictions sont faciles, un peu abondantes.

Les urines à analyser. Analyse du 20 octobre 1899 : ni sucre, ni albumine, urines limpides et normales. Le sommeil a toujours été un peu agité. La volonté s'est un peu affaiblie, de même que la mémoire. Le parler est facile et distinct, l'intelligence moyenne est intacte.

Soumis au traitement cardio-dynamique et aux purgatifs.

Décédé après plusieurs mois de maladie.

## OBSERVATION XXXVII

### Béribéri forme œdémateuse

M. A... E..., 60 ans, charron, marié, trois enfants tous vivants, une domicilié à S... B....

*Antécédents héréditaires.* — Père et mère morts âgés. Frères, deux morts et trois vivants, dont deux en bonne santé. Sur trois sœurs une morte âgée.

*Antécédents personnels.* — Dans l'enfance n'a jamais été malade, a commencé à travailler à l'âge de douze ans, plein de courage et de force. C'est vers cet âge qu'il fut atteint de rougeole, mais cette maladie guérit sans laisser de traces. En même temps il eut la varicelle qui dura une quinzaine de jours

Il y a une vingtaine d'années, il fut atteint pour la première fois de fièvre paludéenne sous forme d'accès quotidiens qui cédèrent à la médication quinique.

Quelque temps avant l'apparition de la malaria, il eut une fluxion de poitrine à droite. A ce moment il cracha un peu de sang mais depuis cette époque ces hémoptysies ont disparu, de même que la toux. Il y a six mois il eut une légère atteinte d'influenza ; mais se rétablit promptement et rapidement. Il travaillait sur un établissement où il y avait beaucoup de béribériques.

*Historique.* — Au mois d'avril cette année il sentit à la suite de grandes fatigues que ses forces diminuaient rapidement et que les jambes s'affaiblissaient au point de rendre la marche extrêmement pénible et difficile. Cette faiblesse générale accompagnée de crises de palpitations très violentes était survenue très insidieusement sans le moindre prodrome et sans trace de fièvre. Il dut alors suspendre son travail pour se soigner. Pendant un mois la médication suivie ne fit qu'enrayer momentanément le mal. Il reprit ses occupations, imparfaitement rétabli. Il avait alors, mais à un degré moindre qu'avant le traitement reconstituant général, les symptômes suivants :

Bouffissure de la face apparente surtout autour des yeux. Figure pâle, blafarde, d'une coloration subictérique spéciale.

Œdème des deux jambes.

Crises de palpitations.

Digestions difficiles.

Ceinture béribérique.

Faiblesse des jambes.

Difficulté de la marche.

Myodynie des gastrocnémiens.

Bientôt tous ces symptômes s'aggravaient au point de le mettre dans l'obligation de prendre le lit.

*État actuel.* — Le malade un peu amaigri présente une figure pâle, tirée, d'une teinte spéciale avec bouffissure notable des régions à tissu cellulaire lâche. Ses extrémités sont froides. Les conjonctives anémiées sont visiblement infiltrées ce qui donne au malade un regard trouble et larmoyant.

La respiration est difficile. La dyspnée est surtout forte au moment des nausées.

Ces dernières surviennent brusquement sans vomissement, en général ; cependant il y a deux jours il eut quelques vomissements non sanglants et suivies d'éructations. Le malade semble très fatigué et se sent d'une faiblesse générale excessive qu'augmentent encore des insomnies rebelles. La parole est un peu voilée. Il ne se plaint d'aucune douleur et n'est tracassé que par des crises violentes de palpitations et des envies de vomir fréquentes.

*Examen.* — Le poumon est sain et à part la dyspnée fonctionne régulièrement, sans bruits pathologiques. Il n'existe pas d'épanchement pleural. Le cœur est dilaté, la pointe bat dans la 7e espace intercostal et le choc contre la paroi se répercute au creux de l'estomac, qui est animé de mouvements rythmiques ondulatoires isochrones ; la matité semble très peu augmentée à la base  Il n'existe pas de frémissement cataire.

*Auscultation.* — Pas de bruits extra-cardiaques, le premier temps est prolongé et empiète sur le grand silence mais il n'existe pas d'autre trouble anormal. Le rythme est régulier avec tachycardie. Le pouls 110 et sensiblement dicrote. Température 37°. Dyspnée grande.

*Sensibilité générale.* — Tactile et calorique un peu retardée, mais sans hypo ou anesthésie locale, sauf aux jambes

*Sensibilité spéciale.* — La vue est un peu affaiblie mais l'ouïe, l'odorat, sont conservés. Cependant le goût est émoussé. La nature fortement saburrale de la langue indique un état gastrique mauvais, les éructations, les nausées et la difficulté de digestion prouvent que l'estomac fonctionne mal, mais ici la palpation, la percussion ne dénotent pas une lésion grave de cet organe. Depuis le début de la maladie il a été constipé.

Le malade dit sentir tout autour du corps un phénomène de « chair morte » et de constriction, une ceinture de fer du pourtour des aisselles au bas de la taille, cette sensation est gênante mais non douloureuse.

*Trouble de la motilité*. — Le malade est dans l'impossibilité de mouvoir ses jambes, qu'il dit être « mortes », lourdes.

*Troubles trophiques*. — OEdèmes considérables des jambes et du scrotum. OEdème blanc, indolore, dur, sans phlyctènes, rougeur ou lésion cutanée visible. Aucun phénomène secrétoire des muqueuses à signaler. L'intelligence est conservée, la mémoire un peu affaiblie, le malade cherche ses dates ou s'arrête au milieu de la narration d'un événement important de sa vie Agitation extrême. Insomnie. Urines à analyser. Pas de sucre ni albumine. Examen micróscopique de la sérosité précardiale de vésicatoire, fait retrouver de nombreux bacilles longs et moyens et des cocci.

P. S. — Depuis ce moment, malgré toute thérapeutique, le mal fait de rapides progrès. Un changement d'air à la Plaine de quelques heures seulement n'obtient aucun effet et le malade est emporté par une crise d'asystolie avec asphyxie.

## OBSERVATION XXXVIII

### Béribéri forme œdémateuse

M... S..., âgée de 30 ans, couturière, demeurant à S... B..., créole de la Réunion, taille élevée, constitution robuste, brune.

*Antécédents héréditaires*. — Mère vivante, mais ne jouit pas d'une bonne santé. Elle a eu quatre frères, un mort tout jeune, a deux sœurs en bonne santé, la cadette a eu plusieurs enfants. Aucune tare cérébrale ou nerveuse ou de tuberculose.

*Antécédents personnels*. — A eu une bonne enfance. Elle a eu ses premières règles à 15 ans sans accidents, a eu un enfant à l'âge de 18 ans, a fait d'excellentes couches, n'a jamais eu de fièvre typhoïde, de maladie infectieuse, scarlatine, rougeole, dyphthérie. A toujours eu une parfaite santé, sauf un peu de grippe de temps à autre et quelques accès rares de malaria.

*Etat actuel*. — Les menstrues sont un peu irrégulières, mais elle ne se plaint d'aucune douleur de ventre, d'aucun trouble de météorisme, de lésions cutanées ou de tumeurs, l'appétit est à peu près conservé. Les digestions sont difficiles, les selles régulières sans diarrhée ou dysentérie. Pas de coliques hépatiques. Depuis quelques jours se plaint *d'un mal en ceinture*. Sommeil un peu agité dans sa deuxième partie, sans cauchemar, mais se plaint des reins où elle dit souffrir beaucoup. Absence de troubles sensoriels.

*Historique de la maladie.* — Elle se trouvait en parfaite santé quand, il y a quatre mois, sans avertissement, elle s'aperçut que sa figure était enflée surtout autour des yeux et les joues. Cette bouffissure de la face était plus marquée le soir et devenait si intense qu'il en résultait une véritable gêne dans les mouvements des paupières, des lèvres. du nez, avec des sensations de plénitude et de tension, de fourmillement et de picotements extrêmement désagréables.

Dans ces moments les muscles des mâchoires étaient animés de mouvements comme des vibrations, des tremblements. Les maxillaires se fatiguaient avec la plus grande facilité et la malade avoue qu'elle n'ose pas prendre d'aliments durs depuis qu'elle s'est aperçu que « la mastication lui faisait mal dans les mâchoires ». Elle avait alors de fortes migraines avec reserrement de toute la partie frontale de la tête sans troubles sensoriels.

Elle se plaint de grandes faiblesses et des douleurs de reins. Il y a deux mois, ses jambes s'enflèrent pour la première fois, cette enflure lui est moins désagréable que celle de la face, car elle est peu constante et va et vient sans cause bien appréciable et la faiblesse des jarrets suit la même marche. Ces troubles ne l'empêchent pas de vaquer à ses occupations de ménage. Mardi dernier, il y a six jours, elle s'aperçut que les enflures avaient gagné le ventre et dit avoir éprouvé alors une *sensation de vide* au creux épigastrique, accompagné d'un resserrement de toute la taille, cette sensation dura une demi-heure et disparut pour reparaître quelques temps après parfois avec la même intensité et parfois plus ou moins violente. Elle est toujours suivie d'un malaise général et d'une grande déperdition de forces. Les palpitations qui n'existaient pas auparavant ont fait leur apparition en même temps. Elles surviennent par crises et sans cause bien déterminée. Cependant les efforts, les marches longues semblent les provoquer.

*Examen. Appareil respiratoire.* — Poumons sains et sans épanchement.

*Appareil circulatoire.* — Cœur, légère augmentation de la base de la matité, pointe bat au niveau de la 7e côte, choc violent avec répercussion au creux épigastrique. 1er temps prolongé, pas de dédoublement. Pas de souffles cardiaques ou extracardiaques.

*Appareil digestif.* — Langue parfaite, arrière-gorge rouge. Appétit un peu diminué depuis l'apparition des palpitations et des phénomènes de constriction, digestions normales. Selles régulières d'ordinaire, pas d'épanchements dans le péritoine. Foie normal, rate ordinaire.

*Appareil urinaire.* — Elle se plaint de fortes douleurs dans les reins... les urines sont fréquentes mais peu abondantes. Elles ne contiennent pas d'albumine et de sucre mais un léger excès de phosphates, les bâtonnets y sont très normaux et vivaces et se colorent rapidement à l'Erlich.

*Appareil de la locomotion.* — Les muscles sont durs, peu sensibles, la marche est possible mais la *course* lui est interdite. Hier, elle dit avoir voulu courir mais elle dut s'arrêter parce qu'elle allait tomber. Ses jambes sont faibles et lourdes, (pas de steppage) mais une certaine pesanteur obligeant à soulever chaque membre alternativement avec difficulté. Essoufflement très rapide après chaque effort.

Sensibilité générale intacte.

Troubles trophiques.

Epanchement sous-cutané de presque tout le corps, surtout apparent aux jambes et à la face.

Œdème blanc, pâle, gardant l'empreinte digitale assez longtemps et la place reste marquée par une tache blanche d'ischémie quand les tissus ont repris leur niveau. Insensibilité des doigts et des orteils, pas d'autres troubles sensoriels.

Réflexes, rotulien affaibli, tous les autres normaux.

Pression du rachis au niveau des vertèbres lombaires éveille douleur assez vive. Durée du mal plusieurs mois.


## OBSERVATION XXXIX

### Béribéri forme mixte

Dame P... C..,, âgée de 25 ans, née à la Réunion, couturière, domiciliée à P. D. P. à plus de mille mètres d'altitude, mariée, un enfant.

*Antécédents héréditaires.* — Père vivant et en bonne santé, mère morte il y a longtemps de la fièvre. Frère, néant. Sœur, une vivante, bien portante.

*Antécédents personnels.* — Enfance heureuse, s'est toujours bien portée, sauf une crise d'érysipèle d'un mois et une attaque d'influenza de trois semaines, guéris sans suites A été réglée à l'âge de 15 ans sans dysmenorrhée. Depuis ce moment jusqu'à son premier enfant les menstrues étaient très régulières et survenaient sans troubles, fièvres ou douleurs. Elle a eu son enfant à l'âge de 23 ans dans des conditions normales, mais l'enfant né avant terme, sept mois, était très délicat et petit ; il vit encore.

Dès ce moment les règles deviennent irrégulières. Il y a 6 ans, elle eut à l'aine une adenite suppurée. Il y a 3 ans, elle eut un phlegmon du cou. Les renseignements indiquent une constitution strumeuse (croûte dans les cheveux, humeurs). Questionnée, la malade affirme n'avoir jamais eu d'accident syphilitique (chancre induré, roséole, plaques muqueuses, ophtalmie, laryngopathie spécifique). Avant de contracter la maladie elle toussait un peu mais n'a jamais craché de sang. Accuse aucune maladie infectueuse (scarlatine, rougeole, fièvre typhoïde, variole). En somme, elle n'a souffert jusqu'ici que d'accidents bénins et jouissait d'une bonne santé.

*Historique.* — Il y a une dizaine de mois après une visite faite à une de ses connaissances atteinte de Béribéri, qui habitait le littoral, elle ressentit les premières atteintes du mal. Elle s'aperçut alors (quinze jours après cette visite), que ses jambes étaient un peu enflées, ce qu'elle n'avait pas remarqué avant. Aucune fièvre, mais un sentiment de malaise, de faiblesse, de lourdeur et de raideur dans les jambes. Les œdèmes n'existaient qu'autour des chevilles et sur le dos du pied.

Bientôt elle fut prise de maux de tête, de nausées, de palpitations qui augmentèrent rapidement. Les enflures disparaissent mais laissent persister les maux de tête quelque temps encore.

Elle eut une période de répit qui dura environ trois mois. Pendant ce temps elle remarquait qu'à la suite des fatigues occasionnées par des travaux pénibles les œdèmes semblaient reparaître, mais se dissipaient après quelques heures de repos; puis elle commence à éprouver de la gène dans la respiration, des palpitations fréquentes et survenant après chaque marche un peu grande et après chaque effort violent. L'appétit devint capricieux, les digestions lentes et difficiles, l'estomac sensible à la pression, les selles irrégulières. Alors contrainte de s'occuper de ses affaires elle ne put s'aliter. Il y a 15 jours elle redescendit à nouveau sur le littoral ; et quoique n'y ayant séjourné que peu d'instants, quelques jours après elle s'aperçut d'un redoublement de son mal et les forces diminuèrent avec une rapidité étonnante. Alors les phénomènes atteignirent une acuité telle qu'elle dut abandonner son domicile pour se rapprocher d'un secours médical. A peine arrivée sur le littoral elle dut s'aliter.

*Etat actuel.* — La malade de corpulence assez forte et de taille moyenne, de couleur brune est au lit, complètement paralysée. La peau est infiltrée, terreuse. Les muqueuses sont normales, sauf la pharyngienne qui est enflammée et présente une teinte rouge vive, sans granulations. Il existe de la bouffissure péripalpébrale, l'œdème des jambes est considérable. Cette infiltration est molle, blanche

et indolore. Il faut absolument quelqu'un pour la remuer, sans cela
elle ne peut faire aucun mouvement, même pour s'alimenter et
satisfaire ses besoins naturels. Elle dit n'éprouver aucune douleur à
proprement parler, mais une grande faiblesse dans tout le corps, une
sensation de poids énorme sur la poitrine et surtout dans la région
du cœur. Autour de la taille elle est étreinte par un véritable corset
de fer. Ce resserrement n'est pas constant mais augmente et diminue
d'intensité. Le ventre lui semble gonflé, mais en réalité il ne l'est
pas. Quand on la retourne sur le côté elle dit éprouver la sensation
d'un déplacement des organes internes abdominaux et d'accroissement du phénomène de constriction autour du tronc. Les picotements
ont paru depuis 8 jours et cela aux extrémités des membres surtout
aux doigts, les jambes semblent mortes, elle est dans l'impossibilité
absolue de les soulever, elle pouvait il y a huit jours se mettre dans
un fauteuil et se remuer un peu ce dont elle est incapable actuellement, elle reste donc au lit absolument impotente.

*Examen.* — *Le poumon* est en bon état et fonctionne normalement,
il n'existe pas d'épanchement pleural.

*Le cœur* bat *régulièrement*, mais avec précipitation. Le premier
temps est un peu prolongé et le claquement des sigmoïdes au
deuxième temps est un peu vibrant, le choc de la pointe se fait
entre les sixième et septième côtes gauche, un peu en dedans de
la ligne mamelonnaire, la matité précordiale semble normale, il
n'existe aucun souffle et dédoublement au siège d'auscultation
des artères pulmonaire et aorte. *Pulsations 164. Température 37.*
*A remarquer cette anomalie.*

*Appareil digestif.* — Depuis le début de sa maladie elle est prise
tous les matins d'envies de vomir suivies de rejets de glaires et de
bile et dernièrement d'un peu de sang.

Elle affirme que ces vomissements une fois effectués la soulagent.
La langue est blanche et saburrale, il n'existe pas de liseré de
Burton, de dentition de Parkinson, de tumeur de l'estomac et de
l'intestin ; mais l'estomac est le siège d'une douleur sourde qu'exas-
pèrent quelquefois des aliments, et toujours la pression épigastrique.
Le foie a son volume normal mais la rate est légèrement hypertrophiée.

*Appareil génito-urinaire.* — La malade dit ne pas souffrir des reins
la miction est facile et sans douleur, les urines abondantes ne contiennent ni sucre, ni albumine, le toucher vaginal révèle une métrite
légère et caractérisée par un col mou, chaud, sensible. Les culs-de-
sac antérieurs, postérieurs et latéraux sont libres. La malade certifie
n'avoir pas eu de crises clitoridiennes.

*Appareil locomoteur*. — La marche est devenue impossible, la station debout même ne peut plus se faire sans écartement des jambes et l'assistance d'un bâton ce qui donne à la malade un aspect particulier (trépied). La paralysie du facialata et des extenseurs des membres inférieurs donne à la partie antérieure du corps, par la projection des genoux en arrière et son effacement en avant, une grande courbure à concavité antérieure. Les muscles sont mous et flasques atteints de myalgies très douloureuses à la pression, réagissent mal aux courants faradiques et paraissent atrophiés et dégénérés. Toutes les articulations sont saines et ne sont le siège d'aucune lésion apparente.

*Système nerveux*. — Au moment où elle avait des migraines elle accuse une certaine diminution dans l'acuité visuelle et ses parents nous affirment qu'elle avait eu un peu de délire sous l'influence d'une fièvre légère suivie d'un commencement d'amnésie. La langue est un peu lourde, la phonation est distincte mais basse, la vue trouble et notablement diminuée. L'ouïe est conservée. Le goût très atténué. La malade trouvait la même saveur à tous ses aliments. Cependant la malade répond assez nettement à toutes les questions que nous lui posons. Ces troubles psychiques sont donc très atténués, l'intelligence et la volonté paraissent intacts, la sensibilité générale est indemne partout sauf aux membres inférieurs où il existe de l'anesthésie et de l'analgésie et où les excitations mécaniques, caloriques, électriques sont ralenties ou perdues. L'œdème siège sur toutes les parties du corps mais disparait pour subsister encore aux jambes. Là, la face interne présente un œdème dépressible et la cupule laissée par l'empreinte du doigt est ischémique et lente à s'effacer. Les réflexes sont abolis du plantaire aux intercostaux L'examen des urines pratiqué le 29 octobre ne révèle ni sucre ni albumine mais un nombre considérable de bactéries banales.

*L'analyse du sang* pratiquée quelques instants avant la mort donne 2.700.000 globules rouges, 12.800 globules blancs, de très nombreux hématoblastes, pas de plasmodie de Laveran, des globules rouges déformés, crénelés, sphériques et des cocci en nombre incalculable.

*Bactériologie*. — Les ensemencements sur gélo-gélatine rizée donnent des colonies blanches, faïencées, opaques, crémeuses, de culture pure de cocci Inoculés aux rats, les tue, entre 56 heures et 5 jours.

Durée de la maladie plusieurs mois.

## OBSERVATION XL

### Béribéri forme mixte

J.-B... D..., âgé de 55 ans, créole de la Réunion, propriétaire à S... P..., marié et père de quatre enfants dont un seul mort jeune.

*Antécédents héréditaires* — Père et mère morts, l'un à 62 ans, noyé en mer, et l'autre à 63 ans. Le malade affirme n'avoir eu aucun parent mort de tuberculose. Pas de folie et de rachitisme dans la famille.

*Antécédents personnels.* — Le malade dit avoir eu la variole il y a une dizaine d'années et quelques accès paludéens à forme franche sans accidents pernicieux. Pas de rhumatisme, pas de coliques hépatiques, pas de maladie infectieuse autre que la première, qui non convenablement traitée a laissé des cicatrices au visage. Du paludisme il reste un peu d'anémie tropicale. N'a jamais eu de chancres mous ou indurés. N'a eu qu'une seule chaudepisse à 22 ans mais s'en est guéri complètement en peu de temps.

*Historique de la maladie.* — Malade jouissait d'une bonne santé quand il y a quatre mois il s'aperçut qu'une de ses jambes enflait et cela sans rougeur, sans fièvre, mais avec des picotements et une sensation de gêne et de tension. L'enflure monta rapidement jusqu'à la racine du membre et de là jusqu'à l'autre côté. Les œdèmes se localisèrent aux membres inférieurs et supérieurs et à la face en respectant le tronc.

Le malade assure avoir éprouvé par intermittence des picotements dans tout le corps, mais aux jambes cette sensation est permanente.

La marche au début assez facile devient de plus en plus pénible et maintenant elle est très fatigante, suivie d'essoufflements et de palpitations qui forcent le patient à s'arrêter pour prendre haleine : *La course est impossible.* Les palpitations ont débuté très peu de temps avant les enflures et il s'en était aperçu dans les ascensions de montagnes que son travail l'obligeait à faire.

Le malade dit aussi que depuis l'apparition du mal sa vue a beaucoup baissé, mais les autres sens ont conservé leur fonctionnement normal Le sommeil est bon, l'appétit a diminué depuis quatre ou cinq jours. Les selles sont régulières sans constipation. Les mictions sont faciles mais la coloration des urines varie souvent.

*Examen.* — L'*appareil respiratoire* ne dénote rien d'anormal, le poumon et les bronches fonctionnent bien. Il n'existe pas d'épanchement dans le cul-de-sac séreux de la cage thoracique.

*Appareil circulatoire.* — L'inspection ne révèle aucune voussure précardiale, le choc de pointe est visible sur la ligne du mamelon avec répercussion au creux de l'estomac qui paraît animé de battements rythmés. La matité est normale. A sa pointe le premier temps est dur, vibrant, prolongé, empiétant sur le grand silence ; mais il n'existe aucun dédoublement de souffle, de bruit pathologique net. Dans les deuxièmes espaces intercostaux, à droite et à gauche du sternum, on entend aucun bruit anormal, pas de dédoublement, pas de souffles, le rythme seul est précipité mais sans faux pas et sans arrêts.

Pouls paradoxal.

*Pouls 130 ; Température 37°1.*

*Appareil digestif.* — Langue légèrement pâle mais non saburrale

*Estomac* normal un peu sensible à la pression

Intestins sans lésion apparente sensible.

Pas d'hémorrhoïdes.

*Foie* ordinaire.

*Rate* normale.

*Appareil urinaire.* — *Reins* indolores au toucher. Matité ordinaire.

Mictions faciles, indolores. Pas d'hématurie, de polyurie, de polakyurie, de chylurie ou autres troubles.

Voir à l'examen des urines le résultat des recherches chimiques et microscopiques.

*Appareil nerveux.* — Cerveau fonctionne bien. Le malade raisonne logiquement, a conservé intégralement sa mémoire, son intelligence et sa volonté. Des sens, la vue seule s'est affaiblie au point de vue de la netteté des images mais cela sans amblyopie à proprement parler. Le degré de la force visuelle a baissé (le malade lit les gros caractères d'imprimerie seulement). Le champ visuel n'est pas rétréci et l'ophtalmoscope ne révèle aucune lésion de la rétine et de la papille. L'Argyll Robertson est intact. L'iris réagit à l'accommodation et à la lumière. L'ouïe, l'olfaction, le goût et le tact sont conservés.

Les excitations périphériques, mécaniques, caloriques et électriques ne sont pas nettement et normalement perçues surtout aux jambes.

*Appareil moteur.* — Les articulations sont saines. Les muscles sont mous, flasques, sans réaction mécanique (pincement) ou électrique. Ils sont très douloureux à la pression prolongée. Obéissent difficilement à la volonté surtout aux deux membres inférieurs. Les fléchisseurs des mains ont considérablement perdu leur force, c'est ainsi que le malade arrive difficilement à serrer la main qu'on lui présente. Il n'ose lui-même toucher ou porter des objets lourds dans la crainte de les laisser choir.

Le plantaire et le Westphall sont abolis, les autres réflexes sont à peu près conservés.

*Examen du sang.* — Hém. : 3.600.000 ; Leuc : 8.200. Nombreux hématoblastes et hématies déformées, pas de bactéries. Ensem. 4 mois 1/2 après début de la maladie, donne résultats négatifs.

*Urines.* — Normales, sans sucre ni albumine, réduit liqueur de Fehling après traitement au plomb et carbonate.

L'examen microscopique de la sérosité de l'œdème obtenu au moyen d'une moucheture parfaitement aseptique du membre, révèle la présence de streptobacilles et des cocci.


## OBSERVATION XLI

### Béribéri forme mixte


Mme F... D..., âgée de 27 ans, rentière, née à Saint-Benoît et y demeurant, mariée et mère de cinq enfants dont deux sont morts, l'un à l'âge de quatre mois et l'autre à trois ans, les deux de convulsions.

*Antécédents héréditaires.* — Père encore vivant, alcoolique avéré ; mère morte il y a longtemps de suites de couches ; un seul frère en bonne santé. Famille de nerveux, a eu des parents aliénés.

*Antécédents personnels.* — N'a jamais eu de maladies très graves avant ses premières couches. Elle avait généralement de bonnes couches, nourrissait tous ses enfants. En somme, elle se portait généralement bien et n'avait que quelques rares accès de malaria caractérisés par les trois stades de frisson, chaleur, sueur et qu'elle combattait avec succès par quelques doses de quinine.

*Historique.* 10 octobre 1899. — Sans manifestation fébrile, sans avertissement. Elle s'aperçut d'un léger œdème aux chevilles suivi d'une grande déperdition de forces dans tous les membres. Elle avait en outre des picotements et des engourdissements des extrémités. Bientôt tous ces symptômes s'aggravèrent, elle dut s'aliter et l'appétit qui avant la maladie s'était conservé bon, diminua rapi-

dement. Les digestions devinrent difficiles avec nausées sans vomissement, mais éructations nombreuses. Au commencement les fonctions naturelles se faisaient aisément mais bientôt elle éprouva les
plus grandes difficultés à uriner et déféquer. Elle dut avoir recours
aux purgatifs et au cathetérisme. En se mettant au lit elle éprouva
d'abord une sensation de gêne précordiale avec resserrement parfois violent de la base du thorax. Intermittents au début, ces troubles gagnèrent rapidement d'intensité et se fixèrent définitivement.
Elle éprouva alors des palpitations, de l'essoufflement, survenant
à la suite du moindre effort. Le surlendemain du jour où elle se mit
au lit elle ne put faire aucun usage de ses membres et la paralysie fit
de grands progrès en peu de temps.

Après un vomitif les menstrues revinrent abondantes alors qu'elle
était bien réglée et qu'elle avait eu ses dernières menstrues quinze
jours auparavant. Elle souffrait un peu de la tête. La malade est
d'une constitution délicate mais sans rachitisme.

*Examen. Appareil respiratoire.* — Les poumons et bronches sont
sains, pas d'épanchement dans la cavité pleurale.

*Appareil circulatoire.* — Pouls paradoxal, dicrote, très rapide et
dépressible, 186. Température 37°. Choc de la pointe au niveau de la
septième côte sur la ligne du mamelon. Battements rythmés du creux
épigastrique, matité ordinaire, pas de voussure, pas de frémissement
cataire. Premier bruit fort vibrant et prolongé à la pointe ; pas de
dédoublement, pas de souffle, pas d'autre bruit pathologique aux
sièges d'auscultation.

*Appareil digestif.* — Langue bonne, appétit diminué, digestion assez
lente, selles irrégulières, pas d'hémorroïdes, pas de dysenterie. Foie,
volume ordinaire. Rate à peine hypertrophiée.

*Appareil urinaire.* — Se plaint de douleurs lombaires survenant par
crises et qui ne cèdent à aucune friction ou révulsion. Au début,
miction facile, mais dysurie s'accentuant de jour en jour. Nous sommes obligé de pratiquer aseptiquement le cathetérisme pour soulager
la malade qui n'avait pas uriné depuis 48 heures.

*Examen des urines et du sang* (Voir complément).

*Appareil nerveux.* — Cerveau, sans troubles sensoriels ou psychiques,
cependant la famille est très nerveuse et le moindre accès de fièvre
provoque immédiatement du délire. Déperdition considérable des
forces. Sensibilité générale intacte (mécanique et calorique). Pas d'hyper, d'hypo ou d'anesthésie sur une seule place du corps sauf aux
jambes ; les muscles sont mous, flasques et douloureux à la pression,
ils n'obéissent plus à la volonté. Le réflexe patellaire a disparu, mais
les autres sont conservés. La réaction pupillaire à l'accommodation

et à l'intensité lumineuse existent parfaitement. Le réflexe pharyngien est normal. Pas d'arthropathie. La marche est abolie. Traitement cardio-dynamique.

2 novembre 1899. — La malade après une agonie de plusieurs heures mourut par asphyxie, lente, sans suffocation et sans douleur. La maladie avait duré en tout six jours.

### Complément

*Analyse d'urine D.*

Couleur *foncée.*

Aspect *transparent.*

Consistance *épaisse.*

Densité 1,020.

Dépôt, *flocons blancs.*

Odeur *urineuse.*

Réaction *alcaline.*

*Chimique.* — Excès d'urates et de phosphate magnésien.

*Microscopique.* — Pas de pus de bile ou de sang, mais des cellules aplaties à noyaux fragmentés et un grand nombre de bâtonnets colorés à l'Erlich. L'examen du sang après centrifugation très pénible, la malade pouvait à peine faire quelques mouvements donne.

Hémat. : 2.200.000 ; Leuc. : 36.666 ; très nombreux hématoblastes et cocci en abondance. Hématies déformées sphériques, pas d'hématozoaires de Laveran.

Ensem. sur bouillon, résultat médiocres. Sur gélogélatine rizée 5 × 6 flacons fertiles, colonies blanches, faïencées, crémeuses ; cocci prenant pas Gram. Sang inoculé à deux poules, tue la première en cinq jours et la seconde le surlendemain. Bouillon inoculé à trois rats, les tue en quatre jours à quelques heures d'intervalle. Retrouve nombreux cocci dans sang du cœur, mêmes caractères que ceux injectés.


## OBSERVATION XLII

### Béribéri forme mixte


Mme I... D..., âgée de 33 ans environ, sans profession, née à St-B..., demeurant au B... C..., mariée, mère de sept enfants dont quatre morts de coqueluche, de fièvre et d'entérite ; les trois vivants sont en bonne santé.

*Antécédents héréditaires.* — Père et mère morts de fièvre

Sur neuf enfants il n'en reste plus que cinq, tous en bonne santé sauf un. Pas de tares héréditaires suivant la malade.

*Antécédents personnels.* — Enfance un peu souffreteuse, a eu la rougeole à l'âge de 9 ans, puis de fréquents accès de fièvre malarienne qui l'ont profondément débilitée. A été nubile à 13 ans. Les premières menstrues ont paru sans crise concomitante. A eu sept enfants et une fausse couche de 3 mois 1/2. Les enfants venus à terme  Bonnes couches en général et sans suites.

Vers l'âge de 18 ans dit avoir eu une petite plaie à la vulve qui dura cinq mois et fut accompagnée de maux de gorge, de plaques muqueuses et de roséole, mais sans retentissement d'alopécie ou de manifestation oculaire.

Elle affirme n'avoir jamais eu la scarlatine, la fièvre typhoïde, la varicelle, etc., mais l'influenza ainsi que la rougeole et la malaria.

Cette dernière maladie l'avait éprouvée beaucoup à un moment donné. Elle se présentait sous les formes franches, ordinaires, pendant des séries de 8 à 13 jours mais jamais sous la forme grave pernicieuse et cédait à un traitement quinique et fortifiant. Elle remarque que depuis quelques années ces accès deviennent moins fréquents et qu'ils sont plus fugaces. Pendant l'épidémie d'influenza qui sévit à la Réunion pendant l'année 1891-92 elle dut payer un tribut à la maladie régnante. Cependant, après une quinzaine de jours de traitement elle se rétablit complètement et ne ressentit plus rien depuis lors.

*Historique.* — Il y a dix-huit mois alors qu'elle était enceinte, elle éprouva une douleur dans la région splénique, douleur fixe sans exacerbation ou rémittence qui ne disparut que lorsque l'enfant eut six mois. Elle eut de bonnes couches, après lesquelles le mal semblait avoir gagné l'épigastre avec rayonnement le long de l'insertion du diaphragme.

Elle remarqua que ses jambes étaient plus faibles qu'avant les couches mais sans enflure et sans douleur bien vive. Elle reprit ses occupations de ménage. Il y a trois mois les œdèmes parurent aux membres inférieurs, d'abord avec alternatives d'amélioration et d'aggravation. Ces œdèmes étaient plus apparents après chaque fatigue de marche et tout excès de quelque nature. Les faiblesses dans les membres augmentèrent avec l'apparition des œdèmes.

Ceux-ci graduellement s'élevèrent à la cuisse et atteignirent bientôt le visage lui-même. En même temps la douleur qu'elle ressentait au creux épigastrique avec radiation le long des fausses-côtes prit un autre caractère. Elle devint sourde et ressemblait plutôt à un resserre-

ment « amarrage » dit la malade, général de toute la taille. Cette
sensation est très pénible et provoque parfois une gêne dans la respiration mais sans palpitation à proprement parler. La marche devient
lourde, difficile. Les jambes sont de plomb et raides. Elle les dirige
avec effort et après quelques pas elle est obligée de s'arrêter pour se
reposer, tant les forces sont diminuées. *La course est abolie* même parfois dans la station debout, les jambes semblent se dérober sous elle et
elle doit s'accrocher aux objets pour éviter une chute. Les picotements aux extrémités des doigts, un engourdissement du bas du corps
avec sensation de peau morte se déclarèrent en même temps que
l'enflure des jambes ; et depuis, ces phénomènes n'ont pas disparu,
malgré des améliorations passagères. Elle n'a pas eu de maux de tête
ou peu de rachialgie.

*Examen.* — La face est pâle, d'une teinte terreuse, avec des paupières infiltrées ; taille moyenne, assez robuste constitution.

*Appareil respiratoire.* — Poumons sains et fonctionnant admirable-
ment, pas d'épanchement séreux.

*Appareil circulatoire.* — Pouls petit, lent., 80 ; temp. : 36°8. Pas de
voussure, pas de frémissement cataire, la pointe bat dans le sixième
espace, mais non ostensiblement. Le premier temps est prolongé et
empiète sur le grand silence ; pas d'autres bruits pathologiques là et
aux autres sièges d'auscultation. Pas d'anémie et les jugulaires ne
donnent aucun bruit.

*Appareil digestif.* — Appétit à peu près conservé. Digestions difficiles. Selles régulière et ordinaires, sans hémorrhoïdes ou dysenterie.
Sensibilité épigastrique à la pression.

*Foie.* — Déborde à peine les fausses-côtes (malade n'en a jamais
souffert et n'a jamais eu de coliques hépatiques).

*Rate.* — Normale.

*Appareil urinaire.* — Elle éprouve parfois des douleurs dans les
reins, douleurs assez vives, parfois, qui gagnent la nuque, mais ne
durent qu'un instant. Ces élancements ne sont pas constants et surviennent sans cause appréciable. La miction est facile. Les urines ne
sont pas abondantes Voir examen dans complément.

*Appareil neuro-moteur.* — Sensibilité générale compromise, impressions périphériques, mécaniques, physiques et électriques perçues
indistinctement avec retard notable. Les sens ont conservé leur fonctionnement sauf le toucher qui n'est pas aussi délicat qu'auparavant
et la vue qui a baissé un peu. La malade enfile une aiguille avec difficulté. Les articulations sont saines.

Le squelette n'est pas atteint de rachitisme et d'exostoses.

Les muscles sont normaux au tronc et aux membres supérieurs, mais à la jambe les jumeaux sont très durs et douloureux au toucher. Etant assise la malade fléchit bien les pieds sur les jambes mais le Westphall a disparu. L'Argyll Robertson est conservé de même que le réflexe pharyngien. Pas d'atrophie des deltoïdes ou des muscles de l'éminence thénar, cependant grande faiblesse dans les bras et mains.

La malade ne peut serrer avec force un objet quelconque. *Dynam.* : 10 kilogr. Sommeil un peu agité, sans délire ou hallucination. Fonctions cérébrales ordinaires. Ni la mémoire, la volonté ou l'intelligence ont été atteintes par le mal.

*Analyse d'urine.* — Ni sucre ni albumine.

*Sang.* — Nombreux globules rouges, déformés, sphériques des microcytes. H. : 3.400.000 ; L. : 8.000. Cocci rares, même après centrifugation. Traitement HgKI sans succès. Mal dure plusieurs fois.

## OBSERVATION XLIII

### Béribéri forme mixte

N.-M. J..., âgée de 42 ans, née à S... B..., mariée et mère de cinq enfants tous vivants et robustes. Grande, type africain, sans gibbosité ou rachitisme.

*Antécédents héréditaires.* — Père et mère morts âgés, mère d'une suite de couche (hydropique) ; père mort hydropique.

La malade ayant huit ans à cette époque ne peut nous fournir des renseignements précis sur les circonstances de cette mort.

Sa mère a eu quatorze enfants sur lesquels il n'en reste que quatre, elle et ses trois sœurs. Pas de folie, pas de scrofule, pas de tuberculose ou rhumatisme.

*Antécédents personnels.* — A toujours joui d'une très bonne santé, ne se souvient d'avoir été malade qu'une seule fois seulement, vers l'âge de six ans, à la suite d'un refroidissement. Elle a été nubile à 13 ans et les premières menstrues ont paru avec quelques éblouissements, étourdissements, mais ces troubles ne durèrent pas. Depuis ce moment, les menstrues très régulières et ses couches se sont toujours faites dans de bonnes conditions.

Vers l'âge de 16 ans, elle eut sa première atteinte de malaria. Cette affection se manifestait chez elle par des accès francs répétés plus ou moins souvent, sans caractère pernicieux aucun. Quelques doses de quinine suffirent pour éloigner les accès et dissiper le mal. N'a jamais eu de maladie infectieuse, excepté l'influenza ; elle en fut atteinte pendant l'épidémie de 1892, se rétablit après quinze jours et fit une rechute qui dura deux mois, mais elle se rétablit néanmoins et depuis cette époque elle ne tousse et ne crache plus. Pas de rougeole, de variole, de scarlatine, de fièvre typhoïde, de varicelle, etc., à sa connaissance.

A sa dernière grossesse, elle se porta très bien, fit une excellente couche d'un enfant à terme. Cinquante-sept jours après cet événement, de vagues douleurs accompagnées de picotements parurent sur les faces externes des deux bras, la poitrine et le dos ; ces picotements se localisent bientôt à l'épigastre avec irradiations intermittentes le long des insertions diaphragmatiques. En même temps elle dit avoir eu de véritables crises de suffocations survenant surtout après chaque effort violent. lorsqu'elle s'allongeait sur le dos ou qu'elle se fatiguait quelque peu. La marche devenait difficile et la *faiblesse générale* s'accentua  Elle ne peut plus faire usage de ses membres. Il y a trois semaines les œdèmes parurent d'abord sur la face dorsale des deux pieds, puis successivement gagnèrent les chevilles, la jambe et la cuisse, l'abdomen et les fesses ; la face s'œdematia légèrement, de même que les bras. L'infiltration était surtout apparente aux jambes  Des genoux aux pieds, les jambes étaient lourdes comme du plomb, elle ne pouvait les mouvoir qu'avec la plus grande difficulté. Elle y sentait parfois, avec des picotements, des impressions « d'eau glacée » et « de peau morte ». Elle continua malgré cela à allaiter son enfant, mais bientôt ces troubles acquirent une violence telle qu'elle garda le lit. Elle nous fit appeler sur ces entrefaites d'urgence.

7 Octobre 1899,

*Examen. Appareil respiratoire.* — La palpation, la percussion ne révèlent rien d'anormal, l'auscultation fait distinguer en arrière et aux bases quelques fines bulles d'œdème sans scodisme ou épanchement pleural. La respiration est régulière mais un peu haletante et la dyspnée ne survient que dans les crises de palpitations.

*Appareil circulatoire* — Pouls très lent, irrégulier (62), artères non scléreuses. Temp. 37°. Pas de voussure. Matité accrue surtout à la base. On ne sent pas le choc de la pointe, pas de battements rythmés de l'épigastre à la base du cœur. Dans le deuxième espace intercostal droit, à deux centimètres du bord droit du sternum, on entend distinctement un dédoublement du premier temps avec assourdissement du claquement des sigmoïdes ; à l'aorte aucun souffle, à la pointe prolongement du premier temps et faux-pas, intermittences irrégulières de faible durée.

*Appareil digestif.* — Langue un peu blanche, appétit nul, digestion très lente ; la malade a peur de manger parce que cela l'étouffe. Il n'y a pas de nausées ni vomissements ; constipation opiniâtre ; pas d'hémorrhoïdes ni de coliques hépatiques. La région épigastrique est très douloureuse au toucher et cette douleur s'irradie à droite et à gauche le long des fausses côtes, mais il n'existe pas de point rachidien. Cette douleur est plutôt sourde et s'accompagne souvent de sensation d'étranglement et de resserrement de tout le tronc. Il n'existe pas de ballonnement et d'épanchement La palpation abdominale ne révèle aucune tumeur du petit bassin et les organes sexuels internes semblent normaux ; les seins qui allaitaient n'ont rien d'anormal ; le foie qui ne déborde pas, est indolore et fonctionne normalement ; la rate n'est pas hypertrophiée.

*Appareil urinaire.* — Elle déclare ne rien sentir aux reins, sauf une lourdeur de temps en temps. Les mictions sont faciles, peu fréquentes ; les urines sont foncées et peu abondantes. Voir à l'analyse.

Les organes sexuels externes sont sains, n'a jamais eu de chancre ou de blennorrhagie. Les ganglions des aines sont à peine sensibles. Les conjonctives et les autres muqueuses ne sont nullement anémiées.

*Appareil nerveux.* — Centres cérébraux normaux, a eu des maux de tête assez violents depuis sa maladie, chose qui ne lui était jamais arrivé auparavant. Le sommeil est agité. La malade est tracassée et inquiète de son sort ; il n'existe pas de troubles sensoriels.

La sensibilité générale est émoussée ; les excitations mécaniques, physiques, sont nettement retardées et anormalement perçues.

*Appareil moteur.* — Il n'existe pas de lésions du squelette ; les articulations sont saines et fonctionnent très bien, passivement. Les muscles des jambes sont flasques, mous et douloureux ; ils réagissent très peu aux excitations mécaniques, pincement ; les autres muscles ne présentent aucun signe d'atrophie. Les forces des fléchisseurs des doigts ont diminué beaucoup. La marche est difficile, rapidement essoufflante ; les forces s'épuisent avec la plus grande rapidité, après avoir fait quelques pas seulement la malade se sent affaiblie et essoufflée.

Traitement cardio-dynamique et fortifiant. Les réflexes sont en partie conservés.

4 novembre 1899. — Nous revoyons la malade qui semble aller un peu mieux, les forces reviennent lentement. Nous avons dû faire sevrer l'enfant, ayant retrouvé un grand nombre de bacilles dans le lait, ce qui explique l'état de maigreur et de souffrance de l'enfant qui est frêle et délicat ; il est atteint de diarrhée.

Voir les préparations microscopiques.

*Analyse d'urine.* — Ni sucre, ni albumine.

Durée de la maladie plusieurs mois.


## OBSERVATION XLIV

### Béribéri forme mixte

P... R..., âgée de 30 ans, couturière, née à S.-D..., mariée, deux enfants, brune, taille moyenne, type Hindou.

*Antécédents héréditaires.* — Père vivant, mère morte d'influenza, cinq sœurs, un frère. La famille est indemne de tare.

*Antécédents personnels.* — A eu une enfance sans maux d'yeux, scrofule ou rachitisme ; à l'âge de sept ans, a eu la fièvre typhoïde qui guérit sans rechute et sans suites. Longtemps après, elle eut quelques accès de fièvre paludéenne, mais les manifestations du plasmodium de Laveran n'eurent jamais chez elle un caractère de gravité qu'elle voyait dans son entourage. Elle avait des accès francs avec frissons, chaleur, sueurs ; et l'accès, après une durée de quelques heures, passait ; combattu par la quinine, le germe paludique ne reparut plus. La malade dit n'avoir pas eu d'autre grande maladie ; pas de rougeole, de scarlatine, de variole, d'érysipèle ou lymphadénie.

Elle fut réglée pour la première fois à l'âge de seize ans et cela sans difficulté. Depuis cette époque, les menstrues sont très régulières, surviennent et passent sans troubles. A l'âge de dix-neuf ans, elle eut un enfant à terme, couches normales. Son dernier enfant vivant a cinq ans et il est en bonne santé, comme son aîné d'ailleurs. Elle eut deux autres enfants morts de fièvre ; dans l'intervalle de ces couches excellentes, elle eut deux fausses couches (l'une de six mois, l'autre de sept).

Depuis sa dernière couche à terme et dans d'heureuses conditions, elle se trouva obligée de garder le lit prise par le mal régnant : le Béribéri.

*Historique.* — Quelque temps avant son terme, elle remarqua que ses pieds et ses chevilles étaient enflés ; cette enflure gagna légèrement la jambe. Elle accoucha alors. Tout de suite après, l'œdème disparut mais des douleurs dans tout le corps lui succédèrent avec une sensation de gêne précordiale. En même temps, les forces diminuent rapidement et, à un moment donné, la malade est complètement paralysée dans son lit, incapable de faire le moindre mouvement, même de satisfaire ses besoins naturels. Cet état *d'excessive faiblesse* n'était accompagné d'aucune fièvre, de délire ou de prostration, la malade conservait son intelligence et se rendait parfaitement compte de son impotence. Dès le début du mal, elle éprouva la sensation de resserrement autour du tronc. Cette sensation non constante apparaissait avec une violence variable pour disparaître quelques instants après. Les palpitations accompagnaient généralement ces crises de constriction. La respiration, libre généralement, devenait soufflante, dyspnéique et pénible Pas de maux de tête, pas d'épistaxis, d'hématémèse. Elle dit avoir éprouvé des picotements dans tout le corps. Au commencement de la maladie, les picotements siègent sur la surface du corps avec sensation de « peau morte », mais bientôt ces phénomènes gagnent la profondeur et maintenant la malade dit les ressentir dans les muscles et les os avec sensation de froid, « comme si elle était mouillée par une pluie fine ». La marche, au début assez aisée, est maintenant absolument abolie, de même la *course*. Les jambes sont lourdes « comme du plomb ». L'appétit s'est toujours conservé, les digestions faciles mais constipation tenace. Parfois quelques douleurs de reins, miction facile, indolore. Aanalyse Urines. Pas de sucre, pas d'albumine, excès de phosphates.

C'est dans ces circonstances qu'elle nous fit appeler pour la première fois. Les œdèmes des jambes, la bouffissure de la face, les troubles de la locomotion et de la sensibilité, douleur en ceinture, l'existence du Westphall, la coordination des mouvements, l'absence d'albumine dans les urines et de troubles organiques appréciables du cœur, du foie et des reins, de cachexie et de diathèse nous fit poser le diagnostic Béribéri et ordonner la médication révulsive et cardio-dynamique avec des fortifiants Sous l'action de ce traitement, la malade recouvre lentement ses forces, les œdèmes disparaissent, mais il lui reste toujours une grande faiblesse dans les jambes.

4 novembre 1899.

*Etat actuel.* — Trois mois après cette première visite, elle nous fait appeler à nouveau. Nous la trouvons au lit, la figure amaigrie, sans œdèmes, le corps décharné, les muscles sont flasques et sensibles, les articulations n'ont pas d'épanchement, l'air est triste, la malade dit que sa vue baisse beaucoup, l'acuité visuelle est à 15 mètres au maximum ; plus loin elle voit des objets troubles. Elle se plaint de lourdeur dans la tête, de grandes faiblesses dans les jambes et dans toutes les articulations.

*Examen. Appareil respiratoire.* — Absolument indemne. inspiration sans bruits pathologiques, expiration de même. Pas de toux, pas de crachats, pas d'épanchement pleural.

*Appareil circulatoire.* — Pouls 128, faible, irrégulier, intermittent.

Température 37°. Pas de voussure, frémissement semblable au *thrill* de l'anévrisme, choc dans le septième espace, sec et vibrant, battements rythmés épigastriques. Matité pas sensiblement accrue.

A l'auscultation, on perçoit à la pointe une systole prolongée, sans souffle ou dédoublement, mais le choc est vibrant et métallique. Les faux pas sont fréquents, les intermittences masquées par des séries de contractions rapides puis des arrêts et la reprise qui se fait sans continuation de rythme, i. e., il existe parfois une interversion dans les bruits et les silences. Le petit silence, le premier bruit, le grand silence et le deuxième bruit, sont parfois alternativement sautés. Exemple : petit silence, premier bruit, grand silence, premier bruit et vient ensuite le rythme régulier ; ou deuxième exemple : petit silence, premier bruit, petit silence, deuxième bruit (le premier étant marqué par l'ondée du pouls). Les sigmoïdes claquent, synchrones avec un bruit sec. Pas de souffle aux jugulaires et aux fémorales.

*Appareil digestif.* — Appétit conservé, digestions faciles mais constipation, pas de coliques, de météorisme ou d'épanchement dans le péritoine ; foie normal ; rate ordinaire, pas d'hémorrhoïdes.

*Appareil urinaire.* — Sauf quelques douleurs lancinantes des reins, il n'y a rien d'anormal à noter.

*Appareil nerveux. — Cerveau.* — Les fonctions psychiques semblent affaiblies et particulièrement la mémoire, l'amnésie porte surtout sur les dates et les noms. L'intelligence est aussi abaissée. Elle comprend difficilement.

La sensibilité générale est à peu près conservée dans toute son intégralité. Les excitations mécaniques et physiques sont perçues distinctement sur tout le corps et sans retard excepté aux jambes où l'anesthésie est prononcée. Les organes des sens, sauf la vue, sont intacts. Après avoir eu le toucher émoussé au début, elle a recouvré ce sens, ne conservant de son ancien état qu'une sensation de doigt engourdi aux deux pouces seulement. Le sommeil est bon, pas de délire ni d'hallucination (pas de crises de nerfs).

*Appareil de la locomotion.* — Les articulations sont saines, sans épanchement ou déformation, cependant la malade dit y ressentir parfois des douleurs Les muscles sont flasques, mous, sans tonus, douloureux au toucher, réagissent faiblement à l'excitation mécanique, n'obéissent que médiocrement à la volonté et ces troubles sont surtout marqués pour ceux des jambes ; les deltoïdes, les sus et sous épineux, les triceps et biceps ont un peu diminué de volume, les fléchisseurs des doigts ont perdu toute leur énergie. Les muscles thénars et hypothénars ont leur volume ordinaire, pas d'atrophie des interosseux, pas de griffe.

La station debout est assez facile, mais la marche est difficile parce que la malade dit que ses jambes se dérobent sous elle « parfois les chevilles virent », dit-elle et elle est alors forcée de s'accrocher aux objets voisins pour éviter une chute, car, une fois l'équilibre perdu, elle ne peut le retrouver avec ses seuls moyens. La course est interdite, il n'existe pas trace de rachitisme ou de tumeur osseuse.

Voir l'analyse microscopique des urines prises à la date du 4 novembre 1899.

Urine sans sucre ni albumine, excès de phosphates ; bactéries banales.

20 novembre 1899. — Application faite le 4 novembre de pointes de feu sur le rachis et médication cardio-dynamique instituée à la suite d'une crise d'orthopnée intense, semblent donner de bons résultats. Son mari vient ce jour nous dire que les palpitations ont cessé mais la tête est toujours vide, avec bourdonnement d'oreilles. les faiblesses ont disparu. La paraplégie persiste  La malade dit avoir aussi le goût de sang dans la bouche et cela d'une façon intermittente, mais il n'existe ni hématémèse, ni hématurie. ni moélena et hémoptysie, ni épistaxis. L'appétit semble revenir, de même que le sommeil.

La maladie a duré plusieurs mois.


## OBSERVATION XLV

### Béribéri forme œdémateuse


Mme A. B..., âgée de 24 ans, rentière, créole blanche de la Réunion, mariée et mère de quatre enfants, de taille petite, de constitution robuste. Perdu trois enfants en bas âge d'accidents de dentition et de troubles digestifs.

*Antécédents héréditaires.* — Père mort à 40 ans de fluxion de poitrine. Mère morte à peu près au même âge d'influenza, pas de frères et trois sœurs décédées, l'une d'une pleurésie et les deux autres, très jeunes, d'accidents.

*Antécédents personnels.* — N'a jamais fait de grandes maladies dans son enfance, sauf une dysenterie qu'elle eut à l'âge de 5 ans et qui faillit lui coûter la vie. Plus tard elle fut atteinte d'une fièvre dengue qui dura une quinzaine de jours, puis elle se rétablit mais il lui resta toujours une certaine faiblesse à la main droite. Elle ne se souvient pas de l'époque précise à laquelle elle eut la malaria pour la première fois. Cette dernière affection n'a jamais revêtu chez elle un caractère pernicieux, mais ces manifestations duraient parfois plusieurs jours. Elle ne se souvient pas d'avoir eu des fièvres intermittentes réglées, le traitement quinique et les toniques reconstituants agissent très bien sur sa fièvre. Elle eut la rougeole à 13 ans, mais guérit sans suite ni complications et, à l'âge de 15 ans, elle devint nubile, mais les premières menstrues furent très douloureuses. Dysménorrhée avec coliques météorisme et courbatures, cependant ses menstrues, quoique profuses, sont régulières dans leur apparition. Elle eut toujours de bonnes couches sans accidents consécutifs, dans l'intervalle des grossesses les époques cataméniales suivaient un cours normal. L'allaitement des deuxième et troisième enfants fut compliqué d'abcès du sein. Elle eut pour son dernier enfant une assez bonne grossesse, mais un mois avant le terme, les douleurs parurent dans les jambes, ces douleurs étaient accompagnées d'engourdissements montant parfois jusqu'à la hanche droite ; mais ces troubles se dissipèrent rapidement. Elle eut une bonne couche et malgré quelques accidents fébriles consécutifs elle se rétablit sans complications. L'appétit, capricieux au début (pica ?) était revenu ; le sommeil aussi, et toutes les fonctions naturelles s'accomplissaient normalement. Elle perdit son enfant, depuis lors le sommeil disparut, l'appétit diminua et sa santé déclina rapidement.

*Historique.* — Il y a un mois environ, elle fut prise de névralgies multiples, de migraines, d'odontalgies, de douleurs articulaires et musculaires, en même temps les forces décrurent avec une rapidité extrême, elle fut prise de défaillances, de faiblesses, dans les jambes surtout, et la vue se troubla.

Ces phénomènes prirent une intensité graduellement progressive. Dès le début même du mal, il y a un mois environ, elle remarqua un peu d'enflure aux jambes, surtout à la cheville. Des brûlements d'estomac avec quelques nausées, sans vomissements. Il y a quinze jours, elle éprouva la sensation de ceinture béribérique pour la première fois, sensation de resserrement surtout pénible à l'épigastre. Depuis près d'un mois elle dit avoir éprouvé des palpitations, mais ces crises, très espacées au début, se sont rapprochées au point d'être provoquées maintenant, par la plus petite alerte et le plus léger effort, la marche la plus courte. Depuis un mois les jambes sont tellement lourdes « comme du plomb » que la marche devient très pénible et de ce fait elle est forcée de garder le lit. La course est abolie. Pour faire le moindre pas elle est obligée de s'appuyer aux meubles et parfois pour ne pas tomber de s'y accrocher, car brusquement ses jambes se dérobent sous elle et lui font perdre l'équilibre. Elle dit avoir des crampes aux mollets et des picotements au bout des doigts

*Examen. Cœur.* — Pas de voussure, pas de frémissement. Pouls 108. Dicrote. Pas de pouls frontal, pas de souffle de Durozier ou de soufle aux jugulaires.

Premier temps prolongé, choc vibrant à la pointe, raccourcissement du deuxième silence dont la durée est à peu près égale à celle du petit silence, mais pas de dédoublement, de miaulement et de souffle aux orifices cardiaques. Emotivité du cœur dont les battements sont fréquents et les palpitations survenant à propos de rien. Il n'existe pas d'arythmie, de faux pas ou d'arrêt. La température marque 37°1, les muqueuses sont bien colorées mais sans rougeurs phegmasiques, sauf celle de l'arrière-gorge.

*Appareil respiratoire.* — Absolument normal.

*Appareil digestif.* — La langue est bonne, cependant l'appétit a beaucoup diminué, les digestions, au début très lentes et difficiles, sont meilleures maintenant. La constipation est grande mais sans coliques et borborigmes. Il n'existe pas de tumeur de l'organe mais la pression épigastrique provoque une sensation douloureuse et de gêne.

*Appareil génito-urinaire.* — La malade dit que ses reins font mal. La douleur à la pression siège surtout au niveau du rachis, elle est sourde et gravitive, la pression l'accroît. La miction est facile et non douloureuse, pas de polyurie ou de polakyurie (voir plus loin le résultat de l'analyse des urines). Le toucher vaginal montre un col assez volumineux, mou, dépourvu d'œufs de Naboth, de granulations, d'ulcérations ou de tumeurs. La commissure gauche présente des traces de traumatisme de parturition. Les culs-de-sac sont libres. Depuis quelque temps, elle dit avoir de fortes pertes blanches et, avant les dernières couches, elle reconnaît qu'elle a eu une inflammation des organes génitaux externes, mais n'a jamais eu d'accidents syphilitiques ou de chancres mous. Les ganglions inguinaux sont normaux, la palpation du petit bassin ne révèle aucun empatement, aucune tumeur ; cependant il existe un peu de métrite.

*Système nerveux.* — Sauf les migraines auxquelles elle est sujette, elle n'accuse aucun trouble, mental, délire, hallucinations, vertiges ou troubles sensoriels, les facultés psychiques sont conservées, il n'existe pas de lésions apparentes des organes des sens. La sensibilité générale est conservée mécanique et calorique. Réflexe pharyng., Argyll-Robertson intacts. Le Westphall notablement diminué, la station debout, les yeux fermés, est normale. La marche est chancelante, hésitante, pleine d'arrêts, la malade s'accroche aux meubles ou prend un point d'appui sur les murs et les objets voisins. Après la plus petite marche, les pieds s'engourdissent et les douleurs en ceinture devien‑

hent plus vives La malade « sent le parquet », elle n'a pas de
sensation de vide en marchant, mais seulement une extrême faiblesse
des muscles et une confiance très limitée dans ses moyens d'action.
Les articulations sont saines, il n'existe ni douleur, ni rougeur, ni
chaleur, ni tumeur. Le squelette est dépourvu de tumeurs et de
rachitisme, les muscles sont durs et douloureux à la pression, surtout
ceux des membres inférieurs, il n'existe pas d'atrophie musculaire
visible, les deltoïdes, scapulaires, les thénars et hypothénars ont
leur volume ordinaire et agissent bien ainsi que les autres muscles,
sauf ceux des jambes qui seuls sont atteints d'une sorte de paralysie,
ils n'obéissent que lentement et difficilement à la volonté, l'excitation
faradique les fait contracter normalement ou à peu près.

*Analyse des urines*. — Propriété physique, volume un litre environ,
couleur jaune paille, aspect légèrement trouble, odeur urineuse, dépôt
nul, consistance épaisse, réaction alcaline, densité 1,020, excès de
phosphates, pas d'albumine, ni sucre, muquosités sans pus ni sang.

*Examen microscopique*. — Grande quantité de bacilles (Uréœ, Subtilis)
débris épithéliaux (larges cellules vaginales), quelques rares streptocoques.

*Examen du sang*. — 3 200.000 globules rouges, 10 600 globules
blancs, quelques hématoblastes, pas de cocci, sang centrifugé donne
quelques cocci. Ensemencement sur gélo-gélatine rizée, colonies
blanches, crémeuses, faïencées, prend pas le Gram, caille pas le lait.

12 avril 1901. — Après un changement d'air dans les montagnes, à
une altitude de 1.200 mètres, elle redescend en assez bonne santé,
sauf quelques défaillances encore et quelques troubtes de la sensibilité
tels que picotements légers aux doigts et aux pieds. Sur ces entrefaites, elle met au monde un enfant à terme mais délicat. Après
les couches, légère rechute de Béribéri avec œdème aux extrémités
inférieures et augmentation des troubles nerveux, puis tout rentre
à peu près dans l'ordre. Elle est prise bientôt de quelques accès palustres qui ramènent une nouvelle crise, celle-ci très intense. Son mari
qui la soigne tombe lui-même malade, atteint de la même maladie ;
nous ordonnons alors, après avoir essayé les remèdes ordinaires sans
succès, un nouveau changement d'air dans les montagnes. Cette fois,
l'orothérapie est inefficace et, après une violente crise de palpitation,
la malade meurt. Quinze jours après, redescendu sur le littoral, le
mari est emporté à son tour par le Béribéri.

Nota. — Le mari avait sous ses ordres de nombreux individus
coolis, atteints de Béribéri, et travaillait avec eux aux champs toute
la journée.

## OBSERVATION XLVI

### Béribéri forme œdémateuse

Enfant S. C... B..., âgé de 7 ans, type créole blanc, né à S.-R...

*Antécédents héréditaires.* — Père et mère vivants et relativement en bonne santé, a eu deux frères et deux sœurs mais deux sont morts, l'un d'accidents de dentition et l'autre en naissant. Son frère cadet est atteint du mal de Pott avec gibbosité considérable du rachis et inflexion du sternum avec toutes les manifestations d'un rachitisme avéré.

*Antécédents personnels.* — En naissant sa mère déclare qu'il a eu des maux d'yeux mais pas d'écoulements par les oreilles, pas de croûtes dans les cheveux et pas d'ulcération cutanée ou d'adénite. A deux reprises il faillit mourir pendant sa dentition par des accidents méningitiques. Il n'a jamais eu d'autre maladie qu'un peu de paludisme ne revêtant jamais la forme pernicieuse, les seuls accès sont francs mais irréguliers. Cette affection traitée par la quinine est rapidement maîtrisée.

*Historique.* — Deux ou trois jours avant l'apparition des œdèmes sa mère nous dit qu'il avait eu un peu de fièvre lente. La peau seule indiquait, par un léger surcroît de chaleur, cet état fébricitant. Quand un soir au retour de l'école, sa mère en le déshabillant remarqua que son ventre était enflé. Le lendemain au réveil la figure était bouffie puis graduellement l'infiltration se généralisa dans tout le tissu cellulaire sous-cutané, les organes sexuels s'œdématièrent considérablement de même que les jambes.

Deux jours après l'apparition du mal, l'enfant ne put se rendre à l'école parce que ses jambes ne le soutenaient plus. Elles étaient dures « comme des barres de fer » nous dit la mère. Il se plaignit en même temps de grandes faiblesses et de palpitations mais sans douleur à proprement parler. Les fonctions naturelles se faisaient normalement avec un peu de diarrhée au début mais le sommeil était calme il n'avait pas de délire. Malgré les demandes réitérées des parents inquiets de cette enflure générale, l'enfant persistait à dire qu'il ne souffrait pas et qu'aucune partie du corps ne lui faisait mal. Au début l'appétit avait semblé fléchir avec quelques nausées et des vomissements alimentaires, mais ces troubles durèrent peu et maintenant l'enfant dévore, a d'excellentes digestions et des selles normales et régulières. A aucune période de la maladie il n'eut de convulsions.

Les œdèmes durèrent huit jours pleins, après s'être complètement
généralisés. A ce moment nous l'avons examiné et aucune cavité
splanchnique ne contenait d'épanchement. L'infiltration ne se cons-
tatait que dans tout le tissu cellulaire sous cutané avec prédominance
dans les parties déclives et les endroits pourvus de tissu cellulaire
lâche. Après ces huit jours, les œdèmes baissèrent assez rapidement
et il ne lui restait qu'un peu de bouffissure de la face et de gonflement
des parties, huit jours après tous ces troubles trophiques disparurent
et le petit malade qui avait des membres énormes et une face de
« magot chinois » devint frappant de maigreur.

*Etat actuel.* — Les membres sont grêles, les muscles ont conservé
leur élasticité et leur contractilité normales La marche est redevenue
possible. Les forces reviennent. L'enfant mange, boit et dort bien.
A l'auscultation du cœur on perçoit, comme au temps des enflures,
un choc vibrant à la pointe avec augmentation de la durée du pre
mier temps qui empiète sur le grand silence. Mais il n'existe pas
d'arythmie, de faux pas, de dédoublement ou de souffles. Les autres
organes fonctionnent normalement et ont conservé leur apparence
et leur volume ordinaires.

Voir plus loin l'examen des urines. Traitement fortifiant et anti-
rachitique.

N. B. — Il n'existe pas d'anémie. Nombreux cocci dans sang périph-
centrifugé

*Analyse des urines.* — Sans sucre ni albumine

Durée de la maladie plusieurs semaines.


## OBSERVATION XLVII

### Béribéri forme œdémateuse

A... C..., âgé de 37 ans, célibataire, charpentier, Africain, demeurant à S.-F....

*Antécédents héréditaires.* — Père mort de béribéri il y a une vingtaine
de jours, presque sans agonie, mère encore vivante ; pas de frère,
une sœur en bonne santé, mariée, a eu un enfant bien portant. Pas de
folie, pas de nerveux, pas d'alcoolisme, à sa connaissance pas de
tuberculose.

*Antécédents personnels.* — En bas âge, n'a eu, lui a-t-on dit, que des
accès de fièvre paludéenne. A 12 ans il eut la rougeole, guérit sans
complication, n'a pas eu d'autres maladies infectieuses, ni scarlatine,
ni variole, ni fièvre typhoïde. Il y a une dizaine d'années il eut une

sorte de cholérine, mais se rétablit au bout d'une semaine. La malaria chez lui ne s'est jamais manifestée par des accès pernicieux, les seuls troubles dont il se soit ressenti sont des accès non réguliers, mais en général assez francs, avec trois stades de frisson, chaleur, sueur, défervescence par crisis et le malade sort de l'accès un peu fatigué, mais sans troubles graves ou indispositions sérieuses. Cette maladie ne l'a jamais quitté mais il se rend facilement maître de ses manifestations en général bénignes. Pendant l'épidémie d'influenza il dut payer son tribut au mal régnant mais il se rétablit très vite et sans suites.

A l'âge de 20 ans il eut une blennorrhagie qu'il soigna à temps et dont il se débarrassa en quinze jours. N'a jamais eu de chancres ni bubons.

*Historique.* — L'année dernière vers le mois d'octobre il fut pris de béribéri qui se manifesta par des enflures au jambes, des troubles de la locomotion, la ceinture périthoracique, des palpitations, sans albumine dans les urines, ni abolition des réflexes et de la sensibilité générale ou spéciale. Cette première atteinte avec des alternatives d'amélioration et de rechutes dura trois mois, au bout desquels il ne ressentit presque rien ; cependant il avoue que de temps en temps les enflures des jambes apparaissaient, mais cela ne l'incommoda pas au point d'interrompre son travail. Il y a quinze jours environ il fut surpris par un retour assez violent du mal qui se manifesta par la réapparition des troubles qu'il avait eus l'année précédente avec cependant une plus grande difficulté dans la marche.

Durée de la maladie plusieurs mois.


## OBSERVATION XLVIII

### Béribéri forme mixte

A. N..., 25 ans, né à la Réunion, commune de B.-P..., marié et y demeurant, deux enfants morts en bas âge, femme encore vivante en bonne santé.

*Antécédents héréditaires.* — Père vivant, mère morte suites de couches, deux frères morts de béribéri il y a un an, une sœur morte il y a un an de malaria, trois sœurs vivantes en bonne santé.

*Antécédents personnels.* — N'a jamais été malade de sa vie et c'est la première fois qu'il se sent atteint.

*Historique.* — Ses deux frères atteints de béribéri qu'ils avaient contracté en soignant un voisin atteint du même mal vivaient avec lui ;

peu après leur mort il commença à sentir lui-même les premières atteintes du mal. Il travaillait, mais les forces diminuaient si rapidement et il éprouvait de si grandes faiblesses dans les jambes avec des douleurs dans les muscles, du genou à descendre, qu'il dut interrompre tout travail.

Les enflures firent leur apparition en même temps que les faiblesses.

Il avait des palpitations très violentes et par crises survenant surtout après un effort prolongé, une marche fatigante ou un travail physique pénible.

Il éprouve des douleurs en ceinture, une lourdeur, une raideur, une insensibilité aux jambes ce qui l'empêche de courir et rend la marche même, soufflante et difficile. L'appétit est presque nul, les digestions difficiles, un peu douloureuses parfois. Il ne peut faire usage d'aliments volumineux sans éprouver de la lourdeur à l'estomac avec gêne et *crainte d'étouffer*. Les selles après avoir été liquides dans les premiers jours de la maladie sont actuellement solides et irrégulières. Les urines faciles et abondantes ne contiennent ni sucre ni albumine.

*Examen*. — La sensibilité générale à la chaleur, à l'électricité et à l'excitation mécanique indique une hypoesthésie des cuisses et une anesthésie et analgésie des genoux aux orteils.

Réflexes. Le patellaire après avoir été accru dès le début du mal est très affaibli aujourd'hui ; le plantaire est moins actif, les autres semblent normaux ; le malade dit éprouver des douleurs dans les reins, la pression des apophyses épineuses des vertèbres dorso-lombaires est suivie de rachialgie. Pas de maux de tête, de vertiges et d'hallucinations. Intellect conservé de même que les sens : ouïe, goût, affection, vue ; le sens génésique ne paraît pas être atteint sérieusement au dire du malade, à peine existe-t-il un peu d'anaphrodisie, sommeil bon. Absence totale de manifestations fébriles. Pas de troubles sécrétoires.

Tous les organes sont sains et fonctionnent bien sauf le cœur qui est manifestement atteint d'endocardite. Cet organe bat avec une violence extrême. Le choc est vibrant et se répercute à l'épigastre sous forme de battement isochrone et d'ondulations, le premier temps est prolongé. Il existe des arrêts après deux ou trois périodes complètes. Il n'existe aucune lésion valvulaire appréciable. Les enflures siégeant aux deux membres inférieurs compliqués de troubles paralytiques qui ne peuvent être imputables qu'au béribéri indique la forme mixte de cette maladie. Traité par des drastiques et des révulsifs le malade se rétablit en quelques semaines, sur place. Nous n'avions modifié aucunement son régime alimentaire. L'hématimétrie pratiquée au début de la maladie donna 3.100.000 globules rouges, 8.000 globules blancs, nombreux hématoblastes.

L'examen microscopique du sang périphérique après centrifugation fait voir de nombreux cocci. Examiné à nouveau six semaines après nous n'avons pu déceler ces cocci, ni aux orteils ni aux doigts.

Durée de la maladie six semaines.

## OBSERVATION XLIX

### Béribéri forme sèche

L. S..., âgée de 18 ans, cultivatrice, née à la Réunion, créole de couleur blanche, mariée et mère d'un enfant.

*Antécédents héréditaires.* — Père vivant, mère morte il y a un an de tuberculose pulmonaire, un frère vivant, pas de sœur. Aucune tare nerveuse, ni rhumatismale, ni alcoolique.

*Antécédents personnels.* — A eu une enfance délicate, mais ne se souvient pas d'avoir eu de maladie infectieuse. A eu quelques accès bénins de paludisme. Nubile à 14 ans sans dysménorhée. A eu un enfant et c'est à la suite de cette grossesse qu'elle commença à enfler, l'œdème commença par les jambes, envahit tout le corps, la face y compris, mais disparut complètement après la crise. Cet œdème reparut trois mois après les couches et guérit sans laisser de traces. La malade depuis lors s'est bien portée lorsque au commencement de novembre 1899 elle éprouva des fourmillements au bout des doigts et des orteils. Elle n'y fit d'abord aucune attention mais ces symptômes devinrent plus intenses et s'accompagnèrent de sensations bizarres, écrasement de la poitrine, douches d'eau glacée entre les épaules, sensations de brûlure par places, tantôt aux jambes tantôt au bas-ventre tantôt aux seins. En même temps la malade dit avoir éprouvé comme une sensation de froid glacial autour des lèvres et de toile d'araignée sur la langue. Le sommeil très agité, l'appétit disparu, les forces considérablement diminuées obligent la malade à venir nous trouver.

*Examen.* 16 novembre 1899. — La malade est triste, les téguments externes sont pâles, ridés, terreux. Les muqueuses sont normales sauf à l'arrière-gorge où l'hyperhémie est marquée. Pas de dentition de Parkinson, pas de liseré de Burton, pas de troubles sécrétoires salivaire, lacrymal ou pituitaire.

*Système neuro-musculaire.* — Pas de zone hystérogène, pas de crises d'hystérie, hypoesthésie partant d'une ligne circulaire passant au dessous des mamelles jusqu'aux orteils avec anesthésie totale dans les régions basses. L'insensibilité est autant mécanique, calorique, qu'électrique sans dissociation. L'anesthésie péribuccale est limitée aux bourrelets muqueux des lèvres. Le haut du tronc et la tête sont indemnes. Il existe de l'hypéralgie plantaire et de l'hyperesthésie de toutes les apophyses épineuses dorso-lombaires.

Les réflexes sont tous affaiblis ou abolis, le plantaire, le patellaire, l'abdominal (*sus et sous*) sont abolis.

L'argyll Robertson est affaibli, la malade accommode mal. Le réflexe palpébral est atténué, l'intercostal de même, le pharyngien est très sensiblement affaibli mais non disparu, pas de carphologie ni de soubresauts de tendons pas d'incoordination ou de signe de Romberg, pas de pupille crayeuse. Les muscles des membres inférieurs sont flasques, mous et réagissent mal à l'excitation faradique, leur pression est faiblement douloureuse. Toutes les articulations sont saines. La paralysie des tibiaux antérieurs et des peroniers font tomber le pied sans changement dans la direction du gros orteil. Les muscles des membres supérieurs épicondyliens et épitrochléens sont manifestement atteints, la main présente l'aspect de *griffe béribérique* comme aux pieds de *patte béribérique*.

L'ataxie est profonde, la paraplégie complète, la malade ne peut même pas se tenir debout. Elle dit être prise dans un corset de fer et être sujette à des crises de découragement. Aucune hallucination, aucun vertige, aucun délire à signaler.

La malade paraît jouir de toutes ses facultés psychiques. La vue et les autres sens sont conservés intacts. L'examen des organes ne révèle aucune perturbation dans leur fonctionnement et dans leurs situations respectives. La respiration est normale, le cœur bat régulièrement et ne présente aucun bruit pathologique. *Le foie, la rate* sont intacts. *L'estomac*, seul, paraît légèrement douloureux à la pression. Les organes du petit bassin et l'hypogastre ne présentent rien d'anormal. Les menstrues sont un peu irrégulières. La miction est facile, les urines normales, les sphincters indemnes, les selles régulières mais il existe un peu de coprostase.

*Température de l'aisselle* 37° 2/10.

*Pouls*, 140 ; *Dynamomètre*, 9.

*L'examen du sang donne* 3.100.000 globules rouges, 9.800 globules blancs, quelques hématoblastes, pas de cocci.

*Bactériologie*. — L'ensemencement du sang périphérique après centrifugation donne au bout de huit jours un flacon fertile sur six.

La malade revient nous voir quinze jours après et se décide à se faire mettre des pointes de feu sur la colonne vertébrale.

Après deux séances nous ne l'avons plus revue. On nous a dit qu'elle était guérie après plusieurs semaines.


## OBSERVATION L

### Béribéri forme œdémateuse


18 novembre 1899.

W..., âgé de 25 ans, fabricant de cordes, créole indien, né à S.-P..., célibataire.

*Antécédents héréditaires*. — Père, mère morts l'un il y a douze ans de malaria et l'autre de la même maladie il y a quinze ans.

Un seul frère en bonne santé.

Une sœur de même.

*Antécédents personnels*. — Pendant l'enfance a été très peu malade, mais à l'âge de dix ans il perdit la vue après des crises de rhumatisme extrêmement violentes.

C'est vers cette époque qu'il eut des accès de fièvre paludéenne assez forts, mais sans caractère pernicieux. Du reste, ces accidents malariques cèdent ordinairement assez vite au traitement *ad hoc* et restent de longues périodes sans se manifester à nouveau Il dit avoir eu la gale et la rougeole il y a douze ou treize ans. Il y a cinq ans il fut atteint de varicelle, pas de dysenterie ni de typhus, n'a jamais toussé sauf pendant quelques petits rhumes, mais n'a jamais eu d'hémoptysie. Il affirme n'avoir jamais eu de maladies vénériennes. Cependant la voûte palatine est perforée et une large ouverture fait communiquer les cavités buccales et nasales. Les ganglions des aines et du cou sont à peine marqués, il n'existe aucune cicatrice sur le corps qui paraît bien formé sans lésion osseuse, rachitisme ou tumeur, il n'a jamais souffert du foie, n'a jamais cessé d'uriner normalement. En somme il jouissait d'une bonne santé quand il fut pris par les premières atteintes du béribéri.

*Historique*. — Ce mal fit son apparition il y a deux ans à la suite d'un voyage qu'il fit (à Saint-Denis éloigné de 40 kilomètres). Il eut une période de fièvre qui dura quinze jours à la suite de laquelle ses jambes enflèrent.

Cet œdème progressivement gagna le haut du corps et trois jours environ après cet œdème la figure se tuméfia. Cet œdème persista pendant près de quatre-vingts jours, puis tous ces troubles rentrent dans l'ordre graduellement. Ses jambes les premières se désenflèrent et successivement cette amélioration se fit sentir dans la même marche que la maladie avait prise pour envahir l'économie.

Il éprouva alors de violentes palpitations avec sentiment d'essoufflement, de dyspnée cardiaque et de gêne respiratoire, sensation de constriction périthoracique. Au même moment il se plaignit de vives céphalalgies, de picotements aux extrémités des doigts et des orteils. La marche rendue déjà hésitante par sa cécité devint absolument impossible, il dit même n'avoir pu satisfaire ses besoins naturels sans l'assistance d'autrui. Les fonctions digestives ne furent que légèrement atteintes. Les troubles de la locomotion de la sensibilité et les troubles trophiques (œdème) empêchent le malade de vaquer à ses occupations. Cette première atteinte eut une durée de quatre-vingts jours environ après lesquels tous ces phénomènes morbides disparurent les uns après les autres. Il eut un répit d'une année mais aux premières chaleurs de l'année suivante il fut repris par les mêmes manifestations qu'au début. Les troubles s'établirent dans l'ordre primitivement adopté. Cette période eut une durée sur laquelle le malade ne peut s'expliquer, avec des alternatives d'amélioration suivies de rechutes.

Le 3 novembre 1899 il se présenta pour la troisième fois avec les mêmes troubles qui avaient caractérisé son affection dès le début.

*Examen.* — Nous procédâmes alors à un examen qui confirma en tous points les lésions et troubles que nous avions déjà remarqués. Un spécimen d'urines à l'analyse nous révéla la présence d'une véritable purée de strepto-bacilles de Nepveu, l'absence totale de pus, de sang, d'albumine et de glucose, quelques filaments tubulaires et quelques cellules épithéliales se firent seuls voir au champ du microscope.

*Appareil respiratoire.* — Sauf un peu de bronchite légère fonctionne normalement. Il n'existe ni épanchement, ni congestion des bases, les sommets sont sains.

*Appareil circulatoire.* — Le pouls est plein, légèrement dicrote, marque 126 pulsations à la minute. Il n'existe pas d'artériosclérose, le cœur à l'inspection ne révèle aucune voussure précordiale. Le choc se fait voir au niveau de la septième côte et dans la ligne mamelonnaire. A la palpation ce choc est vibrant et n'est pas accompagné de frémissement cataire.

L'auscultation fait remarquer une prolongation du premier temps mais sans dédoublement et de souffles pathologiques. On ne trouve pas d'arythmie de faux pas ou de tachycardie.

L'aorte seule fait entendre un claquement sigmoïde légèrement arriéré. Temp. 37°6.

*Appareil digestif.* — Langue excellente. Appétit diminué, mais sans troubles digestifs violents. selles ordinaires, pas d'hémorroïdes.

*Le foie* est normal. Pas d'ascite.

*La rate* très hypertrophiée occupe presque tout le flanc gauche.

*Appareil urinaire.* — Miction facile. Polyurie indolore. Pas de douleurs rénales. Pas de lésion dans cette région.

Voir l'examen des urines. Urine : sans sucre ni albumine.

Pas de chaude-pisse ou d'accident de vessie.

*Appareil nerveux et moteur.* — Sensibilités tactile et calorique sont intactes de même que les autres sens sauf la vue qu'il a perdue il y a longtemps  La marche est possible encore quoique fatigante. Il se plaint de grandes faiblesses dans les membres et se lasse rapidement. Sommeil bon. Les fonctions de la peau sont normales. Le cerveau n'a pas subi d'atteinte.

Durée de la maladie plusieurs mois.


## OBSERVATION LI

### Béribéri forme œdémateuse


J... L... R..., âgé de 66 ans, né à S.-A..., créole d'origine fran-çaise, marié, père de un enfant.

*Antécédents héréditaires.* — Père et mère morts, le premier à 70 ans, de rhumatisme, la dernière à 85 ans, suite d'accident (chute sur la hanche). Frères : un seul vivant sur quatre ; les autres morts de diverses affections : paludisme, typhus, etc.

Sœurs : une vivante, deux mortes de malaria.

*Antécédents personnels.* — *Enfance.* — Quelques indispositions bénignes, quelques accès de fièvre, pas de strume ou d'abcès froid.

*Adolescence.* — A eu la rougeole vers l'âge de 10 à 12 ans, à 16 ans a eu la varicelle.

En 1866 il fut malade pour la première fois d'une fièvre muqueuse qui dura plus de 20 jours. Il se rétablit sans accident ni compli-cation.

Depuis cette époque il ne fut jamais malade que d'accès paludéens à de rares intervalles sans gravité aucune et cédant sous traitement quinique rapidement. Cet homme très actif s'adonne aux travaux des champs et reconnaît que la vie en plein air qui est la sienne depuis plus de 40 années est la cause de sa bonne santé générale.

Il affirme n'avoir jamais eu d'accidents syphilitiques ou vénériens. Il était en pleine santé, lorsque le mal débuta chez lui d'une manière insidieuse en août de l'année présente

*Historique.* — Le premier symptôme de la maladie se présenta sous forme d'enflure aux deux chevilles, aux pieds, sur la face dorsale. Il remarqua dès le début que ces enflures s'exagéraient après quelques fatigues physiques. Les œdèmes graduellement gagnèrent les jambes puis les cuisses jusqu'au ventre et l'épigastre; les bras et les mains étaient les moins enflés, mais la figure en revanche s'œdématia facilement, avec des périodes d'amélioration. La bouffissure se localisa surtout au pourtour des orbites et des joues.

En même temps que ces infiltrations se manifestaient, le malade fut pris de violentes palpitations. Ces crises survenaient sans cause appréciable en général, étaient provoquées par toute fatigue et surtout la marche et les efforts violents. Ces palpitations étaient toujours suivies d'une dyspnée plus ou moins intense, avec sensation de poids sur la poitrine.

Il éprouvait la sensation de constriction périthoracique et abdominale à de rares intervalles et d'une durée de quelques minutes. La caractéristique du début de l'affection fut marquée par la décroissance rapide des forces, des faiblesses, des picotements au bout des doigts des deux mains et cela *sans trace de fièvre*. Durant la crise l'appétit baissa beaucoup avec un état nauséeux sans troubles gastriques apparents.

Il n'a jamais eu de migraine. Il dit n'avoir pas eu de troubles sensitifs ou sensoriels. Il nous fait appeler auprès de lui parce que son mal empirait de jour en jour. La marche était devenue presque impossible par des œdèmes généralisés. La faiblesse extrême. L'inappétence marquée, le sommeil agité, les palpitations violentes, les phénomènes de jambes de plomb, de picotements et de « peau morte » prenant de jour en jour de l'importance. Devant ce cortège de symptômes appartenant tous à l'épidémie régnante, notre opinion fut faite : le malade était atteint de Béribéri. L'examen consécutif des urines vint confirmer le diagnostic, en effet, les urines assez pâles et chargées et phosphates ne contenaient aucune trace d'albumine ou de sucre. Par contre l'examen microscopique nous révèle la présence d'innombrables bacilles de Nepveu Nous instituâmes le traitement cardio-dynamique les diurétiques et drastiques.

Après un traitement d'un mois environ pendant lequel l'amélioration s'accentuait de jour en jour le malade put reprendre ses occupations de directeur de propriété agricole qu'il avait dû interrompre par suite de son affection deux mois auparavant.

Depuis lors l'appétit est revenu avec cependant de temps en temps quelques nausées non suivies de vomissement, le matin au réveil surtout.

Le sommeil est régulier, les selles régulières ordinaires, les urines (à analyser). Urines ni sucre ni albumine.

Les jambes seules sont encore un peu lourdes mais sans enflures.

*Examen du 22 novembre 1899. Poumon* — Parfait.

*Cœur.* — Choc vibrant à la pointe ; dédoublement du premier temps plus net de la pointe, pas de faux pas, pas d'arrêt, pas de souffle. Matité normale. Pouls 110, régulier et un peu dicrote. Température 37°1.

*Appareil digestif.* — Excellent.

*Foie* et *rate* normaux pas d'épanchements viscéraux.

*Reins* normaux.

*Cerveau* normal.

*Sens* intacts.

*Réflexes* de même. Sauf le patellaire légèrement affaibli.

*Marche* facile.

*Transpiration* bonne.

En somme amélioration considérable, il ne reste plus qu'un peu de lourdeur des jambes et un peu d'enflure du visage.

Nous mettons le malade aux toniques et au fer.

Durée de la maladie plusieurs semaines.


## OBSERVATION LII

### Béribéri forme œdémateuse

M... L... B..., âgé de 34 ans, né dans la colonie. aide-comptable, marié et père de famille.

*Antécédents héréditaires.* — Père encore vivant, en bonne santé, âgé de 62 ans ; mère, existe encore, en bonne santé, 60 ans, a eu six enfants ; quatre vivants et deux morts tout jeunes.

Frères et sœurs jouissent d'une excellente santé.

Pas de folie, tuberculose, lèpre, pas d'alcoolisme.

*Antécédents personnels.* — Né à S.-M... et n'a jamais quitté l'endroit. Dit avoir eu une enfance un peu souffreteuse, pas de croûtes dans les cheveux. Lymphatique, mais pas de strume.

Ne se souvient pas de l'âge de sa puberté (à peu près vers les 15 ans).

Etant très petit, a eu la petite vérole volante (à l'âge de 14 ans), a eu la fièvre typhoïde, durée près de deux mois. Resta un mois et demi convalescent, mais se rétablit sans suite (perte de mémoire, manie, etc.).

A 17 ans a. eu une fluxion de poitrine, d'une durée de trois mois. Au bout de ce temps la guérison s'obtint complète.

Quatre ans plus tard il eut une nouvelle fluxion qui dura celle-ci six mois.

Depuis cette époque jusqu'en 1897, il jouit d'une bonne santé, sans même un accès de fièvre paludéenne.

N'a jamais eu de syphilis.

Le malade affirme n'avoir jamais eu de malaria, à proprement parler.

Il ignore les trois stades classiques, frisson, chaleur, sueur et n'a jamais pris le lit pour un accès de fièvre.

En 1893 il eut un peu de fièvre bénigne.

Début de la maladie : dans le courant du mois de janvier 1897. Il fut pris de la première attaque du mal. Celui-ci se manifesta insidieusement par quelques enflures autour des chevilles et des sensations de froid (d'eau glacée) aux jambes, du genou à descendre. Cette période dura près d'une année avec des alternatives d'amélioration et de rechute.

Pendant ce temps l'appétit était vorace, les digestions faciles, les selles régulières, pas de constipation ni de diarrhée. Il mangeait du riz blanc de Saïgon comme base d'alimentation sans faire usage d'alcool.

En janvier 1898, c'est-à-dire une année après il éprouva parfois des étouffements et des palpitations intermittentes survenant surtout après les fatigues et les efforts musculaires. En même temps la marche devint plus difficile, parce que les jambes étaient lourdes et très enflées, l'œdème avait gagné graduellement le genou. « Les jambes de plomb » et le malade marchait avec effort, soit en traînant les jambes, soit en soulevant alternativement chaque pied pour le poser à terre ensuite. La sensibilité de la plante des pieds était intacte.

Il percevait bien la résistance du sol ou du parquet, il pouvait encore marcher les yeux fermés (coordination conservée). Le sommeil était bon, les mictions aisées et toutes les autres fonctions conservées jusqu'en juin de la même année. A ce moment, le 5 juin, les troubles prirent une intensité telle :

Douleur en ceinture,

Œdèmes considérables des jambes,

Palpitations,

Essoufflements,

Picotements dans tout le corps jusqu'à l'extrémité des doigts, etc.,

Faiblesse considérable de tous les membres,

qu'il dût cesser son travail et entrer à l'hôpital. Les douleurs et les palpitations cessent en août à la suite du traitement (avant l'entrée à l'hôpital il avait reçu plus de 900 pointes de feu sur le rachis), mais les troubles parésiques persistent jusqu'en décembre 1898. Il put alors marcher avec l'aide de deux bâtons. Il les quitta un mois après, mais avait toujours recours à un aide de temps en temps.

En janvier et février 1899, il se trouva décidément mieux. Cependant tous les troubles de la locomotion persistaient quoique très affaiblis. Il resta en traitement jusqu'au 23 octobre de la même année.

Reçut son exéat à cette date et reprit son travail. Son état s'était donc très sensiblement amélioré, il ne lui restait plus qu'un peu de gêne dans la marche.

Il y a une quinzaine de jours son état cependant l'inquiéta au point de le faire venir me voir.

*Examen. État actuel.* — Créole. Figure bouffie, surtout autour des yeux.

. Teint jaune, pâle, terreux, légèrement anémié.

Sans ganglions ou glandes au cou.

Regard un peu terne.

*Appareil respiratoire.* — Fonctionne normalement pas de souffles, de râles, pas de scodisme. Organe sain.

*Appareil circulatoire.* — *Pouls paradoxal.* — Pouls, 130. Temp., 37°. Les radiales accusent une systole lente et prolongée pas de dicrotisme.

*Cœur.* — Les valvules agissent bien. La pointe bat dans le 7e espace, un peu en dehors de la ligne du mamelon, le choc est très visible et a même une légère répercussion au creux épigastrique qui semble animé de battements isochrones à ceux du cœur, pas de souffles aux orifices, mais une systole prolongée et un léger dédoublement du deuxième pas. Le grand silence est raccourci.

Pas d'épanchement extra-cardiaque, le trapèze de matité est cependant élargi par sa base. N'a jamais eu d'hémorrhagies.

*Appareil digestif.* — L'estomac un peu dilaté, sensible et douloureux à la pression.

*Le foie* et *la rate* normaux.

Il existe une forte entéroptose.

Il existe en ce moment une grande constipation, pas d'hémorroïdes.

*Appareil génito-urinaire.* — Les mictions faciles, sans douleurs de reins ou de vessie.

Les érections ont disparu.

Pas trace de syphilis ou de blennorrhagie.

*Système neuro-musculaire.* — Il accuse en ce moment une gêne (comme un tablier de plomb) en avant du ventre, du pubis à l'ombilic.

Les picotements du coude aux mains, des hanches aux pieds. Engourdissement notable de ces parties.

Les sensations d'eau glacée et froid ont disparu. Il éprouve quelques élancements dans les tibias. La vue a beaucoup baissé, cependant la lecture est encore possible.

L'ouïe est conservée mieux d'un côté que de l'autre, cependant l'acuité auditive est affaiblie.

L'olfaction et le goût sont conservés à peu près intacts.

La sensibilité générale est fortement émoussée, c'est ainsi que les perceptions tactiles et caloriques ont complètement disparu aux jambes, aux mains, sont affaiblies plus haut, aux bras et aux cuisses et conservées quoique retardées au tronc et à la tête.

*Réflexes.* — Le patellaire est aboli.

Le crémastérien conservé.

Le pharyngien de même et l'Argyll-Roberston affaibli.

Réaction lumineuse faible.

Réaction d'accommodation presque annulée.

Analyse du sang et des urines.

*Sang.* — Hemat. 3.210.000.

Leucocytes normaux, quelques cocci.

*Urine.* — Transparente, sirupeuse, légèrement jaune foncée.

Densité : 1,028.

Réaction acide.

Volume assez considérable.

Acide urique en excès.

Chlorures, faible.

Pas de sucre.

Pas d'albumine.

Pas de bile, de sang, de lymphe.

Quelques cellules épithéliales.

Quelques cylindres hyalins.

Durée de la crise ; deux mois.

## OBSERVATION LIII

### Béribéri forme œdémateuse

P... C... L..., âgé de 56 ans, marié, cultivateur, né à la Réunion, créole brun.

*Antécédents héréditaires.* — Père mort de phlegmons multiples du bassin et du scrotum à l'âge de 69 ans.

Mère morte vers 49 ans, a eu 12 enfants tous en bonne santé et venus à terme. Morte de congestions (suppression brusque des menstrues par refroidissement). Sur les 12 enfants 3 garçons et 5 filles sont morts de diverses maladies, mais pas de lèpre, de tuberculose ou de syphilis, aucune tare nerveuse, pas d'épilepsie, pas d'hystérie, neurasthénie ou folie. Les autres enfants vivants sont en parfaite santé.

*Antécédents personnels.* — Vers l'âge de 18 ans a eu la cholérine mais s'est rétabli rapidement, a eu la rougeole vers l'âge de 12 à 15 ans, puis la fièvre paludéenne en 1865, mais depuis ce moment il n'en eut plus. Au début de l'épidémie d'influenza en 1899 il fut un des premiers atteint. La maladie dura deux mois mais il en sortit sans suites. Aucune de ces diverses affections n'avait laissé de traces et il était en parfaite santé lorsqu'il fut atteint par le Béribéri.

*Historique. Début de la maladie.* — En 1898 le mal débuta par une enflure symétrique des deux membres inférieurs, surtout autour des chevilles et à la face dorsale des pieds, puis de là l'œdème gagna, les jambes, les genoux, les cuisses et sauta aux mains et à la figure, respectant tout le tronc et les organes génitaux externes.

Le début fut très insidieux, le mal s'établit graduellement sans fièvre, sans douleur, sans frisson, sans malaise, en un mot par rien qui pût attirer l'attention du malade et le faire croire atteint si ce n'était l'œdème symétrique des membres inférieurs.

Le malade était atteint de palpitation depuis l'âge de 25 ans, à la suite dit-il, de surmenage physique. Depuis qu'il est atteint du Béribéri il dit que ces palpitations sont plus fortes, c'est ainsi que les crises qui avaient une durée de une à deux heures auparavant, duraient parfois deux à trois heures et survenaient au moindre effort. Ces palpitations sont toujours accompagnées d'essoufflement, de dyspnée et de gêne respiratoire. Les urines depuis le commencement de la maladie n'avaient varié ni en quantité ni en qualités physique et chimique.

Il me fit appeler et je ne constatai alors aucune lésion des principaux organes sauf du cœur qui avec des palpitations présentait une matité accusée du trapèze avec souffle à la base et à la pointe.

A ce moment il n'avait aucun symptôme de paralysie. Il n'éprouvait
alors comme phénomène nerveux que des picotements passagers dans
les parties atteintes d'enflure. Je lui ordonnai des fortifiants, des diurétiques de hydragogues et surtout un changement d'air, ce qu'il fit
pendant quatre mois dans les montagnes. Il revint complètement
guéri n'éprouvant absolument rien d'anormal.

Deux ans après il eut une rechute et vint me voir. Le mal avait
reparu dans les mêmes conditions mais avec une intensité moindre et
toujours sans fièvre ou état prodromique.

*Etat actuel.* — Figure pâle, amaigrie, regard voilé, traits tirés *facies
béribérique,* langue non saburrale, muqueuses ischémiées, gorge
rouge. Pouls, 99 ; temp., 36°8 ; respir., 48.

Les jambes seules sont le siège d'un œdème dur et pâle, gardant
longtemps l'empreinte digitale laissant couler à la mouchure une sérosité claire citrine. Absolument indolore. Sensibilité est intacte, les
perceptions caloriques, mécaniques, électriques, sont accusées sans
retard, Westphall atténué. Tous les organes sont intacts sauf le cœur
qui est atteint de dilatation, choc violent à la pointe dans le sixième
espace sur la ligne du mamelon, souffle aux orifices, léger dédoublement du deuxième temps. Appétit mauvais, digestions lentes, sommeil bon. L'examen du sang fait voir une grande diminution des globules rouges. 2.500 000 Hém. Les leucocytes ressemblent à de
véritables « oursins » remplis de bactéries et couverts d'aspérités sur
toute leur surface, ils affectent les formes les plus diverses, ils sont en
grand nombre : 20.800. L'examen bactériologique fait voir quelques
bâtonnets colorés facilement au réactif bleu, de nombreux cocci. Cultures sur G. G. rizéé col. blanches. L'analyse de l'urine donne :

*Analyse d'urine.* — C... L..., Saint-Benoît, le 18 mai.

*Qualités physiques.* — Densité 1,020 ; consistance épaisse ; couleur
topaze ; aspect limpide ; dépôt, néant ; odeur, *sui generis* ; réaction,
acide ; volume (?)

*Qualités chimiques.* — Urée ; acide urique ; NaCl et chlorures ; acide
phosphorique ; phosphates quantités normales ; albumine, néant ;
glucose, néant ; bile, néant ; lymphe, néant ; sang, néant ; chyle,
néant ; corps étrangers, néant.

*Qualités microscopiques.* — Quelques cylindres hyalins ; microbes,
cocci et Nepveu, espèces petites.

Le 8 mai 1898, première attaque, durée 4 mois, traitement climatérique.

En mars 1900, deuxième attaque, dure encore à ce jour avec des
périodes d'amélioration et de rechute.

Application de pointes de feu le 8 mai et le 18 mai 1900.

## ORSERVATION LIV

### Béribéri forme œdémateuse

M... V..., indien, né dans l'Inde.

*Antécédents héréditaires.* — Père, mort âgé ; mère vivante, a eu deux enfants morts, lui seul survit.

*Antécédents personnels* — Agé de 46 ans, employé à l'établissement R... St P..., arrivé dans la colonie en 1866, n'a eu aucune maladie pendant son enfance, a eu d'abord la fièvre paludéenne puis une syphilis, a eu des crises d'oppression à différentes reprises, a eu quelques bronchites légères mais n'a jamais craché de sang. C'est un alcoolique modéré. Se nourrit presque exclusivement de riz, de morue et de légumes, sa religion lui interdisant le bœuf.

*Historique.* — Le mal commença par de la fièvre, des courbatures avec maux de reins et céphalalgie. Cette période fébrile dura environ 20 jours sans discontinuer. Aussitôt après la cessation de ces symptômes fébriles, les enflures parurent. D'abord l'œdème se localisa aux chevilles et aux faces dorsales des pieds avec des alternatives d'amélioration et de recrudescence. Cette période fut rapidement suivie d'un œdème généralisé, siégeant principalement aux membres inférieurs. Pendant l'épidémie de Béribéri qui sévissait sur cette propriété les deux précédentes années, notre malade avait été épargné jusqu'ic' quoique vivant en contact constant avec les autres engagés atteints.

*Etat actuel.* — Les enflures ont gagné tout le corps, les jambes sont fortement œdématiées, le ventre est tendu, l'ascite remonte à deux travers de doigt au-dessus du nombril. Cet épanchement est mobile et suit la déclivité qu'on lui fait prendre.

Le scrotum et le pénis sont enflés ainsi que la face dorsale des mains mais à la figure cet œdème est surtout visible et donne à la physionomie un aspect de magot chinois. La respiration est haletante et brève la respiration diaphragmatique est plus accentuée que la costale. Il n'existe aucune plaie sur le corps.

Les muqueuses sont pâles sans être exsangues.

Sensiblité intacte.

Le malade se plaint d'une excessive faiblesse des membres inférieurs, faiblesse qui rend la marche pénible, tremblante et lassante. Il n'existe pas de steppage mais le plus petit choc fait perdre l'équilibre. Cependant il n'existe pas d'incoordination et de la perte de la sensibilité de la plante des pieds.

Les réflexes sont conservés sauf le patellaire qui est diminué légèrement.

*Examen des organes. Cœur.* — Pointe dans le septième espace sur la
ligne mamelonnaire. Frémissement à la pointe. Le choc est répercuté
à l'épigastre. Le trapéze de matité est élargi à la base. Pas de souffles ou dédoublements, pas de bruits extracardiaques.

*Foie* débordant légèrement le rebord des fausses-côtes.

*Rate* inaccessible au toucher.

*Estomac* non dilaté. Pas de masses ganglionnaires, de matité et d'empâtement à l'abdomen. Cependant ascite assez considérable remontant à deux travers de doigt au-dessus de l'ombilic. Œdème de la
paroi même du ventre, notable surtout à l'hypogastre. Pas de troubles
psychiques. Acuité visuelle affaiblie mais réflexe d'Argyll Robertson
conservé. Pas de trémulation épileptoïde, pas de soubresaut de tendons de carphologie, mais le malade a un air hébété *Facies béribérique.*

Soumis au régime drastique, lacté, diurétique. Sirop d'Easton. Analyse d'urine négative, excès d'urates, sans pus, sang, albumine, sucre
ou bile. Urines rares ne survenant qu'avec la défécation, dysurie
datant du début du mal. Pouls large et plein sans dicrotisme. Respiration haletante et soufflante. Transpiration normale. Hématimétrie,
2.800.000. Analyse bactériologique révèle la présence d'un grand
nombre de bactéries de Nepveu dans les urines et le sang contient
des microcoques. Un ensemencement sur Jensen modifié donne des
colonies vivaces de bactéries (diplocoques) et de staphylocoques pyogènes dorés. — Voir tube n° 15.

29 juillet. — Le traitement ne donne aucun résultat satisfaisant.
Nous insistons pour qu'on tente l'action du climat des hauts-plateaux.
Monté à la Plaine des Cafres le 8 août et décédé le 10.


## OBSERVATION LV

### Béribéri forme sèche

M. P..., âgée de 48 ans, blanchisseuse, née à S.-B..., mariée et
mère de treize enfants.

*Antécédents héréditaires.* — Père et mère morts il y a longtemps ;
la malade ne peut nous renseigner sur la nature du mal dont
ses parents moururent ; n'a ni oncle ni tante, n'a qu'une sœur, âgée
de 51 ans, atteinte comme elle de Béribéri.

*Antécédents personnels.* — N'a jamais été malade dans son enfance, a
été réglée à 13 ans ; s'est mariée à 16 ans, a eu treize enfants à terme

et deux fausses couches et une couche gémellaire. Les treize enfants nés à terme étaient tous bien formés et de beaux enfants. Elle en perdit six à des époques différentes, de maladies diverses : fièvre, dysenterie, coqueluche, etc. Elle déclare que les deux derniers qu'elle a perdus présentaient des enflures au début du mal (elle attribuait cela aux vers) puis les enflures ont disparu au moment de la mort ; il y a de cela trois ans. Avant cette époque elle n'avait jamais remarqué des personnes enflées dans son entourage. Les sept enfants vivants sont en bonne santé, aucun n'est atteint de Béribéri.

Pas de rhumatisme, syphilis, tuberculose, lèpre, variole, scarlatine, hystérie, folie.

A joui toujours d'une bonne santé, à part quelques accès de Malaria, combattus avec succès par la quinine. Elle était en pleine santé lorsque la maladie commença ; c'est en février 1900. Le mal débuta par une crise aiguë de dysenterie, frissons légers avec fièvre peu prononcée, perte d'appétit, nausées et vomissements aqueux. N'a jamais eu de vertiges, de maux de tête. Selles fréquentes, huit à dix fois, plus souvent la nuit, variables en abondance, sans efforts de défécation, les selles parfois sanguinolentes et parfois glaireuses, avec des raclures de boyaux, sans lambeaux épithéliaux. Au cours de la dysenterie, les deux pieds s'enflèrent un peu, l'enflure ne s'élevant pas plus haut que les chevilles, œdème léger, mou, non douloureux et sans érythèmes. A ce moment, la malade, très affaiblie, prit le lit. Bientôt les troubles nerveux éclatent. D'abord des sensations de glace et de chaleur se succèdent sur tout le corps, parfois elle se sentait tellement froid qu'elle réclamait des couvertures et se repliait sur elle-même, pour se réchauffer. Tantôt, au contraire, les bouffées de chaleur insupportables la faisait rejeter ses couvertures au loin. Les fourmillements apparurent sur tout le corps en même temps. Aucune douleur d'estomac, mais des palpitations si fortes qu'elles pouvaient se voir au creux épigastrique. Mais ce qui la faisait surtout souffrir, c'est une douleur autour de la taille « comme un cordon serré qu'on a passé tout autour », c'est par cette sensation d' « *étranglement* » avec deux points douloureux à droite et à gauche, au-dessous des côtes. La malade dit avoir éprouvé à cette époque les sensations les plus bizarres « son corps s'ouvrait et se refermait », après les repas, elle sentait son pouls descendre au bas-ventre et remonter à l'inspiration. Elle sentait le lit se dérober sous elle. Cependant, d'après quelques parents qui l'ont soignée, elle a toujours conservé sa lucidité d'esprit, raisonnait avec logique et n'avait aucun délire. Elle se plaignait beaucoup du grand malaise dans lequel la plongeait ses sensations extraordinaires. La paralysie commença par des troubles aux doigts et aux jambes ; ici, des picotements, des fourmillements et une grande, si grande faiblesse, que la marche en devint d'abord hésitante, puis difficile, parfois impossible, au point que la station verticale même lui était défendue sans le secours d'un appui. Ces phénomènes, sans douleur aucune aux membres. En même temps les doigts furent pris d'engourdissement, de picotement, de raideur, les rendant gauches et malhabiles. Elle dut suspendre ses travaux de couture et perdit la possibilité d'écrire. La maladie augmentant graduellement, bientôt tout le corps fut pris jusqu'au larynx. Elle ne perdit jamais l'usage de la voix mais éprouvait une grande difficulté à parler. La voix était voilée, quoique forte, mais l'émission des sons était rapidement suivie d'une grande fatigue de l'organe.

Les troubles passagers des sens, troubles de la vue (*phosphènes*), ouïe (*bourdonnements*), olfaction (*odeur désagréable*).

*Goût.* — Goût aigre, sensation de bouche pleine d'eau, n'ont aucun rapport avec le fonctionnement du cerveau. Psychique normale. C'est dans ces conditions qu'elle nous fit appeler. Après examen attentif on porta le diagnostic Béribéri.

*Maladie apyrétique.* — Douleurs en ceinture, phénomènes sensitivo-sensoriels et sensitifs, avec paraplégie hyperesthésique, avec abolition des réflexes, œdèmes indolores, sans albumine dans les urines. Myocardite sans lésion valvulaire, pas de trémulation épileptoïde, pas d'intoxication, Impaludisme faible, aucune lésion organique — foie, rate, poumon, reins — apparente. Antécédents négatifs.

Ayant combattu les troubles intestinaux et paralytiques, plusieurs applications de pointes de feu sur le rachis et un traitement tonique et reconstituant sont ordonnés, qui la débarrassent de sa paralysie et de ses troubles gastro-intestinaux.

Le 27 août, notre malade vient nous voir pour se plaindre de douleurs dans tout le corps : névralgies changeant de place, tantôt à droite, à gauche, à l'épaule, etc., les picotements localisés à un endroit disparaissent après quelques frictions. Tous les troubles, picotements, fourmillements, élancements, etc., ne l'empêchent pas de bien manger, l'appétit est revenu complètement, le sommeil, les digestions sont bonnes, les selles régulières, les urines sont normales en quantité et qualité. Les forces sont revenues, la malade peut marcher et peut même courir.

En somme, il ne lui reste que des troubles sensitifs légers sans lesquels elle serait radicalement guérie après quarante-cinq jours de traitement. Nous lui ordonnons des bains, des douches, des frictions et des massages, avec quelques granules de phosphure de zinc.

La malade, âgée de 48 ans, qui depuis la mort de son mari, surve·

nue il y a quatre ans, n'avait éprouvé aucun désir vénérien, fut prise
à ce moment de désirs violents intermittents qui durèrent près d'un
mois, suivis d'anaphrodisie

26 décembre 1900. — Nous revoyons la malade qui est presque
guérie. La ceinture béribérique existe encore, mais très faiblement, de
même que les autres troubles nerveux.

Durée de la maladie plusieurs mois.


## OBSERVATION LVI.

### Béribéri forme mixte

3 septembre 1900.

M...., âgé de 38 ans, garde champêtre, demeurant à B.-M...,
veuf et un enfant, né à S.-A..., est malade depuis un mois.

*Antécédents héréditaires.* — Père et mère morts, les deux de fièvre et
de vieillesse. Sur treize enfants, dont dix morts de maladies diverses :
accidents, fièvre, dysenterie (*pas de tare familiale*), tuberculose,
lèpre, syphilis, alcoolisme, trois frères restent en bonne santé, seul
des trois il est malade.

*Antécédents personnels.* — A eu la dysenterie à 9 ans, durée de six
mois, bonne guérison, sans rechute.

A eu la typhoïde à 11 ans, la rougeole à 16 ans, la fièvre dengue,
l'influenza en deux fois, la première il y a dix ans, et l'autre il y a
quatre à cinq mois, pendant la dernière épidémie.

Tousse pas ne crache pas de sang. Pas de syphilis, deux blennor-
rhagies, une à 22, l'autre à 30 ans. N'a jamais eu de paralysie, pas
de tumeurs cutanées ou de plaies. Il boit de l'alcool (rhum) modérément et d'une façon intermittente.

Depuis trois ans a souvent des accès paludéens avec frissons, chaleur
sueur, accès de durées variables, de deux à douze heures.

*Historique.* — Il y a un mois a commencé par un accès de fièvre
avec frisson, tremblement, puis chaleur sans sueur ; cet accès a duré
quatre jours, sous forme rémittente. Au bout de ce temps le malade
fut pris de hoquet pendant trois jours, nuit et jour ; puis les jambes
enflèrent, ces enflures ont débuté par les deux chevilles à la fois et
la face dorsale des pieds ; puis progressivement l'œdème monta des
jambes au ventre, la face et rien que d'un côté du bras gauche
En même temps les picotements (cela beaucoup) et les fourmillements
firent leur apparition dans les pieds, les talons, les mollets, jusqu'aux genoux, ainsi qu'une douleur assez vive, comme un « étran-

glement » autour de la taille, comme une ceinture qu'on resserrerait. Alors le malade fut pris d'une adynamie considérable, faiblesse excessive allant jusqu'à l'abolition presque de la marche. Faiblesses dans tout le corps, rendant l'effort difficile, découragement. Au moindre travail fatigant, à la moindre marche, le cœur est pris de violentes palpitations. Ces palpitations obligent le malade à suspendre son travail pour se reposer et souffler. La respiration est gênée, mais sans toux ou expectoration, aussitôt le cœur calmé, la respiration reprend son rythme ordinaire.

Au début même du mal, notre patient a éprouvé des migraines intenses plus fortes le jour, causant de l'insommie. La vue devenait trouble et des bourdonnements aux oreilles au moment des crises douloureuses de céphalalgies. Appétit avait beaucoup diminué, la digestion restait bonne, sans vomissements, les selles régulières, parfois un peu sanglantes, (*par crise hémorroïde*), mais sans diarrhée ni dysenterie.

*Examen.* — Le malade est un fort garçon de race noire, semble accablé et découragé. Le regard est terne, la face bouffie aux paupières et aux pommettes *Facies béribérique.* Les jambes, enflées modérément, conservent l'empreinte digitale, l'œdème est de dureté moyenne et siège sur les membres inférieurs et au bas-ventre. Ici il n'existe pas d'ascite ou d'épanchement péritonéal (absence de sensation de flot) mais les tissus des parois abdominales sont seuls atteints, l'empreinte qu'y laisse le doigt est plus apparente vers le pubis.

*Appareil urinaire.* — Le malade dit uriner beaucoup ; urines très claires et parfois laissant un abondant dépôt calcaire après chaque petite poussée de fièvre. Il n'y a jamais eu d'hématurie et l'analyse des urines révèle la présence de nombreux cylindres hyalins et des tubes, mais sans albumine et sans sucre. Quelques rares bacilles, pas trace de chancre, pas de blennorrhagie.

*Appareil circulatoire.* — Le malade est pris de temps en temps de petites poussées de fièvre suivie de dysurie. Au moment de l'examen, la peau est chaude, le pouls ample, long et chiffre 95.

*Cœur.* — Le trapèze est légèrement augmenté à la base, le rythme est accéléré et le choc de la pointe dans le septième espace intercostal, un peu à gauche de la ligne mamelonnaire, a une répercussion visible dans le creux épigastrique. Il n'existe cependant aucun souffle extra-cardiaque, aucun bruit anormal, seulement un prolongement modéré du premier temps, mais pas de dédoublement. Température 37°2.

*Appareil digestif.* — Langue blanche et faiblement saburrale, gardant l'empreinte des dents sur les bords libres latéraux.

Estomac non dilaté mais douloureux à la pression.

Foie et rate sans hypertrophie ou congestion. Intestins libres, sans ganglions ou tumeurs. Hémorroïdes internes.

*Appareil respiratoire.* — Les poumons, absolument sains, fonctionnent à merveille.

*Système neuro-musculaire.* — Force des bras conservée, mais les jambes sont faibles. Autrefois grand marcheur, maintenant se tient debout difficilement et après quelque temps est pris de tremblement, de grande lassitude dans les membres inférieurs. En fermant les yeux le malade marche droit. Absence d'incoordination. Tous les réflexes sont intacts sauf l'Argyll-Robertson et le Westphall qui semblent affaiblis, la contraction d'accommodation se faisant plus lentement, les muscles sont plus mous aux membres inférieurs.

Pas de délire, le sommeil est toujours un peu agité, le malade est tracassé et inquiet de ses malaises. État général pas satisfaisant.

L'analyse du sang dénote de nombreuses bactéries, sans anémie à proprement parler. 3.200.000 hématies. Ensemencé 2 tubes bouillon 1 Jensen et 1 gélose. Soumis au traitement tonique et fortifiant.

*Ensemencements fertiles.* — Colonies blanches, crèmeuses, faïencées.

Durée de la maladie une douzaine de jours.


## OBSERVATION LVII

### Béribéri et paludisme

P..., âgé de 50 ans, aide-infirmier, né dans l'Inde, marié, quatre enfants dont trois morts.

*Antécédents héréditaires.* — Père et mère morts dans l'Inde de maladie inconnue ; frère mort de Béribéri il y a deux ans ; pas de sœurs.

*Antécédents personnels.* — Rien à signaler dans l'enfance. Cet homme qui est notre aide-infirmier à l'hôpital de B. du C. F. C., où il aide à donner des soins à de très nombreux malades atteints de Béribéri, a toujours joui d'une bonne santé sauf quelques accès paludéens bénins, combattus avec succès par la quinine. Dès l'apparition des premiers symptômes de Bériséri, et pour écarter toute idée d'intoxication paludéenne, il fut soumis à un traitement quinique intensif.

Cette médication, au lieu d'améliorer l'état du malade, ne fit que l'aggraver au point qu'on dut la cesser brusquement. Les œdèmes en quelques jours avaient envahi tout le corps et n'épargnaient même pas le cuir chevelu.

Le cœur, fortement hypertrophié, était cause assez fréquemment de crises d'asthme cardiaque très pénibles. Aucun accident vénérien, alcoolique, tuberculeux ou lépreux, à noter dans ses antécédents personnels.

*Historique.* — Le début du mal fut si insidueux que le malade n'y fit aucune attention. Sans secousse, sans fièvre, l'infiltration séreuse s'établit, d'abord autour des chevilles symétriquement, et sur la face dorsale des pieds. De là l'œdème gagna la jambe jusqu'à hauteur du genou. C'est à ce moment qu'il fut pris de légers frissons et d'un état fébrile peu marqué avec quelques migraines et quelques nausées pour lesquelles le traitement quinique fut institué avec les résultats déplorables signalés plus haut. Quelque temps après parurent les troubles de la sensibilité et la motilité (picotements, fourmillements, sensation de brûlure et de froid, contractures et crampes dans les mollets, sensation de faiblesse générale, de constriction périthoracique, de palpitations et de dyspnée d'effort).

Le 27 juillet 1899 nous fîmes l'analyse de ses urines qui ne contenaient ni sucre ni albumine, l'hématimétrie pratiquée le jour même donna 3 720.000 globules rouges et 11.000 globules blancs, avec de nombreux hématoblastes. Le sang périphérique, centrifugé, ensemencé sur milieu de Jensen modifié nous donna, après trois jours, une culture mixte de microcobes blancs et des bacilles de Nepveu, forme moyenne.

Les troubles de la sensibilité, anesthésie et hypoesthésie des extrémités, les faiblesses générales, etc., compliqués d'œdèmes intenses localisés aux membres inférieurs indiquent que le malade est atteint de la forme mixte du Béribéri. Le cœur est notablement dilaté mais sans lésion valvulaire appréciable.

Le foie est normal, la rate de même, ainsi que les autres organes de l'abdomen, sauf l'estomac, qui est légèrement dilaté et douloureux à la pression. Tous les médicaments ayant échoué nous l'évacuons sur l'hôpital Central, situé sur le littoral, à 40 kilomètres de l'endroit où il avait contracté la maladie.

En décembre 1900, après un traitement de plus de cinq mois, passé à l'hôpital Central, il nous revient dans le même état qu'avant son départ.

Les œdèmes persistent à la figure, à la face antero-interne des jambes et aux chevilles. La peau est sèche, plissée, ridée, généralement infiltrée et présente une teinte jaune brunâtre, terreuse, des plus caractéristiques. La sensibilité est complètement émoussée aux extrémités des doigts et des orteils. Les réflexes gravement compromis, surtout le Westphall, la vue est affaiblie, il existe un nystagmus, mais la pupille réagit à la lumière et à l'accommodation.

Le malade se plaint toujours de grandes faiblesses générales et de difficulté dans la marche. Il existe une hyperesthésie plantaire inconnue au début et si manifeste maintenant que le malade qui marche nu-pieds se plaint des douleurs qu'il éprouve quand il pose les pieds sur des cailloux en marchant.

*Examen des organes.* — *Poumons.* — Les poumons paraissent sains, sonorité normale de tous côtés, aucun râle ou bruits pathologiques. Cependant la respiration est un peu soufflante et haletante. Cette dyspnée est accrue après chaque effort. L'estomac toujours un peu dilaté et sensible à la pression, l'appétit capricieux ; le malade craint de beaucoup manger de peur d'étouffer, les digestions sont lentes, légèrement douloureuses, deux ou trois heures après le repas. Il est alimenté au pain, viande, graisse, vin ; le riz étant une nourriture mal tolérée parce que trop volumineuse.

Le malade a eu quatre jours de fièvre, du 23 soir au 28. La fièvre s'est terminée par une abondante transpiration. Pendant cette période de fièvre, la dyspnée était plus forte.

*Cœur.* — Toujours très dilaté mais sans lésion des orifices, bradycardie et quelques faux pas. Artère non artéromateuse. Pouls au-dessus de la normale, s'élève au moment des périodes pyrétiques pour retomber à 98 et dans le voisinage de la centaine, assez régulier et dépressible. Foie normal, rate normale ou légèrement hypertrophiée, reins sans rien d'extraordinaire. Les apophyses épineuses vertébrales sont légèrement douloureuses à la pression, surtout au niveau des premières vertèbres lombaires.

*Examen du système neuro-musculaire.* — La sensibilité générale est à peu près conservée. Cependant on remarque une hypoesthésie manifeste des extrémités inférieures, des genoux aux orteils. Les excitations mécanique et calorique sont très lentes à être perçues, l'anesthésie électrique est complète dans toute la région postérieure des fesses aux talons.

Les réflexes sont tous plus ou moins atteints, le rotulien et le plantaire font défaut, le crémastérien est affaibli. Pas de carphologie ou de soubresauts de tendons.

Les muscles des mollets sont douloureux à la pression, les érections sont abolies, il n'existe aucun appétit génésique.

Pas de signe de Romberg, d'incoordination, de pupilles crayeuses et de signe de Kœrning.

L'excitation faradique des muscles de la jambe, flasques, mous, montre nettement la réaction de la dégénérescence.

Depuis le 23 décembre nous avons ordonné la prise régulière et deux fois par jour de la température et du pouls

Le malade dit n'éprouver aucune névralgie de la face et de douleurs vives de la tête. Cependant il existe un peu de lourdeur, surtout au sommet de la tête. Il n'accuse aucun délire, aucune hallucination, le sommeil est assez calme, mais le moral est affecté et le malade est triste ; les sens sont intacts sauf la vue qui a beaucoup baissé, au dire du malade, et le goût qui est un peu émoussé ; la langue est normale, mais il existe un peu d'hyperhémie de la muqueuse pharyngienne qui est le siège, en outre, de granulations ; les conjonctives sont pâles. Les selles sont irrégulières. Lorsqu'on presse la région épigastrique, le malade accuse d'abord de la douleur puis de la tendance à la syncope. Pas de paralysie des sphyncters. La miction est normale, les urines ne contiennent ni sucre ni albumine.

5 janvier 1901. — A notre visite, nous trouvons le malade un peu fébricitant. Au réveil, hier matin, il a eu un peu de frisson et de chaleur, puis le ventre s'est ballonné et il dit éprouver une sensation de plomb sur l'estomac avec suffocations lorsqu'il s'allongeait sur le dos. Il ne peut dire si c'est le cœur ou l'estomac qui provoque cette sensation. Les œdèmes ont fait leur apparition sur tout le corps, d'un coup. Le malade accuse une faiblesse générale excessive et des vertiges. Hier soir, à huit heures, il fut pris de vomissements glaireux. Il n'existe pas de constipation.

Température, 37° ; pouls, 99.

Respiration difficile, à l'auscultation quelques râles fins à la base du poumon gauche. Violentes palpitations avec retentissement ondulatoire à l'épigastre. Trapèze de matité largement augmenté à la base. Pas de ptyalisme et autres troubles sécrétoires.

11 janvier 1901. — Tous les matins le malade a un peu de fièvre avec défervescence vespérale. Nous ordonnons 1 gramme de quinine et 1 gramme d'antipyrine, légère rémission le lendemain. On cesse l'antipyrine par crainte des complications néphrétiques et l'on continue la quinine, ajoutée aux larges frictions vinaigrées. La fièvre, après de grandes oscillations, tombe dans la nuit du 19 au 20, après une abondante diaphorèse. On continue la quinine.

Le malade accuse malgré sa fièvre *les mêmes troubles de Béribéri qu'avant*. Seulement les forces diminuent. Les picotements, l'insensibilité, etc., persistent. La fièvre ne cède que difficilement.

4 mars 1901. — La fièvre n'est tombée que le 30 janvier et, depuis cette époque, la température se maintient dans le voisinage de 37°, mais le malade décline sensiblement, tous les symptômes premiers sont augmentés et le malade entre dans la période cachectique.

NOM : P........

Décembre 1900
Janvier 1901
POULS
TEMP<sup>re</sup>
22 23 24 25 26 27 28 29 30 31 1er 2 3 4 5 6 7 8 9 10
M. S. M. S. M. S. M. S. M. S. M. S. M. S. M. S. M. S. M. S. M. S. M. S. M. S. M. S. M. S. M. S. M. S. M. S. M. S. M. S.
200  42
180  41
160  40
140  39
120  38
100  37
80   36
60   35

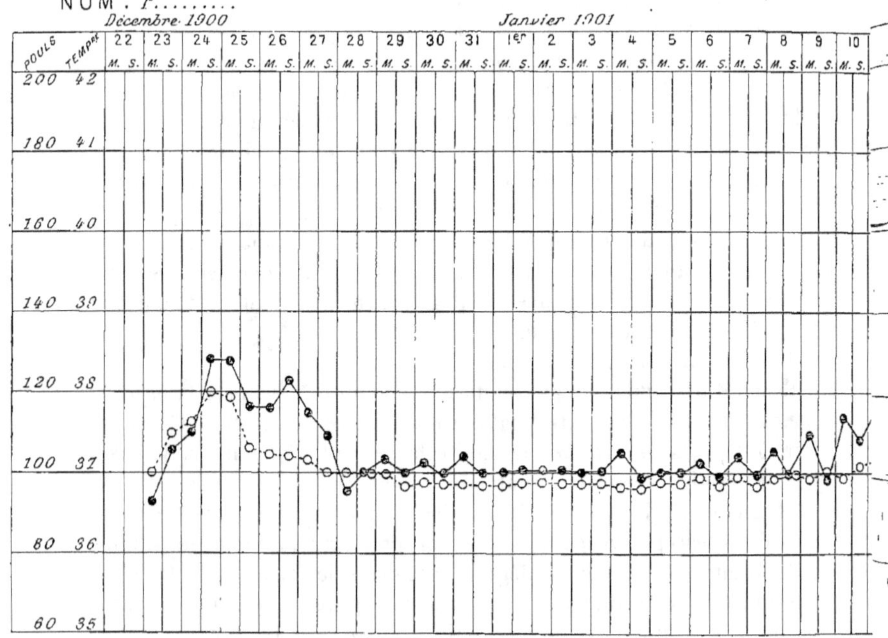

OBSERVATION LVII

MALADIE: *Béribéri et Paludisme.*

OBSERVATIONS

*destinées à comparer la courbe Thermique et la courbe du pouls Décédé aprés plusieurs rechutes de Béribéri.*

La peau sèche, ridée, recouvre difficilement une charpente osseuse, squelettique. Les muscles, surtout ceux de la jambe, sont réduits à l'état de simples cordons, totalement atrophiés. L'état général est lamentable, le malade se traîne difficilement. L'intellect seul reste conservé et intact dans le naufrage général des forces vitales. Décédé par asphixie après une longue agonie.

## OBSERVATION LVIII

### Béribéri. Contagion familiale

11 septembre 1900.

Dlle M... X..., âgée de 40 ans, célibataire, née à la Réunion, créole blanche, demeurant à Sainte-A...

*Antécédents héréditaires.* — Père vivant, 80 et quelques années, mère morte de Béribéri contracté en soignant une voisine. Une sœur et un frère, enfance assez délicate, aucun tare nerveuse (folie, hystérie), rhumatismale, alcoolique.

*Antécédents personnels.* — A eu un actès hémoglobinurique à l'âge de 17 ans et à la suite d'otite double a l'ouïe, dure. Sujette à la fièvre paludéenne, forme bénigne. En parfaite santé, menstrues régulières non douloureuses.

*Historique.* — En août 1899, c'est-à-dire, il y a plus d'un an, elle eut une première atteinte de Béribéri (douleurs épigastriques, troubles digestifs. Ceinture béribérique paralysie subite et troubles nerveux) ; à forme sèche et pour laquelle elle fut traitée par des révulsifs sur le rachis, l'électricité et le phosphure de zinc. Après quelques semaines de traitement, elle recouvrit l'usage de ses membres et put reprendre ses occupations, que la maladie l'avait forcée d'abandonner.

Cette fois la maladie se présente sous la forme hydropique.

Les enflures commencèrent aux deux chevilles, puis gagnèrent rapidement tout le reste du corps. La malade est bouffie de la tête aux pieds, elle présente une dyspnée des plus intenses.

Le cœur très affaibli est atteint de myocardite. L'estomac sensible et douloureux à la pression fonctionne mal. Il existe de l'insensibilité et la perte des réflexes des deux membres inférieurs.

Le malade présente un peu d'anémie.

Dans le cours de la maladie elle a eu quelques accès de fièvre paludéenne avec les trois states bien distincts : frisson, chaleur, sueur ; mais ces accès étaient de courte durée.

L'analyse des urines donne ni sucre ni albumine. L'analyse du sang donne 3.100.000 globules rouges, 16.000 globules blancs, quelques hématoblastes et des cocci après centrifugation.

Le 15 septembre 1900, 4 jours après l'avoir vu une première fois, malgré les diurétiques, les drastiques et les toniques du cœur le mal fait de grands progrès. La gêne respiratoire est intense. Le cœur bat avec une extrème violence, les troubles digestifs sont considérables, la malade dans un état nauséeux perpétuel est prise de fréquents vomissements muqueux contenant parfois des filaments de sang. Les troubles de la sensibilité, de la trophicité et de la locomotion sont manifestement augmentés. Aucun trouble secrétoire des muqueuses. Les urines diminuent de volume mais ne contiennent toujours ni sucre ni albumine.

Nous remarquons bientôt un commencement d'asphyxie. Le cœur affolé bat irrégulièrement. Seule la tachycardie est manifeste, aucun bruit de souffle, les battements diminuent d'intensité et de force, l'asystolie est complète, la respiration s'embarrasse de plus en plus, les yeux sont fixes et exorbités dans une face complètement enflée, la dyspnée augmente de minute en minute, la malade ne trouve plus de position convenable, s'allonge et se fait soulever par instant. La cyanose des extrémités rend les mains froides couvertes de sueur, le pouls aux radiales s'affaiblit graduellement et s'arrète.

Nous assistons à une véritable *faillite* du cœur.

La respiration contenue encore plusieurs secondes après l'arrêt du cœur et la mort survient après une courte agonie dans la nuit du 15 septembre au 16 septembre 1900.


## OBSERVATION LVIX

### Béribéri forme œdémateuse


17 septembre 1900.

M. D..., âgé de 41 ans, frère de la précédente est comme elle, né à la Réunion, même origine et mêmes antécédents héréditaires.

*Antécédents personnels.* — A l'âge de 7 ans a eu une forte crise du foie qui a mis ses jours en danger (hépatite) compliquée d'anurie.

A eu des accidents rubéïques étant jeune mais pas de dothyénaterie, pas de tuberculose, de variole et d'autres maladies infectéuses, aucun accident syphilitique ou blennorhagique.

*Historique*. — Il soignait sa sœur qui était atteinte de Béribéri depuis plus d'un mois lorsque après une journée de travail particulièrement fatigante il eut un peu de grippe, à la suite de laquelle se déclara un peu de néphrite infectieuse puisqu'il accuse un peu d'enflure aux paupières. Les urines analysées alors (sept. 1899) révélèrent des traces d'albumine et une diminution assez sensible du volume, tombé à 800 centimètres cubes, il eut un peu de fièvre, mais bientôt tous ces symptômes disparurent et il lui resta un peu d'enflure à la main gauche et un appétit capricieux. Tout alla bien jusqu'au 15 septembre 1900. Alors des phénomènes d'œdème et de troubles de la sensibilité éclatèrent et il dut prendre le lit le 17 septembre 1900. Il fut pris de sensations de strangulation, de resserrement périthoracique en même temps que les jambes et le ventre s'infiltrèrent. Les picotements au bout des doigts commencèrent en même temps que les manifestations paraplégiques. La marche devint difficile, fatigante et essoufflante, les palpitations firent leur apparition alors. La perte de l'appétit fut complète, les digestions difficiles, parfois douloureuses à la fin des repas, la pression de l'organe éveille une douleur sourde, les selles sont ordinaires avec un peu de constipation.

*État actuel*. — La bouffissure de la face est peu développée, comparativement à l'œdème considérable des jambes, l'œdème mou blanc, se déprime facilement et conserve l'empreinte longtemps. La coloration des téguments est pâle, mais ne dénote pas une anémie très profonde. Les muqueuses sans troubles secrétoires sont pâles, mais non décolorées, la langue dénote un état gastrique mauvais, l'arrière-gorge est rouge.

Les picotements, la raideur des membres et leur insensibilité sont surtout manifestes aux membres inférieurs. Les réflexes sont atténués au-dessus des cuisses, le crémastérien, le rotulien et le plantaire sont abolis. La paraplégie est absolue, le malade ne peut même pas soulever ses jambes et il éprouve les plus grandes difficultés à faire usage de ses bras. 26 septembre 1900.

Les urines analysées sont rares, colorées, mais ne révèlent ni sucre, ni albumine et sans excès de phosphate et d'urates.

L'examen microscopique du sang périphérique centrifugé montre la présence de nombreux cocci, des hématies déformées, des corps sphériques amiboïdes de Laveran colorés en bleu de méthylène et à l'éosine. Leucocytes polynucléaires, nombreux hématoblastes. Le malade est soumis au traitement mixte quinine et tonicardiaque avec antiseptiques intestinaux.

30 septembre 1900. — A notre visite aucune amélioration, au

contraire, la dypsnée, les palpitations et les troubles gastriques sont plus accentués. Les modifications des symptômes neuro-musculaires et des lésions trophiques sont insignifiantes. La matité précordiale est élargie, les bruits sont sourds et irréguliers, le pouls est petit et filiforme. Des râles de bouffées fines et sous crépitants se montrent aux deux côtés du poumon. Pouls 116. Température : 36°5.

La paralysie est complète. Les réflexes sont abolis, la réaction pupillaire seule existe.

2 octobre. — Malade ne prend aucune nourriture, l'anorexie complète, l'agitation devient extrême, l'asphyxie commence. Vésicatoires, pointes de feu, nitrite d'amyle, injections caféine, éther. Tous les moyens thérapeutiques inefficaces, malade meurt dans le colapsus. Durée de la crise : une quinzaine de jours.


## OBSERVATION LX


A... D..., 35 ans, mêmes origine et antécédents héréditaires que les deux premiers.

*Antécédents personnels.* — N'a eu aucune maladie dans son enfance un peu délicate de constitution seulement accuse quelques accidents paludéens bénins. A été réglée à l'âge de 15 ans. Menstrues régulières et sans douleurs, depuis cette période elle est sujette à la fièvre et un peu de migraine au moment des accès paludéens. Elle soignait son frère et sa sœur atteints de Béribéri depuis quelque temps, lorsqu'elle fut prise à son tour de raideur dans les jambes de picotements au bout des doigts et des orteils avec un peu d'enflure aux chevilles. Elle ne fit aucun traitement occupée exclusivement aux soins à donner à ses parents. Elle reçut un jour avis que son père lui-même qu'elle avait laissé au foyer familial était tombé malade, elle alla le voir et le trouva enflé et paralysé. Obligée de se soigner et de s'occuper de son frère et de sa sœur malades, elle revint auprès d'eux.

Après la mort du frère elle nous fit appeler pour le mal qu'elle avait contracté.

10 octobre 1900. — Nous trouvons la malade assise dans un fauteuil dans le même local où son frère et sa sœur étaient morts.

*Examen* — Téguments externes pâles, infiltrés, surtout aux jambes, où les œdèmes sont considérables sans rougeurs ni érythèmes d'aucune sorte. Les muqueuses conjonctivale, gengivale, buccale sont

normalement colorées ; l'arrière-gorge est rouge, la langue fortement
saburrale sur les bords est desquamée et vernissée au milieu.
L'appétit est nul, les digestions des aliments solides, impossible,
par suite de la douleur et des étouffements qu'ils provoquent, l'essoufflement est léger, de même que les palpitations. L'examen du poumon ne révèle rien d'anormal. Le cœur est hypertrophié et bat
avec précipitation, mais il n'existe aucun faux-pas et de souffles
aux orifices.

L'estomac non-dilaté, est sensible à la pression. Les selles
diarrhéiformes sont indolores. L'urine ne contient ni sucre, ni albumine, les organes abdominaux sont à l'état ordinaire.

Pouls paradoxal 122. Température : 36°9. La sensibilité mécanique, calorique, électrique est très affaiblie, du genou aux pieds.
Les réflexes rotuliens et plantaires sont abolis. Pas d'incoordination,
de signe de Romberg. L'Argyll Robertson est intact. L'analyse
du sang donne 3.200.000 globules rouges. 8.000 leucocytes, nombreux cocci, après centrifugation.

20 octobre. — Les œdèmes ont disparu, mais les troubles nerveux et moteurs ont beaucoup augmenté, la malade se plaint de
fourmillements et de picotements, de sensations de glace et de chaleur, elle dit éprouver une grande difficulté à respirer et être serrée
comme dans un étau.

*Examen.* — Anesthésie cutanée étendue au bas-ventre. Westphall
aboli, pas de réflexes plantaires. Aucun soubresauts de tendons.
Argyll Robertson intact. Pas d'incoordination, mais la malade ne
peut se tenir debout, ni étant assise étendre et allonger complètement les jambes sur les cuisses, la malade se plaint de douleurs de
tête et des élancements. Miction normale, un peu de diarrhée.

Elle nous annonce que son père est décédé après avoir été soigné
pour du béribéri enlevé lui aussi par la terrible maladie.

Ce dernier choc a visiblement épouvanté la malade qui ne raisonne pas très bien et parle avec animation d'un « sort » qu'on
aurait jeté à la famille. Nous ordonnons les drastiques, les diurétiques, des calmants.

L'exaltation de son langage et l'excitation de ses gestes la font
passer pour folle. Mais un examen mental pratiqué un mois après
le début de la crise ne laisse voir qu'un peu d'irritation nerveuse et
d'exaltation, mais il n'existe aucune hallucination, délire, manie,
obsession. Des facultés psychiques, la mémoire est un peu affaiblie,
l'amnésie porte surtout sur certains faits postérieurs à la maladie
et sur les dates. Nous ordonnons les calmants et un changement
d'air. La malade a commencé à recouvrer l'usage de ses jambes

après six semaines de traitement; mais il lui est toujours resté un peu de faiblesse générale et de débilité.

*Résumé des observations.* — En juillet 1899, la famille composée de cinq membres, père, mère, deux filles et un garçon. La mère en soignant une voisine atteinte de Béribéri contracte le mal et meurt en quelques jours. La fille aînée, Marie, après avoir donné des soins à sa mère tombe malade de béribéri, forme sèche, se rétablit, mais rechute plus d'un an après crise suraiguë et meurt en quatre jours. Le frère et l'autre sœur qui avaient accompagné la sœur aînée pour se rapprocher d'un médecin habitaient la même maison. Le frère tombe malade de béribéri et meurt en quinze jours. Sur ces entrefaites le père lui-même tombe malade. Sa fille accourt pour le voir mourir à son tour en quelques jours et elle-même la dernière fille, Anna, ayant contracté la maladie restée seul membre de la famille est obligée de faire venir auprès d'elle une parente pour la soigner, parce qu'elle même, atteinte de Béribéri dans la même maison où son frère et sa sœur sont morts, a perdu l'usage de ses jambes et reste complètement impotente. En quelques mois, toute une famille a disparu. Les membres morts successivement de la même maladie. Toutes nos investigations sur le point d'un empoisonnement alimentaire possible sont concluantes. Il n'y a pas eu d'empoisonnement. La famille n'avait jamais cessé de consommer la même nourriture depuis des années et des années.

Juillet 1899, mère meurt de Béribéri.

La fille, Marie, contracte la maladie, août 1899.

B. forme sèche, rechute, 11 septembre 1900. Décédé, 15 septembre 1900.

Frère, tombe malade, 17 septembre, *forme mixte*. Décédé, 2 octobre 1900.

Père, tombe malade, septembre 1900. Décédé, 16 octobre 1900.

Fille cadette, Anna, contracte la maladie, en soignant frère et sœur, septembre 1900, se rétablit en mai 1901, après troubles cérébraux.


## OBSERVATION LXI

### Béribéri forme œdémateuse


M. C... F..., âgé de 27 ans, né à Nombié (Madagascar) de père européen et de mère créole, employé à l'usine de sucrerie, célibataire sans enfants.

*Antécédents héréditaires.* — Père mort à 40 ans de coliques sèches, mère morte à 48 ans de dysenterie. Frères, quatre dont il ne reste que deux, les deux autres morts, l'un de rougeole et l'autre de fièvre jaune.

Pas de sœurs.

Pas de lèpre, pas de tuberculose, pas de Béribéri, pas de syphilis, pas d'alcoolisme. Paludéens invétérés, tous les membres de sa famille ont été atteints de cette maladie à des époques diverses.

*Antécédents personnels.* — Enfance. Quoique né à terme a eu une enfance souffreteuse, était délicat de constitution sans rachitisme et dès la plus tendre enfance a eu des accès palustres.

A l'âge de 10 ans a eu la fièvre hématurique à Madagascar, de cette maladie notre client a conservé le souvenir mais ne peut nous renseigner sur sa durée et son acuité. Cependant après des alternatives de bonne santé et d'accès malariques, il eut une rechute d'hématurie fébrile. Il guérit comme la première fois. C'est pendant son séjour à Madagascar que cette fièvre hématurique bilieuse se manifesta à trois reprises.

Il quitta Madagascar pour la Réunion il y a dix ans de cela et depuis lors ses accès hématuriques cessèrent mais il continua d'avoir la fièvre par crises irrégulières, sous forme d'accès avec frisson, chaleur et sueur survenant tous les jours pendant huit, quinze et trente jours; parfois le type changeait, la fièvre venait deux fois par semaine.

Ces périodes de fièvres ne quittaient jamais le malade sans l'abattre et l'anémier profondément. Cependant malgré ce mauvais état de santé il pouvait se livrer à ses travaux ordinaires. Aussitôt que l'immigration des prisonniers de guerre eut importé la maladie sur l'établissement où il travaillait, il fut un des premiers atteints.

*Historique. Début et marche de la maladie.* — Le malade ne se souvient pas bien des conditions dans lesquelles il fut pris pour la première fois, mais déclare que le début fut insidieux. Comme il était très sujet aux fièvres, il ne peut nous renseigner sur la période d'incubation.

Du plus loin qu'il se rappelle il accuse une décroissance lente mais continue des forces coïncidant avec l'apparition de quelques œdèmes autour des chevilles et aussi sur la face dorsale des pieds. Il dit avoir éprouvé des bourdonnements dans les deux oreilles.

Ses autres sens conservaient leur parfait fonctionnement. Il dit avoir eu des épisaxis mais étant enfant il avait eu des hémorrhagies nasales semblables.

Depuis cette période de début le mal n'a cessé de faire des progrès malgré des intervalles plus ou moins longs de répit, et chaque reprise était marquée par une aggravation des symptômes primitifs, c'est-à dire faiblesse musculaire générale et troubles trophiques.

Les œdèmes gagnèrent les jambes, les cuisses et légèrement les téguments abdominaux. Sa face fut prise un matin de bouffissure sur tout autour des yeux et des joues et la face pâle prit une expression spéciale de tristesse et d'anxiété hébétée. Le frontal est plissé horizontalement par des sillons rendus plus profonds encore par l'infiltration du tissu conjonctif souscutané. Presque dès le début de cette maladie dit avoir éprouvé des fourmillements et des picotements aux jambes, surtout au niveau des mollets.

Les muscles de cette région devinrent dures et sensibles au toucher et en même temps les palpitations firent leur apparition.

Ces palpitations survenaient après chaque marche, après chaque effort (soulever des fardeaux) mais cessaient après quelques instants de repos pour reprendre à la moindre fatigue.

Questionné sur le point de la régularité dans l'apparition de ces palpitations le malade affirme ne les avoir jamais éprouvées à périodes fixes, fébriles ou non mais toujours à la suite de fatigues et d'efforts.

C'est au milieu de ces symptômes de lassitude, de raideur, de faiblesse extrême des membres inférieurs, d'enflures, de bourdonnements et d'étourdissements avec palpitations qu'il vint nous trouver il y a un an. L'analyse microscopique du sang révéla dans cette humeur la présence de nombreux bacilles de Nepveu, des cocci et des corps de Laveran intraglobulaires. Il fut soumis au traitement quinique toni-cardiaque d'Easton et sa santé s'améliora.

14 septembre 1900. — Il y a deux jours il vint nous revoir accusant une reprise du mal plus aiguë cette fois. Nous le soumettons à un nouvel examen.

A ce moment il n'a plus de troubles gastro-intestinaux, vomissements, diarrhée, etc.

*Etat actuel.* — *Système cardiaque.* — Le pouls est large et plein, bien régulier, marquant 90 à la minute. Le visage est pâle, bouffi, empreint d'un air de tristesse et d'anxiété hébétée (faciès béribérique). Les conjonctives palpébrale et globulaire sont pâles et décolorées et légèrement infiltrées ce qui s'aperçoit nettement par les plis qui se forment sur la surface de la muqueuse bulbaire lorsque le globe oculaire se meut dans tous les sens.

*Température.* — 37°2.

*Cœur.* — Cet organe est considérablement hypertrophié, la pointe bat dans le neuvième espace intercostal un peu en dehors de la ligne du mamelon, la répercussion se voit au creux épigastrique qui semble animé de mouvements rythmiques synchrones à ceux du cœur.

Le trapèze de matité est considérablement élargi à la base et la matité se perd sous l'aisselle.

Il n'existe aucun souffle, frémissement et dédoublement à la pointe et le seul bruit anormal est un souffle d'anémie perceptible aux orifices des gros vaisseaux afférents, le premier bruit est prolongé à la base et à la pointe.

Les artères ne sont pas sclérosées, il n'existe pas de varices.

*Poumons.* — Les poumons sont sains et fonctionnent bien quoique le malade ait un peu de grippe.

*Foie.* — Le foie hypertrophié déborde les fausses côtes de deux travers de doigt. Il présente un bord gros sans bosses ni tumeur. A la pression de l'organe le malade accuse une sensation de légère douleur. Il n'existe pas de fluctuation, de mollesse anormale.

*Appareil digestif.* — La langue est rose non saburrale, non marquée sur les bords libres, la cavité buccale et l'arrière bouche sont saines mais un peu rouges, l'appétit a beaucoup diminué et le malade affirme ne pas bien digérer c'est ainsi que l'estomac reste lourd longtemps après les repas. Ceux-ci doivent être modérés sous peine d'étouffement. Les selles sont liquides, mais sans coliques, elles ne contiennent ni sang, ni glaires, ni épithéliums, pas d'hémorroïdes.

*Système urinaire et génital.* — Les urines sont rouges, ordinaires, rares après les accès de fièvre, colorées mais dépourvues de sang.

Analyse. Ni sucre ni albumine.

Le malade ne souffre pas de la vessie et des reins.

Les érections sont notablement affaiblies.

Les désirs vénériens plus rares.

La rate est énorme, elle occupe presque tout l'abdomen, mesure $34 \times 19$ c/m, dure, mais non bosselée.

*Système nerveux.* — Nerfs sensoriels.

Des cinq sens, l'ouïe seule est atteinte de bourdonnement mais le malade entend bien et ne présente pas de lésion apparente de myringite.

Pas de picotements au bout des doigts, mais aux pieds et aux jambes des fourmillements, de la raideur et de l'engourdissement, les jambes sont lourdes comme du plomb. La pression du rachis est indolore au sommet et sensible aux lombes.

Sensibilité générale intacte, mécanique, calorique, électrique.

Légère hypoesthésie à l'esthésiomètre.

*Système moteur.* — Les os ne sont atteints apparemment d'aucune lésion. Les muscles, en revanche, sont flasques, mous, réagissent mal aux membres supérieurs, aux pectoraux et au cou.

Aux jambes, l'œdème empêche de bien les sentir mais ils paraissent durs et douloureux à la pression.

Des réflexes, le Wesphall seul est atténué, l'Argyll-Robertson, le crémastérien, le pharyngien sont intacts.

La force musculaire des mains a considérablement diminué. Dynamomètre 20 k.

Examen microscopique du sang. 1.545.000 hématies, 77 000 leucocytes.

Quelques bactéries strepto-bacilles et microcoques. Ensemencés sur Jensen modifié, les cocci après sélection donnent colonies faïencée, blanche, crémeuse, cocc. prend pas le Gram-Nicolle.


## OBSERVATION LXII

### Béribéri forme sèche

2 octobre 1900.

L... P..., 40 ans, ménagère, mariée, 8 enfants tous à terme, créole de S....-B..... ; père et mère, créoles.

*Antécédents héréditaires.* — Père et mère morts ; mère il y a 5 ans, vieillesse, de même que son père.

Trois frères l'un vivant, en bonne santé ; l'autre atteint d'une paralysie des jambes le troisième mort.

Pas de sœur.

Pas de lèpre, pas de tuberculose, pas de syphilis, pas de folie, pas de maladie de la moelle.

*Antécédents personnels.* — Pas de maladie dans l'enfance, a été réglée à 14 ou 15 ans, a toujours eu de bonnes couches, pas de pertes, mais a accouché d'un enfant mort (le 7e), a eu la rougeole il y a longtemps mais n'a laissé aucune trace. Pas de scarlatine, n'a jamais eu de maladie en somme, et c'est au milieu d'une santé florissante qu'elle tomba malade pour la première fois il y a deux ans au mois de septembre.

*Historique.* — La maladie commença par des troubles sensitifs sensoriels, picotements dans les jambes et dans les mains, puis sensation de ceinture resserrée autour du corps mais sans douleur, presque pas de fièvre, pas de céphalée, pas de vomissements ni de nausées mais de grandes douleurs dans les reins, au niveau des vertèbres lombaires. La région rénale restant indolore, point rachialgique. Les urines cependant accusent un dépôt de phosphates ? elles sont épaisses et caillées.

La paralysie s'établit d'emblée un matin en même temps que les autres phénomènes. La marche devient impossible de même que la station debout. Elle commença alors à maigrir. « La maladie y sèche le corps même » et le dépérissement avec perte graduelle de la force musculaire allait s'accentuant, cependant la malade affirme avoir eu des périodes d'améliorations variables de durée mais suivies toujours de rechutes intenses.

L'année dernière elle fut reprise d'une crise plus aiguë que les autres au mois de juillet, puis survint une nouvelle période d'amélioration sans qu'aucun traitement effectif n'ait été suivi.

Le 15 août de cette année elle tomba plus souffrante, les symptômes sensitifs, sensoriels et moteurs s'accentuèrent au point de compromettre ses jours, c'est alors qu'elle a recours au médecin

*État actuel*. — Personne de taille moyenne, mais considérablement amaigrie, la face est pâle, décharnée ; les yeux sont vitreux et humides, le regard est hébété. La malade, dès le début du mal, a dit avoir la vue trouble et sentir sa vue baisser, mais n'a jamais eu de diplopie ou de blépharoptose. Elle se plaint de lourdeur de tête sans céphalalgie Les oreilles bourdonnent et l'ouïe est affaiblie mais il n'existe pas de vertiges.

Le goût est conservé.

L'olfaction, de même.

L'ouïe : elle entend le tic-tac d'une montre à 40 centimètres

Vue : l'œil est terne, les conjonctives hyperhémiées, la pupille normale non « crayeuse » réagit à la lumière et à la distance. Absence de l'Argyll Robertson. Pas de fulgurance mais des fourmillements.

*Poumon*. — Absolument sain.

*Cœur*. — Eprouve des palpitations, rythme accéléré et faiblesse des bruits, pas de souffle, de dédoublement, de frémissement. On sent le cœur battre faiblement dans le sixième espace.

*Pouls, 116, paradoxal.*

*Temp., 37°1.*

La malade accuse quelques frissons dans l'après-midi et un mouvement fébrile léger. Les règles sont régulières et normales. L'appétit a diminué, mais les digestions sont parfaites. Les selles régulières et normales sans pus, glaires ou sang. Les urines sont normales, 2 à 5 fois par 24 heures, variables suivant la quantité de liquides ingérés. Analyse à faire.

Les muscles sont atrophiés complètement et donne à la personne un aspect squelettique. Le décharnement est aussi apparent aux membres supérieurs qu'aux inférieurs. La marche et la station debout sont abolies. Pas de réflexe rotulien. Le sommeil est agité. Le moral est affecté. La malade pleure souvent sur son état, mais pas délire ou de troubles psychiques.

18 août. — Urine : sans sucre, ni albumine.

## OBSERVATION LXIII

### Béribéri forme sèche

5 octobre 1900.

I...F..., 55 ans, cultivateur-propriétaire, créole, né à la Réunion. Nourriture habituelle : riz, kari, rougaille, etc. Marié, 8 enfants dont 2 morts, l'un de pleurésie et l'autre de lombricose.

*Antécédents héréditaires.* — Père et mère morts âgés ; un frère et une sœur malade de paralysie béribérique (voir observation précédente), un autre frère en bonne santé, il a perdu un frère il y a seize mois d'une maladie dont il ne peut dire le nom. Pas de folie, de lèpre, de tuberculose et de tares nerveuses.

*Antécédents personnels.* — A eu une bonne santé jusqu'ici sauf quelques petits accès de fièvre, n'a jamais eu de dysenterie, n'a jamais craché de sang, n'a jamais eu de scarlatine, variole, rougeole et typhoïde, a eu une légère atteinte d'influenza l'année dernière.

*Historique.* — Le mal a débuté brusquement au moment où il s'y attendait le moins, il y a près d'un mois et demi, par des picotements, des fourmillements, des sensations de brûlure et de raideur aux deux jambes. La peau de ces endroits lui semblait morte, il ne sentait pas quand il se pinçait. Aux doigts il avait des picotements mais ces troubles étaient plus légers qu'aux orteils. La sensibilité des doigts est émoussée au point que le malade dit qu'il lui semble toucher les corps « à travers un drap épais », presque en même temps éclatèrent les troubles moteurs et sensoriels. Les premiers par une difficulté dans la marche, sans incoordination et fulgurance ; les seconds par des troubles visuels, affaiblissement de la vue et diplopie légère sans strabisme et blépharoptose. Les autres sens conservent leur fonctionnement. La malade accuse aussi quelques palpitations légères après tout effort et toute fatigue. Il existe peu de troubles digestifs. Un peu d'appétit capricieux, légers troubles dyspeptiques. Selles, normales actuellement, après avoir été diarrhéiformes au début. Pas de troubles urinaires, seulement une diminution dans le nombre et la durée des érections, ainsi qu'un amoindrissement des désirs vénériens.

*Etat actuel.* — Homme puissant, robuste, faciès inquiet, regard froid, terne, sans pupilles crayeuses, réagissant bien à la lumière et à la distance.

*Poumon* sain.

*Cœur* artério-scléreux. C'est un aortique. Troubles vaso-moteurs.

Dédoublement du premier temps à la pointe. Pouls paradoxal, ample, gros, rapide, 116 ; température, 36°8.

*Foie, rate, reins, vessie,* normaux.

*Système nerveux.* — Intelligence moyenne, mémoire affaiblie, raisonnement juste, pas de délire, de vertige ni d'hallucinations. Abolition du Westphall. Conservation des réflexes, laryngien, crémastérien et abdominaux. Muscles légèrement atrophiés. Des sens, la vue seule est trouble, le sommeil est bon, l'appétit relatif. Le malade se plaint surtout de ces picotements et de ces sensations de brûlure.

L'analyse des urines (voir plus loin).

16 octobre 1900. — Le malade revient nous voir, accusant aucune modification dans son état malgré les fortifiants, le sirop d'Easton, les frictions et les massages, les diurétiques et l'électricité. Nous lui faisons la thermo cautérisation rachidienne et le soumettons au traitement général du Béribéri suivant la méthode Davidson-Clarenc.

*Examen du sang.* — Après centrifugation on trouve : Hématies 3.400.000 globules rouges, 8.000 globules blancs. Hématoblastes rares, cocci absents. Ensemencement sur Jensen n'a pu être fait.

*Analyse d'urine.* — M. I... F .., Saint-Benoît, 6 octobre 1900.

*Qualités physiques.* — Densité 1,019 ; consistance faible ; couleur jaune ; aspect clair ; dépôt léger ; odeur *sui generis* ; réaction acide ; volume (?)

*Qualités chimiques.* — Urée, 20 gr. 5 ; acide urique, 0 cent. 90 ; NaCl et chlorures, 12 gr. ; acide phosphorique, 4 gr 5 ; phosphates, excès ; albumine, néant ; glucose, néant ; bile, néant ; lymphe, néant ; sang, néant ; chyle, néant ; corps étrangers, néant.

*Qualités microscopiques.* — Acide urique, cystine, indigo, calculs uratiques, calculs phosphatiques, calculs oxaliques, calculs ammoniacaux, calculs muraux, pus, néant ; épithéliums, néant ; cylindres hyalins ; sperme ; champignons mycéliums et spores du Mucor Corymb ; ferments, néant ; microbes, nombreux cocci et bacilles communs.


## OBSERVATION LXIV

### Béribéri forme mixte


15 octobre 1900.

A... L..., 29 ans, cultivateur, créole de l'Ilette.

Nourriture ordinaire, riz. Pas de vérole, lèpre ou tuberculose, a eu le Béribéri il y a quatre ans environ sous la forme mixte, très enflé, avec marche difficile. Il a été seul atteint dans sa famille, composée de huit membres. Le mal avait des périodes d'amélioration suivies de rechutes plus ou moins fortes. Il a eu de la fièvre au début pendant près d'un mois avec vomissement et diarrhée. C'est surtout au moment des changements de saison ou la saison fraîche que le mal s'accentuait. Il a eu beaucoup de palpitations, la vue trouble, a eu des bruissements et tintements de cloches dans les oreilles. Bon appétit, assez bonnes digestions. Les picotements aux membres. Erections normales. Les désirs vénériens comme avant la maladie. A éprouvé la ceinture béribérique. S'est rétabli avec des pointes de feu sur le rachis, appliquées par un confrère après diagnostic Béribéri. Ne sent plus rien de son mal en ce moment.

## OBSERVATION LXV

### Béribéri forme œdémateuse

J... J... M..., 60 ans, marié, 14 enfants.

*Antécédents héréditaires.* — Père mort il y a 20 ans, malade ignore de quelle affection.

Mère existe en bonne santé.

Frères, 4 frères, 2 morts, l'autre frère se porte bien.

Sœurs, 3 sœurs, une morte, fièvre, les autres en bonne santé.

*Antécédents personnels.* — A eu deux maladies, la fièvre jaune il y a vingt ans, mais s'est tout à fait rétabli ; l'autre il y a deux ans le Béribéri.

*Historique.* — Le mal a débuté par un peu de mal de tête et puis les enflures qui débutèrent aux jambes, puis progressivement les cuisses, le tronc, la face, les membres supérieurs. Il eut en même temps des accès de fièvre journaliers, très intenses, après lesquels il restait dans un grand état d'abattement, nausées, dyspepsie douloureuse, mais pas de vomissements, pas de dysenterie, œdème considérable des parties génitales, compliqué de palpitations et d'essoufflements au moindre effort. Le sommeil était agité.

Le malade tracassé, inquiet mais sans troubles sensoriels qu'un léger affaiblissement de la vue.

Cette atteinte dura neuf mois au bout desquels il recouvra la santé. Les urines étaient normales.

C'est huit jours après avoir visité un malade atteint de Béribéri et être resté quelque temps avec lui que pour la première fois il fut pris du mal.

Le malade qu'il avait été voir et qui est un de ses amis est resté un an malade avec des enflures considérables de tout le corps.

*Examen.* — *Poumon* sain, pas d'épanchement pleural.

*Cœur.* — Bruits de myocardite, premier temps prolongé, irrégularités, pas de péricardite, artères normales, pas de varices.

*Estomac.* — Dilaté, nausées. Langue saburrale, arrière-gorge rouge. Dyspepsie douloureuse, gastralgie, diarrhées non sanglantes.

*Reins et vessie.* — Normaux.

*Organes génitaux.* — Anaphrodisie, plus d'érections.

*Système neuro-moteur.* — Sensibilité diffuse aux jambes, intacte sur le reste du corps, Westphall atténué, autres réflexes bons. Rachialgie aux apophyses épineuses des vertèbres dorsales et lombaires. Pas de signes de Kœrnig et de Romberg.

*Examen des urines.* — Ni sucre ni albumine.

*Exam. Hématol.* — 3.600.000 Hém , 10.600 gl. blancs. Nombreuses hématies déformées, sphériques ; quelques microcytes et quelques cocci très rares après centrifugation.


## OBSERVATION XLVI

### Béribéri forme mixte


Mme X... Ste-R..., 38 ans, créole de la Réunion, mariée, mère de 7 enfants, dont un décédé à l'âge de 7 ans, d'une diphtérie.

*Antécédents héréditaires.* — Père mort d'une hépatite.

Mère morte de malaria.

Frères, 3 frères, un mort d'anémie.

Sœurs 3, toutes vivantes.

Aucun membre atteint de Béribéri.

A eu une tante et un oncle fous ; pas de tuberculose ; syphilis, néant ; lèpre, néant.

*Antécédents personnels.* — N'a jamais été souffrante, sauf de rares accès de malaria. Réglée à 13 ou 14 ans, depuis menstrues régulières, a eu des enfants portés à terme, couches ordinaires. En somme, n'a eu qu'une crise d'eczéma il y a cinq ans et depuis s'est bien porté.

Quand après avoir donné des soins à une voisine atteinte de Béribéri humide pendant une période de deux à trois mois environ, elle fut prise un beau jour de picotements dans le bout des doigts, dans les mains avec sensation de brûlures et un léger œdème des mains, puis un mois après les picotements parurent aux jambes et presque en même temps les enflures aux chevilles, aux pieds, aux jambes, jusqu'au genou. Marche difficile. Sensation d'étranglement et de resserrement autour de la taille, avec un peu de gêne respiratoire, de fortes palpitations survenant après chaque fatigue ou chaque effort.

Tous ces accidents ont paru successivement, sans fièvre apparente, mais la malade dit avoir éprouvé des bouffées de chaleur.

Pas de vomissements mais perte d'appétit et mauvaise bouche. Dès le début, un peu de constipation.

Les digestions sont lourdes.

Pas de troubles nerveux sensoriels, sauf la vue un peu troublée dès le début du mal. Exam Ophtal : Papilles ternes légèrement grisâtres.

Les urines normales au début ne contiennent ni sucre ni albumine.

Le 1er novembre 1900 me fait appeler car son état l'inquiète, elle a perdu l'appétit, le sommeil et les troubles qu'elle ressent ne lui laissent aucun repos.

Devant ces symptômes, œdèmes et paralysie, diagnostic Béribéri forme mixte est posé. Traitement fortifiant institué. Mixture de Davidson. Régime gras, huile de foie de morue, révulsifs sur le rachis. Analyse du sang : 3.200.000 H. ; 9.000 leucocytes. Nombreuses hématies déformées et hématoblastes, cocci rares dans sang périphérique.

La semaine suivante nous revoyons la malade, l'état général est plus satisfaisant, les enflures semblent baisser, les phénomènes nerveux et paralytiques s'amendent, l'appétit revient.

17 novembre 1900. — Dix jours après ma dernière visite je revois la malade, les œdèmes des jambes ont disparu, de même que les picotements des jambes et la sensation du resserrement. Il ne restait que des douleurs vagues dans tout le corps et les jambes qui sont encore lourdes. Le sommeil est revenu en partie et l'anxiété moindre. Le cœur bat plus régulièrement et moins fort. La malade accuse une grande diminution dans la quantité d'urine. Nous arrêtons la mixture et la remplaçons par des diurétiques, à continuer les révulsifs sur le rachis, les frictions stimulantes sur le corps et les fortifiants. Pas de fièvre et les toniques.

Vin phosphaté, pilules Martiales.

Régime alimentaire ordinaire : riz, cari, rougail.

20 décembre 1900. — La malade complètement rétablie n'éprouve pas traces des troubles d'œdème et de paralysie qu'elle eut il y a plusieurs semaines.


## OBSERVATION LXVII

### Béribéri forme sèche

E... D..., âgé de 40 ans, cultivateur aisé, marié, créole de la Réunion.

*Antécédents héréditaires.* — Rien. Pas de lèpre, folie, tuberculose ou syphilis avérée, pas de rhumatisme.

*Antécédents personnels* — Rougeole dans l'enfance et plusieurs accès de malaria, pas de syphilis, une blennorrhagie vers l'âge de 20 ans.

*Historique.* — Début insidieux par des picotements aux mollets et une légère enflure aux chevilles apparente surtout après le travail du jour, sans douleur mais avec des courbatures. État sans fièvre, lourdeur aux jambes. Les œdèmes s'accentuent, gagnent les genoux jusqu'à mi-cuisses, puis la face ; au réveil le malade a la figure bouffie. Appétit normal, pas de vomissement, légère constipation. Urines normales. Difficulté de plus en plus grande dans la marche, picotements dans les mollets et sensation de « peau morte ».

Au bout de 15 jours, disparition des œdèmes à la suite d'une purgation, mais les phénomènes nerveux subsistent et quelques jours après la paraplégie est complète. Le malade s'alite ne pouvant faire aucun usage de ses membres inférieurs.

*État actuel.* — Trois mois après le début, 8 novembre 1900.

Le malade a maigri, figure pâle, terreuse, conjonctives non excessivement anémiées. Langue parfaite. Au lit les jambes étendues, se meuvent à la volonté, mais des muscles sont flasques, flottants et dégénérés. Éprouve des douleurs diaphragmatiques en ceinture, se plaint d'insomnie et d'impuissance, de picotements, de vapeurs.

*Examen.* — *Poumons.* — Bronches absolument saines.

*Cœur.* — Hypertrophié sans bruits anormaux mais fortes palpitations, pas d'épanchement péricardique, pleural ou péritonéal. Sensibilité à la pression au creux épigastrique. Ce malade craint de manger de peur d'étouffer.

Pouls rapide et plein, pas d'artériosclérose manifeste.

Température 37°.

*Foie* et *rate* ordinaires, ce dernier organe légèrement augmenté de volume. Rien à l'abdomen. *Sexe* normal, érections diminuées en force, durée et fréquence.

*Muscles* supérieurs normaux, peut-être un léger dépérissement des interosseux de la main. Aux jambes, muscles atrophiés, mous, flasques sans réaction mécanique avec douleur diffuse à la pression.

*Sensibilité générale.* — Tactile affaiblie, calorique conservée, pas d'incoordination, pas de trémulation épileptoïde.

Le malade « ne perd pas ses jambes ». Réflexe patellaire aboli, crémastérien et abdominal intacts de même que l'Argyll-Robertson et le laryngé. Les sens ont conservé leur acuité et leur bon fonctionnement sauf la vue que le malade déclare sentir baisser depuis peu.

Il n'existe pas de pupille crayeuse. Exam. ophtal : Papilles grisâtres ischémiées.

*Traitement*. — Sirop d'Easton.

Révulsifs sur le rachis.

Frictions stimulantes sur les membres.

Régime gras de Laurent.


## OBSERVATION LXVIII

### Béribéri forme sèche

30 novembre 1900.

D... M..., âgée de 48 ans, née à S......-A..., de parents créoles, mariée et mère de trois enfants.

*Antécédents héréditaires*. — Mère et père morts il y a longtemps, père à 75 ans, de bronchite et mère à 77 ans.

Deux sœurs mortes.

Un frère mort à l'âge de deux mois, pas de lèpre, tuberculose, syphilis.

*Antécédents personnels*. — S'est toujours bien portée pendant l'enfance.

A eu à l'âge de 18 ans la fièvre paludéenne sous forme d'un accès très violent suivi de plusieurs petites atteintes fébriles.

A eu la rougeole étant très jeune, mais ne se souvient pas d'avoir été malade autrement, jusqu'au moment de ses couches plus ou moins laborieuses

*Historique de la maladie*. — Il y a près de deux ans la malade, sans avertissement fut prise de faiblesses dans les jambes, de picotements au bout des doigts, de sensation de constriction autour de la taille, avec un grand sentiment de prostration et des palpitations.

Pas d'œdèmes Cette première atteinte dura trois à quatre mois après lesquels elle recouvre la santé, peut vaquer à ses occupations malgré de petites récidives plus ou moins intenses se manifestant par des élancements et des picotements aux jambes, aux pieds et au bout des doigts.

Dès la première attaque la malade constata une constipation opiniâtre mais sans autres troubles de l'appareil digestif, tels que vomissements, nausées, indigestions, coliques, etc.

Elle eut une période de plusieurs mois dans cet état de santé assez satisfaisant, lorsqu'il y a deux mois elle fut reprise par le mal.

Il commença par des douleurs vagues dans tout le corps surtout aux reins et aux jambes. La fièvre s'alluma mais sous une forme lente et d'accès cédant chaque fois à l'administration de la quinine.

Les deux premiers stades (frisson et chaleur) seuls se présentaient ; pas trace de sueur. Etat nauséeux, vomissements bilieux, survenant surtout le matin, mais pas d'hématémèse. Constipation dès la prise du lit, pas de migraine, pas de troubles mentaux.

Les membres inférieurs s'engourdissaient de plus en plus rendant la marche difficile et pénible jusqu'au moment où elle dut s'aliter ne pouvant plus en faire usage. Elle peut se tenir debout avec difficulté mais la marche lui est interdite sous peine de chute.

*Etat actuel.* — *Système respiratoire.* — Normal.

*Système circulatoire.* — Cœur hypertrophié, battements rapides mais réguliers, pas de bruits ou de souffles anormaux, artères non sclérosées, pas de varices.

*Système digestif.* — Langue saburrale et bilieuse. Conjonctives subictériques. Pas d'appétit. Estomac mou, sensible à la pression et non dilaté. Etat nauséeux comme déjà décrit. Intestins non douloureux et sans tumeur, pas de météorisme mais constipation,

Pas de lésion anale.

Foie légèrement hypertrophié mais sans induration anormale appréciable. Rate un peu augmentée de volume.

*Système neuro-musculaire.* — Sensibilité générale tactile, calorique à peu près normale.

Les sens sont intacts.

La force musculaire considérablement affaiblie aux jambes et plus conservée aux mains. Pas de lésion de nerf appréciable au toucher sur le cubital, l'huméral, le fémoral. Pas de ganglions hypertrophiés. Faciès pâle et terreux. Pas d'incoordination absence du signe de Romberg.

Réflexe patellaire diminué.

L'Argyll-Robertson intact.

Pas de pupille crayeuse.

Réflexe laryngé intact.

Pas d'anémie appréciable.

Urines à analyser.

*Traitement.* — Soumis aux toniques et aux fortifiants. Frictions stimulantes. Pointes de feu, Cachets de poudres inertes pour combattre la flatulence et les vomituri.

Mixture de Davidson.

Liniment de Rosen.

Régime gras de Laurent.

*Température.* — 37°.

*Pouls.* — 124. *Paradoxal.*

6 décembre. — Aucune amélioration.

Trois jours après l'application des pointes de feu sur le rachis la

malade est prise de convulsions épileptoïdes généralisées ; de la nuque
aux talons, les membres et le tronc sont secoués de tremblements con-
vulsifs survenant par crises de quelques minutes de durée sans pro-
vocation ou cause apparente mais qui augmentent à chaque effort. La
sensibilité générale est conservée, quoique affaiblie, l'appétit soutenu,
le sommeil capricieux. Il n'existe pas de délire. *Température*, 37°5,
*pouls*, 120. Le cœur bat avec rapidité mais sans troubles de rythme ou
de bruits pathologiques.

La malade se plaint d'un cordon gênant du côté gauche de la
langue. Parésie.

Le rire est grimaçant, la commissure labiale non déviée mais l'orbiculaire gauche est contracturé. Blepharoptose de ce côté sans altération de la vision. Pupille intacte réagissant à la lumière et à la
distance. Légère constipation. Urines normales, léger œdème des
membres inférieurs. Les menstrues n'ont pas paru depuis deux mois.


## OBSERVATION LXIX

### Béribéri forme œdémateuse


M... V..., indien, âgé d'environ 40 ans, engagé de B..., employé
à la culture des champs.

*Antécédents héréditaires*. — A quitté ses parents dans l'Inde, n'a
ni frère ni sœur. Pas de tuberculose, pas de syphilis ?

*Antécédents personnels*. — N'a jamais eu que des accès de fièvre
paludéenne. A eu la rougeole il y a plus de cinq ans, déclare n'avoir
jamais eu d'accident arthritique, pas de lèpre, pas de tuberculose.

*Historique*. — Le commencement remonte à deux années, par
des accès de fièvre avec vomissement sans diarrhée, avec fortes
céphalalgies et rachialgies.

En même temps les enflures firent leur apparition.

Au début, sur la face dorsale des deux pieds simultanément puis
autour des chevilles, la marche envahissante gagna progressivement les mollets, les jambes, les cuisses, l'abdomen, la face et les
membres supérieurs.

Cette première atteinte dura deux mois, puis les œdèmes diminuèrent et disparurent en laissant de grandes *faiblesses* dans tout
le système musculaire.

Les œdèmes aux mains étaient si accentués que le malade était dans l'impossibilité de fermer la main. Ces parties étaient en outre le siège de picotements continus.

Après une période de calme de 6 à 7 mois il fut de nouveau repris par le Béribéri.

Cette fois le mal s'annonça par des douleurs généralisées et de l'insomnie. La sensation de ceinture paraît avoir été plus nette cette fois aussi après quelques jours d'attente les œdèmes parurent.

D'abord aux jambes, puis deux jours après aux cuisses (au point d'empêcher le malade de s'accroupir), puis le tronc fut pris et l'abdomen devint le siège d'un œdème considérable, puis l'épanchement gagna le thorax, les épaules, la face et les bras. Le malade dit avoir éprouvé des sensations de *fourmillement*, de *courbature* dans les membres, *précédant de quelques heures l'apparition des enflures.*

Le côté droit surtout était plus enflé. Cette seconde fois encore le mal débuta par la fièvre, des maux de tête et de reins. Il dit même avoir eu une hématémèse au début de cette rechute. C'est dans ces conditions qu'il rentra à l'hôpital soigné comme pour la première fois par des drastiques, des diurétiques, des stimulants diaphorétiques et des fortifiants, il se rétablit après un traitement de deux mois. C'était en 1899.

*État actuel.* — 16 octobre 1900. — Il y a quatre mois il fut de nouveau repris par le Béribéri dans les mêmes conditions et avec les mêmes symptômes que les deux fois précédentes.

Aujourd'hui, le malade présente un faciès bouffi, les yeux sont ternes, la respiration soufflante.

Le ventre et les membres inférieurs sont infiltrés.

Cette infiltration à l'abdomen siège dans le tissu cellulaire sous cutané de cette partie, mais il n'existe pas d'épanchement intrapéritonéal.

Le malade qui porte une ceinture de cuir, garde l'empreinte de cette ceinture incrustée dans les tissus œdematiés.

Aux membres inférieurs l'œdème s'élève jusqu'aux genoux. Sur la face interne des tibia, l'infiltration est d'autant plus visible que le malade paraît en général émacié. La cupule d'empreinte du doigt reste quelques instants avant de s'effacer. Les téguments externes quoique tendus sont indolores à la pression.

Pas d'incoordination. La sensibilité générale est émoussée aux jambes. Température, 37°. Pouls. 114. Cœur dilaté. Pas de souffle pathologique. Rythme accéléré, pas de dédoublement de deuxième temps, pas de bruits extra-cardiaques, pas de frémissement cataire.

Le cœur bat régulièrement sans faux pas et sans arrêt. La respiration est soufflante, mais il n'existe pas de bruit anormal, pas de son scodique, pas d'épanchement pleural.

Foie normal. Rate légèrement hypertrophiée. Estomac normal, un peu sensible à la pression. Il n'existe pas de dilatation, mais le malade accuse des phénomènes de dyspepsie

Il existe un peu d'atonie intestinale.

Les selles sont normales.

Les urines, ne contiennent ni sucre, ni albumine. Le seul trouble à noter de ce côté est dans la miction que le malade dit être difficile, dysurie datant d'un mois environ, sans blennorrhagie, ni maladie vénérienne. Pas d'hémorrhagie. Le calibre seul du jet a diminué (rétrécissement uréthral). Système osseux absolument intact.

Les muscles supérieurs sont intacts, de même que tous le système.

La force de contraction est normale.

Tous les réflexes sont conservés.

Pas de troubles mentaux.

Feuilles de temp. à prendre. Temp. pendant 8 jours, reste sensiblement dans le voisinage de la normale.

Hématimétrie.

4 mars 1901. — Sur deux essais, 3.840.000 globules rouges.

Leucocytes, 10.660. Nombreux hématoblastes.

*Note.* — Les cocci que nous avons retrouvés en 1899 ne se rencontrent plus dans le sang périphérique, malgré plusieurs tentatives de recherches après centrifugation.


## OBSERVATION LXX

### Béribéri forme sèche

10 décembre 1900.

D..., Inhambane, âgé d'une trentaine d'années environ, arrivé dans la colonie avec un convoi d'immigrants en juillet 1900.

*Antécédents héréditaires.* — Les informations que le malade, qui ne parle pas un mot de français, d'anglais ou d'espagnol, peut donner par l'entremise d'un interprète laissent supposer qu'il n'existe aucune tare héréditaire.

*Antécédents personnels.* — N'a jamais été atteint de maladie sérieuse, sauf une affection à la hanche?

Est arrivé dans la colonie indemne de toute lésion d'après un examen médical d'admission. Quelque temps après son arrivée il eut un peu d'Intertrigo.

*Historique.* — Placé sur un établissement où se trouvait de nombreux béribériques il eut à habiter avec eux ; 15 jours après son arrivée, sans phénomènes prémonitoires, il ressentit, brusquement à son réveil, de grandes faiblesses dans les membres inférieurs, de la raideur et des douleurs dans les muscles extenseurs des pieds (tibial anter, péroniers latéraux, extenseurs du gros orteil et extenseur commun des orteils). Ces troubles augmentent, ce qui l'oblige à entrer à l'hôpital pour atteinte de Béribéri forme paraplégique. Le malade n'a pas trace d'enflures, marche en se servant d'un long bâton sur lequel il s'appuie. La marche est hésitante, titubante, mais sans steppage, il se plaint d'une extrême faiblesse, siégeant principalement aux membres inférieurs, d'une sensation de constriction périthoracique, surtout sensible au creux épigastrique. Tous les organes à l'auscultation, l'inspection, la palpation, la percussion, la succussion semblent normaux excepté le cœur et l'estomac.

Ce premier organe est atteint de palpitations sans arythmie sans souffles et sans bruits pathologiques. Il existe une augmentation assez grande de la base de matité sans qu'on perçoive bien nettement d'épanchement péricardique.

La respiration est soufflante, mais l'examen du poumon et des bronches ne révèle aucune lésion de ces côtés. Le foie, la rate, les reins, la vessie, semblent normalement fonctionner.

*Système digestif.* — La langue est légèrement saburrale, la muqueuse de la bouche paraît normale et sans troubles secrétoires, sauf à l'arrière-gorge atteint d'hyperémie inflammatoire. L'appétit est nul, les digestions lentes, difficiles, quelquefois douloureuses. La pression épigastrique provoque un malaise douloureux qui peut aller jusqu'à la lypothymie. Le malade accuse des troubles diarrhéiformes au début. Actuellement les selles sont régulières. Dès l'apparition des premiers symptômes, le malade est soumis au régime alimentaire européen et on ne lui donne plus de riz, cari et poisson salé.

*Appareil neuro-moteur.* — L'examen du rachis révèle une certaine sensibilité à la pression des apophyses ; surtout au niveau des vertèbres dorsales.

Absence du signe de Romberg et d'incoordination, de signe de Koernig.

L'accommodation à la lumière et à la distance se font normalement, les pupilles sont non crayeuses. Les réflexes patellaires et plantaires sont abolis, le crémastérien, l'abdominal et le pharyngien sont conservés, la sensibilité générale tactile est retardée, ainsi que les excitations électriques et caloriques. Les appétits génésiques totalement abolis, il existe une notable diminution dans l'acuité visuelle ;

l'audition, l'olfaction sont conservées, le malade dit avoir perdu le goût des aliments qui invariablement lui semblent amers.

Les muscles gastrocnémiens et soléaires, sont douloureux à la pression, réagissent d'une façon exaltée aux excitations mécaniques.

L'excitation faradique provoque une tétanisation suivie de douleur et de faiblesse. Température, 37°. Pouls rapide et plein 104. Dynamomètre, 18.

La faiblesse générale s'accroît au point d'amener une paraplégie complète, accompagnée de picotements, d'engourdissements et de raideur au niveau des muscles des membres inférieurs. De là ces troubles gagnèrent toutes les autres parties du corps jusqu'aux lèvres dont l'orbiculaire est le siège de picotements, la ceinture béribérique étreint le malade parfois si violemment qu'il en est angoissé. La défécation se fait lentement et au prix de mille efforts, les selles sont molles, contiennent des cocci en abondance. Le mal débuta sans trace de fièvre.

20 décembre 1900. — Nous revoyons le malade après 10 jours de traitement les symptômes ont empiré. La paraplégie est absolue, les réflexes absolument abolis, l'hypoesthésie générale est très accrue aux jambes ; au contraire le reste du corps est atteint d'une hyperesthésie tellement grande qu'on ne peut toucher le malade sans qu'il pousse des cris. Le pouls est toujours très agité, la température est à 37°1.

L'analyse des urines ne révèle ni sucre, ni albumine, l'analyse du sang donne : Hématies, 3.400.000. Leucocytes, 8.900.

Nombreux hématoblastes, globules déformés et cocci. Culture sur Jensen modifié donne colonie blanche, crémeuse, faïencée, cocci ne prenant pas le Gram.

Les moyens thérapeutiques employés n'ayant donné aucun résultat satisfaisant nous envoyons le malade au changement d'air au sanatorium Orothérapique.

Janvier 1901. — Aucune amélioration.

Février 1901. — Etat stationnaire.

Mars 1901. — A la suite d'un accès de fièvre paludéenne le malade est emporté brusquement. Durée de la maladie trois mois.

## OBSERVATION LXXI

### **Béribéri forme mixte**.

10 décembre 1900.

P.L..., âgée de 35 ans, sans profession, née à la Réunion, mariée

x

et mère de deux enfants. Après avoir soigné son mari, atteint de Béribéri depuis l'année 1898, elle est prise en mai 1899 des premiers symptômes du mal.

*Antécédents héréditaires.* — Père encore vivant, en bonne santé. Mère tempérament très nerveux, mais en bonne santé relative.

Deux frères en parfaite santé, une sœur bien portante, un frère décédé.

Pas de folie, pas de tuberculose, pas de lèpre, pas de syphilis, troubles hématuriques.

*Antécédents personnels.* — A eu une excellente jeunesse. A eu la rougeole quand elle était enfant, mais aucune autre maladie grave sauf quelques accès de fièvre paludéenne, sans gravité aucune ; accès qui cédaient à l'administration de la quinine.

Réglée vers l'âge de 15 ans, a eu des menstrues bien régulières.

S'est mariée à l'âge de 20 ans et a eu son premier enfant à terme, à ce moment elle a eu plusieurs accès de fièvre qui l'ont fortement anémiée. C'est alors qu'elle devint enceinte pour la deuxième fois.

Traitée pour l'anémie malarique, elle arrive à terme et accouche d'un garçon bien portant, aucune suite de couche, les relevailles se font normalement. Elle reprend ses occupations habituelles de ménage.

Après une longue période de tranquillité elle eut à soigner son mari, employé d' « habitation » aux travaux des champs, atteint de Béribéri forme œdem. Voir observation XIII.

*Historique.* — En novembre 1899 elle fut prise subitement de violentes palpitations et de défaillances extrèmes. Quelques légers picotements aux doigts, un certain degré d'engourdissement aux membres inférieurs de même que sensation de constriction autour de la taille furent les premiers symptômes du mal. Malgré toutes les tentatives pour enrayer la marche du mal, ces symptômes s'aggravèrent au point que nous dûmes l'envoyer en traitement climatérique à une altitude de plus de mille mètres. Durant les quatre mois qu'elle passa en changement d'air elle eut des alternatives d'amélioration et de rechute. A un moment donné elle eut des vertiges très fréquents et une sorte de parésie des membres inférieurs. Cependant tout rentra dans l'ordre à un moment et elle put reprendre ses occupations.

Mais elle devint enceinte en cours de traitement. La gestation fut normale et elle accoucha à terme, il y a trente-deux jours, d'une fille bien portante. Les couches furent naturelles.

Trois semaines après la parturition, elle fut prise au lit, cela sans fièvre, de fatigue, de lassitude générale et de courbatures. Les jambes surtout étaient lourdes et devenaient le siège d'engourdissements passagers, puis de picotements. Les symptômes progressèrent, elle éprouva bien la douleur en ceinture, des picotements au bout des doigts, des fourmillements et des palpitations. Un examen très attentif nous révéla une récidive de Béribéri. *Ce qu'il y a de particulier dans ce cas, ce sont les phénomènes sensitivo-sensoriels de l'orbiculaire des lèvres et de la langue.*

C'est ainsi que la malade dit éprouver des picotements autour des lèvres et une bizarre sensation de « toile d'araignée » sur la langue. Il existe eu outre une certaine parésie glosso-labio-laryngée. La malade ne peut avaler des liquides sans s'étrangler, mais les aliments solides sont parfaitement avalés. Devant ces troubles, on sèvre l'enfant, qui a eu un peu de diarrhée et d'érythème léger.

*Traitement.* — On soumet la malade aux révulsifs énergiques et répétés sur le rachis. L'administration du sirop phosphorique d'Easton est ordonnée. Régime gras du D<sup>r</sup> Laurent, fortifiants.

Nous revoyons la malade huit jours après, aucune amélioration. Hier, 9 décembre, nous ne trouvons qu'une très faible amélioration. La malade marche avec un peu plus d'aisance mais la fatigue survient rapidement et la faiblesse est encore très grande, la malade accuse en outre un certain degré d'affaiblissement de la vue. Nous ordonnons le changement d'air et l'administration de fer et de phosphure de zinc.

21 décembre. — Etat très sensiblement amélioré. Malade marche avec difficulté, mais fait usage de ses membres inférieurs, les sensations de « toile d'araignée » sur la langue et de picotement peribuccal ont disparu mais reviennent à des périodes de plus en plus courtes et éloignées. L'appétit se relève, le sommeil est parfait.


## OBSERVATION LXXII

### Béribéri mixte et paludisme

N. P..., âgé de 50 ans, cultivateur, né dans l'Inde.

*Antécédents héréditaires.* — Père et mère encore vivants à son départ de Malari, son pays natal ; deux sœurs et un frère. N'accuse aucune tare héréditaire.

*Antécédents personnels.* — N'a jamais été souffrant dans l'Inde, a eu une atteinte de typhus en 1865 (?) Déclare n'avoir jamais eu de maladies vénériennes. Déclaration sujette à caution, le malade présentant une pléiade ganglionnaire inguinale double et de l'hypertrophie des ganglions cervicaux postérieurs suspects. Depuis son arrivée à la Réunion, comme immigrant, a été sujet à des accès de fièvre palu-

FICHE DE TEMPÉRATURE

OBSERVATION LXXII

NOM: *N......... P......, 52 ans, mâle*

MALADIE: *Béribéri, forme mixte et accidents paludéens*

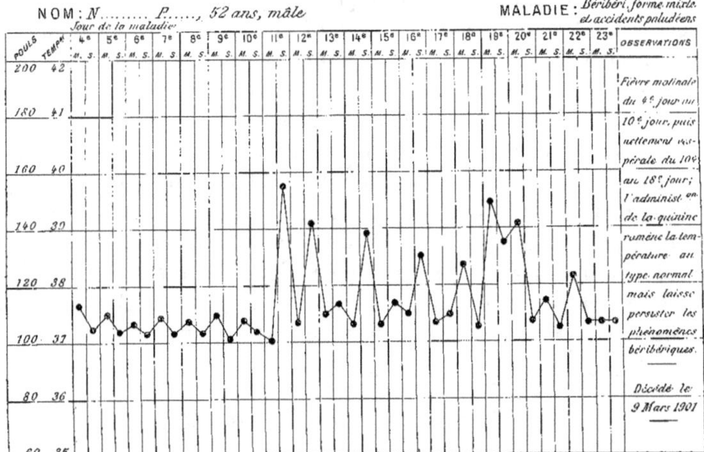


FIG. 19.

déenne, de durée et d'intensité variables, sans jamais toutefois avoir eu d'accès pernicieux. Pas d'autres maladies.

*Historique.* — Au mois d'avril 1900, il fut pris pour la première fois par le Béribéri, mis en observation. Le mal débuta par des enflures légères siégeant d'abord aux membres inférieurs et au scrotum avec des picotements, de l'engourdissement, localisés à ces endroits, surtout au-devant des jambes. Il eut des palpitations, une sensation de constriction périthoracique avec perte d'appétit et un peu de diarrhée. Il fut pris au début aussi par quelques légers accès de fièvre survenant surtout le matin et la journée, voir fiche température, un des trois stades du paludisme, les frissons faisaient constamment défaut. Fièvre matinale du 4e au 10e jour, puis nettement vespérale du 10 au 18e. Elle reprend le type matinal alors jusqu'au 23e jour. A partir de ce moment apyrexie presque complète.

Cette période ayant duré deux semaines, coïncida avec un état nauseux constant et des troubles dyspeptiques, elle prit fin lorsque les œdèmes parurent aux jambes. Alors aussi apparurent les troubles de la sensibilité, de la motilité, sans atteinte des sécrations des muqueuses et des glandes. A ce moment il eut une phlébite gauche pour laquelle il dut garder le lit pendant plusieurs semaines. On s'aperçut même qu'il présentait des enflures des deux côtés non imputables à la phlébite

Pas de vomissements alimentaires, bilieux ou sanguins, mais l'appétit reste capricieux, les digestions lentes et difficiles, parfois douloureuses. Le malade dit sentir son estomac et la pression de l'épigastre provoque une vive douleur à tendance lypothymique, la gorge est rouge, les selles irrégulières. Il n'accusait aucun trouble nerveux cérébral et le sommeil était très régulier. Ces renseignements furent pris pendant le mois de mai. Le traitement quinique dissipe les troubles paludéens mais laisse persister les manifestations du béribéri.

*Etat actuel.* — 11 décembre 1900. — Le malade, après une période de répit pendant laquelle il a repris son travail et ses occupations, rentre à l'hôpital pour une rechute grave de Béribéri.

L'infiltration est générale, mais plus accentuée aux membres inférieurs où l'empreinte du doigt reste profonde et lente à s'effacer.

Faciès pâle, conjonctives légèrement anémiées, langue excellente, muqueuse à peine rouge à l'arrière-gorge, poumon sain, cœur, matité accrue à la base, sans souffles ou bruits pathologiques. Contraction lente. Pouls plein. Estomac dilaté et douloureux. Foie normal, la rate est assez hypertrophiée ; il est vrai que le malade vient de passer par une période de quinze jours de fièvre. Actuellement il est affaibli, mais sans trace de pyrexie. Les forces musculaires sont considérablement diminuées ainsi que la sensibilité tactile, l'anesthésie prétibiale est manifeste des deux côtés. Le réflexe patellaire est légèrement accru. Pas de signe de Romberg, l'Argyll-Robertson intact Il se plaint actuellement d'une faiblesse générale excessive rendant la marche difficile et suivie rapidement d'essoufflement et de palpitations, le sommeil un peu agité. L'anorexie complète depuis les accès de fièvre.

*Résumé.* — Œdéme et troubles de la sensibilité débutent apyrétiquement, légère fièvre du matin, onzième jour, fièvre vespérale intense allant jusqu'au vingtième jour, aucun trouble sécrétoire des muqueuses pendant la maladie, accident de phlébite du 30 avril 1900 au 6 juillet 1900, soixante-huit jours ; du 23 septembre au 8 octobre une crise d'hydrocèle ; du 15 au 17 octobre, accès de malaria et traitement quinique ; 22 octobre, nouvelle crise d'hydrocèle ; sort le 25 octobre et rentre à l'hôpital le 1er novembre 1900.

Rechute de Béribéri, traité énergiquement au 12 novembre, amélioration considérable. Le 20 novembre, nouvelle crise de deux jours, œdèmes générales considérables ; 23 novembre, analyse d'urine. Examen hématymétrique. Ponction lombaire. Aucun résultat, le malade restant toujours souffrant est envoyé en changement d'air à la plaine des Caffres (1.700 mètres d'altitude), le 18 décembre 1900.

Deux mois après, 18 février 1901, il nous revient dans le même état qu'à son départ ; l'orothérapie n'avait apporté aucune modification à la situation. Tous les traitements essayés ne produisent aucune amélioration et le malade meurt le 9 mars 1901, à trois heures du matin, avec des œdèmes considérables, généralisés ; dans le coma.

11 décembre 1900. — L'analyse du liquide céphalo-rachidien montre un liquide légèrement trouble, blanc, citrin. Le microscope montre de grosses cellules plates, polygonales et arrondies avec noyaux, en voie de dégénérescence, quelques hématies déformées, des leucocites et quelques rares cocci.

Les ensemencements sur milieu de choix donnent des colonies blanches, faïencées, crémeuses, opaques, formées par des cocci gros et moyens.

L'hématymétrie marque 3.600.000 globules rouges, 10.000 globules blancs, de nombreux hématoblastes et quelques corps amiboïde-intra-globulaires.

*Analyse d'urine.* — N. P..., Saint Benoît, le.....

*Qualités physiques.* — Densité, 1,016 ; consistance légère ; couleur blanche ; aspect limpide , dépôt, néant ; odeur urineuse ; réaction acide ; volume, 1.600 centimètres cubes, moyenne.

*Qualités chimiques.* — Urée, 23 gr. 500 ; acide urique, 0 gr. 7 ; NaCl et chlorures, 10 gr. ; acide phosphorique, 2 gr. 5 ; phosphates, excès ;

albumine, néant ; glucose, néant ; bile, ni acide ni pigments ; lymphe, néant ; sang, néant ; chyle, néant ; corps réducteurs...

*Qualités microscopiques.* — Acide urique, cystine. indigo, calculs uratiques, phosphatiques, oxaliques, ammoniacaux, muraux, pus, néant ; épithéliums, vessie et urethre ; cylindres muqueux ; sperme, néant ; champignons mucor corym, provient probablement de la contamination de l'air ; ferments, néant ; microbes bac. ureœ, pas de cocci, bac. subtilis.

## OBSERVATION LXXIII

### Béribéri forme mixte

13 décembre 1900.

R... J..., 21 ans, né à St-Joseph (Réunion).

*Antécédents héréditaires.* — Mère et père nés dans l'Inde ; sœur morte de fièvre, pas de frère.

Indien de race Calcutta. Pas de folie, de lèpre, pas de tuberculose et de syphilis au dire du malade.

*Antécédents personnels.* — N'a jamais fait de grandes maladies. A eu plusieurs accès de fièvre paludéenne bénigne et quelques migraines. N'a jamais eu de maladies vénériennes.

*Historique.* — Il y a un mois et demi environ pour la première fois il ressentit les atteintes du Béribéri. Cette maladie se déclara chez lui par des enflures aux chevilles, puis ces enflures ont gagné la jambe jusqu'aux genoux. Cet épanchement était indolore. Le malade éprouva en même temps une certaine difficulté à marcher parce que les muscles du mollet l'en empêchait. En même temps, il fut pris de faiblesses générales avec palpitations. Ces palpitations étaient surtout très fortes après la marche ou après tout effort de travail. Nausées et digestions lentes, pas de vomissements, selles normales, urines de même, pas de sucre et d'albumine. Début insidieux et apyrétique.

Cet homme travaillait avec plusieurs employés de l'établissement atteints avant lui du même mal. Nourriture principale : riz, haricots, bœuf et poisson salé, pendant tout le cours de la maladie.

Pas d'autres troubles sensitivo-sensoriels que des picotements au bout des doigts et de l'engourdissement des membres inférieurs.

Tous les réflexes sont intacts sauf le Westphall qui est aboli.

Tous les organes sont sains et fonctionnent normalement excepté le cœur qui est hypertrophié, mais il n'existe aucun épanchement dans les cavités splanchniques.

Traitement de Davidson et purgatifs révulsifs sur le cœur.

Cas bénin.

22 décembre 1900. — Amélioration considérable, les forces reviennent, l'appétit bon, les picotements diminuent et le cœur même n'est plus aussi souvent atteint de palpitations. Nous continuons le même traitement cardio-dynamique.

26 décembre 1900. — Exeat, guéri.


## OBSERVATION LXXIV

### Béribéri forme sèche résiduale


Mme A... N..., 51 ans, couturière, demeurant à Saint-Benoît ; née dans le pays, de parents créoles, mariée et mère de 10 enfants.

*Antécédents héréditaires.* — Père mort dans la force de l'âge d'une maladie inconnue ; mère morte de dysenterie ; un frère décédé d'un accès de fièvre jaune ; une sœur atteinte comme elle de Béribéri (voir observation LIV).

La première, elle fut atteinte du mal. Pas de syphilis, alcoolisme paternel et maternel, pas de tuberculose et de lèpre, pas de tare nerveuse.

*Antécédents personnels.* — Dans l'enfance, beaucoup d' « humeurs » sur tout le corps et la tête. A eu la rougeole à 8 ans, la coqueluche à 9 ans, des ourles vers la même époque, l'oppression jusqu'à l'âge de 15 ans, moment de la puberté, réglée à cet âge elle eut des menstrues normales, dix enfants à terme et deux avortements Sur ces dix enfants trois seuls survivent, les autres morts de maladies diverses, malaria, dysenterie, etc. ; le dernier contracte le Béribéri dont elle-même souffrait et il en mourut. Elle déclare n'avoir jamais eu de grands accès de malaria et aucune autre maladie jusqu'en 1898, époque à laquelle elle prit le Béribéri.

*Historique.* — Un de ses voisins était atteint de Béribéri à forme œdémateuse et avait des crises de suffocations pendant lesquelles il demandait l'assistance d'autrui. C'est pendant une de ces crises que Mme N. . eut à porter secours à ce malade. Elle eut ensuite des rapports de voisinage plus ou moins fréquents avec ce malade jusqu'au moment où elle tomba malade elle-même. Au début, elle eut une petite fièvre lente avec quelques frissons légers l'après-midi avec lourdeur de tête. Ces symptômes augmentèrent puis elle eut des vomissements et de la diarrhée, alors les œdèmes parurent aux deux jambes et aux pieds. Ces enflures aux deux jambes et aux pieds paraissent quelques heures après son lever. Elle fut prise ensuite d'étouffements qui durèrent trois jours, l'œdème gagna successivement les cuisses, la figure et légèrement les mains ; le tronc était épargné. Elle pouvait alors marcher mais avec difficulté, parce que la marche était fatigante et suivie rapidement de palpitations et d'essoufflement. En outre, elle dit avoir éprouvé une *faiblesse* excessive dans les membres inférieurs. Les mollets durs étaient le siège de picotements et de fourmillement. Ces phénomènes sensoriels siégeaient aussi aux bouts des doigts. La peau des mains fortement anesthésiée donnait la sensation de *peau morte* ou de *gants* lorsque la malade touchait un objet et cette anesthésie la mettait dans l'impossibilité de prendre une aiguille, elle dut alors renoncer à ses travaux de couture.

Ne pouvant plus travailler elle s'alita. A ce moment, un mois après le commencement du mal, elle présentait les symptômes suivants : impossibilité de bouger et de remuer par suite de paralysie, mais aucune douleur. Œdèmes siégeant sur tout le corps sauf le tronc. Picotements, fourmillements, élancements aux doigts et aux pieds, crampes dans les mollets avec soubresauts brusques des groupes musculaires des membres. Contractions des droits abdominaux, peu de fièvre. Au début, la malade eut un peu de constipation. Urines et miction normales.

Les enflures après une durée d'un mois et demi cédèrent à l'administration des diurétiques Il subsista tous les phénomènes paralytiques et nerveux. Une année après le début du mal, ne voyant aucune amélioration la malade nous fit appeler.

Mai 1900. — Nous la trouvons au lit complètement paralysée, ne pouvant se retourner qu'avec la plus grande difficulté. L'examen esthésique révéla une légère diminution dans la sensibilité tactile, calorique et électrique.

La vue est conservée.

L'ouïe, de même.

L'olfaction, de même.

Le goût, excellent.

L'appétit après la fin des nausées redevient parfait.

*Examen des organes.* — *Poumons.* — Sains.

*Cœur* — Hypertrophié, sans lésion valvulaire appréciable, ni épanchement péricardique. Trapèze de matité élargi à la base. Estomac et intestins, sains ; foie et rate, normaux ; reins, non douloureux ; urines, sans sucre ni albumine ; température, oscille entre 37° et 37°5. Aucune fulgurance, réflexes normaux sauf le Westphal qui est aboli. Traitement : phosphore, frictions, massage, pointes de feu. Nourriture fortifiante.

Huit jours après nous revoyons la malade. Etat sensiblement le même. Nous appliquons à nouveau les pointes de feu sur le rachis et ordonnons la continuation du sirop phosphorique d'Easton et le même traitement. Quelques jours après, l'état commence à se modifier, tous les symptômes s'amendent et bientôt la malade peut se lever et marcher un peu, cette période dura cinq mois.

20 décembre 1900. — La malade vient nous revoir, elle n'est pas complètement guérie, elle peut marcher mais la fatigue survient assez rapidement. Des phénomènes sensoriels elle n'éprouve qu'un peu d'anesthésie cutanée et quelques picotements. Tous les organes fonctionnent bien.

*Poumon.* — Normal.

*Cœur.* — Bat faiblement mais régulièrement. Pouls 84.

Tous les autres organes sont normaux.

Tous les réflexes intacts sauf le patellaire qui cependant semble revenir.

Le sommeil est bon.

L'appétit excellent.

Les selles et les urines ordinaires.

En somme, amélioration considérable mais non guérison.

Hématimétie pratiquée en mai 1900 donne : H., 3 600 000, 9.000 L., quelques globules rouges sphériques et déformés. Pas de cocci ou de bactéries. Ensemencement stérile.


## OBSERVATION LXXV

### Béribéri forme sèche

29 décembre 1900.

A..., âgé de 26 ans, né dans l'Inde, engagé à la R... G. .

*Antécédents héréditaires.* — N'a jamais connu son père qu'il a quitté dans l'Inde alors qu'il était tout enfant, a perdu sa mère à l'âge de 15 mois, ne sait de quelle maladie.

*Antécédents personnels.* — Est arrivé dans la colonie à l'âge de douze ans. N'a jamais été malade dans l'Inde et ce n'est que cinq ans après son arrivée ici qu'il fut atteint de malaria qui se manifesta chez lui par des accès relativement bénins et irréguliers. Combattus par la quinine, ces accès disparaissent rapidement, n'a jamais eu de maladies infectieuses. Pas de syphilis Il y a trois ou quatre ans il fut pris de bronchite aiguë droite pour laquelle, nous lui avons donné des soins. Imparfaitement guéri il s'enrhumait facilement, c'est en pleine santé qu'il ressentit pour la première fois les atteintes du Béribéri.

*Historique* — Au commencement du mois de novembre 1900, il ressentit quelques douleurs vagues dans les membres inférieurs. Il n'y porta d'abord aucune attention, mais bientôt les mollets deviennent le siège de contractions et de fourmillements ; en même temps les jambes s'enflèrent.

Cet œdème débuta par la face dorsale du pied puis gagna les chevilles et toute la jambe s'arrêtant aux genoux. Cette enflure était surtout apparente à la face antéro interne de la jambe où l'empreinte du doigt marquait le mieux.

Il ressentit alors des picotements dans tous les orteils et fut pris d'une grande sensation de *faiblesse générale*.

Toute cette période initiale fut apyrétique. Le malade, malgré un léger trouble gastro-intestinal, avait conservé son appétit, digérait normalement et avait des selles assez régulières ordinaires. Les urines et les mictions ne présentaient rien d'anormal. Quinze jours après l'apparition des premiers symptômes. Il fut pris de violentes palpitations et de dyspnée d'effort. C'est alors qu'il vint nous trouver.

*Examen.* — L'examen ne révéla aucune lésion organique, sauf des troubles cardiaques, caractérisés par de la tachycardie et une hypertrophie sensible. La pointe du cœur battait en dehors du mamelon et avait une répercussion telle au creux épigastrique que cet endroit était animé de battements isochrones à ceux du cœur. Nous constatons des râles de bronchite chronique aux deux côtés de la poitrine.

L'abdomen ne présente rien d'anormal.

Les organes génitaux sont sains.

Les forces ont beaucoup diminué.

*Troubles de la motilité.* — Le malade marche avec assez de facilité mais les jambes sont lourdes. Il ne peut plus courir et au moindre effort, à la plus petite fatigue, il est pris de violentes palpitations qui l'obligent à suspendre toute occupation. Il n'existe pas de steppage ni de titubation, mais une gêne spéciale dépendant de la pesanteur des jambes que le malade soulève avec une certaine difficulté donnant ainsi à la démarche une sorte de double claudication.

Tous les réflexes existent intacts, sauf le patellaire qui est fortement diminué.

On ne trouve aucun trouble trophique de la peau et de ses annexes.

Le sommeil est bon.

L'appétit conservé.

Il n'existe aucun trouble sensoriel.

Les érections sont normales.

*Resumé.* — Pas de fièvre, hypertrophie du cœur, palpitations et dyspnée d'effort, œdèmes aux jambes, picotements aux orteils, contractures et spasmes avec fourmillements dans les *gastrocnémiens.* Voir analyse d'urine. Traitement cardio-dynamique.

*Analyse d'urine.* — M... A.. , Saint-Benoît, le 30 décembre 1900.

*Qualités physiques.* — Densité, 1.018 ; consistance, légère ; couleur foncée ; aspect limpide ; dépôt, néant ; odeur urineuse ; réaction, front acide ; volume (?)

*Qualités chimiques.* — Urée, acide urique, NaCl et chlorures, acide phosphorique, phosphates normaux ; albumine, néant ; glucose, néant ; bile, lymphe, sang, chyle néant ; corps réducteur.

*Qualités microscopiques.* — Acide urique, cystine, indigo, calculs uratiques, phosphatiques, oxaliques, ammoniacaux, muraux, pus, épitheliums, cylindres, sperme, champignons, ferments, microbes néant.

## OBSERVATION LXXVI

### Béribéri forme mixte (1)

P... P. ., 49 ans, né à Bourbon, est atteint de Béribéri depuis un an.

*Antécédents héréditaires.* — Père et mère vivants en bonne santé ainsi qu'une sœur.

Pas de lèpre, pas de tuberculose.

Deux frères atteints d'asthme, pas de vérole, pas de tare nerveuse.

*Antécédents personnels.* — Le malade qui est un noir bien constitué déclare n'avoir jamais été malade sauf dans l'enfance à la suite d'une varicelle bénigne.

N'a jamais eu de maladie vénérienne. Pas d'éthylisme et de rhumatisme.

*Historique.* — C'est en pleine santé qu'il fut pris par le Béribéri. Au début il accuse une transpiration abondante et continue des deux pieds au point que le malade qui marche nu-pieds laissait des empreintes sûr le sol ou le parquet lorsqu'il avait quelque temps ses pieds à terre. En même temps les enflures et les picotements firent leur apparition dans les deux membres à la fois.

_______

(1) Compliquée de tabes dorsal : A remarquer les troubles sécrétoires des glandes sudoripares ; phénomènes exceptionnels dans le béribéri.

L'œdème s'arrêta à la cheville mais les picotements et les élancements gagnèrent rapidement les muscles inférieurs, du tronc et des membres supérieurs ; enfin, après un an de maladie, les parties étaient le siège d'engourdissements, de fourmillements, de perte de la sensibilité tactile (sensation de peau morte), de trouble de la sensibilité calorique, sensation d'eau glacée parcourant les membres inférieurs (des reins à descendre) et de troubles de la motilité, trémulation épileptoïde des groupes musculaires après un choc, troubles de mobilité, marche difficile, hésistante, oscillante accompagnée de vertige et d'une *faiblesse considérable* de tout l'être.

Le malade se plaint d'être resserré comme dans un corset de fer (ceinture béribérique) et être sujet à de violentes palpitations au moindre effort, au moindre travail ; ces palpitations cessent par le repos. Il eut aussi des crises de somnolence, accès de sommeil de quarante-huit heures et plus.

Pas de fièvre à proprement parler, malaise général, pas de migraine maux de reins, vomissements et constipation au début (janvier 1900. Depuis cette époque le mal n'a fait qu'augmenter et tous les symptômes s'accentuer.

Aujourd'hui, 22 janvier 1901, le malade qui a le type africain très prononcé, a l'air triste, soucieux, les yeux ternes, la face légèrement bouffie, marche avec difficulté et se plaint d'une *faiblesse générale excessive*.

L'*examen* montre un œdème mou, périarticulaire de la cheville, dureté des muscles du mollet, pas d'atrophie musculaire (mains succulentes, steppage), abolition du patellaire, le réflexe laryngé existe ainsi que l'Argyll-Robertson et les pupilles sont légèrement crayeuses.

Il existe un peu d'incoordination.

La station debout n'est permise qu'avec les yeux ouverts ; aussitôt que le malade les ferme il chancelle et tomberait infailliblement si on ne le retenait.

La sensibilité générale tactile et calorique est conservée. Sa vue n'a subi aucune modification depuis la maladie, ainsi que les autres sens (ouïe, olfaction, goût). Le malade accuse une grande diminution suivie d'une abolition de l'érection et des désirs vénériens, depuis la maladie.

L'appétit, les digestions sont normales, il existe de la constipation. Foie normal. Dysurie (rareté des urines), le malade urine une à deux fois par vingt-quatre heures et en petite quantité à la fois. Le malade depuis qu'il est atteint de Béribéri est dans un état somnolent continuel. Il avoue avoir envie de dormir nuit et jour et s'être réveillé parfois après un sommeil de plus de quarante-huit heures.

*Examen des organes.* — *Appareil circulatoire.* — *Pouls,* 80 régulier, cœur hypertrophié sans bruis anormaux sauf un léger prolongement du premier bruit, pas de dédoublement.

*Température,* 36°3.

*Tous les autres organes* ne présentent aucun signe extérieur de lésion.

*Analyse d'urine.* — P... P..., Saint-Benoît, le 23 janvier 1901.

*Qualités physiques.* — Densité, 1 017 1/2 ; consistance légère ; couleur jaune clair ; aspect transparent ; dépôt, néant ; odeur légèrement ammoniacale ; Réaction acide ; volume (?)

*Qualités chimiques.* — Urée, 18 gr. ; acide urique, 0 gr. 70 ; NaCl et chlorures, 10 gr. ; acide phosphorique, 3 gr. ; phosphates ; albumine, néant ; glucose, néant ; bile, lymphe, sang, chyle, corps étrangers, néant ; corps réducteur après précipitation Pb et carbonate alcalin.

*Qualités microscopiques.* — Acide urique, cystine, indigo, calculs uratiques, phosphatiques, oxaliques, ammoniacaux, muraux ; pus, néant ; épithéliums, pavimenteux ; cylindres, hyalins ; sperme, néant ; champignons, néant ; ferments, néant ; microbes, ordinaires.

Hématimétrie : 3.935.000 glob. rouge ; 19 600 leucocytes Nombreux cocci dans sang centrifugé.


## OBSERVATION LXXVII

### Béribéri forme œdémateuse et ulcère tropical


J... G..., âgé de 44 ans, né à Madagascar, engagé à la R... G... pour travaux des champs, a quitté son pays à l'âge de 10 ans. Ne fournit aucun renseignement sur ses antécédents héréditaires.

*Antécédents personnels.* — A eu la variole dans son enfance, la varicelle un peu plus tard, la malaria ensuite pendant plusieurs semaines, pas de maladie vénérienne avouée. N'a jamais eu d'affection pulmonaire, pas de crises de nerfs, a souffert d'une gastrite et d'un ulcère tropical il y a trois ans, depuis lors s'est bien porté lorsqu'il fut pris par le Béribéri.

Très peu de temps après l'apparition de son ulcère, comme la plaie suintant beaucoup, ayant usé tous ses linges, il employa des vieux linges qui avaient servi à un béribérique Huit jours après avoir fait usage de ces morceaux de linge, il fut pris d'un malaise général avec perte d'appétit, nausées et diarrhée ; en même temps il éprouva de la raideur, des picotements aux jambes et les enflures éclatèrent brusquement peu après.

L'analyse du sang pratiquée peu après l'apparition des premiers symptômes révéla la présence de nombreux cocci dans le sang périphérique centrifugé. Hématies, 3.100.000, Leucocytes, 8.600. Nombreuses hématies déformées, sphériques.

Ensemencements sur gélo-gélatine rizée donnent $5 \times 6$ flacons colonies blanches, faïencées, crémeuses, prenant pas le Gram.

*Historique*. — La maladie éclata brusquement par des enflures aux jambes et à la figure, de violentes palpitations, des picotements aux extrémités des doigts, un sentiment extrême de *faiblesse générale* rendant tout effort physique tout travail manuel des plus pénibles. La constriction périthoracique, la difficulté dans la marche figurent aussi parmi les premiers symptômes du mal.

À aucune période de la maladie il n'eut de fièvre. L'appétit conservé, digestions lentes, un peu de constipation. Le malade déclare qu'il dut restreindre la quantité de nourriture à prendre sous peine d'étouffements. Il n'avait remarqué aucun trouble fonctionnel des organes génito-urinaires, le sommeil était calme, pas de délire, pas de convulsions, pas d'hallucinations.

Après des périodes d'amélioration et de rechute qui durèrent en tout un mois, il guérit et reprit ses occupations. Depuis ce moment il jouit d'une parfaite santé.

Le 31 décembre 1900 il fut repris par les mêmes symptômes que la première fois, œdèmes des jambes et de la face, etc.

*Examen*. — 24 janvier 1901. — Face bouffie surtout autour des yeux, jambe gauche fortement œdématiée, le malade est porteur d'un ulcère tropical considérable de la jambe droite qui pourrait indiquer la voie par laquelle l'infection s'est faite. L'enflure qui siège à ce côté a la même intensité que celle de l'autre jambe.

*Appareil circulatoire*. — Cœur hypertrophié, la pointe bat dans le neuvième espace intercostal légèrement en dedans de la ligne du mamelon. Trapèze de matité très élargi à la base, six travers de doigt du rebord des fausses côtes, bruits assourdis du cœur sans souffles mais un léger dédoublement du premier bruit.

*Pouls*, 100. *Température normale*.

*Appareil digestif*. — Langue bonne, appétit capricieux, digestion difficile, selles ordinaires.

*Rate et foie* normaux.

*Poumons*. — Léger œdème surtout à droite, mais pas d'affection aiguë Plèvres libres.

*Appareil urinaire*. — Rien d'anormal, urines analysées, sans sucre ni albumine.

*Appareil neuro-musculaire*. — Sensibilité générale considérablement affaiblie surtout aux membres inférieurs et abolie au dos. Pas d'incoordination, le malade se tient debout et marche les yeux fermés.

Réflexes. Patellaire aboli, les autres conservés. Pas de fulgurance, sa force musculaire conservée.

*Analyse d'urine*. — J... G..., Saint-Benoît le 25 janvier 1901.

*Qualités physiques*. — Densité, 1,015 ; consistance légère ; couleur jaune paille ; aspect un peu trouble ; dépôt flocons ; odeur urineuse ; réaction faiblement, acide ; volume (?)

*Qualités chimiques*. — Urée, acide urique, NaCl et chlorures, acide phosphorique, phosphates normaux ; albumine, néant ; glucose, néant ; bile, néant ; lymphe, néant ; sang, chyle, corps étrangers néant ; corps réducteur après précipitation au Pb et au carbonate alcalin.

*Qualités microscopiques*. — Acide urique, cystine, indigo, calculs uratiques, phosphatiques, oxaliques, ammoniacaux, muraux, pus néant ; épithéliums, vessie et urèthre ; cylindres hyalins ; sperme néant ; champignons : ferments ; microbes nombreux ; bacilles Nepveu et bactéries banales.


## OBSERVATION LXXVIII

### Béribéri forme œdémateuse


L... R..., 51 ans créole, né à S...-B..., employé d'habitation à la R... G... Personne dans la famille atteint de Béribéri.

La première attaque date de deux ans. Début par des enflures aux pieds qui gagnent rapidement les cuisses, le ventre, les parties sexuelles et la face, ménageant les bras et les mains qui sont cependant le siège de picotements, de sensation de *gants*, de *peau morte*.

Anesthésie des jambes jusqu'aux genoux.

Tous les autres sens normaux. A eu des accès de paludisme avant le Béribéri et dès le début du mal a été fébricitant.

Pas de vomissements, constipation, pas de toux, d'hémoptysie. Sensation de *faiblesse* dans la marche, ceinture thoracique, palpitations dès le début, transpirations abondantes mais fréquentes surtout la nuit, urines rouge brique, sentant fort le cru, souvent maux de tête et maux de reins depuis la maladie.

Durée de la première crise, 1 mois, 1899 octobre-novembre. Rechute 1900 en septembre-octobre, durée jusqu'au 10 janvier 1901. Dans cette rechute les symptômes sont les mêmes que la première fois, seulement aggravés. Régime lacté, fer.

31 janvier 1900. — Le malade à la visite accuse une grande faiblesse dans les jambes. Le cœur est encore le siège de palpitations, marche soufflante, la ceinture existe encore ainsi que les picotements mais surtout à la main gauche. Les œdèmes ont disparu, toujours un peu de constipation. Décédé subitement le 15 juin 1901, à Ste-A... en changement d'air.

## OBSERVATION LXXIX

### Béribéri forme mixte

D... G..., parent d'un béribérique nous fait appeler le 23 janvier 1901 pour lui donner des soins.

Cet homme, créole de Bourbon, 48 ans, occupe un certain rang dans la société. Il a les moyens de se soigner. Atteint de Béribéri pour la première fois en 1897, il va trouver un confrère qui porte diagnostic de Béribéri le traite en conséquence. Les résultats n'étant pas satisfaisants, le malade va trouver d'autres confrères toujours sans aucun résultat. Vient nous trouver une première fois l'année dernière, mais retourne avec les médicaments travailler à la localité éloignée qu'il habitait. Va mieux pendant quelque temps, puis il est repris de nouveau d'une recrudescence du mal. Malgré tout ce qu'il a pu faire, après des alternatives d'améliorations suivies de rechutes plus ou moins grave, il ne se sent pas bien et nous fait appeler.

23 janvier 1901. — Nous trouvons le malade dans un état d'agitation extrême, le pouls petit filiforme.

Le front et le corps couverts de sueur froide. Asystolie.

Le cœur est affolé et bat si violemment qu'il n'est pas possible de distinguer les temps.

Le malade raconte que cette crise commença par des enflures aux jambes et de la paralysie, des picotements dans les mollets et les doigts ; une sensation de resserrement autour du tronc avec gêne précordiale. Essoufflement et fatigue rapide.

Grande déperdition des forces.

Température normale. Il existe une zone de congestion pulmonaire à gauche. Le malade a craché du sang. Les renseignements fournis quant à la possibilité d'une tubercul. sont négatifs (1).

L'analyse des urines ne révèle aucune trace de sucre ou d'albumine. Nous instituons le traitement cardiodynamique.

_____

(1) La recherche des bacilles de Koch par le Ziehl et le Gabbett reste négative.

Analyse du sang. Montre nombreuses hématies sphériques et déformées.

2.600.000 glob. rouges et 10.400 leuc.

Nombreux cocci, pas de streptobacilles.

Ensemencement sur gélo-gélatine rizée, colonies blanches, prennent pas le Gram.

Le mal empire et trois jours après le malade est enlevé dans une crise de dyspnée extrême et colapsus.


## OBSERVATION LXXX

### Béribéri forme sèche


J... G... B..., 32 ans, née à S...-R..., couturière, mariée et mère de 10 enfants ; 5 morts, 5 vivants. Ces derniers en bonne santé surtout la dernière, une fille.

*Antécédents héréditaires.* — Père âgé, encore vivant, mère morte de dysenterie. Six sœurs en bonne santé, quatre frères, dont un mort d'influenza. Tous les autres sont bien. Pas de tuberculose, pas de syphilis, pas de lèpre, pas de tare nerveuse.

*Antécédents personnels.* — S'est toujours très bien portée jusqu'à 14 ans, époque à laquelle elle a eu quelques accès de fièvre paludéenne. Combattue par la quinine la fièvre cédait rapidement Réglée à 17 ans, elle eut toujours des menstrues régulières, après un retard de cinq mois. Depuis ce temps elle s'est toujours bien portée sauf quelques accidents malariques, hypercholie et troubles gastriques, fièvre de temps en temps. Elle eut toujours de bonnes couches, sans suites pathologiques.

Les dernières gestations et parturitions furent excellentes, mais deux mois après elle ressentit des fourmillements dans les jambes, des genoux aux pieds.

*Historique.* — Ce premier symptôme absolument apyrétique était accompagné de faiblesse dans les jambes avec sensation de lourdeur sans troubles de la motilité à proprement parler.

Ces sensations d'ailleurs étaient intermittentes et survenaient sans fièvre et disparaissaient sans traitement. Tous les autres organes fonctionnaient bien. Pendant une crise de fourmillements et de picotements aux jambes, elle fut prise brusquement un matin au réveil par une sensation de gène et de resserrement dans toute la partie gauche de la face.

Croyant à un refroidissement elle employa des compresses chaudes et quelques petits autres moyens, mais le mal s'accentua jusqu'au lendemain.

A ce moment la face légèrement bouffie de ce côté ne répondait pas aux mouvements symétriques de l'autre ; c'est ainsi qu'elle ne pouvait ni fermer l'œil gauche et froncer les sourcils, ni rire convenablement.

Toute la partie paralysée était en outre le siège d'une certaine douleur superficielle, très sensible au toucher.

Sur ces entrefaites elle vint nous voir le lundi 10 janvier.

*Examen*. — L'examen nous montre une paralysie de tous les muscles gauches de la face du frontal au risorius de Santorini. Les orbiculaires des lèvres et de l'œil sont les plus atteints ; le malade ne peut fermer l'œil de ce côté. Le rire est unilatéral, le releveur de la paupière supérieure malade laisse tomber une narine flasque diminuant l'orifice du nez.

La langue est légèrement déviée à gauche. La malade dit avoir éprouvé une certaine dysphagie à gauche.

Les pupilles sont égales, réagissent normalement à la lumière et à l'éloignement.

Il n'existe pas d'hypersécrétion du côté paralysé.

La malade qui a conservé toute son intelligence parle et raisonne très correctement.

L'ouïe des deux côtés est égale et normale. Elle n'a à aucun moment éprouvé de migraine, de douleur ou d'élancement intracrâniens.

Tous les organes sont sains et fonctionnent normalement. Il existe un peu de constipation.

La sensibilité générale tactile et calorique est conservée. Le Westphall est exagéré, le pharyngien est normal, l'Argyll-Robertson aussi.

L'appétit est normal et les digestions bonnes, pas de troubles psychiques.

Soumise au traitement ioduré et au phosphure de zinc, traitement général reconstituant et fortifiant.

La malade vient nous retrouver 10 jours après. Les phénomènes de paralysie se sont rapidement amendés. La douleur de côté a disparu, la paupière se ferme à demi. Le front se plisse un peu, la narine gauche est plus ouverte et la commissure labiale gauche se soulève légèrement sous l'excitation du rire.

L'appétit se maintient.

La *température* prise à l'aisselle marque 37,2.

Le *pouls*, 94.

Le cœur accuse seulement un léger retentissement à la pointe.

Les poumons sont sains.

Le foie normal comme la rate. Il n'existe pas d'anémie par l'apparence des muqueuses gingivale, labiale et conjonctivales.

La malade parle aisément.

La mémoire, l'intelligence et la volonté sont intégralement conservées. Elle se plaint encore de quelques fourmillements dans les deux jambes.

Les urines sont claires, pas mousseuses, au dire de la malade. Il n'existe sur aucune partie du corps de macules, d'érythème et de lésions trophiques.

Le sommeil reste encore un peu agité.

Nous poursuivons la médication qui nous a donné de si bons résultats.


## OBSERVATION LXXXI

### Béribéri forme mixte

P... D..., 42 ans, forgeron, né à S...-R....

*Antécedents héréditaires*. — Père et mère morts de malaria et de vieillesse ; de 5 frères 1 seul vivant, les autres décédés de maladies diverses. Pas de tuberculose, pas de syphilis, de lèpre, pas de folie.

*Antécédents personnels*. — A toujours joui d'une bonne santé, sauf quelques accès paludéens sans gravité, fut atteint pour la première fois en mai-juin 1899.

*Historique*. — Le mal débuta par des sensations de brûlures et picotements aux pieds avec enflures des deux membres, fatigue rapide après le moindre effort ou marche. Faiblesse générale, appétit conservé, quelques nausées le matin au réveil.

Dès le début, phénomènes de picotements aux doigts, sensation de « gant » et « peau morte », pas de fièvre continue, invasion lente et progressive.

Première attaque : 2 mois.

Rechute il y a 15 jours dans des conditions identiques avec les mêmes symptômes.

Le malade avait travaillé avec un béribérique pendant près d'une année avant de tomber malade.

Nous le soumettons au traitement toni-cardiaque, révulsif, drastique, à revoir dans 15 jours.

Régime gras de Laurent.

## OBSERVATION LXXXII

### Béribéri forme œdémateuse

X... F..., 42 ans, cocher, né à S...-P... (Réunion), marié et père de 4 enfants, tous vivants et en bonne santé.

*Antécédents héréditaires.* — Mère morte à 49 ans ; père mort à 51 ans ; tous deux de malaria, ce dernier d'un accès pernicieux  Pas de tuberculose, pas de lèpre, pas de syphilis à la connaissance du malade.

*Antécédents personnels.* — A eu une enfance assez heureuse, à 14 ans a eu une blennorrhagie qui mal soignée, guérit incomplètement et a laissé un rétrécissement avec fistule urinaire.

A part quelques rares accès de fièvre paludéenne n'a jamais eu de grande maladie dans sa vie. Nous fûmes appelé auprès de lui il y a trois ans pour un accès de *delirium tremens.* Malgré toutes nos exhortations, après rétablissement, il continua à s'alcooliser ; il prenait jusqu'à deux litres d'alcool par jour.

*Historique.* — Il fut pris bientôt par les premiers symptômes de Béribéri. Grandes faiblesses dans les jambes avec œdème progressif des pieds aux jambes, apparition de la ceinture béribérique avec troubles de la motilité, marche lente, rapidement fatiguée. Sensation de fourmillement dans les jambes, pas de fièvre depuis le début, la maladie n'a fait que croître, les symptômes empirer.

Aujourd'hui 20 février 1901, le malade est enflé de la tête aux pieds. Il est pris de défaillances, de suffocations, de palpitations violentes après chaque effort, des nausées sans migraine, maux de reins et picotements dans la région lombaire. Langue non saburrale, un peu d'alvéolite dentaire. Selles normales. Urines et sang à analyser. Pas d'albumine, urines rares et fortement colorées. Cœur souffle à tous les orifices, pas d'épanchement viscéral des plèvres et du péritoine mais les téguments externes sont extrêmement infiltrés. Sang périphérique centrifugé montre nombreux hématies sphériques déformées et grand nombre cocci.

Décédé après plusieurs mois de maladie.

## OBSERVATION LXXXIII

### Béribéri forme sèche résiduale

Dame S..., âgée de 23 ans, couturière, née à St-B..., mariée, pas d'enfant.

*Antécédents héréditaires.* — Père mort subitement. Mère morte d'un froid ; 5 frères dont un seul malade, atteint de Béribéri ; une sœur en bonne santé.

Pas de tares nerveuse, alcoolique, lépreuse ou rhumatismale.

*Antécédents personnels.* — Pas de maladie dans l'enfance. Tempérament adénoïdien, fréquents maux de gorge. Réglée à 14 ans, très irrégulièrement au début, mais depuis menstrues régulières avec quelques coliques légères. N'est pas sujette à la fièvre.

*Historique.* — N'a jamais fait de maladies, quand il y a trois mois elle fut prise d'œdème aux deux jambes, ces enflures étaient plus considérables le soir et le repos de la nuit les faisait disparaître presque. Elle ne porta aucune attention à ces troubles mais après des alternatives d'amélioration et de rechute les enflures disparaissent définitivement. Bientôt elle fut prise de grandes faiblesses, la difficulté dans la marche, de picotements dans tout le corps, de palpitations au moindre effort. Elle accusa une diminution de l'acuité visuelle, de la raideur et de l'insensibilité des jambes, du resserrement autour de la taille. L'appétit devint capricieux, les digestions lentes, difficiles quelquefois douloureuses, précédées et suivies de nausées sans vomissements, les urines normales. Inquiète de ces manifestations, elle va consulter des confrères qui la traitent pour le Béribéri. Ne trouvant aucune amélioration dans son état elle vient nous consulter.

*État actuel.* — 16 mars 1901. — Figure pâle sans décoloration anormale des muqueuses sauf un peu de rougeur diffuse à l'arrière-gorge. La langue est saburrale et garde l'empreinte des dents sur les côtés. Pouls, 114 paradoxal ; respiration, 20 ; température, 37° ; force dynamométrique, 12.

*Examen.* — *Appareil respiratoire.* — Quelques râles sibilants disséminés en arrière, restes de grippe qu'elle a eue le mois dernier. Aucun épanchement pleural.

*Appareil circulatoire.* — Battement du cœur affaibli et lointain, sans souffle, dédoublement ou bruits pathologiques ; rythme précipité avec quelques arrêts de temps en temps. La palpation, la percussion, l'auscultation, l'inspection et la succussion ne révèlent aucune lésion des organes abdominaux sauf une légère sensibilité du creux épigastrique à la pression prolongée. *Le système neuro-moteur* est gravement atteint ; la force musculaire a diminué depuis le commencement de l'affection.

État somnolent, sans hallucinations, délire ou vertige mais affaiblissement de la mémoire et de la volonté. Tous les réflexes existent sauf le patellaire qui est presque aboli, la sensibilité générale est conservée

avec un léger retard dans la perception tactile des extrémités inférieures.

La jeune malade se plaint de faiblesses générales extrêmes, de picotements aux doigts et aux orteils, sensation « de gants » « et de peau
morte ». A part quelques mouvements fébriles non caractérisés, la
malade n'a jamais eu de manifestations malariennes. Le sommeil est
agité.

Analyse d'urine, sans sucre ni albumine.

Analyse du sang. Nombreuses hématies sphériques, déformées,
microcytes; 2.800.000 H., 12.200 L. Nombreux cocci dans sang centrifugé. Mucus vaginal et mucus pharyngien ensemencés sur gélogélatine rizée donne colonie blanche, l'un et l'autre association nombreuses
bactéries. Isolement par fractionnements donne cocci béribériques pour
mucus buccal ; aucun résultat concluant pour mucus vaginal. Traite-
tement toni-cardiaque.

10 avril 1901. — La malade vient nous revoir, les picotements et
l'anesthésie des doigts ont disparu, elle se plaint toujours cependant
de faiblesses et de lourdeurs dans les jambes, la marche est devenue
plus facile, le sommeil meilleur, l'appétit redevenu normal mais les
menstrues ont été douloureuses et courtes.

*Examen*. — Troubles cardiaques amendés, bruits plus distincts,
matité précardiale diminuée. douleurs épigastriques disparues. Sensibilité générale toujours ralentie, pas de zone hystérogène, Westphall
toujours aboli, la vue médiocre mais les facultés psychiques meilleures, toucher vaginal montre métrite légère sans phénomènes
annexiels. Col chaud, mou, lisse sensible. Culs-de-sac libres. Sensibilité des organes normale. Anaphrodisie avouée par la malade.
Miction facile, non douloureuse. défécation normale.

13 juin 1901. — La malade vient nous reconsulter, elle déclare ne
plus rien éprouver des troubles dont elle se plaignait même à sa dernière visite tels que faiblesses et lourdeurs dans les jambes.

La marche est redevenue tout à fait normale, elle peut même courir.

Les règles sont toujours difficiles et douloureuses. Il ne lui reste,
dit-elle, des troubles cardiaques qu'un peu d'émotivité du cœur. Il y a
quinze jours cependant à deux fois elle fut reprise de mouvements
désordonnés du cœur avec syncopes et cyanoses. Depuis, ces troubles
n'ont plus reparu, mais elle se méfie de son cœur.

*Examen*. — La sensibilité générale est parfaite, tous les organes sont
apparemment sains, sauf le cœur qui est hypertrophié.

Les bruits sont clairs, précipités, sans souffles ni dédoublements. Il
n'existe pas d'épanchement péricardique, choc un peu vibrant à la

pointe avec battement à l'épigastre. Tout le reste va bien sauf la métrite.

L'examen des urines donne ni sucre ni albumine.

L'analyse du sang montre absence des cocci trouvés la première fois, formule hématique reste stationnaire.

Traitement de la métrite et de l'hypertrophie du cœur.

Malade se rétablit complètement après plusieurs mois.

## OBSERVATION LXXXIV

### Béribéri forme sèche

18 mars 1901.

A. Z..., 35 ans, cocher, né à la Réunion, célibataire.

*Antécédents héréditaires.* — Père mort d'accident, mère morte en couche ; six frères dont trois vivants, en bonne santé.

Pas de folie, tuberculose, lèpre, pas de syphilis ; père alcoolique.

*Antécédents personnels.* — N'a jamais été malade avant 23 ans, malaria ; pas de blennorrhagie, pas de syphilis acquise ; a eu la rougeole, la varicelle, l'influenza, pas de typhoïde, pas de scarlatine. Malarien à accès francs, irréguliers, jamais d'accès pernicieux.

Pris la grippe il y a quinze jours, guérit

*Historique.* — Il y a trois jours, il s'aperçut que ses jambes étaient enflées des genoux à descendre, qu'elles étaient lourdes, qu'il marchait difficilement. Les jambes sont le siège de picotements ininterrompus. Il éprouve en même temps une gêne précordiale, interdisant, sous peine d'étouffement, de manger à son appétit. Palpitations avec battements à l'épigastre. A eu des vomissements pendant la grippe, mais ils cessèrent en même temps que la maladie ; pas de constipation. Vue, bonne, ainsi que les autres sens. Les forces disparaissent aux membres inférieurs, mais sont conservées aux supérieurs. Langue propre. Conjonctives non anémiées. Pouls plein, gros, irrégulier, 96 ; température normale.

Urine, ni sucre ni albumine. Hématimétrie : 4.120.000 globules rouges, les globules blancs sont remplis de bactéries et les globules rouges, en partie déformés, crénelés sur les bords, contiennent des microcoques, intra et extra-globulaires, peu de bacilles dans le plasma.

Sensibilité générale conservée intacte sauf aux jambes. Muscles jumeaux, durs. Réflexes : plantaire, aboli ; rotulien, exalté ; les autres normaux. Ceinture béribérique très gênante. Légère dyspnée sans lésion des poumons. Durée de la maladie plusieurs semaines.

## OBSERVATION LXXXV

### Béribéri forme œdémateuse

30 mars 1901.

C. O..., âgé de 36 ans, forgeron, né à Bourbon de parents créoles.

*Antécédents héréditaires*. — Père mort d'anémie, mère encore vivante est atteinte de Béribéri depuis trois mois. Le malade a été la voir il y a un mois et lui a donné des soins. Cependant il déclare qu'il ressentait déjà les premières atteintes de son mal avant ce voyage. Sur sept enfants il reste cinq ; deux filles mortes sur quatre.

Aucun membre de la famille n'est atteint de Béribéri, sauf le malade et sa mère.

Il n'existe aucun antécédent héréditaire de syphilis, tuberculose, lèpre ; le père alcoolique avait abandonné l'alcool plusieurs mois avant sa mort.

*Antécédents personnels*. — A eu une enfance délicate, première maladie à deux ans, un catarrhe pulmonaire. A 18 ans, une fluxion de poitrine et, à plusieurs reprises, des bronchites. A toujours été sujet à la Malaria, mais n'a jamais eu de grands accès. Il était en très bonne santé lorsqu'il eut à soigner une de nos clientes, gravement atteinte de Béribéri à forme hydropique. Il la voyait tous les jours et était en contact avec elle incessament. Il présenta à son tour bientôt des symptômes de fièvre lenle, sans acmé. Cette période commença il y a huit mois, et, après des alternatives de poussées fébriles et d'apyrexie, il sentit ses forces diminuer en même temps que paraissaient les œdèmes aux deux jambes. Les enflures, visibles surtout sur la face dorsale des pieds, sont fugaces et correspondent à des périodes fébriles et des excès de travaux.

L'enflure laisse pénétrer assez facilement le doigt et en conserve l'empreinte quelque temps. Là aussi le malade dit éprouver des picotements et une certaine insensibilité des téguments externes à la jambe, les muscles du mollet sont durs, sensibles à la pression, picotent aussi, mais tous ces troubles s'arrêtent aux genoux. Cependant depuis qu'il est tombé malade, notre client assure qu'il éprouve quelque embarras à marcher, c'est ainsi que parfois il est pris de *faiblesses* dans les jambes et de tiraillements dans les mollets. Ces symptômes qui duraient depuis huit mois, se sont aggravés par l'apparition, il y a quinze jours, de palpitations et une augmentation des troubles sensitivo-sensoriels. Le malade accuse une sensation de resserrement et de constriction périthoracique avec gêne précordiale, essoufflement rapide à la marche et palpitation survenant au moindre effort physique. Il n'existe pas de fièvre en ce moment et le malade ne semble pas anémié.

Le pouls est régulier, paradoxal 110, la respiration à peine gênée. Température 37º.

La langue saburrale par suite d'un état gastrique défectueux. Le malade digère mal. Constipation et diarrhée alternatives. L'analyse des urines reste négative pour le sucre et l'albumine.

Tous les organes sont sains sauf le cœur, qui bat avec violence, sans bruit et souffle anormal, il n'existe pas d'épanchement cavitaire.

Sensibilité générale émoussée. Réflexes tous intacts, sauf le patellaire, qui a diminué.

Le malade se nourrit de riz ; ordonnons de supprimer cette alimentation et suivre le régime européen : pain, etc. Nous le soumettons au traitement phosphorique. Frictions, douches, massage, fumigations.

5 mai. — Le malade va beaucoup mieux, mais assure n'avoir pas eu les moyens de se nourrir au pain. Il a donc continué à s'alimenter de riz, mais en petites quantités.

15 mai. — Nous revoyons le malade qui est complètement guéri.


## OBSERVATION LXXXVI

### Béribéri frome mixte

T. M..., 28 ans, engagé de B..., Indien, né à S...-B....

*Antécédents héréditaires.* — Mère morte il y a quinze ans d'un froid ? Père vivant, pas de frère ni sœur. A part la tuberculose maternelle et l'alcoolisme paternel, pas d'autres tares, au dire du malade.

*Antécédents personnels.* — A eu la dysenterie, une bronchite et perdu un œil, hernie inguinale gauche. Sujet réfractaire à la malaria, un accès tous les cinq ans. N'a eu ni chancre ni chaude-pisse, pas de lèpre.

*État actuel.* — Catarrheux non intoxiqué par plasmodium, tombé malade il y a dix-sept jours, avec frissons, vomissements et diarrhée. Tout de suite la fièvre s'allume mais ne dépasse pas 38º. Les enflures paraissent aux jambes, avec picotements et dureté anomale des muscles du mollet. Œdème conserve l'empreinte des doigts assez longtemps. Troubles de la motilité accentués ; le malade traîne les jambes (de plomb) et marche au moyen d'un long bâton, accuse une sensation de raideur et de constriction autour du thorax et une perte

de la sensibilité tactile. Il touche les objets comme *à travers un gant.*
Ses doigts sont aussi le siège de fourmillements et de picotements.

Il se plaint de fortes palpitations survenant surtout après les efforts.
Les téguments externes sont infiltrés jusqu'à mi-ceinture.

Il n'existe pas d'épanchement viscéral appréciable. Le pouls est
plein, fréquent, sans intermittences.

Les bruits du cœur sont très accentués, mais normaux. Le malade
a tous les soirs des cauchemars. Les réflexes sont conservés sauf le
Westphall qui est aboli. Le sang contient un grand nombre de bactéries intra et extra-globulaires. Les leucocytes sont nombreux.

L'urine ne contient ni sucre ni albumine. Le foie et les reins sont
sains. La paralysie et les œdèmes durent plusieurs semaines.


## OBSERVATION LXXXVII

### Béribéri forme sèche

11 avril 1901.

T... C..., environ 16 ans, né à Bourbon, de race indienne, employé
aux champs.

*Antécédents héréditaires.* — Mère morte, père encore vivant, mais est
atteint de Béribéri de forme œdémateuse, depuis six mois, l'enfant
demeure et vit avec son père avec lequel il est constamment en contact, pas de folie, de tare nerveuse.

*Antécédents personnels.* — N'a jamais été malade avant le mois dernier (mars 1901), sauf de quelques légers accès de malaria.

C'est à la suite d'un de ces accès qu'il s'aperçut brusquement, le lendemain matin au réveil, que ses jambes étaient paralysées. Les muscles des mollets sont en même temps le siège de picotements. de fourmillements Ils sont durs et contracturés. Les muscles sont si « raides »
dit le malade, qu'il ne peut marcher vite ni courir. Il accuse une perte
complète de la sensibilité du pied dans sa moitié externe et dit que
cette partie est comme morte, qu'il ne la sent pas, pour marcher il
compte sur le talon seulement pour s'appuyer. En même temps il dit
éprouver des engourdissements aux doigts des deux mains et une forte
constriction périthoracique (ceinture béribérique). Il dit avoir tous les
soirs un peu de fièvre avec migraine mais sans rachialgie ni nausées.

Appétit et digestion capricieux, selles normales, de même que les
urines qui à l'analyse n'ont ni sucre ni albumine.

Le malade tousse un peu actuellement, mais ne crache pas de sang
ou de pus.

N'a pas saigné du nez, n'est pas essoufflé.

Pas de palpitation ; pouls, 100. *Paradoxal.*

Température 36°8.

Pas d'anémie, les muqueuses sont normalement colorées, pas de tic, pas de diathèse spécifique, alcoolique ou tuberculeuse.

*Examen. Poumon.* — Il existe des râles sibilants et muqueux et ronflants de bronchite droite, simple. Le malade était victime d'une petite atteinte de grippe. Cet état catarral des bronches explique l'état fébricitant du soir.

*Cœur.* — Un peu hypertrophié, matité élargie à la base, premier bruit plus fort qu'à l'ordinaire.

*Les autres organes* sont sains et fonctionnent physiologiquement.

*Examen des sens.* — L'ouïe, le goût, l'odorat sont parfaits, la vue semble légèrement affaiblie ; le malade ne peut supporter une trop vive lumière photophobie sans kératite ou lésion externe apparente, les pupilles ne sont aucunement crayeuses, le sens du toucher est affaibli ; l'anesthésie partielle porte sur les extrémités diigtales et sur la pulpe des doigts. Le malade perçoit les objets durs qu'il touche comme *à travers un gant.* Il conserve cependant le sens calorique de ces objets. Le tonus des muscles des membres supérieurs semble conservé ; celui des inférieurs altéré dans sa réaction à la volonté, mais il n'existe pas d'incoordination à proprement parler ; la marche les yeux clos est possible quoique titubante.

*Réflexes.* — Le patellaire complètement aboli.

L'Argyll-Robertson intact.

Le laryngé affaibli.

Le crémastérien exagéré.

La perception du tact est conservée quoique affaiblie et avec retard aux membres inférieurs. Au moment de la fièvre le malade se plaint de vertiges sans troubles hallucinatoires ou déraisonnement. A noter un état d'hébétude spécial du visage (faciès béribérique).


## OBSERVATION LXXXVIII

### Béribéri forme œdémateuse

11 avril 1901.

C..., 36 ans, né dans l'Inde, employé aux champs.

A subi une première atteinte de Béribéri pendant l'épidémie de 1897.

Après un traitement par les hautes altitudes d'une durée de deux mois, l'état devient tellement amélioré qu'il reprend son travail. Les enflures ont complètement disparu, il restait cependant une certaine faiblesse générale avec quelques légères palpitations survenant après les efforts. Cette période d'amélioration dure trois années.

Tout à coup, sans avertissement, le malade qui se croyait guéri est pris subitement de violentes palpitations et d'étouffements. Il s'aperçoit alors que les enflures ont reparu simultanément aux deux jambes. A la première tentative de marche il se rend compte que les membres inférieurs obéissent difficilement à la volonté. Les muscles par groupes, surtout aux deux mollets sont durs et contracturés. Il y éprouve des picotements, des élancements, aux membres supérieurs, les contractions musculaires volontaires ou involontaires sont suivies d'une certaine douleur siégeant dans le muscle même.

Les muqueuses sont normales, la langue est bonne, l'appétit conservé mais les digestions sont difficiles et suivies d'essoufflement et de gêne respiratoire. Le malade est obligé de manger modérément et de s'allonger tout de suite après pour éviter ces symptômes.

Les selles sont normales mais contiennent des cocci à profusion.

Poumon. La dyspnée dont se plaint le patient ne survient qu'après la marche et l'effort et jamais spontanément, elle correspond toujours à une crise de palpitation. L'examen du *poumon* révèle une sonorité normale, une inspiration sans bruit pathologique, il n'existe pas d'épanchement pleural, mais une petite toux sèche, rare et non quinteuse indiquerait peut-être un certain état d'œdème interstitiel qu'aucune manœuvre externe, palpation, percussion, auscultation ne fait découvrir (fait à noter). C'est à la suite d'une absorption trop grande d'alcool que ces œdèmes ont reparu, le malade avoue s'être enivré avec du rhum le dimanche, et le lendemain la rechute avait lieu.

Le *foie* est normal ainsi que la *rate*, l'*estomac* est le siège d'une gastrite légère, douloureux à la pression, les *intestins* ne montrent rien d'anormal de même que les *reins*.

Les œdèmes siègent aux jambes jusqu'aux genoux, œdème de consistance pâteuse, gardant l'empreinte assez longtemps, indolore. Les picotements siègent dans les masses musculaires ; sous l'empâtement de l'œdème on perçoit des gastrocnémiens durs et sensibles au toucher, leur pression fait naître la douleur. Il existe une sensation de gêne précordiale et de constriction périthoracique.

La marche est titubante, hésitante, les jambes sont lourdes. Il n'existe pas de steppage, pas plus d'incoordination. Le malade marche les yeux fermés, les muscles des membres inférieurs réagissent mal à la volonté.

*Examen des sens.* — L'ouïe, le goût, l'odorat, la vue sont bons, ainsi que le toucher. La sensibilité générale est intacte.

Température 37°, pouls 88.

Le sommeil est bon, prolongé, le malade voudrait toujours dormir.

Il n'existe ni délire, ni hallucinations, ni incohérence, ni déraisonnement.

Urines à analyser, claires, pauvres en sel, sans sucre ni albumine.

Durée de la maladie plusieurs semaines.


## OBSERVATION LXXXIX

### Béribéri forme mixte


M... N..., 26 ans. employé, né à Ste-M... de la Réunion, marié, 2 enfants.

*Antécédents héréditaires.* — Père mort d'une affection hépatique ; mère vivante, en bonne santé ; 3 frères, 2 morts en bas âge ; 6 filles, dont une morte à 8 ans de dothiénentérie.

Pas de lèpre, pas de tuberculose, syphilis douteuse, pas de folie, pas de tare nerveuse.

*Antécédents personnels.* — A eu une enfance superbe, n'a jamais été malade qu'à l'âge de 22 ans, de malaria, qui reparut tous les ans à peu près vers le mois de mai-juin (changement de saison). Accès francs, quotidiens et durant 8 à 15 jours, cèdent à la quinine et à quelques évacuants.

Le malade déclare n'avoir jamais d'autre maladie.

*Historique.* — Début il y a deux ans et demi lors de l'épidémie, il y avait sur l'établissement où il travaillait plus d'une trentaine d'individus atteints de béribéri auxquels il donnait parfois des soins et qu'il allait souvent voir.

Sans fièvre aucune, il s'aperçut un beau jour d'une petite enflure aux deux jambes. Enflure non douloureuse, sans macules ou autres troubles trophiques de la peau. Œdème de consistance molle gardant légèrement l'empreinte digitale.

Pas de picotements.

Pas de vomissements ou troubles gastro-intestinal, sauf un peu de diarrhée et un peu de sensibilité de la région pylorique.

Pas de palpitation, pas de gêne respiratoire.

Cette période dure environ un mois. Il prend des drastiques et du lait. Brusquement il perd l'usage de ses membres. Les muscles extenseurs n'agissent plus, aussitôt le membre plié il ne pouvait le redresser. Cette paralysie des extenseurs du membre inférieur dure deux mois. Ne se plaint à ce moment que d'une douleur vague dans les groupes musculaires surtout aux gastrocnémiens. Il se rétablit et se porte très bien jusqu'au 31 décembre 1900.

À ce moment l'enflure commence aux chevilles, non douloureuses, avec picotements, engourdissement des deux membres, l'enflure gagne les genoux et s'arrête ; les cuisses sont indemnes ainsi que les autres parties du corps.

*Examen*. — Les doigts sont le siège de picotements avec anesthésie des extrémités, l'anesthésie qui rend l'écriture difficile par la perte de la perception de la plume ou du crayon s'arrête aux premières phalanges.

Peu de troubles du système digestif ; langue excellente, sans diarrhée ni constipation. Estomac douloureux à la pression.

Pas de troubles du système urinaire.

*Système circulatoire*. — *Pouls paradoxal*, gros, plein, 120, mais dépressible. Les extrémités sont pâles mais non anémiées ainsi que les conjonctives. Temp. 36°8.

*Cœur* gros, sans épanchement péricardique. Choc vibrant à la pointe et répercussion au creux épigastrique.

Pas de souffle, pas de bruit pathologique.

*Appareil respiratoire*. — Aucun bruit anormal à l'auscultation. Percussion, sonorité parfaite. Vibrations normales à la palpation, cependant gêne respiratoire (le malade ne peut arriver au bout de son inspiration). Essoufflement d'effort, de fatigue ou de marche, coïncidant avec palpitations violentes.

*Le foie* et *la rate* sont hypertrophiés légèrement et le premier plus sensible au toucher que le second. Rien d'anormal dans le *sens génésique*.

Les téguments externes sont sains.

Le malade se plaint d'une lassitude générale. Il se sent incapable de travailler. Les forces musculaires diminuent, s'épuisent rapidement et donnent des palpitations qui l'obligent à cesser toute occupation pénible.

La faiblesse est générale mais siège surtout aux membres inférieurs.

L'appétit conservé, mais *il ne peut trop manger sans s'étouffer*, le soir surtout. Pas de migraine, pas de vertiges, pas de délire, pas d'hallucinations, pas de crises de nerfs.

*Urines*. — Pas d'albumine, ni sucre. Réaction réductrice après $Pb+NaCO^2$.

La paralysie et l'œdème sont des symptômes cardinaux. Les forces sont presque nulles et non soutenues.

Les réflexes existent sauf le patellaire qui est totalement aboli.

La sensibilité générale est intégralement conservée. Traitement cardio-dynamique, frictions, massage, douches, électricité et antiseptiques intestinaux. Traitement par les hautes altitudes. Orothérapie inefficace.

18 mai 1901. — Nous revoyons aujourd'hui le malade dont l'état s'est sensiblement amélioré sous l'influence du traitement par le pétrole intus et extra. L'amélioration est telle qu'il a laissé de côté le bâton sans lequel il ne pouvait pas marcher auparavant. Les œdèmes ont presque totalement disparu, il n'en reste qu'un peu autour des chevilles. Les troubles nerveux, picotements, fourmillements ont disparu.

Le malade accuse une diurèse profuse avec dévoiement. Il déclare se sentir beaucoup mieux mais se plaint encore de faiblesses générales. Nous ordonnons la kola, le glycerophosphate et la noix vomique.

Durée de la maladie plusieurs semaines.


## OBSERVATION XC

### Béribéri forme mixte bénigne


R... L..., né à Madras, âgé d'environ 30 ans, cultivateur, engagé de la R... G...

*Antécédents héréditaires.* — Père et mère et tous ses parents dans l'Inde qu'il a quittée, il y a 23 ans. A vécu ici avec une femme non atteinte de Béribéri, mais se trouvait en contact journalier avec des co-engagés atteints de ce mal. A été épargné jusqu'au 4 mai 1901.

Sa maladie paraît avec les symptômes suivants : phénomènes nerveux. Grande faiblesse générale avec difficulté dans la marche, essoufflement rapide, dyspnée d'efforts et palpitations, picotements dans les masses musculaires et aux extrémités des doigts, sensibilité générale, tactile et calorique conservée, pas d'incoordination, pas de fulgurences, sensation de peau morte, de constriction périthoracique. Puis les œdèmes commencent d'abord aux chevilles très légères, mais elles gagnent rapidement le tronc et la figure.

Etat actuel, 30 mai 1901.

Œdème généralisé au tronc, à la face et aux membres inférieurs. Marche difficile avec un bâton, titubation, les muqueuses sont bien roses sans trace d'anémie.

*Appareil digestif.* — Langue bonne, appétit conservé, digestion facile, selles normales, après une période de constipation au début, pas de vomissements ni nausées comme au début du màl; pas de dilatation, ni lésion gastrique appréciable sauf hypéresthésie pylorique.

*Foie.* — Normal.

*Rate.* — Légèrement hypertrophiée.

Pas de météorisme et de gargouillements, pas de tumeurs, pas de circulation colatérale.

*Appareil urinaire.* — Le malade atteint de fistule urinaire, d'origine blennorrhagique, urine avec difficultés mais en quantité normale.

Il n'existe aucune lésion des reins ou de la vessie.

*Appareil respiratoire.* — Toux nocturne quand le malade se couche. Crachats spumeux, sans sang ni pus. Percussion, auscultation, râles sibilents d'œdèmes disséminés, pas d'épanchement pleural, une légère zone de submatité aux deux bases.

Vibration normale, respiration soufflante mais régulière, pas de respiration de Sheyne-Stokes.

*Appareil circulatoire.* — Pouls régulier, lent et légèrement filiforme, 90°.

*Cœur.* — Légèrement hypertrophié, comme indique augmentation du trapèze de matité, légère infiltration péricardique, choc de la pointe sourd, 9e espace un peu en dedans de la ligne mamelonnaire, pas de souffle, dédoublement ou bruit anormal aux sièges d'auscultation, base et pointe.

*Appareil neuro-moteur.* — Marche lourde, sans steppage ou d'hésitation, le malade lève avec difficulté ses jambes (qui sont très enflées) pour les laisser tomber sur le sol.

Les muscles se contractent mal, ainsi le malade malgré sa volonté serre faiblement la main qu'on lui tend. Sensibilité normale. Pas de migraine, sommeil agité, cauchemars, raisonnement bon, pas d'hallucination ni délire. Pupilles non crayeuses, réagissent à la distance et à la lumière normalement. Réflexe patellaire est complètement aboli. Mais la sensibilité générale tactile est parfaitement conservée.

Malade recouvre très rapidement la santé dix-neuf jours après le début, il vient nous voir en bonne santé et ne se plaint plus d'aucun trouble.

15 juin 1901. — La guérison se maintient.

Questionné sur sa nourriture pendant le cours de sa maladie, affirme n'avoir rien modifié à son régime alimentaire habituel. Riz, poisson sec, etc.

Aanalyse d'urines. Ni sucre, ni albumine.

## OBSERVATION XCI

### Béribéri forme mixte

9 mai 1901.

S... A..., 54 ans, infirmier, né dans l'Inde est venu dans la colonie à l'âge de 12 ans, a eu dans l'Inde des adénites inguinales suppurées.

*Antécédents héréditaires.* — Pas de folie, pas de tuberculose, syphilis? Père alcoolique. Pas de tare nerveuse (1).

*Antécédents personnels.* — Depuis qu'il est à la Réunion a eu la fièvre bilieuse et des accès palustres nombreux. Tous les ans il en est pris, mais se guérit facilement au moyen de la quinine. Le 9 mai 1901, après avoir soigné plusieurs béribériques en traitement à l'hôpital de la propriété il ressentit lui-même les premières atteintes du mal. Ce dernier se manifesta par des faiblesses générales (adynamie profonde), apparition aux deux jambes simultanément d'une infiltration sous-cutanée molle, indolore, sans érythèmes et autres troubles cutanés.

Ces phénomènes d'épanchements ne coïncident pas avec lésion du cœur, du foie ou des reins et du sang. L'essoufflement ne paraît que plusieurs jours après les œdèmes et survient après les efforts, la course ou la marche forcée ou pour gravir une pente rapide ou des escaliers.

Après plusieurs tentatives thérapeutiques infructueuses on l'envoie à la Plaine des Cafres, 1.750 mètres d'altitude, en changement d'air, il y séjourne 22 jours avec des oscillations d'amélioration et de rechute et redescend dans une crise aiguë, plus enflé que jamais. On le soumet aux frictions, massages, fumigations, drastiques et diurétiques.

*Examen du 3 juin 1901.* — *Poumon.* — Normal, pas d'épanchement pleural, quelques râles d'œdème pulmonaire.

*Cœur.* — Tout à fait normal. Pouls, 94.

*Température,* 37°.

---

(1) S... A... est le second infirmier que nous avons à l'hôpital R. S. P. Le premier, décédé du Béribéri contracté en soignant les malades et suivi par ce dernier qui à son tour contracte la maladie après avoir été épargné aussi longtemps qu'il était éloigné des béribériques. Non seulement il prend le mal mais le communique à son jeune fils, voir observation suivante.

*Appareil digestif*. — Langue tout à fait saburrale non tremblottante, mais garde l'empreinte des dents sur les bords libres.

La pression du creux épigastrique est douloureuse. Les digestions sont lentes, pas de diarrhée, ni constipation. Le *foie* et la *rate* sont hypertrophiés mais indolores. Il n'existe pas d'épanchement péritonéal.

*Appareil urinaire*. — Urines normales, pas de maux de reins, pas de maux de tête, sommeil conservé.

*Examen de la sensibilité* — Forces musculaire abaissées considérablement, sensibilité tactile conservée.

Réflexe patellaire presque aboli. Pas de pupille crayeuse, pas d'incoordination.

L'Argyll-Robertson parfaitement conservé.

Perception de la résistance du sol.

Marche lourde et rapidement essoufflante et fatigante, mais pas de steppape ni de titubation.

Se rétablit après plusieurs mois de traitement.

Examen du sang pratiqué la première fois, peu après l'invasion du mal, montre dans le sang périphérique nombreux cocci donnant colonies blanches faïencées, crémeuses sur gélo-gélatine rizée.

Prend pas le Gram. Nombreux hématoblastes, microcytes. Globules rouges déformés, ronds, 3.800.000 hématies, 10.600 leucocytes.


## OBSERVATION XCII

### Béribéri forme mixte

S... A... junior, fils du n° XCI, 25 ans, forgeron, ancien soldat, a fait la campagne de Madagascar, né à la Réunion.

*Antécédents héréditaires*. — Pas de syphilis, de tuberculose, alcoolisme, pas d'épilepsie et tare rhumatismale.

*Antécédents personnels*. — Jeune homme solidement constitué, de taille moyenne, de mœurs pures. N'a jamais été malade sauf d'une pleurésie il y a quatre ans et quelques accès bénius de paludisme

Il vivait avec son père, notre infirmier, déjà atteint de Béribéri lorsqu'il fut pris lui-même par cette maladie. Il éprouva des palpitations suivies de faiblesses considérables dans les membres inférieurs avec perte des forces rapide. Trois jours après, les jambes s'enflent, les deux simultanément, surtout aux mollets qui sont le siège de contractions et de crampes pendant le sommeil. Les œdèmes progressent rapidement et nous soumettons le malade au même traitement que les autres béribériques.

*Examen du 3 juin.* — Tous les organes excepté le cœur sont sains et semblent fonctionner physiologiquement. Tous les réflexes existent, même le Westphall, qui cependant est atténué. Sensibilité générale conservé. Appétit normal. Digestions faciles. Urines analysées, sans sucre ni albumine, pas de cylindres et de tubes.

Le malade après avoir eu un œdème très accentué des deux membres à ma dernière visite le 26 mai 1901 dernier et éprouvé de grandes défaillances semble mieux se porter, les enflures ont presque disparu et les forces reviennent. On continue le traitement.

L'examen hématimétrique donne 4.100.000 H. et 8.200 leucocytes. Beaucoup d'hématoblastes et de globules rouges déformés, sphériques.

Les cocci trouvés dans le sang périphérique centrifugé sont rares et forment col. blanches faïencées sur gélogélatine rizée. Prennent pas le Gram.

Le cœur est le siège d'une légère myocardite mais il n'existe aucun souffle ou bruit pathologique aux sièges d'élection de l'auscultation de l'organe. Le malade assure ne pas s'être aperçu d'un changement dans la fonction des organes génito urinaires. Tombé malade le 24 mai, le 15 juin il reprend son travail n'éprouvant presque plus rien.

Mai 1902. — Depuis sa première crise le malade se porte très bien, la guérison se maintient.

## OBSERVATION XCIII

### Béribéri forme œdémateuse

3 juin 1901.

D... D..., 40 ans, bourrelier, créole de Ste S..., marié, père de 5 enfants.

*Antécédents héréditaires.* — Père, mort de vieillesse ; mère vivante ; 3 frères et 2 sœurs vivants sur 18 enfants.

*Antécédents personnels.* — A eu la fièvre typhoïde à 20 ans et des accès de fièvre paludéenne de temps en temps, est atteint de mal caduc avec des crises rares. Pas de vérole ou d'autres maladies vénériennes. Alcoolique, boit du rhum en excès tous les dimanches, se livre au libertinage. Pas de tuberculose.

*Historique.* — En 1900, a eu une attaque de Béribéri qui a duré cinq mois. Il travaillait sur l'établissement où de nombreux malades étaient atteints de Béribéri et se trouvait en contact permanent avec eux.

*Symptômes.* — La maladie a débuté sans fièvre, ni vomissements, ni diarrhée, mais un peu de dyspepsie. Les enflures paraissent sans avertissement aux deux jambes simultanément. En 15 jours, tout le corps était considérablement enflé et le malade pris de palpitations, de dyspnée d'effort et de gêne respiratoire.

Sensation de ceinture périthoracique avec fourmillements dans les jambes et surtout dans les masses musculaires.

Traité par les toniques et fortifiants il se rétablit complètement.

Le 23 mai 1901, après un accès de fièvre d'intensité moyenne, les œdèmes reparaissent aux jambes et de là progressent, ventre, face.

En même temps, les troubles neuro-moteurs paraissent : picotements, fourmillements dans les jambes (aux mollets surtout), ceinture béribérique. Pas de palpitations. Marche avec fatigue rapide, essoufflement.

*Examen.* — *Poumon* normal, pas d'épanchement pleural.

*Cœur* normal, pas de souffle, pas de dédoublement, légère hypertrophie. Pouls, 98 : température normale.

*Appareil digestif.* — Langue légèrement saburrale, pas de constipation, digestion difficile. Appétit capricieux. Foie normal. A rendu à la suite de purgation une grande quantité de lombrics *Rate* normale. *Urines* ordinaires, ni sucre ni albumine. Troubles neuro-moteurs. Marche assez facile, sans steppage ou titubation. Jambes lourdes. Forces diminuées considérablement. Sensibilité normale. OEdème généralisé, surtout apparent aux jambes.

*Analyse du sang.* — Hém. 3.900.000. Leuc. 16.000.

Peu de cocci dans sang centrifugé.


## OBSERVATION XCIV

### Béribéri forme mixte


H... R..., 49 ans, cultivateur, né à St-B... de la Réunion, célibataire.

*Antécédents héréditaires.* — Pas de lèpre, pas de tuberculose, pas de syphilis, pas d'alcoolisme, pas de folie.

*Antécédents personnels.* — Enfance souffreteuse, a eu la rougeole, la varicelle, a eu des accès pernicieux de paludisme, la dysenterie, l'influenza, la blennorrhagie à 20 ans. Toutes ces maladies ont guéri sans laisser aucune trace quand il fut atteint par le Béribéri, il y a un an.

*Historique.* — *Début du mal.* — Le mal commença par des enflures aux chevilles et aux jambes, puis de là elles parurent à la face où elles

se montrèrent légères et siégèrent des deux côtés surtout autour des
yeux. Puis les parties atteintes furent prises de picotements, de fourmillements et les muscles atteints sont le siège de contractions presque
permanentes alors que les sensations de fourmillements sont intermittentes. Le mal débuta sans prodromes, insidieusement et tout à fait
sans pyrexie, sans maux de tête, sans nausées ni vomissements.
Seulement il éprouvait de vagues douleurs dans les reins et quelques
troubles d'estomac sans que la nature des urines toujours claires et
abondantes ait changé. L'appétit conservé, les aliments digérés
difficilement mais sans diarrhée ni constipation. Peu après le malade
sentit une gêne autour de la taille comme s'il était enserré dans un
corset de fer (ceinture béribérique) N'a jamais eu de fulgurances. La
vue et les autres sens ne subissent aucune altération. Seulement, les
troubles nerveux et vaso-moteurs, ces derniers réduits à quelques
rares œdèmes périmalléolaires attirent l'attention du malade et l'obligent à s'adresser à un confrère qui diagnostique Béribéri.

Soigné en conséquence, le malade dit n'avoir eu qu'un très faible
soulagement. La marche est devenue de plus en plus pénible, plus
fatigante, suivie rapidement de palpitations, de dyspnée d'effort.
Les fourmillements aux doigts et aux pieds, les picotements dans les
chairs, la sensation de « gant » ou « de peau morte » aux mains (anesthésie béribérique) existent encore quoique, en général, les troubles
aient diminué. Les excitations génésiques n'ont subi aucune modification.

*Examen du malade.* — 4 juin 1901. *Poumons* sains, pas d'épanchement dans la séreuse.

*Cœur.* — Matité élargie à la base du quadrilatère, pointe bat faiblement à un doigt au-dessous du mamelon et en dedans de ce dernier, le
choc est sensible au toucher. Pas de frémissement cataire ou de souffles
extracardiaque, cependant on peut supposer un léger épanchement
péricardique. Aux orifices valvulaires, aucun bruit anormal, sauf au
siège d'auscultation de l'artère pulmonaire, un premier temps un peu
prolongé, pas de dédoublement. Le rythme est régulier mais plus lent
qu'à l'ordinaire. Pouls plein, mais dépressible, 96 à la minute ; temp.
prise à l'aisselle 36°5.

*Appareil digestif.* — Absolument normal sauf un peu d'embarras
gastrique léger ainsi que le montre la langue légèrement saburrale sur
les bords et dans le fond. Arrière-gorge rouge. Aucune affection buccale, pas d'anesthésie péribuccale ou de la muqueuse. Selles ordinaires.
*Le foie* et *la rate* ne présentent rien d'anormal.

*Appareil nervo-moteur.* — Sensibilité générale intacte. La pupille non
crayeuse réagit à la lumière et à la distance. Le réflexe laryngé existe.

Le Westphall est totalement aboli, pas d'incoordination. Le malade marche les yeux fermés et a toute la notion et la résistance du sol. Les muscles conservant leur volume apparent sont mous et sensibles à la pression. La marche est difficile. les jambes étant lourdes, mais il n'existe pas de steppage ou de titubation. Le malade dit pourtant être très faible. sur ses jambes et se fatiguer à la plus petite marche. La course et les marches forcées, l'ascension des escaliers et des montagnes lui est interdite par la faiblesse générale, de jour en jour croissante. Le sommeil est bon, il n'existe pas de délire ou d'hallucinations. Le malade est légèrement anémié. Cependant les muqueuses oculaire et buccale sont rosées et de bonne mine, celle du pharynx un peu rouge. Il n'existe pas de soubresauts, de tendons, de tremblements et de trémulation épileptiforme. L'air est prostré et le malade inquiet de son état.

Traitement sp. phosphorique d'Easton. révulsif sur le rachis et à la région précordiale. Glycérophosphate de chaux. frictions, douches et massages.

Analyse d'urine, ni sucre ni albumine.


## OBSERVATION XCV

### Béribéri forme œdémateuse


I..., âgé de 35 ans environ, Cafre, charretier, engagé à l'établissement R... G...

*Antécédents héréditaires.* — Nuls.

*Antécédents personnels.* — N'a jamais été malade.

*Historique de la maladie.* — En parfaite santé il est pris soudain d'enflures aux deux jambes avec des picotements aux mollets et dans les doigts des pieds et des mains, avec sensation de « peau morte » aux extrémités des pieds aux chevilles, des mains aux poignets. Les enflures rapidement gagnent la face. Le malade est pris de faiblesses générales, d'une perte des forces considérable, tous ces troubles sans fièvre et c'est dans ces conditions qu'il se présente à l'hôpital.

Questionné sur l'origine de sa maladie, il déclare habiter dans le camp avec d'autres travailleurs atteints de la même maladie le Béribéri. Il est soumis à la même alimentation que les autres.

*Examen* (Un mois après le début de la maladie).

Durée de la maladie un mois, puis les œdèmes considérables des jambes disparaissent, il reste encore un peu de bouffissure de la face.

*Appareil respiratoire.* — Normal.

*Appareil circulatoire.* — Matité élargie à la base, premier bruit prolongé systole d'effort ; pouls petit mais régulier et lent, pas d'épanchement splanchnique, pas d'anémie.

*Appareil digestif.* — Perte d'appétit sans lésion apparente du tube, sauf douleur épigastrique légère. Selles normales.

*Appareil urinaire.* — Normal, pas de lésion perceptible.

*Appareil locomoteur.* — La marche autrefois pénible essoufflante rapidement fatigante est redevenue facile.

*Appareil nerveux.* — Pas de délire, hallucination, pas de chorée, pas d'épilepsie, sensibilité générale actuellement ordinaire après une anesthésie locale des extrémités relatée plus haut.

Réflexes patellaires très compromis, le crémastérien affaibli, les autres intacts, pas d'incoordination.

Même traitement et on ajoute le pétrole intus et extra.

Malade perdu de vue.

## OBSERVATION XCVI

### Béribéri forme mixte

7 juin 1901.

M... M..., Comorien, âgé d'environ 29 ans, engagé à B..., où se trouvent plusieurs béribériques avec lesquels il était en contact.

Après quelques faibles accès de fièvre intermittente il rentre à l'hôpital pour adynamie complète

Deux jours après son admission il s'aperçoit un matin que ses deux jambes sont très enflées.

.En même temps surviennent des troubles sensitifs, picotements, engourdissements et raideur des membres inférieurs, trouble de la motilité par une difficulté dans la marche suivie d'essoufflement rapide et de palpitations. Pas de troubles gastro-intestinaux intenses.

Dès le début on note des maux de tête, des douleurs vagues dans les membres, surtout inférieurs, une rachialgie persistante suivie d'une grande perte des forces. Soumis au traitement général depuis son entrée c'est-à-dire le 23 avril, seules les enflures ont disparu mais les autres troubles nerveux et moteurs subsistent. On essaye les frictions au pétrole et l'huile de Gabian intus.

Exeat guéri après trois semaines de traitement.

## OBSERVATION XCVII

### Béribéri et tuberculose

S... S..., âgé de 35 ans, cultivateur, créole de la Réunion, atteint depuis longtemps de tuberculose pulmonaire. Entré à l'hôpltal le 14 mai pour des enflures aux jambes.

*Antécédents héréditaires*. — Famille de tuberculeux.

*Antécédents personnels*. — A eu une enfance maladive.

*Historique de la maladie*. — Il y a un mois le malade s'aperçut d'une certaine anesthésie aux deux pieds qu'il traduit par « les pieds morts » et des picotements intermittents dans les groupes musculaires des membres inférieurs. Quinze jours après le début des manifestations, les deux jambes devinrent subitement enflées. L'œdème prit de l'importance de jour en jour et le malade s'en apercevait par la persistance et la profondeur de l'empreinte que laissait la pression du doigt dans les tissus infiltrés. OEdème absolument indolore, plus apparent le soir après les fatigues de la journée. Il urinait bien, n'avait aucune douleur de la vessie ou des reins, ne souffrait pas du foie, n'avait pas eu de fièvre, en somme n'éprouvait aucun malaise sauf des faiblesses dans les jambes et une certaine difficulté dans la marche et quelques sueurs nocturnes.

Traité pour le Béribéri forme œdémateuse au moyen des purgatifs drastiques et des diurétiques il vit les œdèmes diminuer rapidement et aujourd'hui elles ont disparu complètement, il lui reste seulement des troubles nerveux (picotements) aux pieds et aux mains et même un peu de faiblesse dans les jambes. Sirop d'Easton.

Cet homme avait passé auparavant plusieurs semaines en rapport constant avec des béribériques.

L'examen du mucus de l'arrière-gorge et des crachats par l'Erlich et le Gabbett fait voir de nombreux cocci et des bacilles de Koch. Ensemencement sur Jensen modifié, les premiers poussent plus rapidement et en 56 heures donnent colonies blanches, faïencées, crémeuses. Sang périphérique centrifugé montre quelques rares cocci au début.

Hématimétrie, 3.000.000 globules rouges, 9.200 globules blancs. Hématies déformées et rondes pas de plasmodies de Laveran.

Les urines ne contiennent ni sucre ni albumine.

Le malade se rétablit après vingt-quatre jours de traitement de son attaque de Béribéri et meurt beaucoup plus tard de la tuberculose, sans manifestation béribérique.

## OBSERVATION XCVIII

### Béribéri forme œdémateuse

S..., âgé de 80 ans, Africain, engagé pour travaux des champs.

*Antécédents personnels.* — Fut atteint d'une hernie inguinale il y a dix ans, mais n'a jamais été malade sérieusement, a eu quelques petits accès de paludisme et une légère dysenterie dont il se rétablit complètement, il y a de cela plus de quinze ans.

*Historique* — Il vivait seul et avait pu jusqu'ici échapper à la contagion du mal. Il faisait usage du même riz et des mêmes aliments distribués aux autres travailleurs comme lui. A la suite d'une visite qu'un de ses parents éloignés, atteint de Béribéri lui fit, visite qui dura plusieurs jours, il s'aperçut un matin que ses jambes étaient enflées. En même temps il fut pris de palpitations, de faiblesses dans tout le corps, des picotements dans les doigts des deux mains et les orteils avec sensation de peau morte aux jambes.

La marche par suite de la raideur et de la lourdeur des jambes devint difficile, pénible et suivie rapidement d'essoufflement et de palpitations. La course lui fut interdite, au commencement même il eut des troubles intestinaux marqués par un début de dysenterie ? qui dura 48 heures. Pendant cette période il eut un petit mouvement de fièvre le soir, mais ces troubles se dissipèrent à l'apparition des œdèmes. Il nie avoir eu la syphilis et autres maladies vénériennes. Très sobre.

*Examen. Poumon.* — Submatité des deux côtés aux bases, râle d'œdème pulmonaire, toux sèche, pas d'expectoration.

*Cœur.* — Hypertrophié, trapèze élargi, pointe en dehors du mamelon pas de souffles mais tachycardie avec choc répercuté à l'épigastre *Foie, rate, reins, vessie* normaux. Urine sans sucre ni albumine. Traité pour le Béribéri par un confrère, les œdèmes et les troubles nerveux diminuent rapidement.

Examen des selles. Culture presque pure de cocci. Ensemencement mucus de la gorge donne nombreux cocci. Sang périphérique centrifugé, fait voir cocci semblables à ceux gorge et selles. Actuellement, 11 juin 1901, l'amélioration continue. Traitement au pétrole et antiseptique intestinaux.

18 juin 1901. — Le malade se sent beaucoup mieux, les enflures aux jambes ont complètement disparu. Depuis qu'il prend du pétrole sa santé s'améliore sensiblement, il ne se plaint plus qu'un peu de palpi-

tations et de gêne respiratoire encore. Révulsion précordiale, digitale et traitement pétrole continué.

21 août 1901. — Le malade après une période de répit de plusieurr semaines est pris d'incontinence d'urine et de matières fécales pas paralysie des sphincters; mais l'état général reste satisfaisant. Sous l'influence du traitement à l'iodure de fer et la teinture de noix vomique, l'incontinence disparaît ainsi que les autres troubles.

Du 19 juillet au 19 août période de santé excellente; l'homme mange de bon appétit, le sommeil est parfait et la santé compètement revenue. A cette dernière date il est pris subitement d'apoplexie cérébrale avec perte de la parole et des mouvements, on le fait transporter à l'hôpital où nous l'examinons ce jour 21 août 1901. Le malade a la face fortement déviée à droite avec immobilité complète de la partie gauche dont les muscles obéissent difficilement ; le sourire est déformé le sifflement changé en soufflement. Le malade ferme difficilement l'œil gauche, le bras est complètement paralysé, contracturé en adduction, flexion, pronation Les extenseurs et fléchisseurs des doigts sont paralysés au membre inférieur gauche, il existe un peu de parésie. Le malade soulève difficilement le membre, mais peut le déplacer et lui imprimer des mouvements assez étendus, la sensibilité tactile est complètement conservée des deux côtés, le malade parle avec difficulté mais articule assez bien ; seuls les labiales sont mal prononcées. Il existe un peu d'empâtement aux extrémités. Urine normale. Traitement KI, alcalin.


## OBSERVATION XCIX

### Béribéri et syphilis

M..., créole indien, né à la Réunion, âgé d'environ 30 ans, cultivateur, engagé à la R...

*Antécédents héréditaires*. — Mère morte, père encore vivant, mais atteint de Béribéri depuis plus de 2 ans; trois sœurs et quatre frères qui sont en bonne santé et ne vivent pas sous le toit paternel. Pas de tuberculose, pas de lèpre, syphilis ?

*Antécédents personnels*. — A eu à 15 ans un chancre induré, suivi de fièvres nocturnes et de douleurs ostéoscopes et d'accidents secondaires Est atteint de paludisme dès l'enfance, mais sans accès pernicieux, pas de rougeole, de variole, de typhus.

L'année dernière vers le mois de juin a eu peu de flux de sang qui dura deux mois, mais dont il guérit tout à fait.

*Historique de la maladie.* — Depuis cette dysenterie il avait recouvré complètement la santé et c'est dans ces conditions sans aucun avertissement qu'il fut pris subitement par des faiblesses générales, des défaillances et des picotements.

Les jambes enflèrent autour des deux chevilles et les œdèmes accrurent rapidement gagnant en quatre jours, les jambes, les cuisses, l'abdomen et la face épargnant les membres supérieurs seuls. Tous ces symptômes éclatèrent sans fièvre aucune, le malade fut pour ainsi dire pris au dépourvu et les symptômes d'œdèmes, de picotements, de faiblesse l'obligèrent à entrer à l'hôpital le 15 mai 1901, une quinzaine de jours après l'apparition des premiers troubles.

Examiné par un confrère, il fut reconnu atteint de Béribéri et soumis au traitement drastique, diurétiques, frictions, lait et régime spécial. Son état s'améliore rapidement sous l'influence de cette médication et aujourd'hui le 11 juin 1901 à notre visite, il dit n'éprouver plus rien, plus de picotements et d'engourdissement, plus d'essoufflement et de palpitations. Les œdèmes ont disparu.

*Examen.* — *Appareil respiratoire.* — En bon état.

*Appareil circulatoire.* — Pouls normal. Le cœur est un peu hypertrophié et le premier temps est prolongé, la systole ventriculaire se fait avec un peu d'effort, mais pas de dédoublement, pas de frémissement cataire, pas de souffles, aux orifices, les muqueuses sont rouges et saines.

*Appareil digestif.* — Intact.

*Appareil urinaire.* — De même.

*Appareil locomoteur.* — Redevenu normal.

*Appareil nerveux.* — Intact.

Pas d'hallucination, délire, pas d'amnésie.

Durée de l'attaque : 26 jours.

## OBSERVATION C

### Béribéri forme œdémateuse

V... D..., né dans l'Inde, âgé de 40 ans, cultivateur, engagé à l'établissement B...

*Antécédents héréditaires.* — Enfant unique, de parents décédés dans l'Inde, sans tare héréditaire connue.

*Antécédents personnels.* — Cet homme hébété par la maladie ne peut fournir des renseignements bien précis sur ses antécédents personnels. Mais au dire de l'infirmier cet homme s'adonnait à la masturbation. Il déclare n'avoir jamais eu de syphilis et d'autres maladies vénériennes. Pas d'épilepsie, de folie, d'hystérie.

*Historique.* — Il entre à l'hôpital de B..., le 21 mars 1901, pour des enflures aux jambes, des troubles cardiaques intenses, des faiblesses générales et de la bouffissure de la face. L'examen clinique révèle alors une légère dilatation du cœur avec retentissement sur la circulation.

Tous les autres organes sont sains.

L'analyse des urines révèle un abaissement dans le taux de l'urée mais sans éléments anormaux, ni sucre, ni albumine. Au microscope, pas de tubes et de cylindres. Le diagnostique de Béribéri avec troubles cardiaques est posé et le malade traité en conséquences toniques du cœur. Thérapeutique d'évacuation, diaphorèse, diurèse et purgatifs, amélioration légère les premiers jours, mais le mal ne semble pas céder.

Emploi des frictions et massage, résultat insuffisant. On l'évacue alors sur l'hôpital central de Ste-M... où il est traité pour le Béribéri qui fait de grands progrès. C'est ainsi que l'œdème localisée aux jambes et un peu à la face, s'est transformée en anasarque nécessitant la ponction pour éviter un callapsus imminent. Amélioration légère, mais le mal suit son cours, malgré tous les moyens employés et le malade lassé de l'inefficacité des traitements employés demande son retour à S...-B...

Nous le revoyons le 6 juillet 1901.

*Examen.* — Le malade est enflé au tronc, à la face et aux jambes, les bras seuls sont épargnés par l'infiltration générale. Les poumons sont atteints d'un léger œdème, mais la cavité pleurale est indemne La respiration presque soufflante est régulière, pas de Scheyne-stokes.

Le cœur est atteint de dilatation et des faux pas, il existe, en outre, un léger épanchement péricardique. Le pouls, 88 puls. à la minute est faible, petit, irrégulier, intermittent, les artères sont athéromateuses. Temp. : 36°8.

Les organes abdominaux ne présentent rien d'anormal, mais sont douloureux à la pression. Le ventre est météorisé et le tympanisme est plus accentué au voisinage du diaphragme. Il existe, en petite quantité, un épanchement intrapéritonéal. Mais les téguments externes de l'abdomen sont le siège d'une infiltration séreuse assez forte, surtout vers les parties déclives.

Le malade déclare uriner facilement.

La langue est normale.

L'appétit conservé, digestion assez facile.

Pas de constipation, ni diarrhée.

Sensibilité sensorielle intacte.

Locomotion normale.

Urines à analyser, ni sucre, ni albumine réduit sels cupriques après élimination des urates et acide urique.

L'examen du système nerveux montre une anesthésie complète, calorique, mécanique, électrique des membres inférieurs ; des orteils aux genoux. Les réflexes plantaires et rotuliens sont presque abolis, le crémastérien très affaibli, le pharyngien et l'Argyll-Robertson sont intacts. La pupille, non crayeuse réagit bien à la lumière et à la distance.

Il existe aux dernières vertèbres dorsales et lombaires une douleur qu'exaspère la pression des apophyses épineuses de ces vertèbres. Le sens génital est très atteint, le malade dit n'avoir pas éprouvé d'envies génésiques depuis le début de la maladie.

L'examen du sang pratiqué le 7 juillet 1901, montre une disparition complète des cocci qu'on avait retrouvés dans le sang périphérique centrifugé lors d'une analyse antérieure 2 mars 1901, mais en revanche la formule hématique reste sensiblement la même.   .

## OBSERVATION CI

### Béribéri forme sèche

6 juillet 1901.

C... V..., né à l'Ile-Maurice, d'origine indienne, âgé de 19 ans, cultivateur, engagé pour travaux des champs.

*Antécédents héréditaires.* — Père et mère vivants. Le père fut atteint l'année dernière de Béribéri à forme hydropique en même temps que plusieurs de ses camarades d'atelier. La mère fortement constituée et saine déclare n'avoir jamais eu de syphilis. Aucune tare nerveuse, pas de lèpre, de tuberculose. Sur cinq enfants deux sont morts en bas âge, l'un d'accident (écrasé par une charrette) et l'autre subitement pendant l'allaitement. Tous les autres en bonne santé.

*Antécédents personnels.* — La malade a eu la rougeole et des accès de fièvre paludéenne dans l'enfance. Plus tard, il fit une chute, il se fractura la clavicule, reçut plusieurs contusions du cuir chevelu. Il n'a jamais toussé, ni craché de sang, n'a jamais présenté de maladies de peau, d'affections articulaires, n'est pas alcoolique, déclare n'avoir jamais eu de syphilis et autres maladies vénériennes dont on ne trouve aucune trace d'ailleurs. Les accès de paludisme dont il était

atteint cèdent facilement au traitement par la quinine et le quinquina.
Après avoir soigné son père pendant plusieurs mois lorsque celui-ci
était atteint de Béribéri, il fut pris d'accès paludéens très intenses et
rebelles qui durèrent plus de 18 jours, et d'une gastro-entérite. Traité
énergiquement par la quinine la fièvre céda, mais il lui resta une
paraplégie complète. Le malade dut garder le lit dans l'impossibilité
absolue de faire usage de ses jambes. Il éprouvait, en même temps
des picotements dans les muscles des mollets. Quinze jours après il
s'aperçut qu'autour des chevilles il y avait un peu d'œdème très
léger, œdème indolore pâle, qui bientôt gagna la figure sans aucun
trouble organique interne sans douleur intérieure. Cet œdème est si
léger que le malade n'en fait pas cas.

L'appétit annulé pendant la période de fièvre est revenu de même
que les forces ; les troubles gastro-intestinaux de la période fébrile
sont très atténués. Le foie et la rate ont leur volumes normaux

Les urines sans sucre, ni albumine sont en quantité ordinaire, le
sommeil excellent, pas de fièvre actuellement, en sorte qu'il n'éprouvait aucune souffrance physique mais restait paralysé, car les
œdèmes n'avaient fait que paraître et disparaître.

*Examen.* — *Appareil circulatoire.* — Cœur en parfait état apparent, rythme un peu précipité, pas de souffles ou bruits pathologiques. Artères souples, pulsations, 108. Température, 37°. Respiration, 32.

Le *foie* et la *rate* ne présentent rien d'anormal, les muqueuses n'ont
aucun trouble secrétoire, celle du pharynx est un peu rouge, la langue
dénote un mauvais état gastrique, la pression de l'estomac éveille une
douleur sourde, l'intestin paraît normal, pas d'ascite, les reins et la
vessie semblent en bon état, les testicules et la verge de même, les
érections ont disparu depuis la crise fébrile, aucun trouble cérébral à
noter.

Des réflexes, le plantaire, le rotulien, le crémastérien sont abolis,
les réflexes supérieurs sont conservés. Il n'existe pas de signe de
Romberg, pas de signe de Kœrnig, pas d'incoordination ou de trépidation épileptoïde, les articulations de la hanche, du genou et des
chevilles sont saines. Le système nerveux est fortement atteint ;
l'anesthésie et l'analgesie sont complètes aux membres inférieurs,
il existe des picotements et une sensation de peau morte au bout des
doigts et aux orteils, l'excitation électrique est retardée dans sa perception à ces endroits, conservée ailleurs.

Il fut soumis au traitement Davidson-Clarenc et son état s'améliora
sensiblement.

Une médication tonique, doublée d'une alimentation substantielle releva les forces et la paralysie s'amenda par l'emploi du phosphore, *de l'extension forcée du rachis* et la suspension. Les applications de pointes de feu, de la nuque aux coccyx. Après une période d'amélioration rapide, la maladie resta stationnaire. Nous eûmes recours alors à une nouvelle thermo-cautérisation de la colonne vertébrale.

Actuellement, 6 juillet, le malade accuse des troubles d'anesthésie au thorax et de l'hyperalgie à la plante des pieds; en même temps il dit avoir eu la fièvre il y a 6 jours, il prit de la quinine et la fièvre disparut. La paralysie subsiste moins forte, il est·vrai, puisque le malade fait quelques pas en terrain plat.

Pouls, 90. Température, 37°. Respiration, 40. Westphall toujours aboli, pas de signes de Romberg et de Kœrnig.

Nous continuons la suspension et le phosphure de zinc, les frictions et l'électricité. Le traitement au pétrole qui avait donné d'assez bons résultats sur quelques autres béribériques ne fait aucun effet dans le cas actuel.

13 août 1901. — A notre dernière visite à l'hôpital notre malade allait beaucoup mieux, il avait recouvré l'usage de ses jambes et marchait sans le secours de personne.

Il dit cependant ressentir encore, de temps en temps, quelques fourmillements dans les orteils et les doigts ; et avoir ses jambes encore faibles. L'appétit, le sommeil et les forces en général sont revenus, l'état est on ne peut plus satisfaisant, nous cessons toute médication interne et continuons les frictions, le massage et l'électricité.

Octobre 1901. — Le malade est complètement guéri après plusieurs mois de maladie.

*Nota.* — L'examen hématimétrique pratiqué pendant la période fébrile nous a fait voir un nombre considérable d'hématies déformées sphériques avec quelques plasmodies endoglobulaires décélées par le bleu de méthylène et l'éosine. Le sang périphérique centrifugé donnait aussi des cocci qui ensemencé sur gélo·gélatine rizée, formait des colonies blanches, opaques, faïencées. crémeuses, de bactéries ne prenant pas le Gram.


## OBSERVATION CII

### Béribéri forme œdémateuse

11 juillet 1901.

P... L..., 35 ans, maréchal-ferrant, né à S...-B... (Réunion).
Tombé malade sans prodrome il y a un an. Maladie commence par

enflures aux deux jambes simultanément avec grandes faiblesses et adynamie, perte rapide des forces. Pas d'anémie. Urines sans sucre ni albumine. Organes sains. Enflures par poussées successives avec des périodes intercalaires de répit, gagnent les cuisses, le bas-ventre et l'abdomen Pas d'épanchement cavitaire. Appétit capricieux. Digestions difficiles. Selles ordinaires contiennent innombrables cocci.

A soigné sa sœur atteinte de Béribéri, est tombé malade peu après. Voir observation 29.

Bouillon ensemencé le 22 juillet 1901. Fertile, cocci typiques.

30 juillet 1901. — Le malade vient nous revoir. Les enflures ont commencé à disparaître trois jours après le traitement suivant :

Fumigations avec des feuilles de giroflier. camphrier et lingue blanc ;

Frictions avec le liniment suivant :

| | | |
|---|---|---|
| Alcool camphré . . . . | 150 | cc. |
| Vinaigre de Pernès . . . | 150 | » |
| Teinture de Moringa. . . | 50 | » |
| Teinture de Piper Betel . . | 20 | » |

Tous les matins à quatre heures une cuillerée à bouche d'eau-de-vie allemande et trois cuillerées à bouche de la mixture de Davidson dans la journée.

Aujourd'hui après huit jours de traitement, les enflures ont complètement disparu des jambes à l'abdomen, la peau a repris sa couleur, sa chaleur et son élasticité naturelles. Le malade se plaint encore d'un peu d'essoufflement et de faiblesses dans les jambes mais il est ravi de l'amélioration de son état.

L'ensemencement du sang sur Jensen modifié, reste encore stérile quoique les trois flacons soient à l'étuve depuis huit jours ; par contre, les tubes ensemencés avec quelques gouttes de la sérosité des jambes donnent au bout de 56 heures des cultures vivaces de bactéries.

*L'examen du cœur* — La matité est normale mais le cœur est agité.

L'auscultation aux points de sélection à la pointe et aux orifices pulmonaire et aortique ne révèle aucune lésion anatomique.

Pas de souffle et dédoublements. Le rythme est régulier mais précipité. Nous attribuons cette exaltation cardiaque à la grande quantité de digitale absorbée par le malade, dans la mixture de Davidson ; aussi ordonnons-nous la suspension de ce traitement, son remplacement par le régime lacté et le sirop composé suivant :

| | | | |
|---|---|---|---|
| Glycéro-phosphate de fer. . . | | 2 grammes | |
| » | de soude . . | 3 | » |
| » | de chaux. . | 3 | » |
| » | de magnésie . | 3 | » |
| » | de potasse. . | 3 | » |

| | |
|---|---|
| Teinture de noix vomique. . . | XL gouttes |
| Papaïne . . . . . . . | 1 gramme |
| Teinture de Kola . . . . . | 10 » |
| Teinture de vanille . . . . . | X gouttes |
| Sirop d'éc. or. am . . . . | 200 cc. |

Une cuillerée à bouche aux repas. A revoir le malade dans 8 jours.

5 août 1901. — Le malade vient nous revoir. Il est repris depuis trois jours de picotements aux extrémités, avec réapparition des œdèmes aux deux jambes. Le cœur n'a pas cessé sa tachycardie, sans souffles et dédoublements. Pas de circulation collatérale. Examen microscopique du sang fait voir de nombreuses hématies malades, les unes de plasmodium. les autres de bactéries. Dans le sérum flottent en quantité des corps libres et des cocci. Nous ensemençons des tubes.

Les premiers flacons du sang sont encore stériles. Les tubes de sérum présentent cocci à formes agglomérées, type de vieilles cultures.

19 août. — Soumis au traitement diurétique, déjà essayé avec résultat. Les œdèmes diminuent, le cœur se calme et les picotements disparaissent. L'appétit est relevé, les digestions sont excellentes et les selles ordinaires. La langue est rose et propre. Pas d'anémie La fonction urinaire est intacte. Le sommeil est très bon et les forces reviennent, seules les jambes sont encore faibles ; des genoux aux pieds. Nous conseillons les massages profonds et de continuer le sirop déjà mentionné.


## OBSERVATION CIII

### Béribéri forme mixte

12 juillet 1901.

G. M..., âgée de 28 ans, née à S... P... Réunion, mariée et mère de sept enfants. Elle eut une couche gémellaire. Ces jumeaux sont morts ainsi que deux autres enfants, de fièvre paludéenne, de lombricose et d'accident.

*Antécédents héréditaires.*— Tous ses parents sont morts mais la malade ne peut donner sur eux aucun renseignement précis. Une sœur encore vivante, mais est atteinte de paludisme.

*Antécédents personnels.* — N'a jamais été malade sauf de quelques petits accès de fièvre, et a très bien supporté ses grossesses et ses couches. Déclare n'avoir jamais eu de maladie vénérienne et n'être pas sujette à l'éthylisme ni aux névroses. Son mari fut atteint de Béribéri à forme œdémateuse il en mourut après deux années de maladie avec périodes d'amélioration et de rechutes. Elle le soigna avec le plus grand dévouement jusqu'à sa mort et continua à user des objets dont il s'était servi. Actuellement elle dort encore sur le même lit conjugal. Peu de temps après la mort de l'époux elle fut prise de nausées et de vomissements et la maladie éclata.

*Historique.* — C'est en pleine santé, sans fièvre, sans malaise, sans avertissement, qu'elle éprouva les premières nausées et des vomissements. Le matin, au réveil, vomissements glaireux ou bilieux avec perte d'appétit, mais sans troubles intestinaux; urines normales. Cette période dura huit jours, puis elle éprouva une sensation de froid glacial sur la partie moyenne des lèvres. Elle compare cette sensation à celle que laisse la menthe dans la bouche, puis l'anesthésie s'accentua ; elle se mordait les lèvres sans éprouver de douleur. Bientôt le menton, le cou, la poitrine, les deux membres inférieurs, les bras et les mains furent simultanément atteints, laissant l'abdomen et tout le plan postérieur de la nuque aux talons en parfait état de sensibilité. En revanche toutes les parties atteintes du plan antérieur avaient perdu leur sensibilité et donnaient l'impression de *peau morte*. Les pieds seuls, dès le début de la maladie, donnaient au toucher la sensation de froid, mais toutes les autres parties, quoique étant le siège d'une sensation de froid, conservaient leur chaleur naturelle au toucher. Elle put, malgré quelques difficultés dans la marche (qui devenait oscillante et fatigante, avec perte rapide des forces), vaquer à ses travaux pendant un mois environ. Puis elle fut prise d'un violent accès de fièvre qui dura une semaine entière sans transpiration et sans répit; à la chute de la fièvre elle perdit presque complètement l'usage de ses jambes. Aujourd'hui elle marche avec la plus grande difficulté à l'aide d'un bâton et sent constamment ses jambes se dérober sous elle. Elle dit éprouver en outre une grande lassitude dans tout le corps et une faiblesse dans tous les membres avec des sensations de resserrement à la taille et dans les muscles des mollets et dans les chevilles. Cette sensation de constriction est surtout manifeste le soir, les membres tant supérieurs qu'inférieurs, sont le siège de tremblement au moindre effort. C'est ainsi que la malade ne peut plus prendre un objet un peu lourd sans que le membre entier soit, *malgré sa volonté*, pris d'un tremblement général, qui ne cesse que lorsque le membre est au repos. Il n'existe pas de contracture ni de tétanisation.

*Examen.* — Tous les organes internes sont sains. Poumon, cœur, estomac, foie, rate, intestins, tous fonctionnent normalement au dire de la malade et ne présentent aucune lésion apparente. Les téguments externes sont indemnes de tout mal, mais les membres inférieurs sont enflés jusqu'à mi-jambe. Œdème mou, indolore, conservant longtemps l'empreinte digitale, sans troubles trophiques. La face en même temps est devenue un peu bouffie. Cette infiltration s'est effectuée apyrétiquement et sans autres symptômes que ceux décrits plus haut.

*Examen de la sensibilité.* — Sensibilité générale tactile conservée sans retard. Mécanique, calorique absolument parfaite en arrière. Tous les muscles réagissent à la faradisation mais leurs contractions semblent moins énergiques qu'à l'état normal. Tous les organes sensoriels sont en parfait état et fonctionnent physiologiquement.

Analyse d'urines à faire. Pas d'incoordination. La malade marche les yeux fermés en titubant, il est vrai, mais déclare percevoir nettement la résistance du sol. La titubation provient de la difficulté qu'elle a à soulever ses jambes qui sont *lourdes comme du plomb*. Des réflexes, le Westphall est aboli complètement des deux côtés. Le laryngé conservé. Il n'existe pas de soubresauts, de tendons. L'Argyll-Robertson n'existe pas, les pupilles réactionnant à la lumière et à la distance.

*Traitement.* — Electricité, massage, pilules.

Arséniate de strychnine. . . .     1 milligr.<br>
Phosphure de zinc  . . . . .     2 milligr.<br>
Solanine. . . . . . . . .     1 centigr.<br>
Ergotine. . . . . . . . .    10 centigr.<br>
Phosphate de fer . . . . . .    10 centigr.<br>
Trois par jour.

Frictions stimulantes.

30 juillet. — Nous ensemençons trois flacons bouillons et trois tubes Jensen modifié.

Absence de signes de Romberg et de Kœrnig.

28 août 1901. — La malade vient nous revoir, l'état général s'est amélioré, l'appétit meilleur, les digestions faciles, les selles ordinaires. Les forces reviennent.

Les œdèmes ont complètement disparu aux membres, à la face, qui a repris son aspect normal.

La malade se plaint cependant de palpitations légères, d'insommie depuis huit jours, et des contractures des muscles du mollet qui durcissent et se raidissent le soir au lit. L'auscultation révèle une légère fatigue du cœur se traduisant par une prolongation du premier bruit, mais il n'existe aucun épanchement péricardique.

Les muscles des mollets sont douloureux à la pression et sont durs. L'état de la sensibilité et des réflexes reste le même qu'avant (Voir résultat des cultures).

Nous cessons les pilules et les remplaçons par le sirop polyglycérophosphaté et les frictions stimulantes.

6 septembre 1901. — La malade revient nous voir. L'état reste stationnaire, seul le symptôme insomnie s'est amendé. La malade

dort mieux. Nous essayons la ponction lombaire suivant la méthode de Quinke.

11 septembre. — Les symptômes s'amendent légèrement. Nous procédons à une nouvelle application des pointes de feu et nouvelle ponction lombaire (voir *Gazette hebdom.*, 21 juillet 1901). Etat des réflexes : patellaire aboli complètement des deux côtés ; le sous-abdominal, l'abdominal et le sus-abdominal sont fortement compromis ; le laryngé existe, mais affaibli. La pupille accomode normalement à la lumière et à la distance. Absence des signes de Romberg et de Kœrnig.

Analyse des urines, ni albumine ni sucre. Réac. Réduc. après précipitation au Pb et CO2Na.

Hématimétrie : 3 900.000 globules rouges par mcc.

Le symptôme de contraction des gastrocnémiens a disparu à gauche mais persiste encore à droite. Le sommeil est revenu, mais la malade se plaint d'une reprise de picotements, de fourmillements et d'anesthésie des doigts avec perte de la force dans les deux bras.

Durée de la maladie : cinquante jours

## OBSERVATION CIV

### Béribéri forme mixte

C. T..., âgée de 50 ans environ, créole de la Réunion, mariée et mère de trois enfants dont deux vivants et en bonne santé.

*Antécédents héréditaires.* — Père et mère morts âgés. Une sœur morte de fièvre et un frère vivant, atteint de pied bot-équin ; pas de lèpre, pas de tuberculose, pas de syphilis, pas de tare nerveuse.

*Antécédents personnels.* — S'est toujours bien portée dans l'enfance. Vers l'âge de 14 ans, elle fut atteinte la première fois par la Malaria. Depuis ce moment elle n'a jamais que des accès bénins, c'est aussi par périodes réglées que l'hématozoaire de Laveran se manifeste chez elle. Elle combat avec succès les crises par la quinine, mais il lui reste toujours la teinte du paludisme chronique. Réglée vers l'âge de 15 ans, elle eut des menstrues abondantes, mais régulières. Elle eut trois enfants nés à terme, de bonnes couches, sans suites. L'année dernière, après une période de fièvre assez prolongée, elle ressentit les premières atteintes du mal.

*Historique.* — Elle ressentit d'abord une faiblesse générale avec bouffissure de la face dorsale des pieds et un léger œdème perimalléolaire ; l'œdème envahit rapidement les membres inférieurs et l'abdomen, épargnant la tête, les bras et le haut du corps. Au début elle eut quelques nausées et perte d'appétit, mais sans constipation ni diarrhée. Estomac douloureux, la rate seule était très hypertrophiée et la malade attribue à cette hypertrophie l'essoufflement rapide qui suivait la moindre marche forcée. Cependant elle accuse quelques papitations d'effort. C'est alors qu'elle alla trouver un confrère qui porta le diagnostic de Béribéri et lui fit une application de pointes de feu. Elle ne se remet pas tout à fait. Cependant son état, légèrement amélioré, lui donnait d'assez longues périodes de répit, suivies de rechutes. Elle continua ainsi jusqu'au mois de juillet. Elle nous fit appeler alors. Nous la trouvons au lit avec un violent accès de fièvre. Température 40°2 et pouls 168. L'examen nous fit voir une langue fortement saburrale avec dyspepsie, anorexie, flatulence, et la rate considérablement augmentée de volume. Cet organe descendait jusque dans la fosse iliaque gauche et occupait une bonne moitié de l'abdomen. Le foie, hypertrophié aussi, était sensible à la pression sans tumeurs sur sa face convexe et son bord dépassait les fausses côtes de deux travers de doigts. Nous n'avons rien remarqué aux autres organes du bassin. Les poumons et les bronches sont absolument intacts et fonctionnent normalement. Le cœur est hypertrophié, son rythme accéléré, sans faux-pas et bruits anormaux ; cependant le choc de la pointe fait vibrer le creux épigastrique et lui imprime des mouvements isochrones à ceux de l'organe. Il existe un léger épanchement intra-péricardique. La raison est saine. Les téguments externes pâles, anémiés, ne montrent aucun trouble d'érythème. Les jambes sont infiltrées, l'œdème de ces parties est mou, se laisse déprimer facilement, garde l'empreinte du doigt longtemps, mais reste incolore et indolore. Nous instituons le traitement quinique ; sous l'influence de ce traitement les manifestations paludéennes s'amendent. La rate diminue considérablement, la fièvre disparaît mais la malade reste essoufflée et conserve ses enflures.

Nous ordonnons alors les drastiques et les diurétiques et maintenons le paludisme par un traitement au quinquina, fer et toniques.

Les œdèmes disparaissent, mais la malade reste toujours essoufflée et la faiblesse s'accentue.

Les premiers symptômes de Béribéri — Doigts et pieds morts, picotements et fourmillements dans les extrémités et aux mollets, sensation de resserrement périthoracique (ceinture béribérique), abolition des réflexes patellaire. Adynamie considérable — loin de s'amender prennent de jour en jour une plus grande importance. Bientôt la malade ne peut plus étendre ses jambes, les adducteurs seuls fonctionnent encore.

Nous suivons la marche du mal et devant l'aggravation des troubles

nous faisons une application de pointes de feu qui donne peu où pas
de résultat. La malade éprouve les mêmes sensations de picotements
et d'engourdissements dans les membres et des sensations de bouffées
de chaleurs et de froid glacial dans tout le corps et quelquefois elle
dit éprouver dans les membres comme des affusions d'eau glacée, et
ses membres se refroidissent et s'échauffent par zones.

11 août 1901. – Nous revoyons la malade. L'état ne s'améliore pas,
elle a beaucoup maigri, tous les membres sont atrophiés et quelques-
uns d'entre eux sont pris de contractures, les jambes impotentes ne
peuvent se mouvoir qu'en adduction, la sensibilité tactile a encore
baissé ; elle a disparu aux mollets ainsi qu'aux deux bras. Au tronc cette
sensibilité est fortement compromise. L'examen des organes ne révèle
rien de particulier, la rate seule reste encore un peu hypertrophiée.
Temp. 37. Pouls, 110.

Les muscles réagissent faiblement à l'induction. Première application d'électricité sur le rachis et sur les groupes musculaires.

Enfin après plusieurs semaines de traitement la malade recouvre
complètement la santé.

La ponction lombaire, d'après le Dantec, ne nous a donné aucun
résultat, à peine un soulagement de quelques heures. Le liq. céphalo-
rachidien reste stérile après ensemencement.

Analyse des urines, ni sucre, ni albumine.


## OBSERVATION CV

### Béribéri forme œdémateuse


J... D..., âgé de 50 ans environ, pêcheur, né à la Réunion, marié,
2 enfants.

*Antécédents héréditaires.* — Père et mère morts de fièvre ; 2 sœurs
vivantes, en bonne santé ; un frère, mort en bas âge. Pas de tare héréditaire ; une sœur atteinte d'érysipèle.

*Antécédents personnels.* — N'a jamais été malade sauf d'un peu de
fièvre de temps en temps. Pas de rougeole, de scarlatine, de variole
ou d'autres maladies infectieuses. Homme sobre et vivant dans une
certaine aisance. Nourriture habituelle des créoles. Riz pour base alimentaire, n'a jamais varié. Le malade de temps en temps est sujet
comme sa sœur à des accès d'érysipèle aux jambes seulement. Erysi-
pèle médical erratique siégeant tantôt dans un endroit tantôt dans un
autre, sans cycle déterminé.

*Début de la maladie.* — Par des faiblesses dans les jambes avec œdème

des pieds  Essoufflement et palpitations. Fatigue rapide et difficulté
dans la marche par suite de la lourdeur des jambes. Picotements dans
les jambes. Le malade vaque encore à ses occupations mais ne sentant
aucun amendement à ces troubles il prend un vomitif d'ipéca. Au
premier vomissement il est pris de tremblement et la figure devient
bouffie. A partir de ce moment jusqu'au jour où nous le voyons pour
la première fois le malade est toujours resté enflé. Le malade accuse
une légère anesthésie qui accompagne l'œdème ce qu'il traduit par :
« Partout où il existe de l'enflure la peau est morte ». Il existe, en outre,
une certaine constriction périthoracique. Pas de fièvre, pas de nausées
ou vomissements. Selles ordinaires. Les urines normales au point de
vue de la quantité et de la qualité. L'examen nous montre des téguments externes très infiltrés, surtout aux membres inférieurs, au scrotum et à la verge. La figure est bouffie et la face dorsale des mains,
de même. L'œdème est blanc, non douloureux, garde l'empreinte digitale
longtemps avec sensation de peau morte perçue par le malade seulement. La sensibilité tactile est conservée aux endroits non infiltrés, où
la perception est ralentie. Perte considérable et rapide des forces. Appétit et digestion passables ; pas de perte du goût. Ouïe conservée. La vue
s'est affaiblie. Odorat normal.

*Cœur*. — Légère hypertrophie.

*Poumon, rate, foie, reins* et *vessie*. — Semblent normaux.

*Analyse des urines*. — Excès de sels, pas de sucre ni albumine.

*Traitement* drastique, diurétique, diaphorétique et fumigations.

29 août 1901. — Nous revoyons le malade quinze jours après, légère
amélioration, ordonnons l'élatérine comme drastique.

L'examen révèle encore un peu d'œdème de la face, du poumon et
un léger épanchement dans les cavités splanchniques ; plèvre, péricarde, péritoine ; la pointe du cœur bat moins visiblement.

*Examen bactériologique*. — Bacilles de Nepveu en grand nombre.
Voir cultures, bouillon, gélose et Jensen.


## OBSERVATION CVI

### Béribéri forme œdémateuse

12 septembre 1901.

J... V..., 42 ans, forgeron, marié, 3 enfants, dont 2 morts d'entérite, à 18 mois et 2 ans.

*Antécédents héréditaires.* — Père et mère morts de fièvre paludéenne ;
7 enfants, dont il reste seul vivant. Pas de lèpre, pas de tuberculose,

pas de névrose, pas d'éthylisme, pas de folie, pas de syphilis avérée.

*Antécédents personnels.* — A toujours joui d'une excellente santé et n'a eu en 1872 qu'une période de fièvre de trois mois. Depuis cette époque jusqu'en 1898 il se porta très bien ; au moment de l'épidémie de Béribéri qui venait d'apparaître à l'établissement la R... il fut un des premiers atteints. Le mal se manifesta chez lui sous la forme œdémateuse légère. Cette atteinte dura une quinzaine de jours, puis il se rétablit et reprit ses occupations. L'année suivante, à la même époque, il eut une nouvelle petite poussée d'une huitaine de jours. Traité par des purgatifs et des diurétiques il se rétablit complètement. En 1900, il eut une angine pultacée assez intense mais qui guérit sans suites. Il y a quinze jours environ il fut pris de dysenterie et ensuite les œdèmes firent leur apparition aux membres inférieurs et à la face. Il existe un peu de fièvre tous les soirs. Pas de vomissements. Anorexie et dyspepsie, les selles sont normales actuellement. Au moment de la dysenterie il éprouva un peu de dysurie mais ce symptôme est passé, maintenant il urine facilement, assez souvent. Le malade dit qu'il tousse un peu. Pas d'hémoptysie.

Le malade se plaint de palpitations de temps en temps, le soir surtout.

*Examen du malade.* — 12 septembre 1901. — Aspect, face bouffie. Téguments jaunes et infiltrés. Conjonctives ordinaires.

Urines à analyser. Résultats négatifs, ni sucre ni albumine. Hématimétrie; 3.600.000. H. 86.004. L.

30 août 1901. — Analyse d'urine : pas de sucre, pas d'albumine.

Analyse bact. Nombreuses bactéries.

Durée de l'attaque : plusieurs semaines.


## OBSERVATION CVII

### Béribéri forme mixte

22 septembre 1901.

M... F... H .., âgée de près de 45 ans, ménagère, née à S... F... (Réunion), mère de quatre enfants dont trois morts il y a longtemps.

*Antécédents héréditaires.* — Père mort alors qu'elle était en bas âge.

Mère morte il y a huit ans de vieillesse.

De la famille il ne reste qu'un frère, les autres membres décédés depuis plusieurs années.

*Antécédents personnels.* — A eu la rougeole étant enfant, mais aucune autre maladie contagieuse.

A été réglée à 12 ans pour la première fois sans difficulté, depuis lors a eu des menstrues très régulières, 4 grossesses qu'elle a menées à terme, trois fausses couches entre deux et trois mois, accidentelles.

Notre malade est sujette à la fièvre paludéenne qui chez elle est tenace. L'année dernière elle en fut atteinte pendant près de six mois. Cette année-ci depuis le mois de février elle en souffre.

La malaria se présente sous forme quotidienne ou tierce avec accès irréguliers, pas de syphilis, pas de rhumatisme, pas d'éthylisme, pas de névroses.

*Début de la maladie.* — Le mois dernier après quelques petits accès de fièvre semblables à ceux qu'elle avait avant, elle s'aperçut que ses deux jambes étaient enflées En même temps elle fut prise de douleurs généralisées avec exacerbation au niveau des muscles, les tendons et les articulations restant indemnes. Ces douleurs persistent mais les enflures baissent et finissent par disparaître presque complètement laissant une parésie des membres inférieurs que la malade traduit par l'expression « les jambes mortes ».

Quelques jours après elle s'aperçoit qu'elle éprouve de la difficulté à marcher, en même temps elle éprouve des picotements assez vifs dans les deux jambes qui deviennent lourdes La malade est prise de grandes faiblesses. La marche devient de jour en jour plus difficile. Le plus petit obstacle que rencontrent ses pieds la fait trébucher et quelquefois la fait tomber. Pour se relever elle est obligée alors de faire des efforts considérables et ne réussit à se mettre debout qu'après plusieurs tentatives infructueuses, lorsqu'elle est seule ou avec l'aide de quelqu'un.

Elle déclare percevoir nettement la résistance du sol. Elle marche aussi bien les yeux ouverts que fermés

Elle marcherait comme avant si elle n'avait pas les jambes si faibles. La malade se plaint d'insomnie, pas de délire mais des inquiétudes sur son état. La malade est devenue un peu sourde à la suite de la longue crise de fièvre dont elle fut atteinte l'année dernière, elle attribue cette semi-surdité à la grande quantité de quinine absorbée. La vue, le goût et l'olfaction sont conservés. Il n'existe aucune plaque ou zone d'hypo ou d'anesthésie, mécanique, calorique ou électrique ailleurs qu'aux jambes.

Les perceptions cutanées sont fidèlement et rapidement transmises aux centres d'analyse sur tout le corps sauf aux membres inférieurs. Pas d'appétit, digestion difficile ; diarrhée sans mucosités, débris épithéliaux ou sang.

*Examen.* — La langue est rouge et comme vernissée La salive est collante.

La face bouffie, les conjonctives sont légèrement décolorées.

La malade de taille moyenne est d'une constitution robuste, quoiqu'elle soit beaucoup fatiguée et qu'elle ait subi de lourdes privations.

Les organes sont tous sains sauf le cœur qui présente de la dilatation, mais sans souffles ou bruits pathologiques aux orifices. Tachycardie ordinaire, exaspérée par les efforts, la marche et les émotions. Pouls, 120 ; température, 37°. Il existe un peu de dyspnée cardiaque.

Pas de tumeurs de l'abdomen.

Le foie est légèrement hypertrophié mais non douloureux.

Examen du système neuro-musculaire.

*Locomotion.* — La marche est lourde, difficile, sans incoordination ni steppage, on dirait qu'elle traîne des boulets à ses pieds ou qu'elle marche dans l'eau jusqu'aux genoux.

Pas de tremblement ni de contractures ou de contractions involontaires. La palpation des muscles est douloureuse au niveau des ventres et indolore aux insertions. Les muscles ont un volume normal et de consistance ordinaire sauf aux mollets où ils sont durs, résistants et peu élastiques. Pas d'atrophie Charcot-Marie. Les nerfs sensitifs et sensoriels centripèdes semblent fonctionner régulièrement sauf pour les réflexes. Le patellaire est aboli. Les sensations caloriques, mécaniques et électriques sont nettement perçues en général. Il n'existe pas de signe de Romberg. Le signe de Kœrnig-Netter fait défaut. Pas de pupille crayeuse, pas de signe d'Argyll-Robertson. Picotements, fourmillements et *peau morte* aux doigts. Urines à analyser.

*Traitement.* — Frictions, massages, révulsifs et douches sur le rachis.

| | |
|---|---|
| Sulfate de strychnine . . . . . | 1 milligr. |
| Phosphure de zinc . . . . . | 8     » |
| Salanine . . . . . . . . | 2 centigr. |
| Tartrate ferrico-potassique . . . | } ââ 10 centigr. |
| Ergotine . . . . . . . . | |

Pour une pilule n° 50, une à cinq par jour.

25 septembre 1901. — Urines analysées, pas de sucre ni albumine. Nous faisons une application de pointes de feu. Continuer le traitement.

2 octobre 1901. — Essayons le traitement ioduré. La malade va mieux, se plaint même de quelques palpitations et de contractions dans les deux mollets La vue baisse depuis une semaine, la malade ne voit plus le chas de son aiguille. Examen ophtalmoscopique. Les papilles sont plus blanches centralement et accusent un certain degré de névrite.

## OBSERVATION CVIII

### Béribéri forme œdémateuse

28 septembre 1901.

A... V..., 37 ans, cultivateur, né à la Réunion ; père et mère créoles, propriétaires. Nourriture ordinaire des créoles.

*Antécédents héréditaires.* — Père et mère morts de vieillesse ; 6 frères, 3 morts, maladies diverses et accidents ; une sœur encore vivante, atteinte de Béribéri. Pas de folie, d'hystérie, d'épilepsie ou de tare nerveuse, pas de tuberculose. Parents très sobres, pas de syphilis.

*Antécédents personnels.* — Homme bien constitué et sobre. N'a jamais été malade sauf de légères attaques de malaria. Pas de blennorrhagie ou de syphilis. Est tombé malade il y a une quinzaine de jours mais il continua à travailler. Inquiet des enflures qui ont récemment paru aux pieds et de la lourdeur de ses jambes il vient nous consulter.

*Historique de la maladie.* — Le 9 septembre, il s'aperçut d'un petit furoncle sur la cuisse gauche. Le mal négligé augmente et bientôt mûrit. Il enlève le bourbillon (la tête) avec une épingle et panse la plaie avec du vieux linge dont s'était servi sa sœur malade de béribéri. Huit jours après, le pied s'était enflé graduellement. Comme il avait guéri son furoncle il espérait voir les enflures disparaître mais à l'encontre de son espoir les œdèmes gagnèrent la jambe jusqu'au genou et quelques jours après, l'autre membre inférieur devint enflé. En même temps il dit avoir éprouvé des fourmillements et des picotements dans les deux jambes avec sensation de lourdeur et de tension. Les enflures sont blanches sans accompagnement d'éruption. Elles sont indolores et gardent assez longtemps l'empreinte des doigts. Il n'existe pas de chaleur anormale à ces endroits. Cet état ne fait qu'empirer et bientôt la face elle-même devient bouffie. Œdème siège autour des yeux et d'une partie de la figure. La face est aussi le siège de fourmillements légers et de gêne donnant une impression de masque. La vue se troubla dès le début du mal, le patient voit parfois les objets comme dans un brouillard ; toutes les facultés intellectuelles sont intactes mais le moral est affecté et l'expression du visage morne et triste.

*Examen.* — Les téguments externes sont colorés normalement de même que les muqueuses oculaire et buccale qui sont rosées et saines. La face et les deux jambes des genoux à descendre, sont infiltrés. Cette infiltration est pâle et conserve assez longtemps l'empreinte des doigts. Les endroits infiltrés n'ont pas perdu leur chaleur normale.

*Examen des organes*. — *Le poumon* est sain et fonctionne librement. *Le cœur* semble normal. Pas de souffles ou bruits pathologique, pas de bradycardie, pas d'arrêts ou de faux pas, pas de dédoublements. Cependant il existe une légère hypertrophie ; la pointe bat avec force dans le 7e espace sur la ligne du mamelon, le trapèze de matité est élargi à la base.

Il existe de la répercussion épigastrique. Cet endroit est animé de battements isochrones à ceux du cœur.

Pulsation à la radiale, 108.

Température axillaire, 37.

Les artères ne sont pas athéromateuses ni flexueuses

*Appareil digestif*. — Langue légèrement saburrale, pas d'empreinte dentaire sur les bords libres, appétit excellent, mange de tout. Digestion facile.

Selles régulières et normales.

*Estomac* ordinaire. Rien d'anormal dans l'abdomen.

*Foie* ordinaire. *Rate* un peu hypertrophiée. Pas de douleurs à la pression des *reins*.

Pas de tumeur et de maladie de la *vessie* et des organes génitaux. Le malade a remarqué que depuis le début de son affection les appétits vénériens sont devenus plus rares et plus espacés. L'érection est flaccide et incomplète, pas d'orgasme et pas d'éjaculation.

*Système nerveux et moteur*. — Le malade était frileux avant, mais depuis le commencement de sa maladie cet état s'est accru. Il n'existe pas de perceptions sensitives fausses, d'hyperesthésie ou d'hyperralgie.

Sa sensibilité tactile est parfaite et les impressions périphériques. fidèlement transmises aux centres de perception. Tous les réflexes sont conservés intégralement, sauf le patellaire qui est affaibli. Pas de soubresauts, de tendons. On doit cependant remarquer un certain degré d'atténuation dans les réflexes abdominaux et plantaires.

Pas d'incoordination.

Pas d'atrophie musculaire visible.

Les signes de Kœrnig et de Romberg font défaut de même que l'Argyll-Robertson, les pupilles réagissant à la lumière et accomodent à la distance.

Examen du sang prélevé aseptiquement au gros orteil, révèle la présence de nombreux bâtonnets et cocci.

Les globules rouges sont malades et de dimensions variables.

Les mononucléaires sont plus nombreux. L'hématimétrie donne pour une moyenne de trois mensurations : 3.390.000 globules rouges. 18.000 leucocytes.

L'analyse des urines ; pas de sucre, ni d'albumine. Urines pâles et pauvre en minéraux.

*Traitement.* — Mixture de Davidson, frictions, drastiques, fumigation et alimentation substantielle.

Pas d'alcool et d'excitants.

*Analyse d'urine.* — M. V..., Saint-Benoît, le 28 septembre 1901.

*Qualités physiques.* — Densité, 1,007 ; consistance, légère ; couleur, blanche ; aspect, limpide ; dépôt, néant ; odeur, urineuse ; réaction, acide : volume (?)

*Qualités chimiques.* — Urée, 18 gr. ; acide urique, 0,60 ; NaCl et chlorures, 9 gr. ; acide phosphorique, 2,80 ; phosphates ; albumine, néant ; glucose, néant ; bile, lymphe, sang, chyle, corps étrangers, néant.

*Qualités microscopiques* — Acide urique, cystine, indigo, calculs uratiques, phosphatiques, oxaliques, ammoniacaux, muraux, néant ; pus, néant ; épithéliums urèthre ; cylindres, muqueux ; sperme, champignons, ferments ; microbes, banaux.

9 octobre. — Ce jour le malade vient nous revoir après 11 jours de traitement.

Les enflures ont complètement disparu, ainsi que les picotements des jambes, mais le malade se plaint encore.

1° Lourdeur dans les jambes avec faiblesse générale, surtout aux extrémités inférieures ;

2° Sensation de peau morte, d'engourdissement à la peau de la région hypogastrique ;

3° Et des troubles de la vue se traduisant par un certain degré d'obnulation des objets, sans diplopie. Les pupilles non crayeuses réagissent à la lumière et à la distance.

L'examen ophtalmique révèle.

Les papilles sont nacrées par zones concentriques avec coloration normale intercalaire, la rétine est extrêmement hyperémiée. Il n'existe pas d'hémorrhagie.

Janvier 1902. — Nous avons revu le malade complètement guéri.


## OBSERVATION CIX

### Béribéri forme mixte


2 octobre 1901.

H. S..., âgée de 38 ans, couturière, plantureuse cafrine, mariée, deux enfants vivants et grands, une perte à 4 mois.

*Antécédents héréditaires.* — Mère morte d'accident. Père encore vivant en bonne santé, pas de lèpre, pas de tuberculose, pas de tare nerveuse, pas de syphilis connue.

*Antécédents personnels.* — A toujours eu une bonne santé et en fait de maladie, n'a souvenir que d'une dysenterie, vers l'âge de 12 à 13 ans et une typho malaria vers la même époque. Réglée à 13 ans, a toujours eu des menstrues régulières, et des grossesses et couches normales.

Il y a trois à quatre mois, elle éprouvait des malaises et des mouvements fébriles, mais sans gros accès.

Il y a un mois et demi. Elle commença à éprouver des picotements et des fourmillements dans les doigts et les orteils, avec sensation de resserrements et constrictions autour de la taille et à la région épigastrique. Elle se plaint aussi d'étouffements et de gène respiratoire.

. Ces troubles sont accompagnés de perte de sommeil. L'appétit diminué au début semble revenir. Les selles sont ordinaires. Les urines de même.

*Historique.* — Début de la maladie. La malade qui est d'une constitution très robuste, elle pesait plus de 100 kilos, avait toujours joui d'une bonne santé lorsque après la période décrite plus haut, elle fut prise de picotements, de resserrement perithoracique accompagnés de faiblesses excessives pendant lesquelles la langue devenait lourde.

Bientôt elle fut prise de palpitations, d'essoufflement, de resserrement abdominal avec picotement, fourmillement aux extrémités et sensation de peau morte. Perte de forces rapide. La marche devient soufflante et difficile, fatigante surtout. Les jambes sont lourdes, raides, mais perçoivent la résistance et la dureté du sol.

La malade marche en soulevant les pieds, mais pas de steppage ni de titubation et de trémulation.

La faiblesse générale est considérable.

La malade a conservé intégralement la sensibilité calorique, tactile et électrique.

Les réflexes supérieurs sont conservés, mais le Westphall est aboli, pas de signes de Romberg ou de Kœrnig.

*Examen des organes.* — *Les poumons,* les bronches et la plèvre sont intacts.

*Le cœur.* — Pas d'hypertrophie ni souffles ou bruits pathologiques, mais faux-pas du cœur et tachycardie, palpitation d'efforts et de fatigue et d'émotion. Sang menstruel ordinaire. Temp. 37°, pouls, 106, irrégulier avec des arrêts, pas d'anémie.

*Appareil digestif.* — Langue parfaite, appétit redevenu normal. Digestion bonne en général, parfois quelques aigreurs, selles ordinaires légère constipation après une période de coprostase intense.

*Appareil urinaire.* — Semble normal. Urines à analyser. Sans sucre ni albumine.

*Appareil génital.* — Se plaint de douleurs à l'uterus et à l'ovaire gauche, exaspérées par le coït au point de le rendre impossible, pas de crises clitoridiennes et l'examen des organes ne révèle dans les culs-de-sac aucune altération appréciable, cependant le col est mou, chaud, gros et sensible.

La *rate* et le *foie* sont normaux et fonctionnent bien.

*Appareil neuro-moteur* — La sensibilité est conservée aussi bien la sensibilité générale que la sensibilité spéciale, à part la vue qui semble baisser. A l'ophtalmoscope, l'examen des papilles révèle une légère névrite du nerf optique, les deux papilles sont plus blanches, ternes surtout vers le point d'émergence des artères centrales.

Pas de dégénérescence musculaire, mais érethisme, les gastrocnémiens sont durs et se contractent très rapidement au moindre refroidissement et au moindre choc imprévu. Il existe un léger œdème des deux jambes surtout accentué à la face interne du tibia,

Traitement : ergotine, strychnine, frictions, massages. Pilules de fer et électricité. Nous commençons aujourd'hui ce traitement à poursuivre tous les jours.

9 octobre. — La malade se plaint encore de troubles du pneumogastrique, malgré le traitement ioduré commencé depuis 8 jours, très légère amélioration de l'état général.

Nouvelle séance d'électricité et ordonnons de continuer les pilules et le sirop ioduré.

Le 23 octobre. — La malade est complètement rétablie et reprend ses occupations.

Janvier 1902. — La guérison se maintient.

Examen du sang centrifugé, nombreux cocci au début de la maladie. Deuxième examen, trois semaines après, néant.


## OBSERVATION CX

### Béribéri forme sèche

9 octobre 1901.

J. d'E..., âgé de 15 ans, né dans la colonie de parents européens ; nourriture ordinaire, pain, viande, vin, etc. Ne mange qu'accidentellement du riz.

*Antécédents héréditaires.* — Père mort de paludisme, mère vivante encore et en bonne santé ; perdu il y a quelques mois un frère de

Béribéri forme hydropique ; trois sœurs en bonne santé, pas de tuberculose, pas de lèpre, syphilis, pas de tares nerveuse et rhumatismale.

*Antécédents personnels.* — Enfance sans maladie, à part quelques rares petits accès de fièvre et un peu d'asthme infantile. A 12 ans a été victime d'un accident (éboulement) à la suite duquel il a craché du sang pendant deux ou trois jours, mais s'est parfaitement guéri ensuite. Un an plus tard, il fut pris d'accès de fièvre intermittente très rebelle qui ne céda qu'à un traitement de quinine prolongé pendant plus d'un mois. Il couchait avec son frère aîné atteint de Béribéri qu'il avait contracté avec d'autres travailleurs malades, et vivait sous le même toit que son frère. Après cette longue période fébrile pendant laquelle aucun symptôme de Béribéri ne fut remarqué, il souffrit un peu de la rate. A la chute de la température, il était dans un état d'amaigrissement considérable. Peu de temps après la mort de son frère, il fut brusquement pris par un malaise général et des faiblesses extrêmes, mais sans fièvre, et un matin qu'il voulut se lever pour aller au travail, il retomba sur le lit, une nouvelle tentative fut également suivie d'insuccès ; il avait perdu complètement l'usage de ses jambes. C'est alors qu'il nous fit appeler auprès de lui.

*État actuel.* — Il accuse les symptômes suivants : faiblesse générale excessive, avec perte rapide des forces, essoufflement d'efforts, de fatigue ou d'émotions. Raideur, engourdissement des jambes, picotements dans les masses musculaires des deux mollets, une gène respiratoire avec sensation de resserrement autour de la taille. Il accuse en outre des troubles sensoriels des extrémités supérieures atteintes de fourmillement, de picotements avec anesthésie des bouts des doigts (peau morte, sensation de gants). Ces symptômes ne sont accompagnés d'aucune lésion osseuse ou articulaire, d'aucun retentissement cutané. Il n'existe aucune incoordination.

*Examen.* — Raisonnement bon, facultés psychiques conservées, réflexes supérieurs fonctionnent bien ; le plantaire, le patellaire sont abolis, l'accommodation à la lumière et à la distance se fait normalement ; il n'existe pas de pupilles crayeuses, le réflexe pharyngien est conservé, mais la muqueuse de cet endroit est rouge et tuméfiée.

Le poumon fonctionne normatement sans épanchement séreux. Le rachis présente une hyperesthésie des apophyses épineuses des vertèbres dorso-lombaires.

Le cœur bat normalement et un peu précipitamment. Mais l'auscultation ne révèle aucun bruit ou souffle pathologique à la base comme à la pointe.

La langue, légèrement saburrale, dénote un embarras gastrique, la pression de l'estomac provoque la douleur. L'appétit est presque nul, les digestions sont lentes et difficiles ; il existe de la constipation et de la coprostase, par parésie intestinale probablement. Le foie et la rate ne présentent rien d'anormal ; les reins et la vessie de même ; les organes génitaux paraissent n'avoir subi aucun retentissement de la maladie.

Les urines sans sucre ni albumine. Abaissement du taux de l'urée : 8 grammes en 24 heures.

L'examen hématimétrique donne : 3.400.000 globules rouges, 9.000 globules blancs. Nombreux globules rouges déformés, ronds, microcytes et hématoblastes.

Le sang périphérique centrifugé fait voir de nombreux cocci. Culture sur Jensen modifiée, colonie blanche, faïencée, crémeuse, en 56 heures ; bactérie prend pas le Gram ; pathogène pour rats, pigeons, poulets.

17 octobre. — État stationnaire, malgré pointes de feu. Pouls, 96, température 37° 1/2. Respiration soufflante. Cœur bat dans le huitième espace ; quelques arrêts. Pas d'épanchement dans les cavités splanchniques.

21 octobre. — État s'aggrave. Respiration devient haletante, difficile, irrégulière. Pas de Scheynes-Stokes ; le pouls misérable et rapide, le cœur s'affaiblit. Pas d'œdème. Pas de sucre ni albumine dans les urines.

Le malade est enlevé subitement après une période aiguë au 18e jour de la maladie.


## OBSERVATION CXI

### Béribéri forme œdémateuse


E. M..., Africain, 40 ans, engagé à l'établissement R.-St-P., s'est toujours bien porté, a eu quelques petits accidents dans la jeunesse, rougeole et varicelle, pas de syphilis, pas de maladie infectieuse, a la vue très basse, fait la manœuvre d'un transport de cylindre de plusieurs tonnes, perd l'équilibre, tombe et se fait broyer la jambe. Appelé en hâte, nous jugeons l'amputation indispensable. Le lendemain l'opération est faite au lieu d'élection. Tout se passe dans des conditions normales, pas de fièvre le lendemain et les jours suivants, la cicatrisation est en bonne voie. On se prépare à lui fournir un pilon et une béquille quand il est pris de malaise et de faiblesses générales avec fourmillements et picotements dans les membres. La

cicatrisation s'arrête. Le surlendemain les membres inférieurs sont
très tuméfiés, l'œdème est indolore, le malade qui commençait à marcher se plaint de ne plus pouvoir se tenir debout. Il éprouve une gêne
dans la respiration et une sensation de resserrement à la taille.
L'examen des urines ne révèle aucune trace de sucre ou d'albumine.

Huit jours après, les œdèmes ont considérablement augmenté. Le
malade est immobilisé, la plaie s'est rouverte, les bourgeons charnus
ont perdu leur aspect rose et ont pris une teinte grisâtre, la cicatrisation est nettement arrêtée. Après désinfection complète, nous cautéri-
sons au crayon d'argent.

Traitement général tonique, fortifiants, etc., rien n'agit, le malade
meurt après trois semaines d'infection, et à son trente-sixième jour
d'opération.

Il avait été placé à l'hôpital avec des béribériques et avait été
infecté par ceux-ci.


## OBSERVATION CXII

### Béribéri forme mixte

M..., jeune Indien d'environ 35 ans, engagé à l'établissement R. G.,
est atteint d'un ulcère tropical à la jambe gauche. Déclare n'avoir
jamais eu de syphilis. Les antécédents héréditaires restant douteux,
dès son entrée à l'hôpital il est soumis au traitement spécifique en
même temps que des soins (cautérisations après nettoyage et lavages
antiseptiques de la plaie, poudre antiseptique absorbante, etc.), sont
donnés à la lésion locale. Huit jours après, grande amélioration.
Soudain est pris dans la semaine suivante de picotements, de fourmillements dans les membres, insensibilité de la peau, sensations de
froid et bouffées de chaleur. Thermomètre n'indique pas de fièvre.
Appétit à peu près conservé. Les œdèmes paraissent, dix-septième
jour d'hôpital, aux deux jambes. L'ulcère, qui était en voie de guérison, rétrograde. Les bourgeons charnus deviennent ternes et grisâtres.
Nous constatons l'atonie de l'ulcère dont le raclage montre une quantité considérable de cocci. Essayons de remonter l'état général par les
toniques, les fortifiants et reconstituants, etc.; rien ne fait : la maladie
fait de grands progrès. Le 7 août, ce jour, le malade est bouffi, pâle,
les membres inférieurs très œdématiés, lourds, mais non douloureux.
Sensation de gêne épigastrique et contriction périthoracique. Examen
du sang pris à l'orteil du pied non malade fait voir anémie, 2.900.000
globules rouges. Leucocytose considérable. Ensemençons trois flacons

M. A. Examen microscopique après centrifugation du bras droit donne très nombreux microcoques péri et intraglobulaires.

26 août. — Des trois tubes ensemencés, deux donnent colonies blanches et un reste stérile.

A l'examen des colonies, on retrouve les cocci ordinaires du Béribéri.

Malgré massage, fumigations et un traitement énergique, le malade succombe.

A noter au cours de la maladie des troubles psychiques, affaiblissement considérable des facultés mentales, l'intelligence très obscure, la mémoire presque nulle et la volonté abolie.

Le malade était plongé dans le découragement le plus complet pendant les dix-huit derniers jours.

N.-B. — Dès son entrée à l'hôpital, ce malade avait été soumis au régime européen, pain, viande, vin...


## OBSERVATION CXIII

### Béribéri forme œdémateuse


J. J..., âgé environ 26 ans.

*Antécédents héréditaires* — Le malade ne peut fournir aucun renseignement.

*Antécédents personnels.* — Rien de bien saillant à noter, une blennorrhagie à 20 ans.

*Description de la maladie.* — En plein état de santé, après un travail assez fatigant à l'usine est pris brusquement de faiblesses dans les jambes avec picotement, engourdissements aux extrémités. Sensation de chaleur et de froid, frisson, malaise. Cet homme a eu assez souvent des accès de paludisme, mais sans gravité. Les digestions sont très lentes et le malade se plaint de ne pouvoir manger, mais affirme avoir de l'appétit. Il déclare que le riz mangé en grande quantité, l'étouffe. Léger essoufflement.

*Examen des organes.* — Ils sont sains et normaux. Les réflexes affaiblis, surtout le plantaire. Pas d'Argyll Robertson, le signe de Kernig fait défaut. Paresthésie de la peau aux jambes et à la face palmaire des deux mains. Œdèmes indolores des membres inférieurs. Un peu de palpitations, pas d'épanchement pleural. L'examen du sang pris au médius droit après centrifugation fait voir de nombreux cocci, sans centrifugation pas de cocci. Cette expérience prouve l'efficacité de la centrifugation pour déceler les bactéries.

Ensemençons six flacons sur Jensen modifié, marque J. J., trois avec sang reposé pris au médius gauche et trois avec sang médius droit après centrifugation. Le surlendemain, quatre tubes stériles et deux avec cultures colonies blanches. Examen montre cocci béribériques, dans sang provenant médius droit. — Sang médius gauche stérile. Analyse hématimétrique. 4 100.000 globules rouges, 8.600 globules blancs. Nombreux microcytes et hématies sphériques.

16 août. — Etat très grave, les œdèmes ont considérablement augmenté. L'analyse des urines indique ni sucre ni albumine. Troubles cardiaques et respiratoires intenses. Troubles gastriques violents.

17 août. — Le malade meurt après une période d'exaltation cardiaque et d'asystolie assez prolongée. Mort par asphyxie.


## OBSERVATION CXIV

### Béribéri formes œdémateuse et mixte


Famille N..., aîné âgé environ de 35 ans, infirmier à l'hôpital de B......, depuis plusieurs années. Contracte la maladie en soignant les béribériques de l'hôpital et meurt deux mois après de cette maladie.

*Antécédents héréditaires.* — Pas de tuberculose, de syphilis, d'alcoolisme, famille de paludéens, a une sœur et un frère, la première atteinte de splénomégalie paludéenne, le second, jeune et alerte, est un bon travailleur de l'établissement.

*Antécédents personnels.* — A eu, enfant, des accès de paludisme, est assez robuste, a eu peu d'accidents pathologiques dans la jeunesse.

*Histoire de la maladie.* — Le 25 octobre 1897 entre à l'hôpital le nommé X..., de race africaine, avec des symptômes, essoufflements, picotements, tachycardie, faiblesse générale, œdèmes des deux jambes indolores, sans albumine ni sucre dans les urines, fièvre insignifiante, troubles gastro-intestinaux et cardio-pulmonaires ressemblant beaucoup au Béribéri. Maladie inconnue depuis la dernière épidémie *i. e.* depuis plus de cinquante ans. Ce cas est bientôt suivi d'un autre cas. Y..., qui entre à l'hôpital le 18 novembre 1897 avec des phénomènes d'œdèmes béribériques. Rapidement l'hôpital se remplit de personnes atteintes d'une nouvelle maladie qui « *court* », suivant leur expression même.

26 novembre, M..., 3 décembre, J..., B.., 4 décembre, C..., même jour, M..., A..., et les entrées se succèdent. L'infirmier, avec un dévouement de tous les instants, les soigne, fait des frictions stimu-

lantes sur les rachis, fait appliquer les fumigations dans les cas d'œdèmes aigus, etc. Au commencement de janvier, N... commence à se
plaindre de grande lassitude et de faiblesses générales qu'il attribue
au surcroît de fatigue imposé par le grand nombre de malades à soigner. Huit jours après, il accuse des fourmillements aux jambes avec
commencement d'œdèmes. Bientôt les troubles respiratoires et cardiaques surviennent et ne laissent aucun doute sur la nature du mal.
Le malade se retire alors chez lui pour se soigner. Quelques jours
après notre dernière visite à l'établissement, nous sommes prévenu
que l'état de l'infirmier s'est aggravé. Nous le trouvons alors en pleine
crise d'orthopnée, avec troubles cardiaques graves « arythmie » et
commencement d'asphyxie. La mort est survenue quelques heures
après. Malgré les soins les plus énergiques employés dès le début, la
maladie n'a jamais pu être enrayée. Très peu de temps après, le
frère de N. ., qui habitait avec lui, fut pris à son tour de béribéri
forme mixte et en mourut  Sa sœur, quoique très anémiée, fut prise
par le mal mais très légèrement et guérit ainsi que sa vieille mère qui
fut atteinte en dernier lieu.


## OBSERVATION CXV

### Béribéri forme mixte


L...., âgé d'une quarantaine d'années, sans tare héréditaire connue,
a toujours été en bonne santé, a eu la coqueluche dans le bas âge et
une blennorrhagie vers la vingtaine. Bon travailleur, mais alcoolique.
Va souvent voir un de ses amis atteint de Béribéri qui habite près de
sa demeure. Se sent pris subitement à son réveil d'impossibilité de se
lever et de marcher, constate que pendant la nuit ses jambes se sont
enflées tout d'un coup. Sur notre demande si ces troubles n'avaient
pas été précédés de troubles gastro intestinaux, accuse un peu de
diarrhée et de digestions difficiles mais symptômes auxquels il
n'avait attaché aucune importance. Le soir même du jour où il s'aperçoit qu'il est malade, les jambes enflaient considérablement. Le lendemain on nous fait appeler et nous constatons un cas de Béribéri à
forme mixte, cas grave vu la rapidité avec laquelle les phénomènes évoluent. Le surlendemain, les troubles cardio-pulmonaires
éclatèrent et malgré tous nos efforts le malade meurt par faillite du
cœur. Au cours de notre examen, nous n'avons relevé *aucune lésion
organique et dyscrasique du sang*, ni la rate, ni le rein, ni le foie n'étaient
malades. Dès le début de la maladie nous avions interdit à la femme

du malade de coucher et d'avoir des rapports avec lui. Confiant dans l'observance de cette prescription, nous négligeâmes de nous en assurer.

Peu de temps après, la femme vint nous trouver, se plaignant de picotements, de fourmillements dans les jambes, avec une gêne xyphoidienne qui l'empêchait de manger beaucoup. L'examen de la malade, l'histoire de ses antécédents personnels et héréditaires nous font soupçonner le Béribéri et sur nos demandes insistantes la malade avoue avoir eu des rapports avec son mari et n'avoir pu se priver de se coucher aux côtés de son époux malade. Trois jours après cette visite, nous allions la voir et nous la trouvions au lit avec les symptômes d'une attaque aiguë de Béribéri. Nous ordonnions la désinfection du local, des vêtements, objets de literie qui avaient servi au mari décédé. La misère empêcha l'exécution de cette ordonnance et le lit ayant servi à la sœur de la malade, celle-ci fut atteinte à son tour de Béribéri. Nous obtenons alors la désinfection par le feu de tous les effets contaminés.

## OBSERVATION CXVI

### Béribéri forme mixte

Fam. Ni... M. X..., vint nous trouver le 10 février 1899 et nous prier de nous rendre auprès d'une de ses filles atteinte de Béribéri, qu'elle avait contracté en soignant une de ses amies morte de cette maladie. Nous examinons la malade enceinte de deux mois et nous nous trouvons nettement en présence d'un cas de Béribéri à forme mixte. Les renseignements confirment l'opinion du père au sujet de la contagion du mal Nous ordonnons l'isolement de la malade et nous insistons auprès du mari de celle-ci pour qu'il laisse sa femme tranquille et qu'il ne couche pas avec elle. Ces prescriptions ne sont pas suivies, et quinze jours après ma première visite à la malade le mari se plaint d'éprouver des picotements, des douleurs d'estomac, de la difficulté à marcher et des palpitations. Nous l'examinons avec soin et renvoyons notre diagnostic au lendemain pour un examen des urines. Celles-ci se trouvent avoir ni sucre ni albumine. Nous réexaminons le malade et nous nous trouvons en présence d'un commencement de Béribéri. Nous insistons sur sa conduite auprès de sa femme et nous obtenons l'aveu qu'il n'avait pu se séparer de sa femme et que sur la demande même de la malade il n'avait jamais cessé de dormir à ses côtés et d'avoir de fréquents rapports avec elle. Bientôt la mère et la sœur de nos deux malades qui les soignaient et qui habitaient la

même maison furent prises à leur tour et ne durent leur salut qu'à un
éloignement immédiat du foyer d'infection ; dans toute la mesure du
possible (ces malades n'avaient pas de fortune), il fut procédé à la
désinfection du local et les deux malades guérirent après une convalescence de plusieurs mois.


## OBSERVATION CXVII

### Béribéri forme mixte

13 janvier 1902.

C... K..., 32 ans, tombé malade il y a 19 jours a commencé par la
dysenterie, sans fièvre, durée 5 jours, reprend le travail pendant un
jour et retombe avec des enflures aux deux jambes, faiblesses générales, surtout aux membres inférieurs.

Ceinture béribérique.

Palpitations, pas d'anémie, picotements aux doigts et aux orteils
surtout.

*Examen des urines.* — Pas d'albumine, ni sucre, phosphaturie
légère, trace de corps réducteur.

*Examen du sang.* — Hématies dégénérées, peu de leucocytes, cellules polynucléaires nombreuses, peu de bacilles, de cocci.

Les selles examiné au microscope montrent abondance de cocci. Selles ensemencées sur boites Pietri donnent colonies sélectionnées, blanches, faïencées, crémeuse. Prend pas Gram.

20 janvier 1902. — Les œdèmes ont disparu laissant une paralysie
très accentuée des membres inférieurs. Aucune amélioration, continuer le traitement aux granules de phosphure de zinc.

Force dyn. 26 kilogrammètres.

Injection de sérum iodé.

Ponction lombaire, méthode Quinke.

24 janvier 1902. — Etat stationnaire. Nouvelle injection 4 cc. solution Gaube.

25 janvier 1902. — Les ensemencements avec le liquide céphalo-
rachidien sont restés stériles.

4 février 1902. — Etat stationnaire.

Expédié à l'hôpital de F... pour changement d'air.

Décédé à F..., 19 février 1902.

## OBSERVATION CXVIII

### Béribéri forme mixte

V... P..., 36 ans, est tombé malade il y a cinq jours par des enflures aux deux jambes, sans fièvre, faiblesse générale surtout dans les
jambes. Pas de tare familiale.

Anesthésie cutanée de la peau abdominale, ceinture béribérique.
Palpitations, marche difficile, œdèmes aux deux jambes.

*Examen urinaire.* — Pas d'albumine ni sucre, phosphaturie, traces de corps réducteur. Westphall disparu.

*Examen du sang.* — Hématies dégénérées, nombreux bacilles,
sang pris au gros orteil, nombreux cocci.

20 janvier 1904. — Œdèmes existent encore mais amélioration de
l'état général.

Le malade ne marche plus avec un bâton comme auparavant.

For. dyn. 29 kilogrammètres.

Injection de sérum iodé.

24 janvier 1902. — Légère amélioration, se plaint encore de picotements et d'adynamie.

4 février 1902. — Parti au travail.


## OBSERVATION CXIX

### Béribéri forme sèche

G... R..., 34 ans, est tombé malade il y a 12 jours. Avec des faiblesses dans les jambes et difficulté dans la marche, palpitations,
pas de fièvre, adynamie, ceinture béribérique.

Westphall aboli.

Pas d'anémie. Pas d'œdèmes des jambes.

*Analyse urinaire.* — Pas d'albumine, ni sucre, traces de corps
réducteur.

*Examen microscopique.* — Hématies dégénérées. Nombreux bacilles courts et cocci 3.800.000 H. et 8.200 L.

Ensemencements gélo-gélatine rizée, 4 $\times$ 6 flacons fertiles.

15 janvier 1902. — Injection 4 cc. Gaube (1).

4 février 1902. — Même état.


(1) Iodo-benzoïl-idure de magnésium, solution minérale de Gaube (du Gers).

20 janvier 1902. — Etat stationnaire, palpitations encore malgré vésicatoire, se plaint d'adynamie, de picotements, de fourmillements dans les membres. Ceinture béribérique existe encore. Force dyn. 27. Injections 4 cc. sérum iodé.

24 janvier 1902. — Nouvelle injection 4 cc. sérum iodé.

Excat après 28 jours de maladie.

## OBSERVATION CXX

### Béribéri forme mixte

13 janvier 1902.

K. . L..., 22 ans, tombé malade le 1er janvier 1902, se plaint d'anesthésie cutanée de la ceinture à descendre. Paraplégie presque totale avec faiblesses considérables des membres postérieurs et œdèmes. Perte des réflexes patellaires. Cœur, palpitations ; picotements aux doigts et aux orteils.

Hématimétrie : 3.200.000 globules rouges ; 9.200 globules blancs.

*Analyse du sang.* — Hématies dégénérées, très nombreux bacilles courts et cocci, coloration Erlich et Bleu Comp.

OEdème considérable aux deux jambes.

*Analyse urinaire.* — Pas d'albumine, phosphaturie.

13 janvier 1902. — Injection de Gaube, 4 cc.

20 janvier 1902. — Légère amélioration des œdèmes, mais marche reste difficile, pas de picotements ou de fourmillements des doigts, ceinture béribérique existe encore. Même traitement.

Injection 4 cc sérum. F. dyn. 22 kilogrammmètres.

Analyse urine, ni sucre, ni albumine, mais corps réducteur après traitement au plomb et carbonate alcalin.

## OBSERVATION CXXI

### Béribéri forme œdémateuse

13 janvier 1902.

L... K..., 19 ans, tombe malade il y a six jours, la maladie débute par des enflures aux deux jambes avec faiblesses dans les membres, picotements et adynamie, réflexes conservés, pas de fièvre, a eu des hémoptysies pendant deux jours, à l'auscultation pas de tuberculose

*Analyse urinaire.* — Pas d'albumine, ni sucre, traces de corps réducteur, phosphaturie.

Examen microscopique, 3.600.000 hématies; 8.900 leucocytes.

Nombreux baccilles courts et cocci. Dégénérescence des globules rouges, forme sphéroïdale.

13 janvier 1902. — Injection 4 cc. Gaube.

4 mars. — Rechute, œdème considérable des jambes. Fumigations. eau-de-vie allemande.

Teinture de digitale. Injection 4 cc. Solution IKI.

7 mars. — Le malade est pris d'œdème des bronches. Les enflures persistent Eau-de-vie allemande, mixture de Davidson, fumigations, diurétiques. Cesser la digitale.

12 mars. — Grande amélioration mais l'œdème persiste surtout au poumon gauche, deux petits vésicatoires, cesser eau-de-vie allemande et mixture, fortifiants Kola.

25 mars. — A un accès pernicieux forme comateuse. Temp. 40°. Injection 3 grammes quinine, caféine, éther.

28 mars 1902. — Plus de fièvre, mais grand abattement, menace d'escharre sacrée, anémie considérable, metavanadate de soude.

20 juin 1902. — Les enflures baissent, se plaint encore de faiblesses et de palpitations. F. dyn. 15 kilo.

Une injection 4 cc. Gaube.

Une injection 4 cc. sérum iodé.


## OBSERVATION CXXII

### Béribéri forme œdémateuse

20 janvier 1902.

Г... S..., 34 ans. Le mal débute brusquement par enflures. Tous les réflexes sont bons, sauf le patellaire qui est aboli. F. dyn. 38 kilogrammes.

Se plaint de picotements dans les deux jambes, insensibilité prétibiale à la piqûre. Légers symptômes de myocardite sans épanchement des séreuses, marche possible mais difficile. Injection 4 cc. Gaube.

Œdème des deux jambes sans lésion organique, diathèse et anémie. — Ur. : sans sucre, ni albumine.

24 janvier. — Grande amélioration de l'état général. Nouvelle injection de 4 cc. iodobenzoïl iodure Mg.

4 mars. — Légère rechute; œdème des deux jambes. Eau-de-vie allemande.

28 mars. — Se plaint de palpitations et se plaint de difficultés dans la marche. Myocardite évidente, abolition du Westphall. Urines sans albumine, ni sucre, sang contient pas de microcoques, mais très altéré. Ensemencement négatif.

Hématimétrie : 3.600.000 hématies ; 18.000 leucocytes.


## OBSERVATION CXXIII

### Béribéri forme œdémateuse

F. S..., 39 ans. Œdème généralisé au tronc, à la face et aux membres inférieurs, là considérables ; palpitations, pas d'essoufflement. Peau morte au ventre. Ascite légère, épanchement pleural léger. Pas de lésion des organes. sans diathèse, sans anémie.

2 mars. — Injection 4 cc. sol. salée iodée.

5 mars. — Etat stationnaire. Drastiques, fumigations diurétiques.

12 mars. — Etat stationnaire. Fer sous toutes les formes et continuer le traitement.

15 mars. — Injection 4 cc. IKI. Œdèmes considérables des jambes et peau du ventre.

28 mars. — Etat stationnaire. Injection Lugol.

20 janvier 1902. — Nouvelle attaque de Béribéri forme œdémateuse, Phénomène nerveux : abolition des réflexes patellaires. Sort le 24, rentre le 27 janvier 1902, avec troubles nerveux.

Ponction lombo-sacrée, liquide clair-citrin sans éléments cellulaires, ni bactéries. Ensemencements sur gélo-gélatine rizée négatifs.

Hématimétrie : 3 400.000 globules rouges, 11.000 globules blancs.


## OBSERVATION CXXIV

### Béribéri forme mixte

L. S..., 27 ans. A eu plusieurs accès de fièvre avant d'être atteint du Béribéri.

Début par des enflures considérables aux deux jambes, au ventre et à la face, aux premiers jours de février, picotements paralysie des extenseurs. Anesthésie de la peau du ventre, dyspepsie flatulente, fourmillement et contractures des gastrocnémiens. Aucune lésion organique, pas de diathèse, sans anémie.

Traitement évacuant et tonicardiaque, amélioration, les œdèmes passent, mais les troubles moteurs restent.

13 mars. — Se plaint encore de faiblesses dans les jambes, sirop d'Easton.

14 mars. — Paralysie persiste avec troubles de la sensibilité tactile.

Examen : Sang périphérique centrifugé donne hématies déformées, nombreux leucocytes polynucléaires, plasmodies endoglobulaires de Laveran.

Urine sans albumine ni sucre mais corps réducteur après traitement au Pb et carb. alcalin.


## OBSERVATION CXXV

### Béribéri forme œdémateuse

K. J..., 28 ans. A eu plusieurs petits accès paludéens, mais tombe malade le 3 mars avec des enflures aux deux pieds, surtout autour des chevilles, se plaint de difficulté dans la marche. En observation.

9 mars 1901. — Analyse du sang, nombreuses bactéries. Urine sans sucre ni albumine, pas de lésion organique. Pas de diathèse, pas d'anémie. Injection 5 cc. Lugol.

28 mars. — Se plaint de douleurs généralisées, pas de fièvre, de délire. Mucus arrière-gorge ensemencé sur Jensen modifié donne colonies blanches faïencées crémeuses, opaques. cocci ne prennent pas Gram et caillent pas lait. Absence de bactéries dans la sérosité de l'œdème des jambes.

1er avril. — Troubles neuromoteurs disparaissent et laissent subsister œdèmes aux deux jambes.


## OBSERVATION CXXVI

### Béribéri forme mixte

K. S..., 37 ans. — Chinois robuste, tombé malade il y a sept jours sans fièvre, mais après une forte période de paludisme, avec des enflures aux jambes, au bas ventre et de la bouffiseure faciale.

Picotements aux deux mains à partir des poignets, sensation de peau morte au ventre et jambes, constriction périthoracique. Paraplégie partielle. Abolition Westphall sans incoordination, sans lésion organique, diathèse ou anémie.

7 mars 1902. — Analyse du sang, nombreuses bactéries, diminution des hématies, plasmodies et corps sphériques. Urines sans sucre ni albumine. Injection de 5 cc. Lugol.

28 mars. — A des accès paludiques depuis hier, traitement quinique et béribérique. Mucus arrière-gorge contient nombreux cocci comme selles. Isolement par deuxième procédé. Colonies blanches faïencées, crémeuses, opaques, cocci prennent pas Gram.


## OBSERVATION CXXVII

### Béribéri forme mixte


K. O..., 40 ans. Est tombé malade il y a 15 jours avec des accès paludéens, caractéristiques. Puis sans fièvre les jambes se sont enflées en même temps que les troubles sensitifs et moteurs ont fait leur apparition. Aucun organe malade, pas de diathèse.

*Troubles sensitifs.* — Picotements, fourmillements, sensation de peau morte surtout aux jambes.

*Troubles moteurs.* — Difficulté dans la marche, abolition du patellaire sans incoordination. Anémie assez profonde 2.600.000 hématies, 9.000 leucocytes.

7 mars. — Analyse du sang, nombreux microbacilles, pas de globules crénelés, grand nombre de lymphocytes polynucléaires. Injection de 5 cc. Lugol.

Mucosites arrière-gorge contient des bactéries. Ensemencements sur gélo-gélatine rizée donnent colonies blanches crémeuses faïencées opaques luisantes, cocci prennent pas le Gram.


## OBSERVATION CXXVIII

### Béribéri forme œdémateuse


H. C..., 30 ans. Palpitations, troubles circulatoires, œdèmes des membres inférieurs, marche difficile. Ceinture béribérique. Troubles dyspeptiques dominent autres symptômes. Aucune tare héréditaire, aucune lésion organique, pas de diathèse, pas d'anémie.

1er mars. — Injection 4 cc. IKI.

5 mars. — Grande amélioration se plaint encore de faiblesses dans les jambes mais a repris son travail. Nouvelle injection.

21 mars 1902. — Etat stationnaire. A la fièvre depuis 5 jours. Injec-

tion de quinine bleu de méthylène Examen : sang montre hématies déformées, sphériques, corps en croissant de Laveran à l'éclairage oblique. Nombreux cocci dans la gorge et dans les selles.

Sur gélo-gélatine rizée, colonies blanches faïencées, opaques, brillantes crémeuses, cocci prennent pas le Gram-Nicolle.


## OBSERVATION CXXIX

### Béribéri forme mixte


P. N..., 33 ans. Aucune tare héréd. Pas d'antéc. pers. pathologique Adynamie. Troubles moteurs et sensitifs. Lésions du vagus ; dyspepsie et essouflement. Westphall aboli sans incoordination.

1ᵉʳ mars. — Injection 4 cc. sol. iodo-ioduré.

4 mars. — Grande amélioration, les enflures ont disparu, les troubles nervomoteurs persistent quoique atténués. Nouvelle injection de IKI.

8 mars. — L'amélioration persiste, les enflures ont complètement disparu, les phénomènes nerveux de constriction du thorax. de même la marche est plus facile et l'appétit meilleur. Les troubles de paraplégie partielle persistent quoique atténués. Continuer les granules de Phosphure de Zn, frictions, douches, massages fortifiants. Nouvelle injection de 4 cc. IKI.

12 mars. — Tous les troubles s'amendent sauf les phénomènes paraplégiques et myalgiques. Douches et continuer les frictions.

28 mars 1902. — Etat stationnaire. Se plaint de gastralgie.

Abondance extrême de cocci dans les selles. Mucus pharyng. contient cocci. Ensemencement sur Jensen modifié, colonies blanches crémeuses faïencées, luisantes, opaques, cocci, prennent pas le Gram.


## OBSERVATION CXXX

### Béribéri forme mixte


T. S..., 29 ans. Pas de tare familiale, Ant. pers. indemnes de maladies. Œdème de la tête, du tronc et des membres, picotements digitaux.

Hyperesthésie générale, sauf la tête. Réflexe patellaire aboli, griffe béribérique. Peu de troubles digestifs. Pas de diathèse, aucune lésion organique. Urine normale.

1ᵉʳ mars. — 4 cc. IKI.

5 mars — État stationnaire. Le malade se plaint de douleurs généralisées, réflexe patellaire toujours aboli. Sp. d'Easton, frictions.

8 mars. — Amélioration sensible, disparition complète des enflures et cessation des picotements et paralysie des extrémités du pouce à droite ; à gauche troubles persistent mais améliorés. Paraplégie existe encore, pas de fièvre, appétit faible, les fonctions naturelles sont normales.

Nouvelle injection de 4 cc. IKI.

18 mars. — Prend des bains électriques depuis 8 jours, grande amélioration, le malade ne se plaint plus que de quelques douleurs aux genoux.

Hématimétrie : 3.600.000 globules rouges, 9.200 globules blancs. Nombreux hématoblastes.

Sang périphérique centrifugé. Examen : après 40 jours de maladie démontre absence cocci trouvés en assez grandes quantités au début du mal. Ensemencement, 6 flacons, restent stériles.


## OBSERVATION CXXXI

### Béribéri forme mixte


C. L..., 32 ans. Ant. hérédit. et personnels excellents. Pas de mal organique. Sans diathèse, pas d'anémie. Malade très abattu et presque paraplégique. Anesthésie des doigts, griffe béribérique, paralysie des extenseurs des doigts. Anesthésie de l'abdomen. Œdèmes des membres inférieurs et de l'abdomen. Westphall aboli, sans tabès.

1er mars. — Injection 4 cc. IKI, solution.

4 mars. — Grande amélioration, œdèmes disparus, reste troubles nervo-moteurs. Nouvelle injection 4 cc. IKI.

8 mars. — Le malade attrappe hier trois accès de fièvre dans la journée, aujourd'hui très abattu, les faiblesses sont considérables, les œdèmes ont disparu, mais les troubles nervomoteurs persistent et semblent même accrus, pouls bon, palpitations, essoufflements. Nouvelle injection 4 cc. IKI.

12 mars. — Les œdèmes ont disparu, le malade accuse une amélioration mais les phénomènes paralytiques persistent. Phosphure de zinc, frictions stimulantes sur le rachis.

15 mars. — État stationnaire. Même traitement.

28 mars. — Prend des bains électriques depuis 8 jours, œdèmes disparus, marche plus facilement. État général meilleur. Bleu de méthylène et même traitement.

Mucosités du pharynx contiennent cocci, donnent cultures blanches, crémeuses faïencées, opaques luisantes, sur gélo-gélatine rizée.

La quinine dissipe la fièvre mais laisse subsister les troubles béribériques.


## OBSERVATION CXXXII

### Béribéri forme œdémateuse


C. P..., bons antécédents héréd. et personnels. Pas de maladie organique, diathèse ou anémie. Chinois, âgé de 29 ans cultivateur, se présente à la visite de l'hôpital, 1er mars 1901 avec des œdèmes des deux jambes montant aux genoux. Raideur, lourdeur, de ces parties picotements, fourmillements au bout des doigts, des orteils, ceinture béribérique. Urine sans sucre ni albumine. Sang priphérique centrifugé montre nombreux cocci, hématies déformées sans plasmodies. Injection serum iodé.

4 mars. — Amélioration ; les œdèmes des jambes ont presque complètement disparu, troubles digestifs et sensitivo-sensoriels persistent encore quoique atténués ; le malade est plus gai et mange plus facilement.

8 mars. — Amélioration persiste, reste un peu de faiblesse des jambes et quelques troubles sensitifs légers entre autres picotements des doigts. Pas de fièvre. Injections 4 cc. solution IKI.

12 mars. — Parti au travail quoique faible marchant encore avec un peu de difficulté après 15 jours de maladie.

17 mars. — Rentré à l'hôpital pour rechute, même condition que pour la première fois.


## OBSERVATION CXXXIII

### Béribéri forme mixte


C... S... Chinois, 30 ans. Pas de tare familiale et personnelle. Aucune lésion organique, pas de diathèse et d'anémie. A commencé par des accès paludéens répétés, traités par la quinine ; il s'en débarrasse difficilement, accès irréguliers qui durent depuis un mois et demi, puis un beau jour, sans fièvre les jambes enflent, les picotements paraissent aux doigts avec des troubles de paraplégie d'insensibilité des membres inférieurs. Il a eu au début des nausées et des vomissements bilieux se plaint encore de dyspepsie flatulente.

. 1<sup>er</sup> mars. — Analyse du sang. Nombreuses bactéries; augmentation des leucocytes, peu de polynucléaires. Urines sans albumine, traces de glucose, phosphates en excès, injection 4 cc. IKI. Jambes très enflées ainsi que le bas-ventre, bouffissure de la face.

8 mars. — Les troubles de la sensibilité et les œdèmes ont disparu, mais le malade a eu 2 accès de fièvre, le 6 et 7 courant, actuellement pas de fièvre, mais tous les phénomènes paralytiques persistent. Nouvelle injection de 4 cc. IKI. Paralysie des extenseurs du pouce, geste du cirque romain impossible. For. Dyn. 6 kilo.

15 mars. — Légère amélioration, a eu un accès le 12, un peu de splénomégalie. Traitement quinique associé au traitement béribérique.

28 mars. — Etat stationnaire, malgré bains, etc., Métavanadate de soude.

Anal. du sang. Nombreuses hématies déformées, pas de cocci.


## OBSERVATION CXXXIV

### Béribéri forme œdémateuse


O. C..., âgé de 19 ans. Antécédent héréd. et person. excellents. Aucune diathèse. Chinois, cultivateur, vivait avec les autres malades atteints de Béribéri et logeait dans la même salle commune, tombe malade le 7 janvier 1901, après une période de paludisme qui l'avait profondément anémié.

Il est en outre atteint de hoquet spasmodique ; le Béribéri dès le début n'a fait qu'accroître ce trouble ; il eut en même temps des jambes très enflées avec de la raideur, de l'insensibilité et des picotements de ses membres.

Le début de la maladie fut en outre caractérisé par une diarrhée dysentériforme sans coliques ni épreintes ; état nauséeux continu, sans vomissements. L'essoufflement, les palpitations surviennent ensuite. Au poumon, on ne trouve rien d'anormal, sauf l'accélération de la respiration et l'halètement.

Le cœur, manifestement atteint de myocardite, présente de la tachycardie, de l'hypertrophie, un choc vibratoire intense à la pointe avec répercussion de battements épigastriques isochrones. Douleur rachialgique siégeant au niveau des vertèbres dorso-lombaires, exaspéré à la pression des apophyses épineuses.

2 mars. — Etat stationnaire.

*Analyse d'urine.* — Ni sucre, ni albumine. Hoquet persiste.

Examen du sang périphérique centrifugé sept semaines environ après le début de la maladie : nombreux hématoblastes microcytes, hématies globulaires, leucocytes polynucléaires, pas de cocci.

5 mars. — L'état reste le même.

7 mars. — Le hoquet continue.

Médication antispasmodique. Les jambes toujours enflées, malade anémié. H. 2.100.000 ; 9.600 L. Fumigation, eau-de-vie allemande, ferrugineux.

15 mars. — Amélioration de l'état général, mais les œdèmes persistent. Diurétiques, injections 4 cc. IKI.

28 mars. — L'état reste le même, hoquet seulement disparu, injections sous-cutanées Lugol. Après 87 jours de maladie, le sujet se rétablit, mais a fait depuis de nombreuses petites rechutes. L'analyse des urines, négative au point de vue du sucre et de l'albumine, a quelquefois présenté la réaction réductrice de la liqueur de Fehling après traitement à l'acétate de plomb et au carbonate alcalin.

## OBSERVATION CXXXV

### Béribéri forme mixte

M... S..., Chinois, 25 ans. Œdèmes des deux jambes, palpitations, essoufflements, picotements digitaux, pas de fièvre. Constriction périthoracique. Aucune tare héréditaire et personnelle. Marche difficile par paraplégie partielle. Muscles mous. Tous les organes sains, pas d'anémie. Anesthésie des 2 jambes. Westphall aboli.

2 mars. — Injections 4 cc. sol. Mar (1).

5 mars. — Grande amélioration, enflures disparues ; les troubles nervo-moteurs persistent, quoique affaiblis ; continuer le traitement toni-cardiaque.

12 mars. — Amélioration considérable, le malade marche mieux, les picotements ont disparu ; les enflures ont disparu. Sensations de peau morte et de constriction grandement améliorées ; il reste des vertiges. Pilules de fer pour anémie ; a eu la fièvre le 10, accès d'une heure.

15 mars. — Etat stationnaire, se plaint encore de paraplégie partielle.

28 mars. — Convalescence.

(1) Eau de mer stérile.

## OBSERVATION CXXXVI

### Béribéri forme mixte

K. H..., Chinois, 24 ans. OEdèmes de la face, du tronc et des membres inférieurs sans lésions d'organes, diathèse, ou anémie.

Picotements digitaux, griffe béribérique, ceinture béribérique, paraplégie presque totale. Migraine, pas de fièvre. Gastrocnémiens flasques, abolition du Westphall. Réflexes abdominaux compromis ; l'Argyll Robertson intact.

2 mars 1902. — Injections 4 cc. sol. saline.

5 mars 1902. — Etat stationnaire. Sp. Easton. Phosphure de zinc.

12 mars. — Etat stationnaire, paralysie semblant augmenter ; zinc, sp. Easton, pointes de feu.

Prend des bains depuis huit jours ; légère amélioration. Bleu de méthylène.

## OBSERVATION CXXXVII

### Béribéri forme sèche

T. N..., Chinois, 28 ans. Pas de tare héréd. ou person. Aucune lésion organique. A eu des accès de fièvre vers les mois de janvier et février ; vers le 10 mars, pour des troubles béribériques ; picotements, paresthésie. Paraplégie, pas d'enflures, pas d'anémie ; phénomènes se résumant à des troubles neuro-moteurs Parésie de la peau du ventre.

15 mars 1902. — Injection 4 cc. IKI. An. Ur. : Pas de $C^6H^{12}O^6$ et albumine.

28 mars. — Grande amélioration. Se plaint de douleurs articulaires aux genoux. Anesthésie cutanée et troubles neuro-moteurs amendés. Marche améliorée.

Hématémétrie : 4.100.000 Gl. rouges. 9.100 Gls. blancs. Nombreux cocci. For. Dyn. 11 kilogram.

## OBSERVATION CXXXVIII

### Béribéri forme mixte

S. H.., Chinois, 32 ans. Antécédents héréd. et personnels exempts de tare. Aucune diathèse. Pas de lésion des organes, pas d'anémie.

ŒEdème à tête, tronc, jambes ; picotements digitaux, griffe béribérique, essoufflements, palpitations.

Anesthésie cutanée au ventre, jambes ; abolition absolue des réflexes
patellaires ; abdominaux compromis, visuel intact ; se plaint de dysphagie.

2 mars 1902. — Injection 4 cc. solution saline.

5 mars.— Disparition des enflures, mais les troubles nervo-moteurs
persistent ; six vésicatoires sur le rachis, sp. Easton, granules de
zinc.

12 mars. — Etat stationnaire ; quelques râles sibilents aux bronches ; application d'iode et continuer le traitement. Injection de 4 cc. IKI.

28 mars. — Bronchite avec fièvre tous les deux jours ; pas d'appétit, maigreur très grande. Dysphagie disparue ; les troubles paralytiques persistent. Huile de foie de morue, bleu de méthylène.


## OBSERVATION CXXXIX

### Béribéri forme mixte

N. C..., Chinois, 34 ans. Sans tare de la famille ou de lui-même.
Aucune diathèse ou mal hydrogénique. ŒEdèmes tête, tronc et jambes.
Picotements digitaux, paraplégie partielle. Anesthésie cutanée ventre
et jambes ; pas de paralysie des extenseurs des mains.

2 mars. — Injection 4 cc. sol. mar.

5 mars. — Etat stationnaire. Analyse Ur : Pas de sucre et albumine.

12 mars. — Grande amélioration, les picotements et les fourmillements ont disparu, ainsi que l'anesthésie de la peau du ventre ; il ne
reste plus que des troubles de paraplégie. Granules de zinc, sp.
d'Easton. Frictions sur le rachis en révulsion.

28 mars. — Rechute, les œdèmes ont reparu partout, à la main, à
la face, qui est bouffie ; les picotements ont disparu en partie, mais
les troubles dyspeptiques persistent. Injection de 5 cc. de Luyol.

Hématimétrie : 3.400.000, H. 9.600 L. Glob. rouges déformés,
nombreux cocci dans sang centrifugé. For. Dyn. 25 kilogr.


## OBSERVATION CXL

### Béribéri forme œdémateuse

R. C..., âgé de 38 ans environ, Indien, aide infirmier à l'hôpital B...,

*Antécédents héréditaires.* — Père et mère décédés, maladie inconnue ; un frère encore vivant, bonne santé.

*Antécédents personnels.* — A eu une enfance un peu maladive, la rougeole à 8 ans, la coqueluche à 10 ans, une blennorrhagie à 20 ans ; certifie n'avoir pas eu de syphilis ni de rhumatisme.

*Historique.* — Employé à aider l'infirmier dans les soins à donner aux nombreux béribériques, il contracta la maladie lui-même et eut une première atteinte en janvier 1901. Cette première atteinte débuta insidieusement par des enflures aux deux jambes avec insensibilité et picotements des parties infiltrées sans lésion organique, sans diathèse et sans anémie. Après quelques jours d'état stationnaire, l'œdème gagna les cuisses, le ventre, le tronc et la face avec picotements, fourmillements. Ceinture béribérique. Troubles de la locomotion rendant la marche titubante, hésitante, mais n'allant pas jusqu'à la paraplégie ; il fut atteint en même temps de troubles dyspeptiques avec diarrhée dysentériforme, gastralgie, estomac douloureux. Ces troubles se compliquèrent de palpitations et d'essoufflements et durèrent du mois de janvier à la mi-février 1901. Au mois de juin, il fut repris d'une nouvelle poussée ou d'une nouvelle attaque de béribéri. Cette fois, les phénomènes nerveux et moteurs dominèrent la scène. Urine sans sucre ni albumine,

Le 12 mars 1902, après une guérison complète, nouvelle invasion de la maladie, les œdèmes sont très étendus, le ventre contient de l'épanchement séreux intra-cavitaire et intra-cellulaire ; cette dernière infiltration est plus manifeste au bas-ventre, autour de la taille et aux jambes. Emploi de drastiques, fumigations, diurétiques.

28 mars. — Grande amélioration, même traitement.

Janvier 1903. — Nouvelle rechute à forme œdémateuse d'une durée de dix-sept jours. L'analyse du sang, faite au début de la première crise, montre de nombreux cocci qui disparaissent à la fin de la crise pour reparaître au début de chaque nouvelle poussée. La formule hématimétrique reste sensiblement la même : H. 3.200.000, L. 9.200. Nombreux hématoblastes et de globules rouges ronds. Les cocci n'ont pas été trouvés dans le liquide de l'infiltration séreuse des jambes et dans l'ascite. Les ensemencements du sang périphérique centrifugé ont donné des colonies blanches faïencées, luisantes, opaques de cocci ne prenant pas le Gram.

## OBSERVATION CXLI

### Béribéri forme œdémateuse

Ovide B..., jeune fille de 17 ans. Bien réglée, jamais malade ; très rares accès de paludisme, pas d'alcoolisme, pas de syphilis ou tuberculose, pas de lèpre.

*Historique.* — La maladie a débuté il y a quinze jours, palpitations, essoufflements, troubles gastriques. Œdèmes considérables. Picotements dans groupes gastrocnémiens. Fourmillements dans les jambes, diminution de sensibilité au bout des doigts.

Elle vient nous trouver le 15 septembre 1902. Aucune lésion des organes, pas de diathèse. Urines Sans $C^6H^{12}O^6$ et albumine. Malade très essoufflée, apyrétique, palpitations violentes, œdèmes des membres inférieurs et de la vulve. Hematimétrie plus de 4 millions globules rouges. Ensemencement 2 flacons marqués O. Etuve à temp. variable, $+25°$-$35°$. Huit jours après, apparition points blancs le long de la strie et aux points de piqûre sur Jensen modifié.

Examen microscopique, 4 octobre 1902. Nombreux microcoques simples ou doubles, colorés facilement par bleu Bourbon (1). Partie centrale des préparations présente microbes isolés très vivaces, masses zoogléiques au pourtour.


## OBSERVATION CXLII

### Béribéri forme mixte

S..., Chinois, venant d'arriver de Maurice. Agé de 25 ans.

*Antécédents héréditaires.* — Pas de paludisme, tuberculose, syphilis, lèpre, éthylisme.

*Historique.* — Arrivé au Lazaret est pris de malaise et sans fièvre, le mal débute par enflures aux jambes, palpitations, essoufflements, nausées. Troubles sensoriels, sensitifs et moteurs. Ces derniers se présentent par de la difficulté dans la marche, avec sensation de faiblesse.

Vient nous trouver le 17 septembre.

Examen confirme diagnostic Béribéri, au début. Aucune diathèse, pas d'organe malade. Sang 3.800.000 hématies. Ensemencement;

---

(1) Bleu composé. Voir à la bactériologie pour la formule.

3 flacons Jensen modifié, marqués L. 8 jours après, apparition tâche blanche sur pourtour, piqûre. Un des flacons reste stérile.

Examen microscopique, le 4 octobre. Culture pure de microcoques, 3 nouveaux ensemencements pour contrôler nature de ces germes.


## OBSERVATION CXLIII

### Béribéri forme mixte


M. W..., âgé de 30 ans, sans tare familiale, personnelle. Sans diathèse ou lésion organique. Béribérique, a été atteint l'année dernière par paraplégie. Traité par confrère. Amélioration puis rechute le 15 septembre. Examen le 21 septembre 1902. Parésie du train postérieur, hypoesthésie. Adynamie. Abolition du Westphall. Les autres réflexes conservés, pas de dégénérescence apparente, par d'incoordination. L'Argyll-Robertson intact. Absence de signe de Kœrnig, pupille non crayeuse. Se plaint de diminution d'énergie sexuelle.

Hématoscopie, quelques corps sphériques ; diplocoques rares dans sang périphérique. Ensemencement, 1 flacon.

Le 11 septembre, 7 jours après, apparition tache blanche de microcoque. Culture polluée par bacille subtile, mais laisse reconnaître au point ensemencement des microcoques caractéristiques.


## OBSERVATION CXLIV

### Béribéri forme mixte


Ram. Chi... Sans tare hérédit. avouée et personnelle. Aucun organe malade, pas de diathèse, pas d'anémie. A eu sa première attaque de Béribéri en 1899, forme mixte. Depuis, tous les ans, aux époques de la manipulation, c'est-à-dire, à la reprise des travaux d'usine, il est repris de palpitations, d'essoufflements, de troubles dyspeptiques, de phénomènes sensitivo-sensoriels, trophiques et moteurs qui cependant n'atteignent jamais l'importance de la première attaque.

22 novembre. — Vient nous trouver à l'hôpital de la R... pour rechute de Béribéri.

1er décembre. — Ensemençons avec précautions ordinaires, 2 flacons du sang de gros orteil. Après préparation préalable (1), boucle de pla-

(1) Pour la technique de l'opération : voir bactéréologie.

tine, sang, coloration normale par transparence. Hématimétrie :
3.800.000, H ; 9.600 L. Dynamométrie, 20 kilo.

5 décembre. — Apparition de colonie blanche dans un flacon et jaune
dans l'autre,

9 décembre. — Examen microscopique colonie blanche, révèle microcoques purs, types ; réensem., 2 flacons marqués R. C.

Colonie jaune claire, sarcines pures, ensemencement 2 flacons, marque Sarc.


## OBSERVATION CXLV

### Béribéri forme mixte


H. S... A été atteint de béribéri forme mixte, il y a 2 ans, c'est-à-
dire en 1901 pendant une recrudescence du mal sur l'établissement
R... G... Etat amélioré, il reprend son travail. En novembre 1903,
il se sent repris par le *soyoshin* (1) avec troubles sensitivo-sensoriels et
paraplégie partielle et rentre à l'hôpital.

Récolte du sang à l'orteil droit (sang clair) avec la boucle de platine flambée et les précautions d'usage. Ensemencement, 2 flacons
Jansen modifié, le 1er décembre 1903. Le 3 décembre, colonie blanche
sur la ligne d'ensemencement et une colonie sur le point de piqûre ;
au microscope, cette colonie microcoques types mono et diplocoques
sphériques et vivaces.

9 décembre 1903. — Ensemencement 2 flacons Jensen, modifié,
marque 327.


## OBSERVATION CXLVI

### Béribéri forme mixte


Mme L..., n'a jamais été atteint de Béribéri avant sa récente arrivée
dans la colonie. Peu de temps après se sent indisposé, troubles cardiaques et gastriques, palpitations, essoufflement. Dyspepsie et phénomènes sensitivo-sensoriels, moteurs et trophiques, œdèmes des jambes avec
faiblesse excessive et paralysie, picotements sur la peau, sensations de
froid et chaud, etc. Fièvre lente. Entré à l'hôpital, 19 octobre 1903.

______

(1) Triade symptomatique du Béribéri. — Palpitations, dyspnée, dyspepsie et
gastralgie.

Pas d'éthylisme de rhumatisme sans lésion organique, sans anémie, a eu du paludisme forme bénigne. En traitement pour Béribéri.

1ᵉʳ décembre 1903. — Ensemencement, 2 flacons Jensen modifié, avec boucle de platine stérilisée et sang du gros orteil aseptisé et massé au préalable ; sang clair.

3 décembre. — Apparition sur ligne d'ensemencement et points de piqûre. Colonies blanches, aspect cultures microcoques.

9 décembre. — Examen microscopique révèle bactéries rondes et diplocoques de forme semilunaire, sillon médian bien visible. Coloration normale. Agrégation faible, points vibrants (1) très nombreux. Mobilité des cocci plus grande qu'à l'ordinaire avec nombreuses autres bactéries, culture impure. Ensemencement, 1 flacon marque MI pour isolement des microcoques B types retrouvés parmi les autres.

## OBSERVATION CXLVII

### Béribéri forme sèche Résiduale

20 janvier 1902.

S... Y..., Chinois, 34 ans. Pas de tare hérédit. et personnelle. Pas d'organe atteint. pas de diathèse, pas d'anémie.

La maladie a débuté il y a trois semaines environ par sensation de grandes faiblesses, de picotements dans les jambes et aux doigts et en même temps un peu d'enflure aux chevilles, pas d'appétit. Un peu de diarrhée. digestions difficiles. Pas de palpitations. Injection de 4 cc. de solution minérale. Ur. : sans sucre ni albumine.

23 janvier 1902. — Etat général stationnaire. Œdèmes complètement disparus. reste la paralysie. Réflexes patellaire et crémastérien abolis. Tous les sphincters intacts. Pas d'ataxie. Romberg absent, id. Kœrnig. Argyll Robertson affaibli.

F. Dyn. 24. Nouvelle injection, 9 cc. Gaube.

28 janvier 1902. — Etat stationnaire.

## OBSERVATION CXLVIII

### Béribéri forme mixte

H... P..., Chinois, 32 ans. Antécédents héréditaires et personnels excellents : Pas de lésion des organes, sans diathèse, aucune anémie.

(1) Bactéries si petites qu'elles sont à la limite de la visibilité, même à un grossissement puissant, 2.000 diamètres ; et que l'on rencontre quelquefois dans les cultures du micrococcus Beribericus.

20 janvier 1902. — A eu plusieurs atteintes. Le mal a débuté par des enflures aux jambes avec des faiblesses générales et des picotements. Le malade n'a pas le courage de travailler. Il est mou, le faciès hébété, articule quelques monosyllabes incompréhensibles, même pour ses compatriotes. Dit avoir faim mais ne pas pouvoir manger. Diarrhée. Les jambes sont enflées aux genoux. Œdème blanc sans érythèmes, garde l'empreinte digitale longtemps, rien au cœur, ni souffle, ni frémissement cataire ou arythmie. Pouls plein et régulier 92. Temp. 36º9. Paraplégie prononcée.

Tous les réflexes conservés sauf le Westphall aboli. Gorge rouge et enflammée. Conjonctive non anémiée. Dynamomètre 26. Injection 4 cc. Gaube.

23 janvier 1902. — Grande amélioration, œdème disparu. Nouvelle injection et exeat.

## OBSERVATION CXLIX

### Béribéri forme œdémateuse

K... H..., 29 ans, Chinois. Déclare aucune tare familiale ou héréditaire. Aucun organe malade sauf le cœur, pas de diathèse, pas d'anémie forte.

Maladie a débuté par une grande faiblesse dans tout le corps avec des fourmillements dans les jambes, des vomissements de l'oppression sans fièvre, il y a plusieurs semaines ; puis il guérit et va travailler, il rechute après huit jours de travail et rentre à l'hôpital avec de l'œdème des membres inférieurs, des palpitations, des nausées, des picotements et de l'essoufflement.

L'examen du cœur révèle de la myocardite et de l'insuffisance mitrale, souffle présystolique, ronflement diastolique, dédoublement du deuxième temps. Matité cardiaque élargie, un peu d'épanchement péricardique. Articulations saines.

Analyses d'urines négatives pour sucre et albumine, hématimétrie 2.800.000 hématies ; 2.400 leucocytes. Température 36º5 à 37º Force Dyn., 35.

Réflexe plantaire aboli.

Patellaire aboli.

Crémastérien affaibli.

Hypogastrique intact.

Epigastrique intact.

Abdominal intact.

Argyll-Robertson intact.

Anesthésie prétibiale empiétant sur la face externe. Injection 4 cc.
sol. minérale de Gaube dans muscles fessiers.

Ponction lombaire, méthode Chipault. Liq. clair, pas de cocci.
Ensem. résultat nul.

23 janvier 1902. — Grande amélioration des œdèmes.


## OBSERVATION CL

### Béribéri forme paraplégique grave


H... S..., 34 ans, Chinois. Sans tare familiale ou individuelle.

La maladie a débuté il y a plusieurs semaines par des nausées, des
vomissements, de l'essoufflement, une grande gêne à l'estomac, des
faiblesses tellement considérables que le malade pouvait à peine se tenir
sur les jambes. Questionné pour savoir s'il n'avait pas remarqué des
enflures aux chevilles au début de la maladie le malade répond dubi-
tativement. Il ne se souvient pas.

Examen du 20 janvier 1902. — Corps maigre, couleur cendrée,
faciès amaigri, hébété, lèvres tombantes, traits tirés. Malade couché
est très découragé, répond avec indifférence aux questions. Temp. :
36°6. F. Dyn., 15 kilogram.

Abolition de tous les réflexes du plantaire à l'Argyll-Robertson.
Ceinture béribérique, griffe béribérique, pattes béribériques. Adynamie considérable, marche impossible. Essoufflement, matité cardiaque
intacte.

*Cœur* : mouvements irréguliers, faux-pas, arrêts, pas de souffles
aux orifices pulmonaire et aortiques ni à la base ou la pointe.

*Poumons* intacts, peu de râles, pas de crépitation, pas de crachats.
Pression douloureuse à l'épigastre, foie et rate normaux.

Erections perdues peu de temps après l'attaque. Urines diminuées.
Ponction lombaire, méthode Claipaut. Liq. céph. rachid. trouble,
grandes quantité de cellules dégénérées. Leucocytes et hématies
déformées. Ensemencements, colonies mixtes, blanches, opaques et
transparentes.

Injection 4 cc. sol. minérale de Gaube, phosphure de zinc, Sp.
d'Easton.

23 janvier 1902. — Etat stationnaire.

## OBSERVATION CLI

### Béribéri forme œdémateuse

H... K..., 31 ans. Aucune tare héréditaire et personnelle.

Le mal a débuté il y a une dizaine de jours brusquement la nuit. Dormi sommeil agité. Au réveil deux jambes enflées, pas de fièvre ; une gêne au creux de l'estomac comme sensation de faim, qui ne disparaît pas après avoir mangé une grande assiettée de riz ; malaise, nausées, diarrhée, picotements et fourmillements aux jambes avec grande faiblesse générale et des membres inférieurs. Entre à l'hôpital.

Examen le 20 janvier 1902. — Corps bouffi, teint pâle, muqueuses colorées, gorge rouge enflammée, gencives saines. Temp., 36°8. Force dyn., 32. Pouls *paradoxal* 118. OEdème surtout manifeste aux jambes, blanc, sans érythèmes, dépressible, cupule digitale longtemps conservée, pas de vergetures, scrotum intact. Anesthésie complète des genoux à descendre. Marche difficile. Le malade soulève les pieds comme s'il y avait des boulets attachés. Tous les réflexes conservés. Un peu de dyspnée surtout d'effort.

*Cœur.* — Pas d'épanchement péricardique ou pleural ou ascitique. Commencement de myocardite. Pas de souffle ou de dédoublement aux orifices, à la base ou à la pointe.

Artères souples. Poumon avec léger œdème des bronches, bulles fines aux deux temps de la respiration disséminées un peu partout en avant et en arrière.

Estomac très sensible à la pression ; non dilaté, Foie et Rate normaux.

Urines rares, 900 cc. en 24 heures, pas de sucre, ni albumine, après précipitation par l'acétate de plomb et au bicarbonate de soude et filtration réduit encore les sels cupriques. Excès de phosphates.

Hématoscopie : Hématies 3.800.000 globules rouges déformés, sphériques, cronelés ; pas de plasmodies, Hématoblastes et microcytes nombreux. Leucocytes 6.200. Nombreux cocci dans sang périphérique centrifugé, donnant colonies blanches, crémeuses, faïencées, opaques, luisantes sur gélo-gélatine rigée. Colorés vivement par Bleu composé, cocci ne prennent pas le Gram. et présentent tous les caractères du Micrococcus Béribéricus.

Ponction lombaire, méthode Quinke 4e espace. Liquide clair abondant, pas de cellules sur 7 examens. Ensemencement sur Jensen modifié donne quelques colonies, blanches de cocci spécifiques.

Injection 4 cc. sérum minéral, traitement ioduré, drastique.

23 janvier 1902. — Légère amélioration, continue le traitement.

28 janvier 1902. — Amélioration continue, injection 4 cc. solution iodo iodurée, digitale, mixture diurétique de Davidson-Clarene.

Guérison après *plusieurs mois* de maladie.

Nous devons la plupart de ces observations à l'obligeance de MM. A. Dolabaratz et E. Mirel, directeur et sous-directeur du Crédit foncier colonial et aux gérants des établissements « Beaufonds » et « Bras-Madeleine », ainsi qu'à nos amis MM. Léon Morange, J. Adam de Villiers et R. de Bertin d'Avesnes, Em. de Lépervanche, propriétaires et employés des établissements de sucrerie « La Ravine Glissante » et la « Rivière Saint-Pierre ».

Nous tenons à les remercier ici, bien sincèrement, ainsi que nos amis le consul E. G. B. Maxsé C. M. G., le Docteur Léopold Martin, M. Ferdinand Auber, pharmacien, notre vénérable et regretté confrère le D$^r$ Auguste Vinson, M. le D$^r$ J. Binot, de l'Institut Pasteur et M. le D$^r$ Gaumé, de Laval, pour le précieux concours qu'ils nous ont toujours largement prêté pendant nos longues et difficiles recherches.

Nous prions MM. L. Barnéoud et E. Hairet de vouloir bien agréer tous nos remerciements pour le soin qu'ils ont apporté dans l'impression de ce travail.

V. DANGERFIELD.

# TABLE DES MATIÈRES ET DES FIGURES

*Deux planches en couleurs*, hors texte.
*Cinq graphiques* : Observations I, VI, XXI, LVII et LXXII.

Achevé d'imprimer
le 20 Décembre 1904
par
L. BARNÉOUD et C<sup>ie</sup>
8, rue Ricordaine
LAVAL